JN329932

ORTHO PLASTIC SURGERY

四肢再建手術の実際

編集　平瀬 雄一・矢島 弘嗣

克誠堂出版

執筆者一覧
(敬称略)

編集

平瀬　雄一	四谷メディカルキューブ手の外科・マイクロサージャリーセンター
矢島　弘嗣	市立奈良病院四肢外傷センター

執筆者(五十音順)

池上　博泰	東邦大学医学部整形外科学講座（大橋）
石田　勝大	東京慈恵会医科大学附属病院形成外科
磯貝　典孝	近畿大学医学部形成外科
稲見　浩平	高月整形外科病院形成外科
今井　智浩	癌研有明病院形成外科
今上　修一	富山大学歯科口腔外科
岩澤　幹直	長野赤十字病院形成外科
牛尾　茂子	国立病院機構仙台医療センター形成外科
漆﨑　亜弥	関西医科大学香里病院整形外科
大井　宏之	聖隷浜松病院手外科・マイクロサージャリーセンター
大浦　紀彦	杏林大学医学部形成外科
大西　文夫	埼玉医科大学総合医療センター形成外科・美容外科
長田　龍介	富山大学医学部整形外科
面川　庄平	奈良県立医科大学整形外科学教室
柿木　良介	京都大学医学部整形外科リハビリテーション部
笠井　時雄	高松市民病院整形外科
柏　　克彦	岩手医科大学形成外科
勝村　　哲	平塚共済病院整形外科手外科センター
川端　秀彦	大阪府立母子保健総合医療センター整形外科
河村　健二	市立奈良病院四肢外傷センター
岸　　陽子	湘南鎌倉総合病院形成外科
木森　研治	土谷総合病院整形外科
楠原　廣久	近畿大学医学部形成外科
倉田　佳明	札幌徳州会病院整形外科外傷センター
桑原　眞人	四谷メディカルキューブ手の外科・マイクロサージャリーセンター
小坂　正明	福岡山王病院形成外科
児島　　新	関西医科大学香里病院整形外科
小平　　聡	埼玉成恵会病院・埼玉手外科研究所
五谷　寛之	清恵会大阪外傷マイクロサージャリーセンター／静岡理工科大学手微小外科領域先端医工学
小林　誠一郎	岩手医科大学形成外科
酒井　和裕	健和会大手町病院整形外科
佐久間　恒	横浜市立市民病院形成外科
佐瀬　道郎	星総合病院形成外科
澤泉　卓哉	日本医科大学付属病院整形外科
澤泉　雅之	癌研有明病院形成外科
沢辺　一馬	大津赤十字病院形成外科
塩之谷　香	塩之谷整形外科
清水　隆昌	奈良県立医科大学整形外科学教室

菅又　章	東京医科大学八王子医療センター形成外科
髙見　昌司	関西電力病院形成再建外科・マイクロサージャリー外傷センター
竹中　信之	帝京大学医学部整形外科学講座
田中　一郎	東京歯科大学市川総合病院形成外科
田中　克己	長崎大学医学部形成外科
田中　嘉雄	香川大学医学部形成外科・美容外科
田村　太資	大阪府立母子保健総合医療センター整形外科
土田　芳彦	湘南鎌倉総合病院外傷センター
坪川　直人	新潟手の外科研究所
鳥谷部　荘八	国立病院機構仙台医療センター形成外科
根本　充	北里大学病院形成外科
蜂須賀　裕己	呉医療センター整形外科
服部　泰典	小郡第一総合病院整形外科
浜田　佳孝	徳島県立中央病院整形外科
林　明照	東邦大学医療センター佐倉病院形成外科
林田　健志	長崎大学医学部形成外科
原　尚子	東京大学医学部附属病院形成外科・美容外科
平野　明喜	長崎大学医学部形成外科
福本　恵三	埼玉成恵会病院・埼玉手外科研究所
牧野　正晴	新潟逓信病院整形外科
松井　瑞子	聖路加国際病院形成外科
松浦　慎太郎	東京慈恵医科大学附属病院形成外科
三鍋　俊春	埼玉医科大学総合医療センター形成外科・美容外科
三原　誠	東京大学医学部附属病院形成外科・美容外科
村田　景一	奈良県立医科大学整形外科
森田　哲正	鈴鹿回生病院整形外科
森谷　浩治	新潟手の外科研究所
吉津　孝衛	新潟手の外科研究所
渡部　欣忍	帝京大学医学部整形外科学講座

Orthoplastic Surgery の概念とは

　Orthoplastic Surgery とはもちろん、Orthopedic Surgery（整形外科）と Plastic Surgery（形成外科）をくっつけた造語であり、両科の境界領域を指します。Scott Levin 先生が提唱されて以来、その重要性が日々、再認識されています。このような概念が生まれてきた背景は、実際の再建外科診療では骨だけでなく軟部組織の再建もともに必要とされることが多いからです。つまり、救急医療に代表される再建外科の現場では、整形外科のことをよく知っている形成外科医、あるいは形成外科のことをよく知っている整形外科医が求められているわけです。わかりやすく言えば、両科の医師はともに Orthoplastic 山という同じ頂きを目指しているのであり、そのルートが形成外科側であったり整形外科側であったりするということに過ぎません。どちらのルートをとるにしても目指す頂きは同じところであり、患者さんにとっては一番上手に治してくれる医師が重要な存在であり、セクションにこだわることは無意味なことでしかありません。

　それでは、われわれ再建外科医が理想的な Orthoplastic Surgery を実際に行うにはどのようにすればいいのでしょうか。それには２つのモデルがあると考えます。それを、野菜サラダと野菜ジュースに例えて説明しましょう。野菜サラダはサラダボールの中にたくさんの種類の野菜が入ってはいますが、それぞれの野菜が自分の味を主張しています。トマトはトマトの味を、キュウリはキュウリの味を主張します。これは Orthoplastic Surgery で考えると、整形外科医と形成外科医の分担を決めて、それぞれのもち味を生かして協力して再建するスタイルです。大学や大きな病院で形成外科がある環境では野菜サラダタイプの施設もあるでしょう。同じ切断指でも、血行再建が必要なら形成外科で、血行再建が要らなければ整形外科でといった施設は多くあるように思います。一方、野菜ジュースはすべての野菜が混ざっているわけで、Orthoplastic Surgery では１人で全部をやってしまう場合を指します。整形外科のトレーニングを受けた形成外科医や、形成外科の勉強をした整形外科医で、１人で全部こなしてしまう場合は野菜ジュースタイプとなります。これらの野菜サラダ型でも野菜ジュース型でもどちらでも Orthoplastic 山の頂きに到達できます。

　ここに下腿の開放骨折があったとします。整形外科医は骨を固定しましたが挫滅した軟部組織が壊死となりアキレス腱が露出してしまいました。そこで、被覆を形成外科に依頼します。形成外科医は turn-over fascial flap で再建します。ここまでは野菜サラダ型です。しかし、一緒に手術に入り、簡便で安定した結果の turn-over fascial flap を覚えた整形外科医は次からは自分でできるようになるかもしれません。そうすると野菜ジュース型となるわけです。それぞれの医師の力量と、置かれた状況とを考えて野菜サラダ型になったり野菜ジュース型になったりするわけです。自分でできるところまでは野菜ジュースで行き、できないところは野菜サラダに切り替えることで、安全で質の高い再建外科医療を提供できるようになります。整形外科医であれ、形成外科医であれ、現在の自分に足りない部分を補填すれば Orthoplastic Surgery（整形形成外科）を具現化できるわけです。

2013年9月　　　　　　　　　　　　　　　　　　　　　　　　　編集　平瀬 雄一

Orthoplastic Surgeonを目指して

　Orthoplastic SurgeryとはOrthopedic Surgery（整形外科）とPlastic Surgery（形成外科）を融合させた造語であり、両科の境界領域を示した分野です。整形外科医はおもに骨、関節を扱い、形成外科医は皮膚をはじめとする軟部組織を扱うのが一般的であると言われています。しかしながら、例えば手外科専門医の場合、「私は骨関節だけを扱う」とか「私は皮膚や神経だけを扱う」などというような先生はきっといないはずです。すなわち手外科専門医は私たちが今回提唱しているOrthoplastic Surgeryを日ごろから実践している外科医であると考えています。もちろん整形外科の手外科専門医は骨、関節、腱、靱帯の治療を得意としており、形成外科の手外科専門医はマイクロサージャリーや軟部組織欠損の治療を得意としているのが現状でしょう。そこで専門医としての質を高めるために、整形外科医はもっと形成外科的な処置や手技を習得し、反対に形成外科医はもっと骨関節や腱に対する手技をマスターすることが重要であると考えていますし、おそらく多くの手外科専門医はそれを求めているはずです。とくにこれから専門医を目指す若い医師たちには整形外科、形成外科にとらわれず、このOrthoplastic Surgeryを習得していただくことにより、スーパー手外科専門医になれることは間違いないと断言できます。そのような意味でこの本が先生方のきっとお役にたてるものと確信しています。

　もうひとつは外傷を扱う整形外科医ですが、近年皮膚欠損や神経損傷があるとすぐに形成外科医に、そして血管損傷があるとすぐに血管外科医にコンサルトする外傷外科医が大多数を占めているように思われます。整形外科医は骨関節だけを治療する医師ではなく、やはり四肢を治療するエキスパートであるべきです。もちろん形成外科医の中でも外傷に興味をもち、日ごろからその治療を積極的に行っている先生方もやはり四肢のエキスパートであるべきでしょう。ということは、四肢の外傷を扱う以上は、皮膚、血管、神経、骨、関節、靱帯、腱をすべて修復できる技術を身につけているのが当然であります。最近整形外科の中では股関節だけを扱ったり、肩関節だけを治療するというような医師が、とくに大学病院や大きな公立病院で増えているのは事実です。もちろんそれが間違っているとは言いませんが、もしも一般病院で種々の四肢外傷を日常取り扱っている先生たちには、皮膚、血管、神経、骨、関節、靱帯、腱をすべて修復できる技術を習得していただきたいと考えていますし、外傷を受けた患者さんにとってもこれらを習得しているドクターは最高のドクターであることは間違いありません。より細分化された専門医が求められているなかで、あえて整形外科と形成外科を習得するOrthoplastic Surgeonを目指してみてはどうでしょうか。この本がきっかけになって1人でも多くのスーパードクター、すなわちOrthoplastic Surgeonが誕生するのを心から願っています。

2013年9月

編集　矢島 弘嗣

Foreword

It is a great honor to write the preface for the textbook Orthoplastic Surgery by Hirase , Yajima and colleagues.

International variation exists in the ability of Orthopaedic Surgeons to perform microsurgical tissue transfers. In North Armerica this is commonly done by reconstructive plastic surgeons. In Asia it is not uncommon for Orthopaedic Surgeons to perform such cases. In Orthoplastic Surgery, orthopaedic surgeons commonly treat fractures, place prosthesis, perform osteotomies, conventional bone grafting, distraction osteogenesis and fusions. The plastic surgeon provides soft tissue expertise with microvascular surgery, local and regional flaps, tissue expansion and aesthetic revisions.

The Orthoplastic Surgeon integrates both specialties and applies principles and practice from each to difficult clinical scenarios. They will be described in detail in the following chapters.

Orthoplastic Surgery is here to stay. There will be continued developments in science and surgery that will continue to expand Orthoplastic horizons. These include tissue engineering, vascularized composite allografting, and gene therapy. Over the next 20 years, this new technology will continue to optimize our ability to reconstruct and ultimately restore what has been altered by trauma, tumor and infection.

April, 2013

L. Scott Levin M.D., F.A.C.S.

目 次

Orthoplastic Surgeryの概念とは　平瀬 雄一 …… iv
Orthoplastic Surgeonを目指して　矢島 弘嗣 …… v
Preface　L. Scott Levin …… vi

第1章　上 肢

1	上肢の麻酔	桑原 眞人	2
2	屈筋腱縫合	森谷 浩治	6
3	伸筋腱縫合	森谷 浩治	10
4	屈筋腱剥離術	坪川 直人、吉津 孝衛	14
5	伸筋腱剥離術	坪川 直人、吉津 孝衛	18
6	手掌再建	楠原 廣久、磯貝 典孝	22
7	手背再建	森田 哲正	26
8	Dupuytren拘縮	柿木 良介	30
9	槌指（マレット指）	池上 博泰	34
10	陳旧性マレット変形	蜂須賀 裕己、木森 研治	38
11	指尖部再建 — 母指	平瀬 雄一	42
12	指尖部再建 — 母指以外	平瀬 雄一	46
13	指体部皮膚再建	沢辺 一馬	50
14	爪再建：爪床移植	平瀬 雄一	54
15	爪再建：爪皮弁移植 — 母指	五谷 寛之	56
16	爪再建：爪皮弁移植 — 母指以外	高見 昌司	62
17	足趾移行術	大井 宏之	66
18	指尖部切断再接着術	笠井 時雄	70
19	手部再接着	沢辺 一馬	74
20	上肢 major amputation	酒井 和裕	78
21	手部デグロービング損傷	土田 芳彦	82
22	指デグロービング損傷	平瀬 雄一	86
23	関節移行術	坪川 直人	90
24	手指の骨延長	澤泉 卓哉	96
25	爪下グロームス腫瘍	児島 新、漆﨑 亜弥	100
26	指粘液嚢腫	桑原 眞人、平瀬 雄一	104
27	先天異常手 — 裂手症	福本 恵三	106
28	先天異常手 — 合指症	岩澤 幹直	110
29	先天異常手 — 母指多指症	岩澤 幹直	114
30	先天異常手 — 母指形成不全	岸 陽子	118
31	横軸形成障害	川端 秀彦、田村 太資	122

第2章　下 肢

32	膝周囲再建	矢島 弘嗣	128

33	下腿前面再建	田中 一郎、佐久間 恒	*132*
34	下腿末梢1/3再建	面川 庄平、清水 隆昌	*136*
35	アキレス腱部再建	田中 克己、平野 明喜	*142*
36	踵部再建	村田 景一	*146*
37	足底再建	根本 充	*150*
38	足切断端再建	稲見 浩平、平瀬 雄一	*154*
39	下肢骨髄炎	土田 芳彦	*158*
40	第4中足骨短縮症	小平 聡、福本 恵三	*162*
41	足趾陥入爪	塩之谷 香	*166*
42	足趾巻き爪	小坂 正明	*170*
43	足多合趾症	鳥谷部 荘八、牛尾 茂子	*174*
44	外反母趾	松浦 愼太郎	*178*
45	下腿開放骨折	土田 芳彦	*180*
46	下腿吻合血管の展開	勝村 哲、平瀬 雄一	*182*
47	下肢血行障害	田中 嘉雄	*186*
48	リンパ管静脈吻合	原 尚子、三原 誠	*190*
49	大転子部仙骨部褥瘡	大西 文夫、三鍋 俊春	*194*
50	糖尿病性足部潰瘍	松井 瑞子	*198*

第3章 代表的術式

51	薄筋移植による前腕屈筋再建術	服部 泰典	*204*
52	血管柄付き尺骨神経移植術	服部 泰典	*208*
53	血管柄付き腓骨移植術	矢島 弘嗣	*211*
54	Bone transport法	渡部 欣忍、竹中 信之	*216*
55	手関節周囲の血管柄付き骨移植術 ― Zaidemberg法	河村 健二、矢島 弘嗣	*220*
56	手関節周囲の血管柄付き骨移植術 ― 牧野法	牧野 正晴	*224*
57	四肢熱傷 ― tangential excision	菅又 章	*228*
58	広背筋皮弁	澤泉 雅之、今井 智浩	*231*
59	腹壁有茎皮弁	田中 克己、林田 健志	*235*
60	遊離腹壁穿通枝皮弁	浜田 佳孝	*239*
61	橈側前腕皮弁	楠原 廣久、磯貝 典孝	*243*
62	背側中手動脈皮弁	林 明照、佐瀬 道郎	*247*
63	鼠径有茎皮弁	倉田 佳明	*251*
64	遊離前外側大腿皮弁	石田 勝大	*255*
65	遊離肩甲骨皮弁	長田 龍介、今上 修一	*259*
66	内側足底皮弁	柏 克彦、小林 誠一郎	*263*
67	逆行性peroneal flap	村田 景一	*267*
68	局所陰圧閉鎖療法	大浦 紀彦	*270*

Afterword　L. Scott Levin …… *275*

önglich
ORTHO PLASTIC SURGERY

第1章 上　肢

1

1 上肢の麻酔

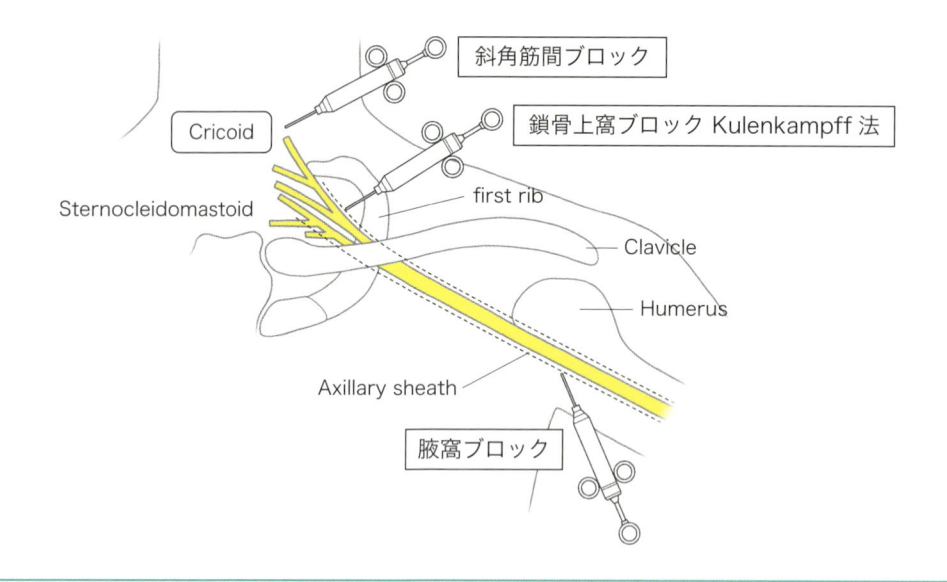

● 桑原 眞人

治療原則と適応

"No good anesthesias, no good operation"であり、上肢の麻酔に習熟することが大切である。止血帯の装用が必要な手術において、伝達麻酔（中でも腕神経叢ブロック）が用いられることが多い。腕神経叢ブロックには斜角筋間法、鎖骨上窩法、鎖骨下窩法、腋窩法などがあり、このうち2つ以上の方法に習熟しておく。腕神経叢と周囲組織の関係、特に3本の神経幹が第1肋骨上を積み重なるように立体的に横切ることを理解する。これらの構造を捉えるための重要なランドマークは鎖骨下動脈、斜角筋、鎖骨中点である。

一般的な治療法

1. 腕神経叢ブロック
1) 斜角筋間ブロック：肩の手術に良い適応があるが、C8、Th1領域のブロック効果は弱い。
2) 鎖骨上窩ブロック（Kulenkampff法）：腕神経叢がコンパクトにまとまっているため麻酔効果が得られやすい。C8、Th1領域のブロック効果も高い。気胸リスクあり。
3) 鎖骨下窩ブロック：気胸発生リスクがやや高く、超音波ガイド下の利用が望ましい。
4) 腋窩ブロック：合併症が少なく最も汎用されている。筋皮神経領域に効果が及びにくい。

2. 手関節部ブロック
手部から手指の手術で利用。腕神経叢ブロックの補助としても利用価値あり。
1) 正中神経ブロック：長掌筋腱のほぼ直下にある正中神経に刺入。
2) 尺骨神経ブロック：尺側手根屈筋腱の橈側より尺骨動脈の拍動を触知し、その尺側に刺入。

3. 指ブロック
1) Oberst法：指基部の両背側から背側皮下と掌側の指神経周囲に注入。
2) Chiu法：MP関節部掌側のA1 pulley部で局所麻酔剤を2～3ml注入。

4. 局所静脈内麻酔
短時間の手術に限られる。ただし麻酔剤注入後30分間は止血帯を開放しないようにする。

私の選択

簡便かつ上肢全体に麻酔効果が得られることから、ランドマーク法による鎖骨上窩ブロックを第1選択としている。上・中・下の各神経幹の支配領域に放散痛が出ることを確認して薬液を注入している。ただし鎖骨上窩アプローチでは時に下神経幹までの深度が深い症例がある。深追いすると気胸発生リ

スクが生じるので、そのような場合は無理をせず、尺骨神経領域のみ腋窩ブロックを併用している。また、短頸で躯幹が厚い症例や鎖骨前弯の強い症例（convex clavicle）などではランドマークが不明瞭である場合が多く、超音波ガイド下ブロックを実施している。

【参考文献】
1. Winnie AP：腕神経叢ブロック．川島康男ほか訳, pp117-188, 真興交易医書出版部, 東京, 1998
2. 佐藤裕：腕神経叢ブロック．超音波ガイド下区域麻酔法（第1版），小松徹ほか編，pp53-81, 克誠堂出版, 東京, 2007
3. Chiu DTW：Transthecal digital block；Flexor tendon sheath used for anesthetic infusion. J Hand Surg 15A：471-473, 1990
4. 園畑素樹，浅見昭彦，肥後たかみほか：遠位指節間皮線の知覚についての検討．整・災外 49：1254-1256, 2000

私の手術法1：上肢の麻酔

STEP ❶ 体位

仰臥位で背部（肩甲骨間）に枕を入れ頸部を伸展させるようにする。頭部をブロックする側と反対側に回旋させる。通常2時間程度までの手術では1％ブピバカイン15〜20mlを使用している。3時間を超える手術では上記10ml＋0.25％マーカイン10mlを使用している。合計20mlの薬液を20mlシリンジ＋25G（25mm）注射針に充填する。

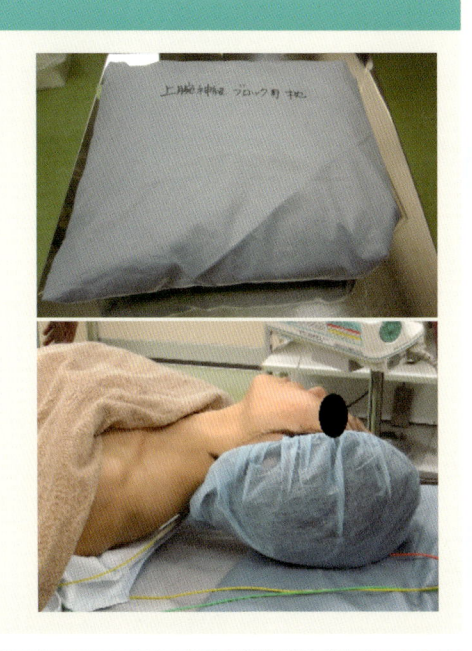

STEP ❷ ランドマークの確認と刺入

刺入時のランドマークを確認する（①鎖骨中点、②鎖骨下動脈、③前斜角筋と中斜角筋）。実際の手技は患者の頭側に立ち、鎖骨下動脈の拍動を確認した後、前斜角筋と中斜角筋間溝を遠位になぞっていく。上記の交点が刺入部である。刺入部は鎖骨中点の上方1〜2横指あたりに位置する場合が多い。皮膚に対してほぼ垂直〜やや尾側に向けて針を刺入し皮下へ少量の麻酔剤を注入し、麻酔剤のアレルギー反応が出ないことを確認する。

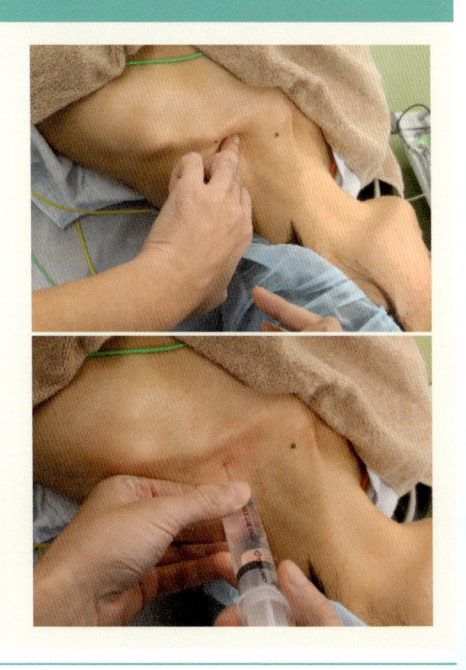

STEP ❸ 針の刺入方向

針先をゆっくりと鎖骨下動脈の上方→後方→後下方へ滑り込ませるようなイメージで、引き刺しを何回か繰り返して向きを変えながら進めていく。上肢の放散痛が惹起されたところで麻酔薬を注入する。放散痛は各神経幹の支配領域に及ぶことが望ましい。手術部位により局所麻酔剤の注入量の配分を変えながら、それぞれに麻酔薬が注入されるようにする。

下神経幹は鎖骨下動脈の後下方に位置する症例もあり、針の刺入深度が深くなる場合がある。そのような時は無理をせず尺骨神経領域のみ腋窩ブロックを併用する（腋窩部では尺骨神経が最も浅層にあり、放散痛を得やすい）。

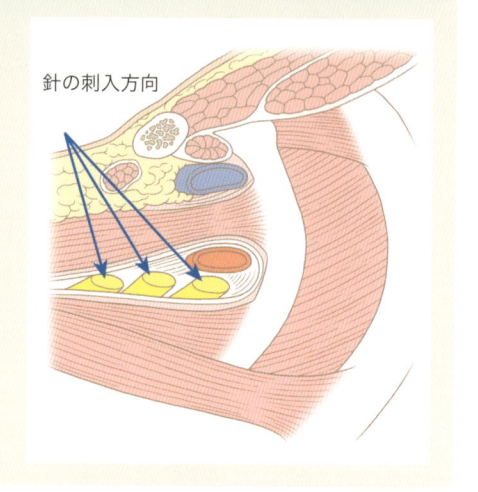

私の手術法２：**超音波ガイド下ブロック**

STEP ❶ エコーによる腕神経叢の確認

短頸で躯幹が厚い症例や鎖骨前弯の強い症例（convex clavicle）などではランドマークが不明瞭である場合が多く、超音波ガイド下ブロックが有用である。鎖骨上窩でプローブを鎖骨と平行にあて、やや尾側に傾けると鎖骨下動脈の横断像が観察される。その外側に位置する低エコーの索状物が腕神経叢である。

プローブの横から腕神経叢まで距離があるため、長針（38mm以上）を使用している。また施術者は片手でプローブを保持しているため、針に延長チューブをつけ、注射シリンジは介助者に持ってもらうと実施しやすい。

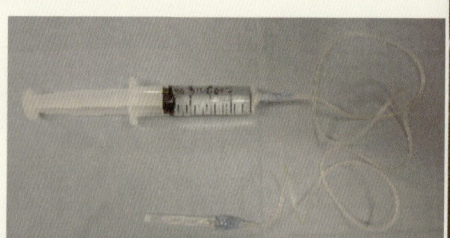

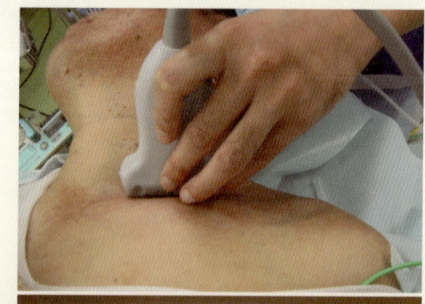

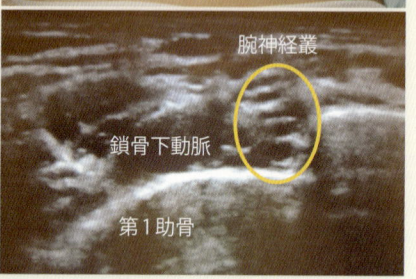

STEP ❷ 穿刺と麻酔薬の注入

腕神経叢を確認後、プローブの横から（利き手により内、外どちらからでもよい）針を挿入し、エコーガイド下に神経叢に向かって刺入する。この際、放散痛を確認してから麻酔薬を注入した方が効果発現までの時間は早いが、神経損傷リスクを考慮して鞘内に注入するだけでも麻酔効果は得られる。麻酔薬を注入すると神経周囲に薬液による低エコー領域の膨化が見られる。針の方向を変えながら各神経幹に麻酔薬を注入する。その際、手術部位を支配する神経幹にやや多めに注入するとよい。

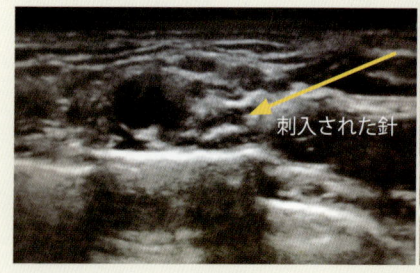

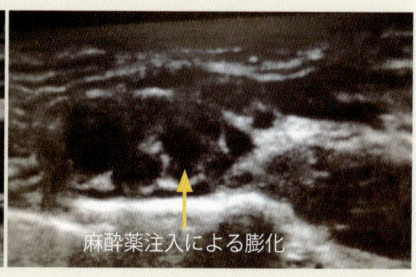

4　第1章　上　肢

私の手術法3：**指ブロック**

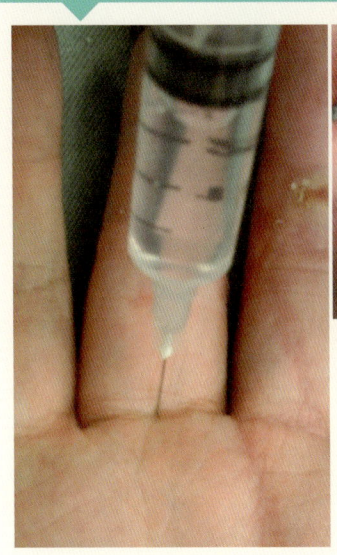

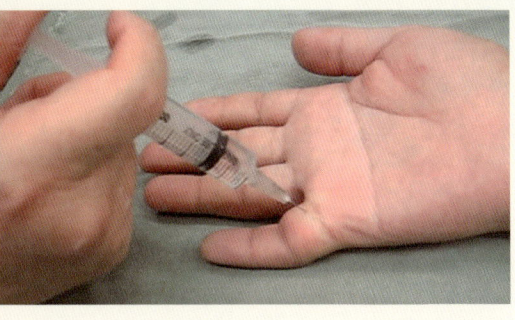

指基部の両背側から背側皮下と掌側の指神経周囲に麻酔剤を注入するOberst法が普及している。一方、Chiuのtransthecal digital block法はMP関節掌側のA1 pulley部に麻酔剤を注入する。この方法は少量の麻酔薬で効果の持続時間も長い。ただし穿刺時の疼痛がやや強い欠点がある。園畑らは手掌指節間皮線の痛覚はその周囲と比較して鈍いため、同部での穿刺を推奨している。

ブロックの実際：
局所麻酔剤を満たした注射器に27または30G針をつけ、45～60°の角度で中枢方向へ針の切り口を上に向けて刺入する。針が腱鞘を貫いたところで注射器を180°回転させて、切り口が腱鞘腔に向かうようにしてから薬液を注入する。PIP関節より近位背側の処置を行う場合は、指基部背側に1～2mlの麻酔薬注入を追加する場合がある。

2 屈筋腱縫合

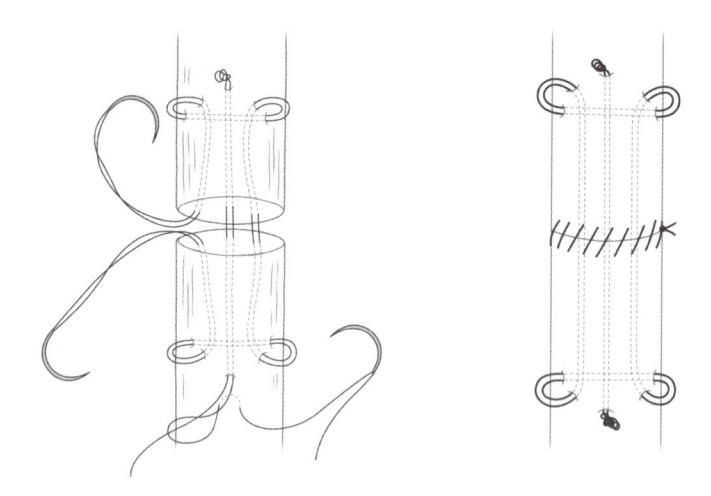

▶森谷 浩治

二重ナイロン両端針を用いたKessler変法と津下法を合併した6-strand suture

治療原則と適応

新鮮手指屈筋腱断裂に対する治療は手術手技や後療法が進歩した現在では、強い張力を有した腱縫合に早期運動療法を組み合わせた方法が主流になっている。開放創を伴うすべての屈筋腱断裂は、原則的に可能な限り即時に解剖学的な修復を行う。ただし、受傷24時間以降に受診した患者や汚染が危惧される場合は創を開放のまま、もしくは可能であれば閉鎖し、感染の有無を確認してから受傷1～2週後に腱縫合する。

一般的な治療法

1. 腱縫合法
   1) 2-strand suture（Bunnell法、Kessler変法、津下法）
   2) 4-strand suture（Double looped suture法、吉津2法など）
   3) 6-strand suture（吉津1法、triple looped suture法など）
2. 後療法
   1) 固定療法：3週間固定後に自動屈伸・他動屈曲を始める。
   2) Duran法：術後早期に他動屈伸を開始する方法であるが、現在は主に拘縮予防のために用いられる。
   3) Kleinert法・変法：術翌日から数日以内にゴム牽引による他動屈曲と自動伸展を開始する。
   4) 早期自動運動療法：Kleinert変法に自動屈曲運動が追加される。

私の選択

後療法により縫合法を使い分ける。癒着が避けられない固定療法には、腱への侵襲が少なく腱内血行を障害しにくい2-strand sutureを、早期自動運動療法には力学的に強固な6-strand sutureを選択する。同じstrand数の縫合法であっても、つかみ縫合よりもロッキング縫合、腱把持部が多いほど張力は増大するため、著者は6つの腱把持部を有する簡便な6-strand sutureである吉津1法を行っている。縫合材料としてはモノフィラメントナイロン糸を常用しているが、それは腱内を円滑に通過して扱いやすく、縫合糸にかかる張力も均一になり、結び目もほどけにくいという利点が、伸びやすく、縫合部に間隙を形成しやすいという欠点に優るためである。

【参考文献】
1. 斎藤英彦：屈筋腱損傷（新鮮例）の治療. 新臨床整形外科全書（第8巻B）, 佐藤孝三ほか編, pp1-23, 金原出版, 東京, 1981
2. 吉津孝衛：屈筋腱損傷後の早期運動療法. 骨・関節・靱帯 9：881-890, 1996
3. 草野望, 吉津孝衛：腱損傷. 手の外科診療ハンドブック, 茨木邦夫ほか編, pp100-119, 南江堂, 東京, 2004

私の手術法：屈筋腱縫合

STEP 1 術前

ガラスによる近位指節間（PIP）関節掌側上の鋭利な開放創を例に説明する。

手指の自動屈曲制限から、国際分類zone Ⅱでの屈筋腱断裂の診断は容易であった。受傷直後に受診し、創部の汚染も認められなかったので、即時一次縫合の適応と考えた。術前のインフォームドコンセントに対する理解力に問題なく、骨折や皮膚挫滅などの複合組織損傷を認めないことから後療法は早期運動療法とし、縫合法はそれに十分耐え得る吉津1法を選択した。

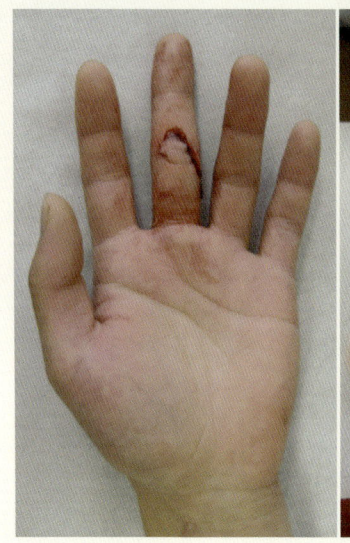

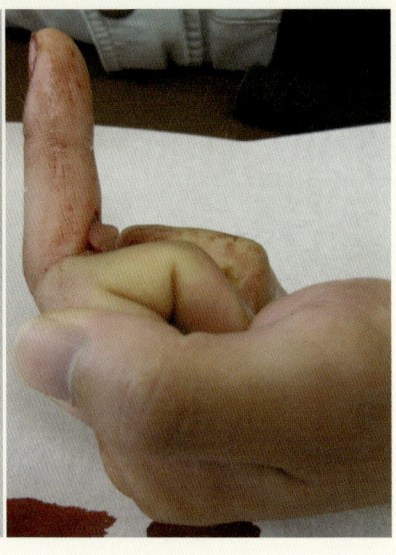

STEP 2 皮切

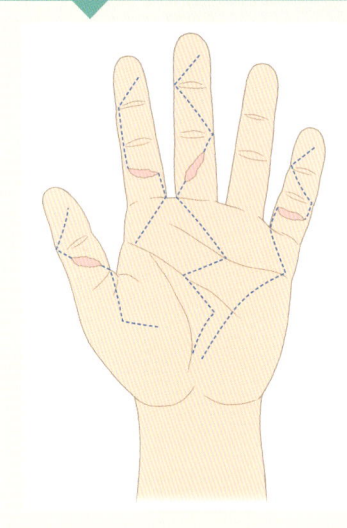

固有指部ではジグザグ切開か側正中切開を用いる。
指屈曲位損傷例では創を遠位方向に拡大し、伸展位損傷例ではその逆に近位方向へ延長する。

STEP 3 展開および両断端の処置

腱鞘は切除せず、縫合作業に必要な15〜20mm幅を弁状に展開する。腱鞘開口部に引き出した近位断端は経皮的に刺入した23G注射針で固定する。遠位断端は手指を他動屈曲すると腱鞘開口部に出てくる。Milking（もみ出し）操作や微小モスキート鉗子を用いても近位断端が引き出せない場合は、より近位の腱鞘を横切して断端を確認する。近位断端があれば5-0ナイロン糸を断面にかけ、遠位方向から腱鞘内に通した2つ折り26G軟鋼線を用いて、腱鞘開口部へ引き出す。

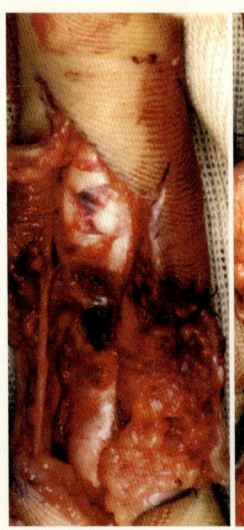

▲腱鞘断裂部 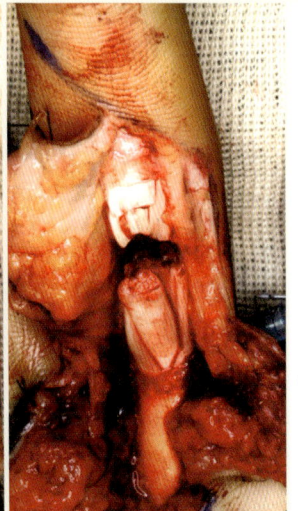　　▲腱断裂部 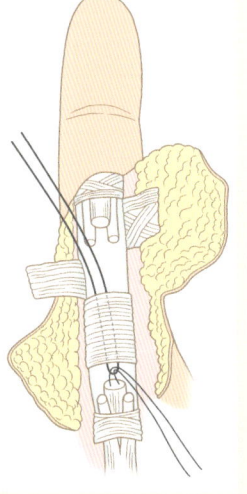　　▲近位断端が引き出せない場合

2　屈筋腱縫合　7

STEP ❹ 浅指屈筋腱縫合

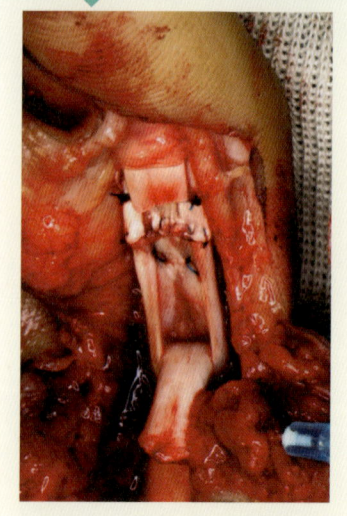

腱の太さや幅に応じて津下法やKessler変法、8字縫合などで可及的強固に縫合する。小指の浅指屈筋（FDS）腱が細い場合は切除もやむを得ないが、その際は深指屈筋（FDP）腱の滑走床となる腱交差部は残し、腱ひもを損傷しないように切除する。
FDS腱断裂の合併はPIP関節の伸展制限を惹起し、総自動運動域（TAM）に影響する。特に腱交差部以遠での断裂や小指例において有意に認められる。また、断裂したFDS腱の切除も治療成績悪化の要因になるため、切除は極力回避すべきである。

STEP ❺ 深指屈筋腱縫合

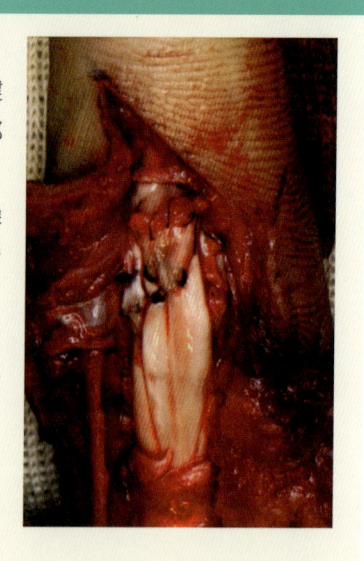

4-0吉津式腱縫合用針付縫合糸（ベアーメディック社製,日本）を用いて、Kessler変法の横糸を腱断端から7〜10mm離れた部位の腱実質中央部に通す（①）。次に横糸の背側を通過するように縦糸をかける（②）。もう一方の針でも同様の操作を行う。相対する腱断端面から、一方の針で9〜12mm離れた部位に向けて縦糸を通す（③）。断端から7〜10mm離れた腱表面に針を入れ、縦糸の掌側に横糸を通す（④）。再度、横糸の背側を通るように縦糸をかける。Kessler変法より2〜3mm近位、遠位に腱把持部がくるように4-0津下式ループ針（河野製作所製,日本）で津下法を行うが、先にKessler変法を完成させ、次に津下法の締結を行う（⑤,⑥）。最後に5-0あるいは6-0ナイロン糸で接合部全周の連続縫合を行う（⑦）。
2回目の横糸は必ず縦糸の掌側を通過させなくてはならず、細心の注意が必要である。Kessler変法や津下法を完成させる際、ナイロン糸を締めると同時に手指の他動伸展を加え、腱把持部に緊張を与えて強固にする。補助縫合は腱断端から4mm程度のバイトを確保すると張力も増加する。

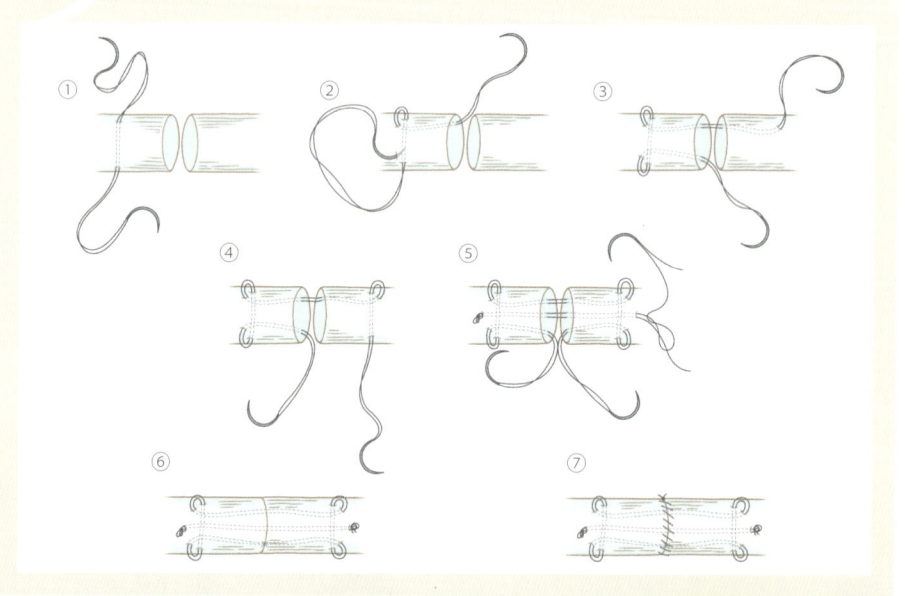

STEP ❻ 術後の固定肢位

手関節屈曲伸展0°、中手指節（MP）関節30〜60°屈曲位、手指完全伸展位の背側シーネで固定する。日中は患指を含む全指をゴムで牽引する。術後4週でゴム牽引を中止するが、背側シーネは術後6週まで訓練時以外も装着させる。
夜間はゴム牽引を外し、背側シーネに当たるまで手指を伸展させた状態で固定する。就寝中は自動屈曲による再断裂の危険性があるため、伸縮包帯を緩めに巻いたり、患指以外を伸展位で固定するなどの処置を施すこともある。夜間副子固定は術後8週まで継続する。

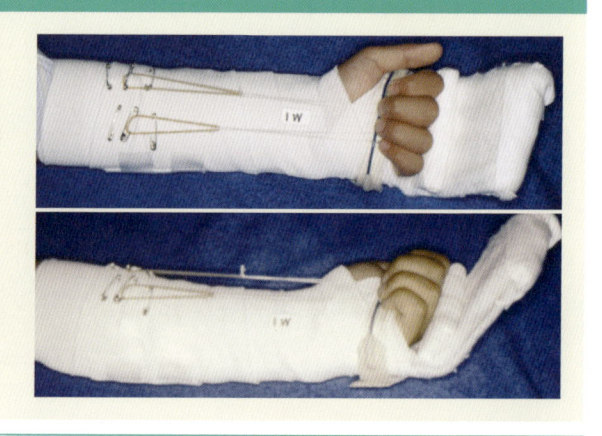

STEP 7 術後の伸展訓練

術翌日から自動伸展訓練を1日3〜4回行う。その際はゴム牽引を外す、または健側手でゴムを遠位に引き張力を弱めるとともに、基節部背側に枕を入れて、十分手指が伸展できるようにする。PIP関節と遠位指節間(DIP)関節の屈曲拘縮を予防するため、Duran法に準じた他動伸展訓練も術翌日からハンドセラピストに行わせる。
MP関節からDIP関節までの同時他動伸展は術後9〜12週から開始する。

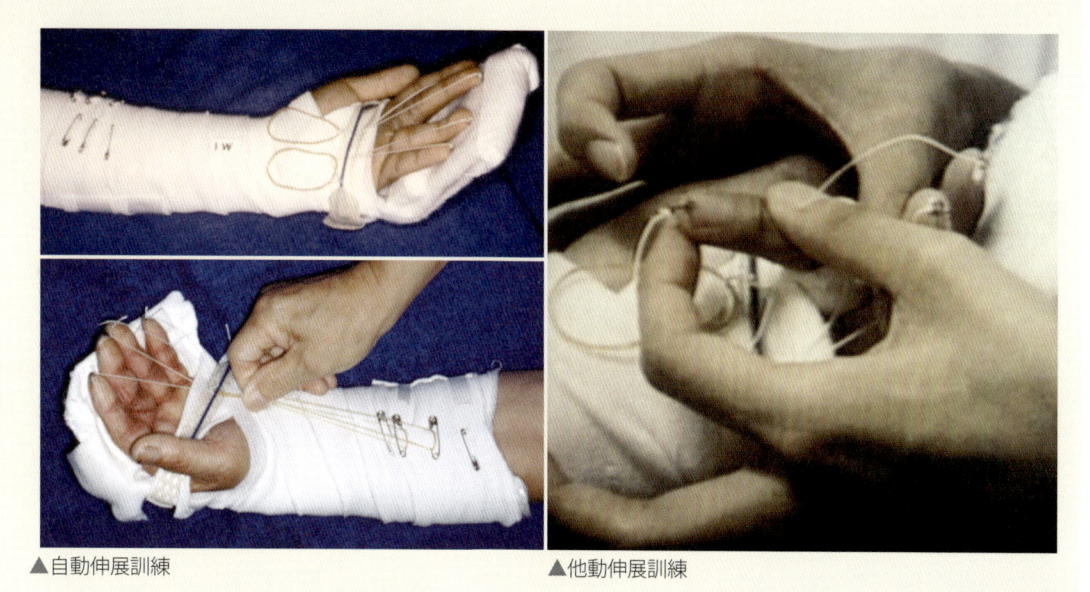

▲自動伸展訓練 ▲他動伸展訓練

STEP 8 術後の屈曲訓練

術翌日から最初の1週間は腱周囲の浮腫による腱滑走抵抗の増大を考慮して、他動屈曲自動保持訓練を中心に行うが、1週以後はハンドセラピストの監視下にゴム牽引を外して手指の自動屈曲も開始する。
術後6週以後からBunnellのwood blockを用いてDIP関節のみ屈曲させるFDP腱の分離運動や、MP関節を伸展位に保ったままwood blockを握ることで指節間関節の屈曲促進を図る。術後12週以上経過すれば、力仕事を含めた重作業を許可する。

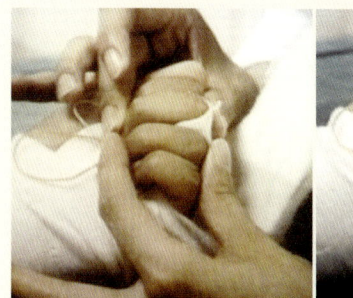

▲他動屈曲＋自動保持訓練

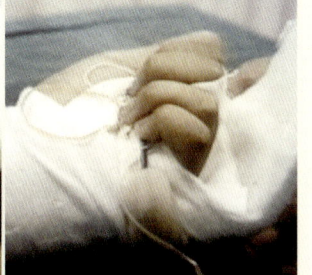

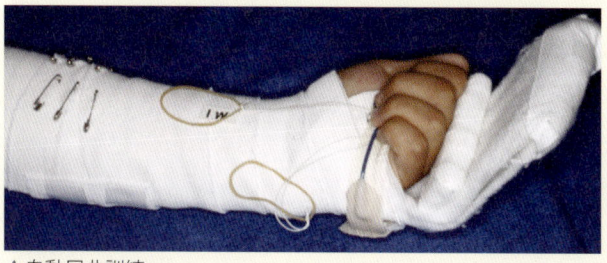

▲自動屈曲訓練

STEP 9 術後30週の状態

TAMは235°、%TAMは92%に回復し、Strickland評価は優であった。

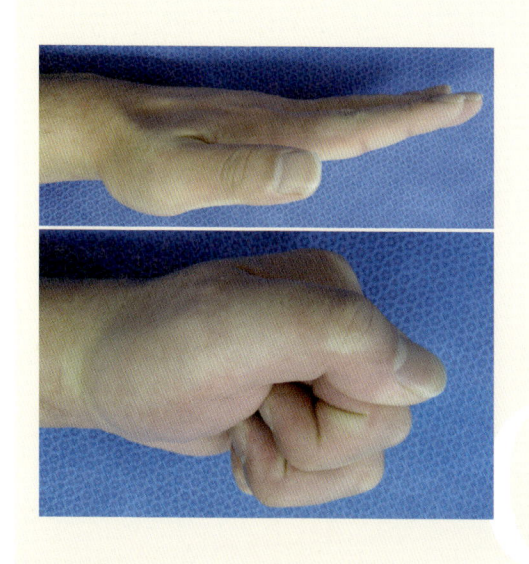

3 伸筋腱縫合

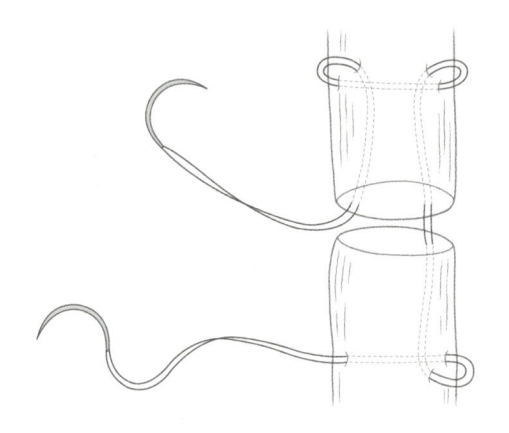

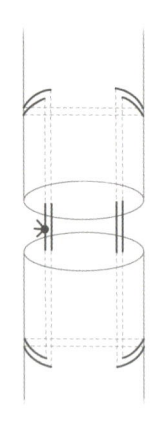

●森谷 浩治

二重ナイロン両端針を用いたKessler変法による4-strand suture

治療原則と適応

断裂腱の癒合に関して、伸筋腱は屈筋腱と同様に、intrinsic healingとextrinsic healingが混在した状態、つまりone wound-one scarの概念と呼ばれる様式をとる。屈筋腱と同じく開放性損傷では伸筋腱も一次修復を原則とする。指背腱膜部（国際分類zone Ⅰ～Ⅳ）における新鮮非開放性損傷は指節間（IP）関節を伸展位に保持する副子を十分長く装着させるだけで治癒可能である。

一般的な治療法

1. 副子療法
1) 遠位指節間（DIP）関節伸展副子：終止腱の皮下断裂（腱性槌指）に対して用いられる。
2) 近位指節間（PIP）関節伸展副子：非開放性の中央索断裂に使用する。

2. 腱縫合法
1) 8字縫合や水平マットレス縫合：zone Ⅰ～Ⅳにおける伸筋腱断裂に用いる。
2) 2-strand suture（Kessler変法、津下法）：固有腱部（zone Ⅴから近位）の断裂で使用する。
3) 4-strand suture（吉津2法、double looped suture法など）
4) 6-strand suture（吉津1法など）：断裂腱が太ければ行うことができる。

3. 後療法
1) 固定療法：4～8週間の外固定後に自動屈伸・他動伸展を始める。
2) 早期自動運動療法：手関節を中間位から背屈位に保持しつつ、術翌日から可動域訓練を開始する。

私の選択

腱性槌指やzone Ⅲでの中央索皮下断裂は多少の伸展不全が残存するものの、IP関節を伸展位に保持する副子で十分治癒できるため保存療法を選択している。断裂腱が非常に薄い指背腱膜部の開放性損傷では8字縫合、固有腱部の断裂は主に吉津2法で主縫合している。強固に腱縫合できない指背腱膜部の後療法は固定療法となる。固有腱部は4-strand sutureでも、手関節を30°以上背屈させると伸筋腱が中手指節（MP）関節近位でたるむため、伸展補助アウトリガー副子を用いた早期自動運動療法が可能である。ただし、固定療法との比較において長期成績は差がないため、患者の理解力と入院可能な期間から両者のいずれかを選択している。

【参考文献】
1. 草野望, 吉津孝衛：腱損傷. 手の外科診療ハンドブック, 茨木邦夫ほか編, pp100-119, 南江堂, 東京, 2004
2. 森谷浩治：伸筋腱損傷新鮮例. OS NOW Instruction No.23 手の外傷；早期機能回復をめざして, 金谷文則編, pp125-137, メジカルビュー社, 東京, 2012

私の手術法：**伸筋腱縫合**

STEP ❶ 術前

母指MP関節上から中手骨背側に及ぶ切創、IP関節の自動伸展不能から、国際分類zone ⅢまたはⅣでの長母指伸筋（EPL）腱断裂と診断した。他医による創閉鎖直後の受診であり、一次縫合の適応と考えた。

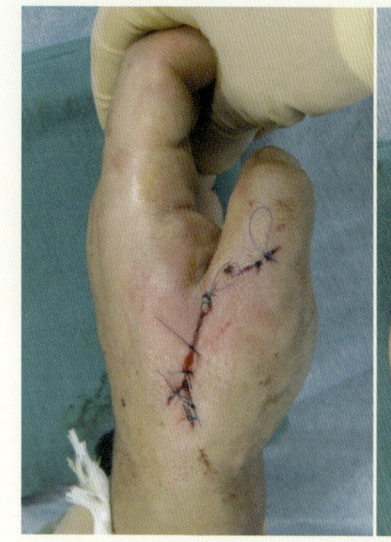

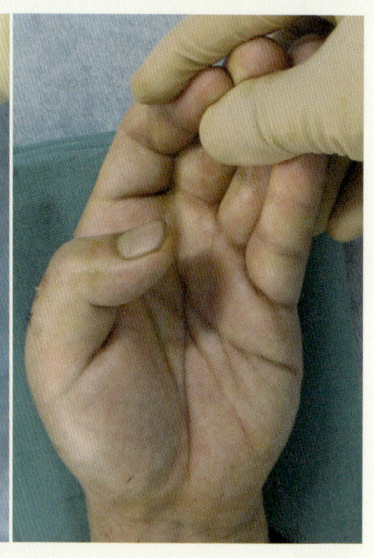

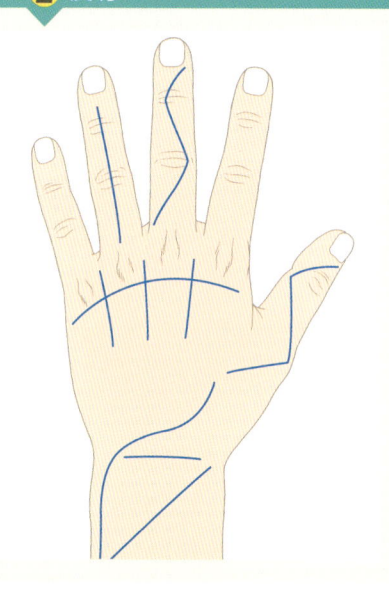

STEP ❷ 皮切

背側は皮膚にゆとりがあり、皮膚性の瘢痕拘縮が発生しにくいため、あえてジグザグに切開する必要はない。関節上であっても開放創を利用した縦または弧状切開でよい。

手関節部では整容上、横切開が望ましい。

STEP ❸ 展開および両断端の処置

中手骨上でEPL腱は断裂しており、損傷部位は国際分類zoneⅣであった。近位断端の退縮は少なく容易に引き出せ、経皮的に刺入した23G注射針で固定した。

国際分類zoneⅣにおけるEPL腱または短母指伸筋腱の断裂は腱間結合がないため、断裂後数日で近位断端が伸筋支帯を越えて前腕遠位部に退縮することも少なくなく、端々縫合が困難になる場合がある。

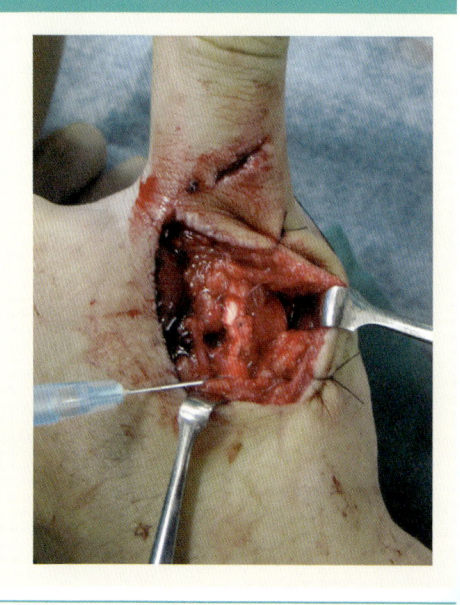

STEP ④ 吉津2法（工程1）

ZoneⅣのEPL腱は4-strand sutureを行える十分な太さがあり、4-0吉津式腱縫合用針付縫合糸（ベアーメディック社製,日本、以下吉津針）を用いた吉津2法を施行した。吉津針でKessler変法の横糸を腱断端から7〜10mm離れた部位の腱実質中央部に通し、縦糸が先に通した横糸の背側を通るように、やや内側から針を入れて断端外縁に出す。

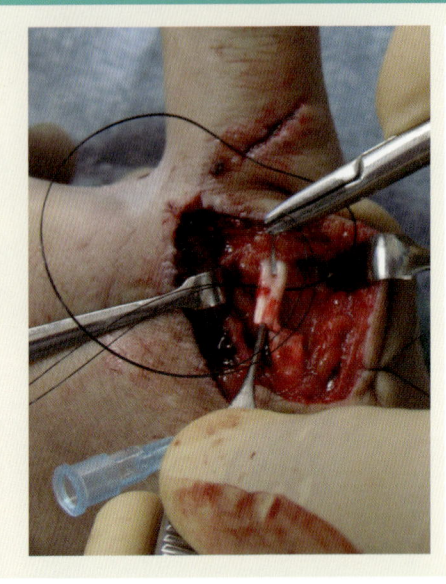

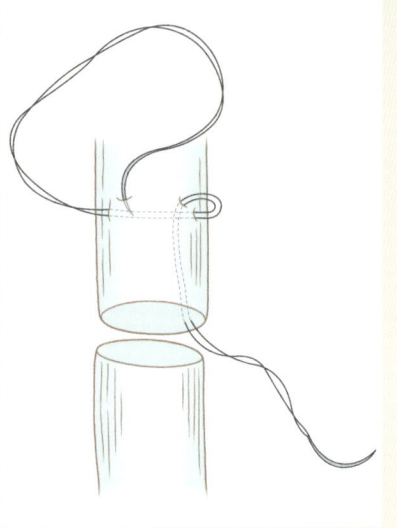

STEP ⑤ 吉津2法（工程2）

相対する腱断端面から、一方の針で9〜12mm離れたやや腱中央寄りに向けて縦糸を通し、続いて断端から7〜10mm離れた腱表面のやや背側に針を入れ、腱線維をすくうようにして縦糸の掌側に横糸を通す。
横糸が縦糸の掌側を通過しないとナイロン糸が腱線維を把持せずロッキング縫合とならない。

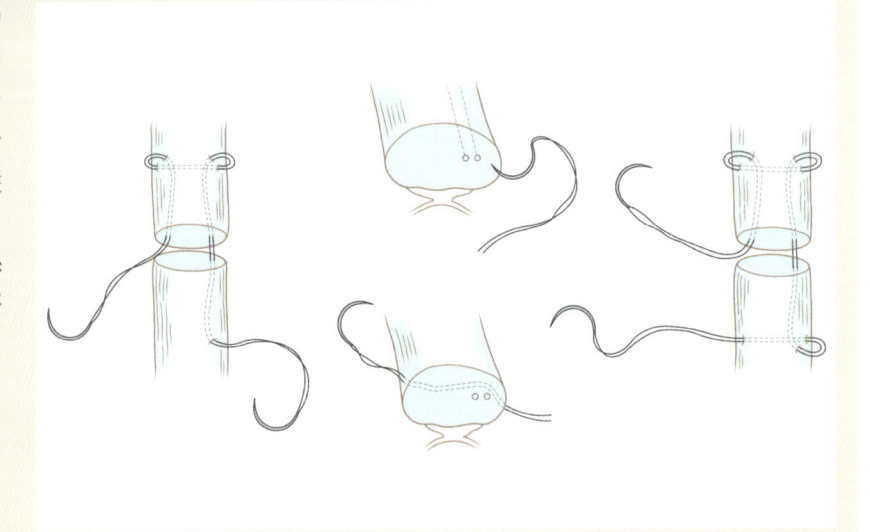

STEP ⑥ 吉津2法（工程3）

再度、横糸の背側を通るように縦糸をかけ、腱断裂部でナイロン糸を締結する。6-0ナイロン糸で接合部全周の連続縫合も行う。

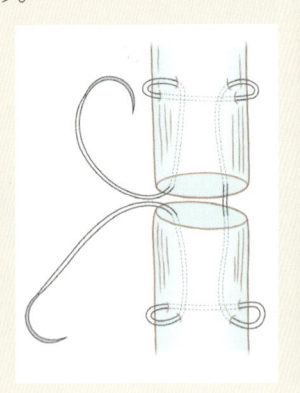

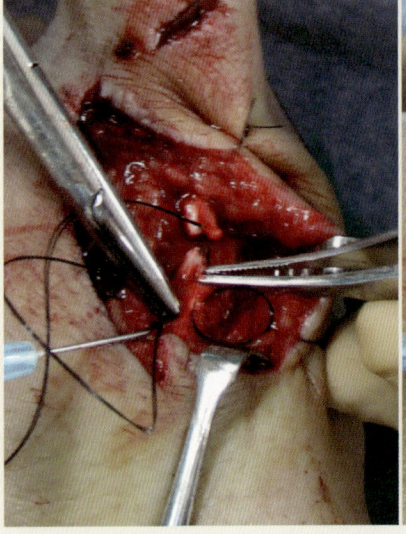

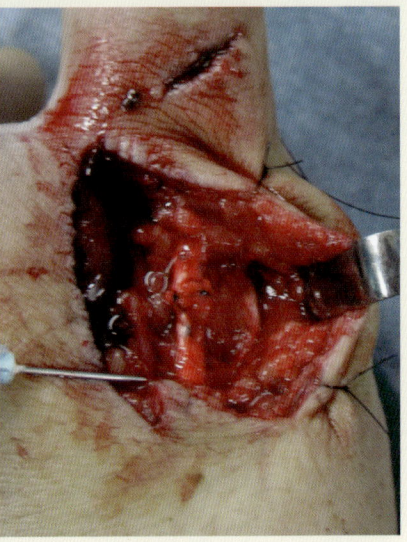

STEP 7 後療法1

術前のインフォームドコンセントに対する理解力に問題なく、後療法は早期運動療法を選択した。日中は手関節を30°背屈位とした伸展補助アウトリガー副子で母指を伸展位に保持しつつ、自動屈曲を制限なく許可し、この訓練内容を6週間行った。

小児例、骨折や皮膚挫滅などの複合組織損傷例、成人でも理解力がない、または入院できない患者では固定療法となる。

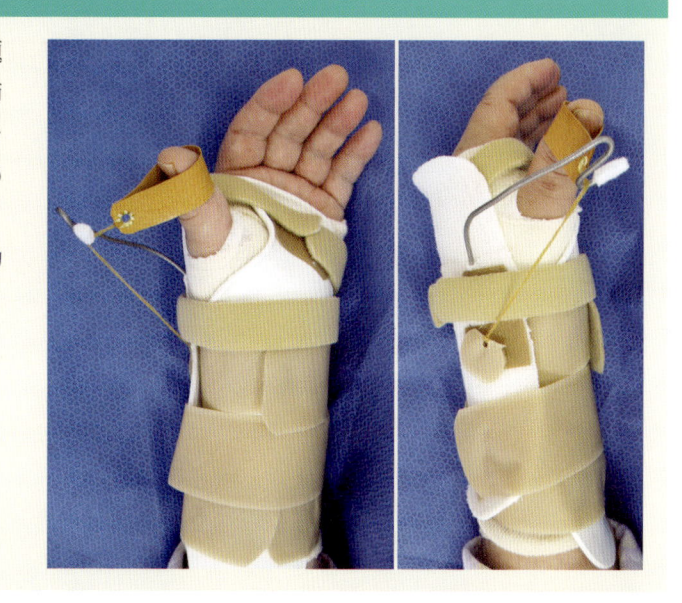

STEP 8 後療法2

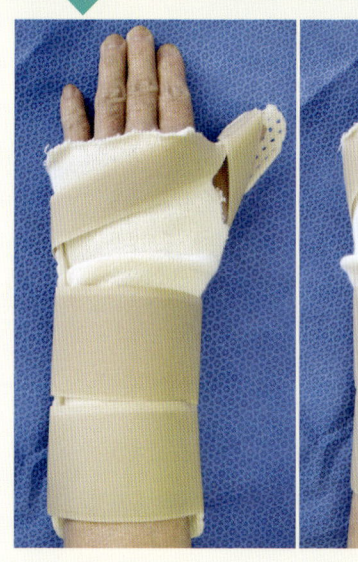

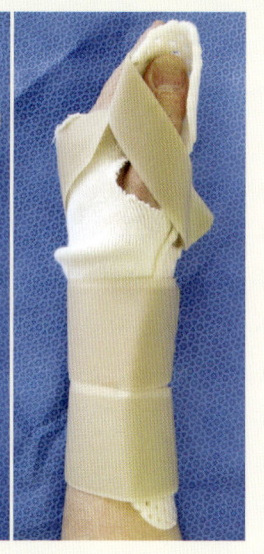

夜間は伸展補助アウトリガー副子を外し、静的副子で母指伸展位を保持する。

STEP 9 術後24週の状態

母指の可動域は良好である。

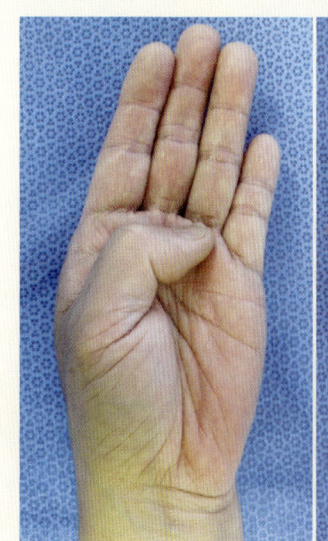

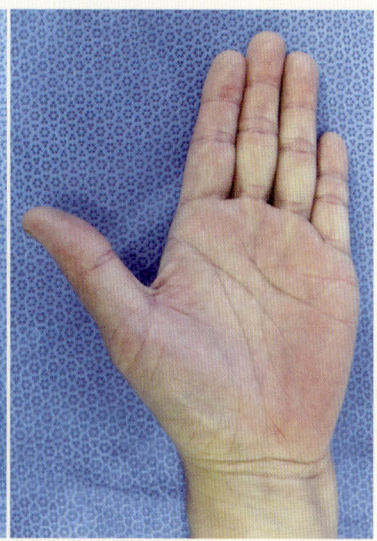

4 屈筋腱剥離術

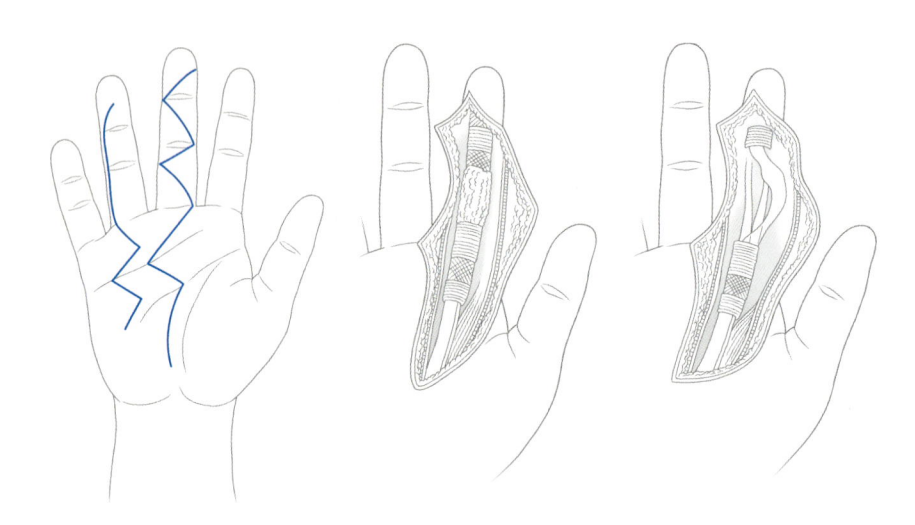

●坪川 直人、吉津 孝衛

ジグザグ皮切、側正中皮切で屈筋腱剥離。腱剥離では腱、腱鞘の状態を確認する。

治療原則と適応

屈筋腱縫合後および腱移植後、切断を含めた挫滅創、骨折などでは屈筋腱の癒着は避けられない。リハビリテーションによる改善がみられなくなった時に、腱剥離術を考慮する。腱損傷以外の骨折挫創では、後療法を開始してから3カ月以上経過例、腱縫合術後4カ月以上、腱移植後6カ月以上経過例で剥離術を行う。骨癒合、血行状態良好、皮膚状態良好、関節がsupple jointであることが必要である。他動可動域と自動可動域の差があり、健側の70％程度しかない場合が適応となる。可動域が70％以上あっても指に力が入らない場合、屈筋腱の癒着で四頭馬車現象の状態で、他の指の屈曲に影響を及ぼしている場合にも、腱剥離術を行う。1％のカルボカインを用いた局所麻酔を行う。ターニケットで無血野を確保してから、手術を行う。

一般的な治療法

屈筋腱剥離術が一般的な方法であり、それ以外の治療法の適応は少ない。
1. 腱固定術：深指屈筋腱（FDP）のみ癒着で屈筋腱の状態が悪い場合。
2. 関節固定術：屈筋腱、関節の状態が不良な場合。

などが挙げられる。

私の選択

FDP、浅指屈筋腱（FDS）の状態により、手術方法を変えていく必要がある。PIP関節に屈曲拘縮がなければ、FDPのみの剥離に留めFDSの剥離は行わないこと、腱交差部の癒着が強ければFDSの半腱を切除すること、FDPが瘢痕で覆われている場合は瘢痕を腱状に起こし、太さを保ち再断裂を防止すること、DIP関節上の癒着が強ければDIP掌側軟骨板を含めて剥離するなどの方法がある。術中に、自動運動と他動運動の可動域に差がなくなるまで、徹底した屈筋腱剥離を行う。腱鞘の状態も重要でA3、C1、C2腱鞘を残すことが可能であれば、A2腱鞘、A4腱鞘は切除してもよい。腱鞘が残せない場合は腱鞘を再建する。

【参考文献】
1. 吉津孝衛：屈筋腱剥離術．OS NOW No.28手の外科, pp89-97, メディカルビュー社, 東京, 1997
2. 吉津孝衛, 牧裕, 田島達也ほか：Zone IIにおける屈筋腱剥離後の浅指屈筋腱, PIP関節掌側板の影響について．日手会誌 12：674-678, 1995
3. 森谷浩治, 吉津孝衛：掌側中央以遠における屈筋腱剥離術．関節外科 29：35-41, 2010

私の手術法：**屈筋腱剥離術**

STEP ❶ 腱移植術

左環指深指屈筋腱のジャージ損傷に対し、腱移植術を行う。

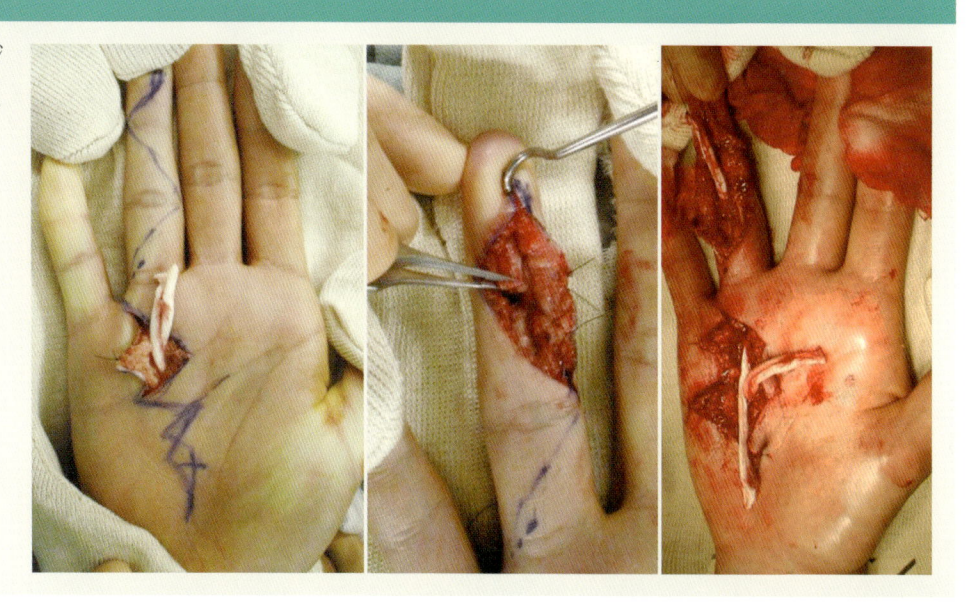

STEP ❷ ①の術後8カ月の状態

早期運動療法を行ったがDIP関節に力が入り難く、自動運動と他動運動の差がある。局所麻酔で屈筋腱剥離術を行い、早期運動療法を行う計画とした。

屈筋腱剥離は小児などの症例を除き局所麻酔で行い、自動運動で屈曲させ、他動屈曲と自動屈曲角度が一致していることを確認する。

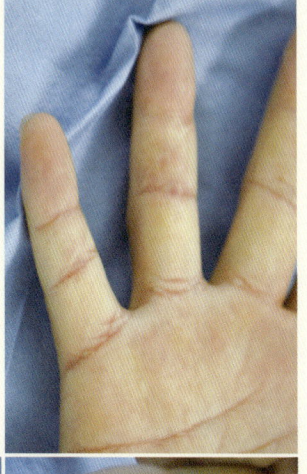

STEP ❸ 皮切

通常は、神経血管束が容易に確認できるジグザグ皮切で腱剥離術を行う。

術後の皮膚のトラブルが少ない側正中皮切を用いる場合もあるが、慣れないと神経血管束の展開が難しい。

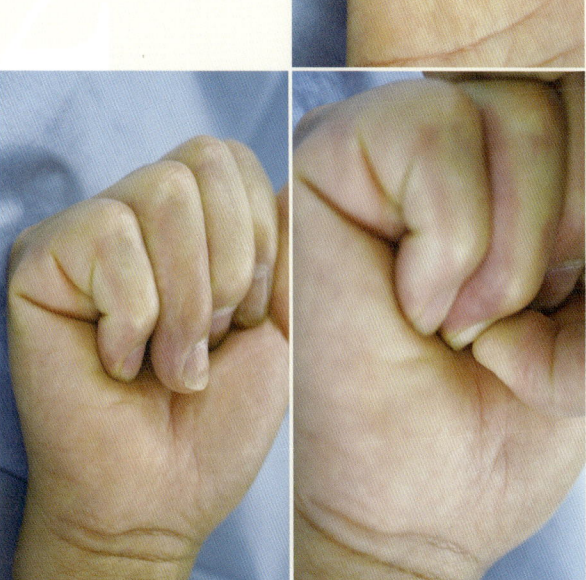

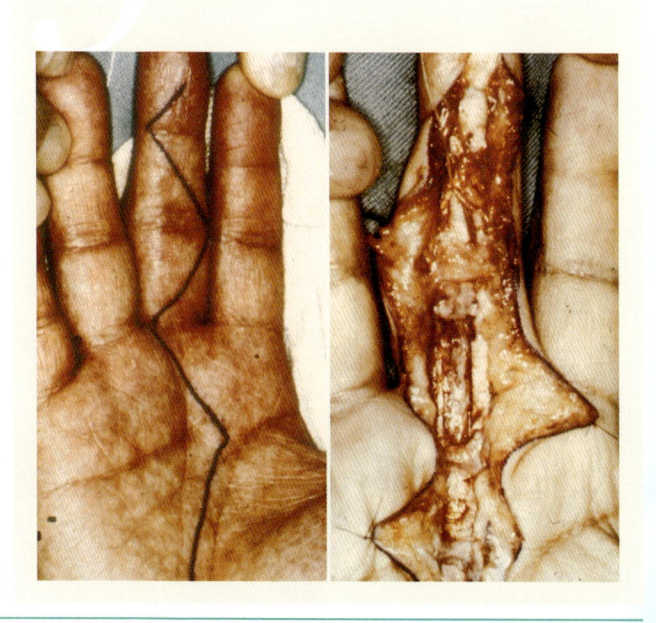

STEP ❹ 腱と腱鞘、滑走床の剥離

腱鞘の残存状況を考え、固有指部ではA4腱鞘は残すことが難しいため、C1、A3、C2を可能な限り残す必要がある。
DIP関節部では末節骨FDP付着部と、DIP関節掌側板を一緒に剥離する方法、FDSとFDPの間の交差癒合が強い場合は無理に剥離せず、FDSとFDPを1本化する方法、FDSの半腱を切除する方法がある。

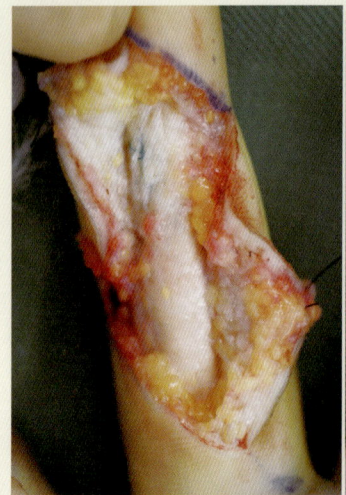

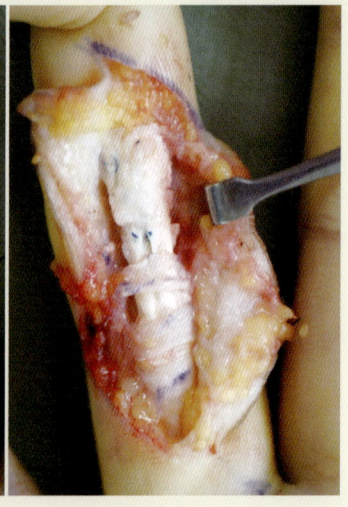

STEP ❺ FDP腱剥離術

固有指部から手掌部に皮切を伸ばし、A2腱鞘からA1腱鞘を残しながら、FDP腱をFDS腱から剥離していき、FDPを単鈍鉤で持ち上げながらFDPと腱鞘、滑走床の間をメス、剪刀で完全に剥離していく。
A1腱鞘近位でFDPを牽引し、完全に屈曲するまで剥離する。

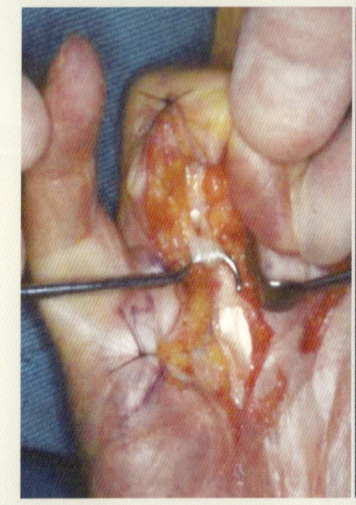

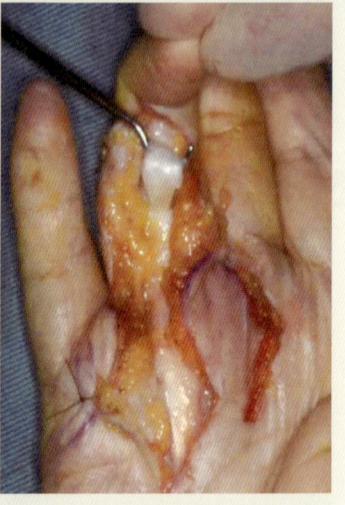

STEP ❻ 虫様筋が屈曲を制限する場合

遊離腱移植術では虫様筋の瘢痕化、筋膜肥厚などから、完全自動屈曲が不可能な場合は、虫様筋を切除する。
Paradoxical phenominonの状態（指を屈曲しようとすると指が伸展してしまう）が起きることがある。

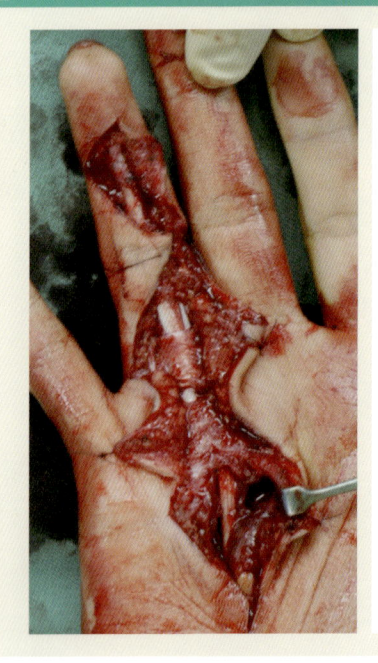

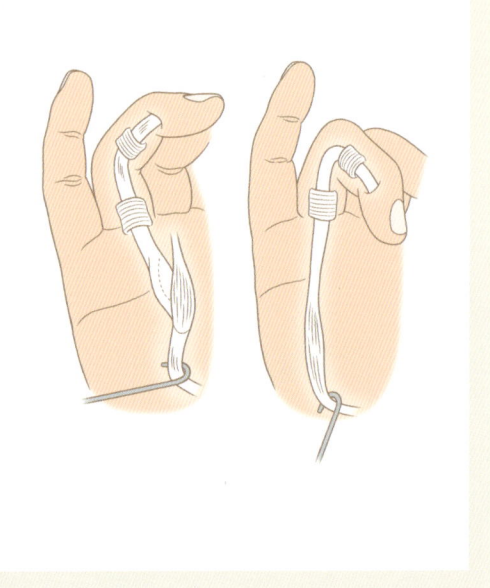

STEP ❼ 完全自動屈曲の確認

完全自動屈曲が可能であることを確認する。完全屈曲が不能である場合は、再度その原因癒着部を確認し、剥離を追加する。
自動屈曲角度と他動屈曲角度が一致するまで手術は行う。

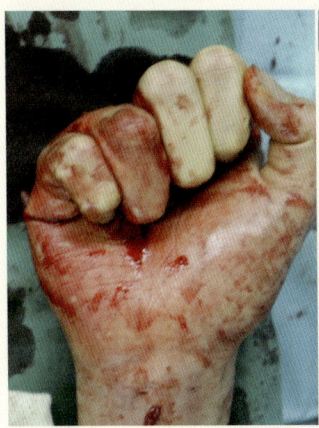

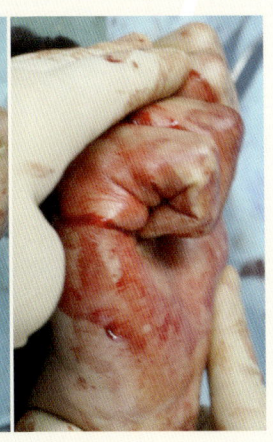

STEP ❽ 後療法

屈曲位療法を行う。夜間やリハビリテーションを行わない時は指を屈曲位に固定し、リハビリテーション開始時に他動的に癒着を剥がしてから、運動療法を行う。術後3週は、腱縫合後と同様に再断裂の危険性があるため、他動屈曲、屈曲位保持の練習から初めて、徐々に自動屈曲を行わせる。
強い屈曲位保持では皮膚縫合部に負担がかかるため、包帯を握らせた状態とし、強い屈曲はとらせない。

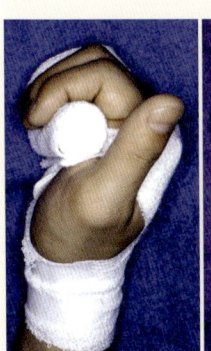

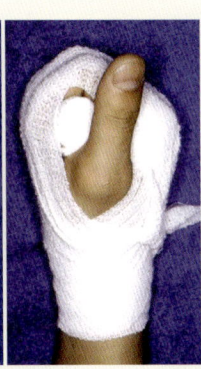

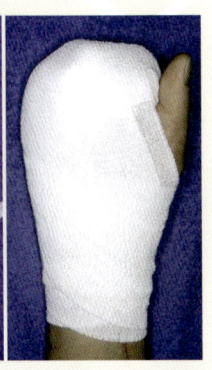

STEP ❾ 術後4週の状態

自動屈曲と他動屈曲の可動域は一致する。

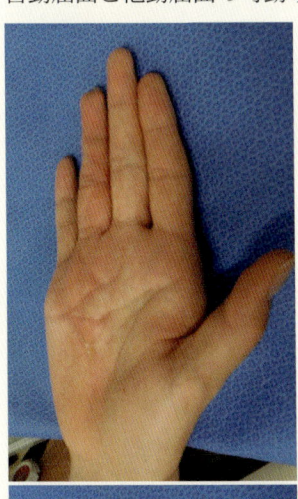

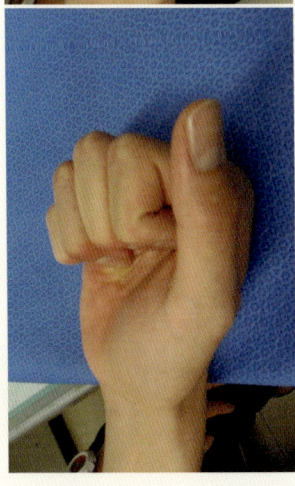

CASES 腱鞘の状態が悪い場合

屈筋腱剥離の過程で腱鞘が残せない場合、遊離腱を用いてA2腱鞘を再建する。

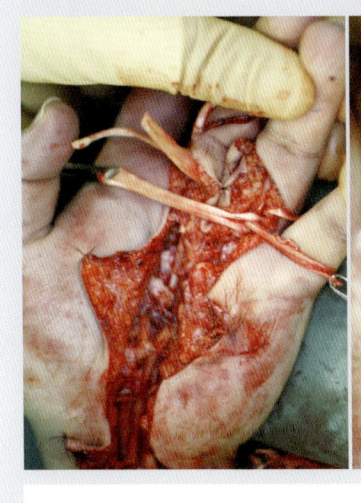

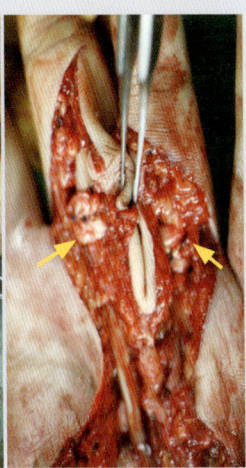

再建腱鞘は、A2腱鞘で基節骨内に遊離腱を通し、再建腱鞘が移動しないように工夫する。

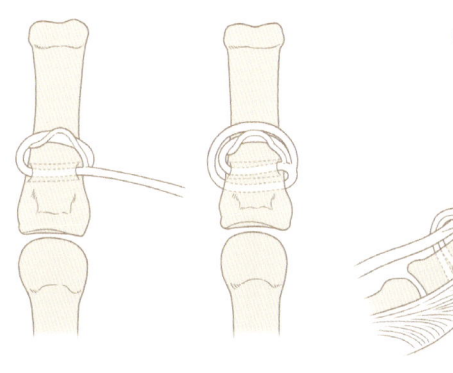

4 屈筋腱剥離術　17

5 伸筋腱剥離術

●坪川 直人、吉津 孝衛

伸筋腱剥離術　　脂肪弁移植術

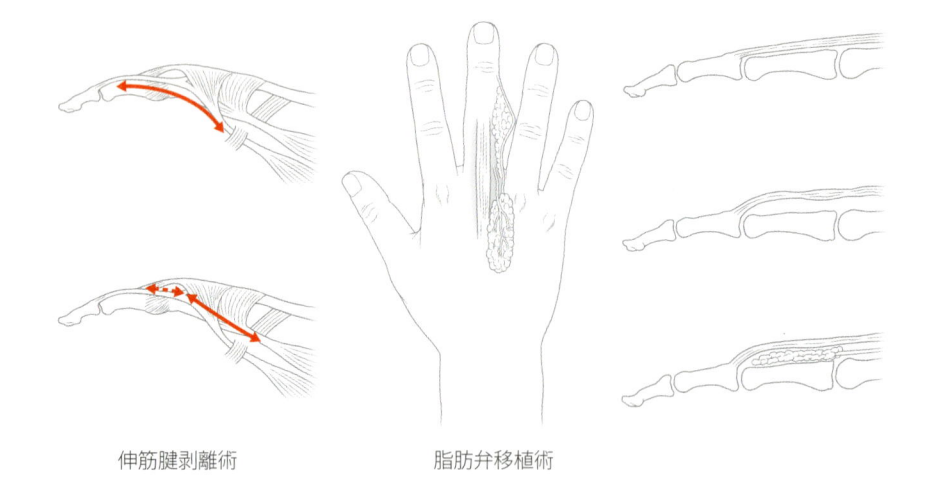

治療原則と適応

手指の伸筋腱断裂、基節骨骨折を含む手背部の挫創では、伸筋腱の強固な縫合法がないこと、指伸展機構の解剖学的特徴から伸筋腱癒着が起こりやすい。また、PIP関節の伸展拘縮を引き起こし、伸筋腱剥離とPIP関節解離術を同時に行う場合が多い。伸筋腱剥離術の成績は不良であり、その原因として、伸筋腱剥離術後の腱のたるみと再癒着、PIP関節解離術と伸筋腱剥離合併手術による関節破壊などが挙げられる。適応は、伸筋腱断裂では腱縫合後4カ月から、手指圧挫創の場合は、リハビリテーションでの可動域改善が認められなくなった時期、骨折を合併した場合には骨癒合が得られた時期に、伸筋腱剥離術を行う。

一般的な治療法

・成績不良であるため手術を行わず保存治療
・伸筋腱中央索の伸筋腱剥離術のみ
・手指の自動・他動運動リハビリテーション
・PIP関節拘縮解離

これらの方法では有効な可動域、指伸展は術中は獲得できても、徐々に可動域低下、伸展力が減じてくる。

私の選択

伸筋腱剥離術は、小児例を除いてできる限り局所麻酔、手関節ブロックで行う。皮切は弧状切開を用いる。MP関節までは伸筋腱剥離術を行い、MP関節の拘縮があれば関節解離を行う。固有指部では、広範囲に指背腱膜が癒着していれば、側索に沿って横支靱帯を切離し、伸筋腱を剥離する。中央索中心の癒着で側索が保たれている場合は、横支靱帯を温存し、側索と中央索の間を剥離する。PIP関節拘縮があれば、関節包、靱帯を切離し解離術を行う。固有指部または背側中手骨動静脈を有茎にした脂肪弁を、剥離された伸筋腱と基節骨間に敷き込む。術後は、動的伸展補助スプリントを用いた自動運動を行う。強い他動運動は、PIP関節破壊を来たす場合があり、注意が必要である。

【参考文献】
1. 吉津孝衛, 牧裕, 田島達也ほか：固有指部における開放性骨・関節・腱合併症例の検討. 日手会誌 10：970-973, 1994
2. 吉津孝衛, 牧裕, 坪川直人ほか：高度挫滅による基節骨骨折, 伸筋腱損傷後の拘縮に対する伸筋腱剥離, 有茎脂肪弁移行の検討. 日手会誌 23：552-557, 2006

私の手術法：伸筋腱剥離術

STEP 1 術前

右小指挫創、伸筋腱断裂後。伸筋腱縫合後に伸筋腱癒着。PIP関節−60°の伸展不足、関節拘縮なし。

関節はsupple jointであることが望ましいが、PIP関節の伸展拘縮が強い場合、伸筋腱剥離と同時に関節拘縮解離術を行う。

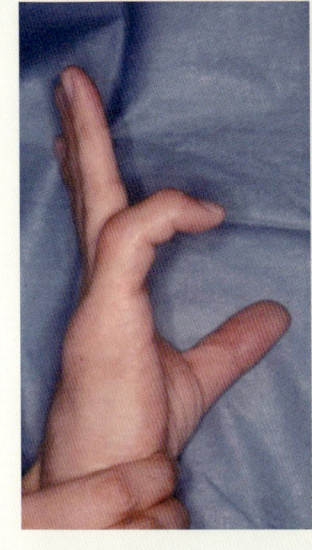

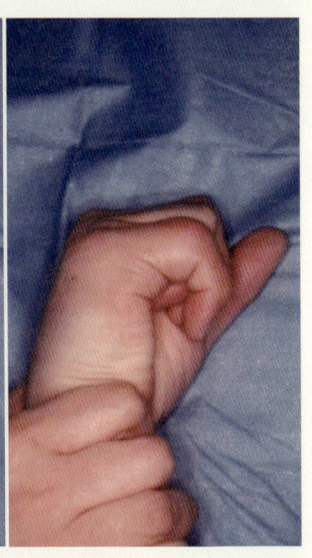

STEP 2 皮切

MP関節、PIP関節を避けるように弧状切開を加える。

皮膚瘢痕が強い場合は、関節直上に直線の皮切を置く場合もある。

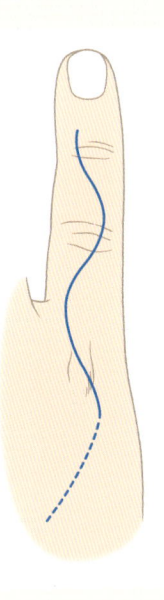

STEP 3 伸筋腱剥離術

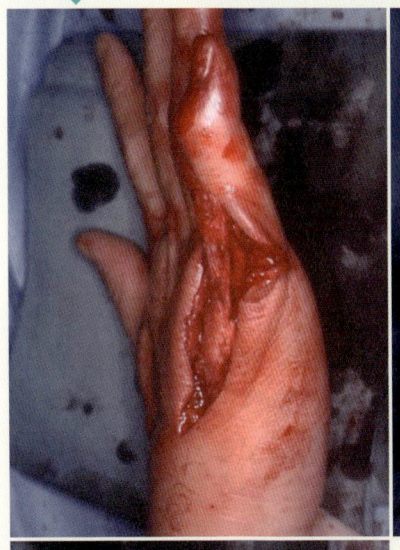

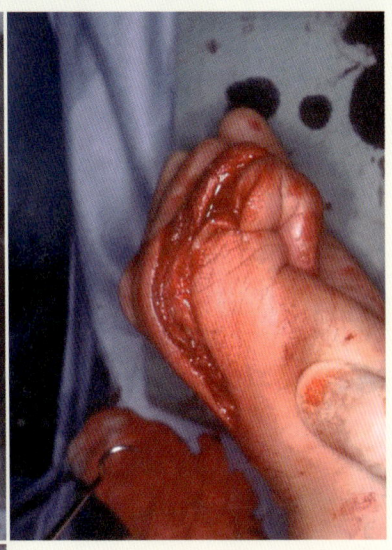

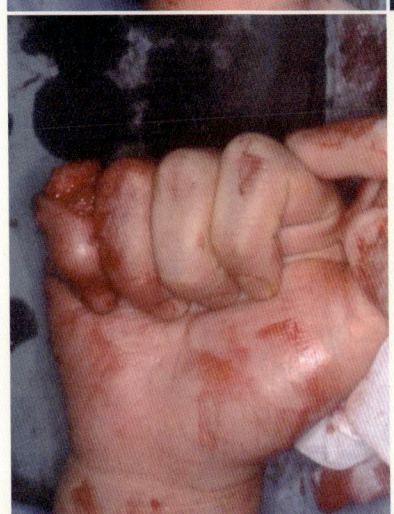

局所麻酔下、横支靭帯を温存し、側索と中央索の間を剥離する。可動域が他動、自動と同じになるまで剥離する。

伸筋腱断裂後の腱剥離では、周囲の瘢痕組織を含めて伸筋腱を挙上し、再断裂を防止する。

STEP ④ 脂肪弁の挙上（1）

小指、環指間の背側中手骨動静脈を茎とした脂肪弁（adipofascial flap）を挙上する。
十分な量の脂肪弁を採取する必要がある。

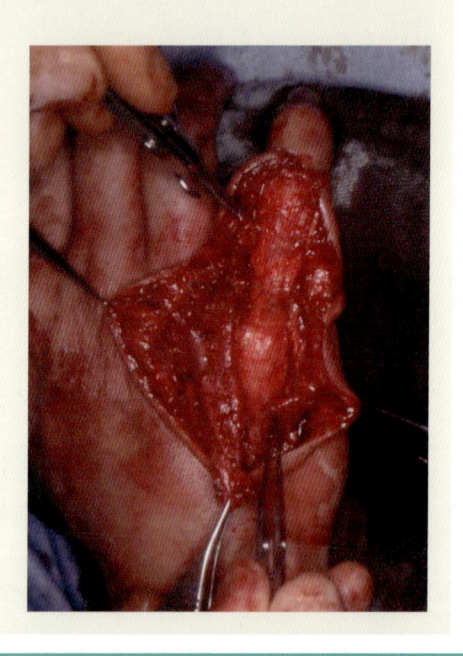

STEP ⑤ 脂肪弁の挿入

脂肪弁（adipofascial flap）を伸筋腱の下に敷き込む。
脂肪弁を固定するために、敷き込んだ脂肪を周囲組織に縫合し、固定する。

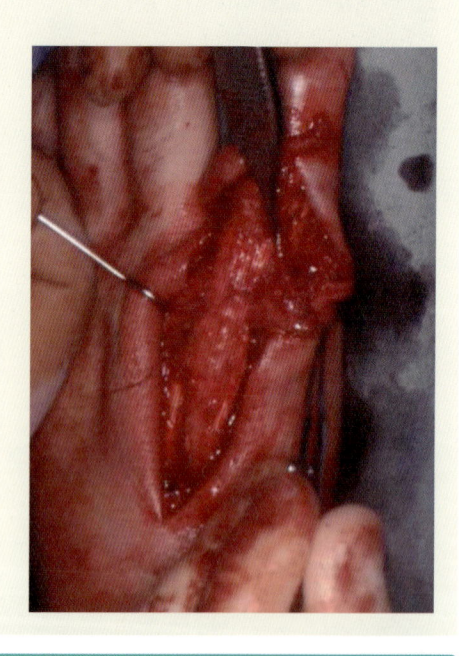

STEP ⑥ 脂肪弁の挙上（2）

癒着範囲が狭い場合は、固有指部から背側動脈からの脂肪弁（adipofascial flap）を挙上し、伸筋腱の下に敷き込む。

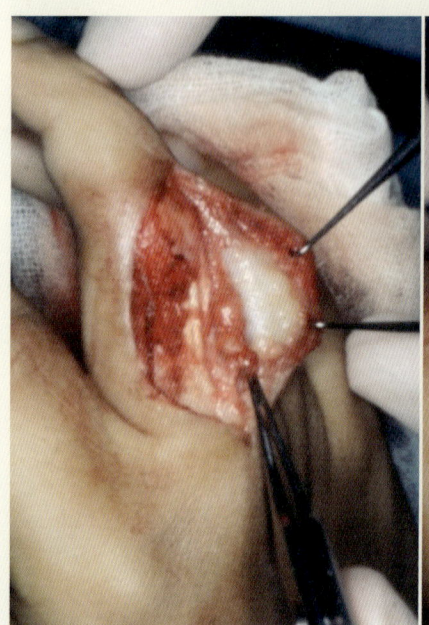

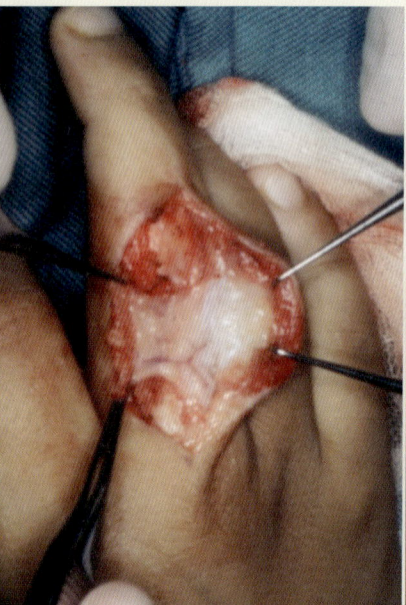

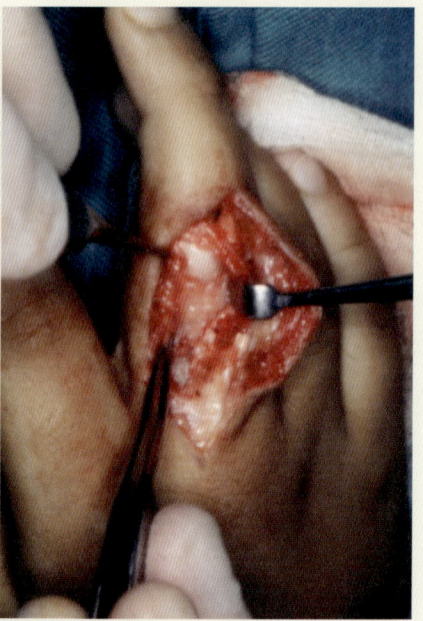

STEP 7 後療法

動的伸展補助スプリントを用いた自動運動。
強い他動運動は関節破壊を来たすため、行わない。

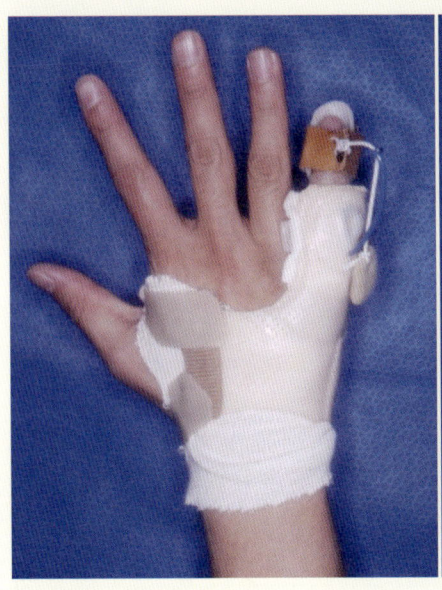

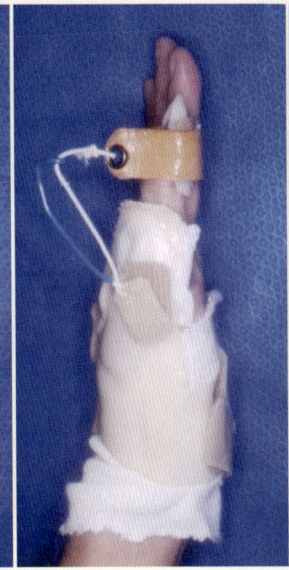

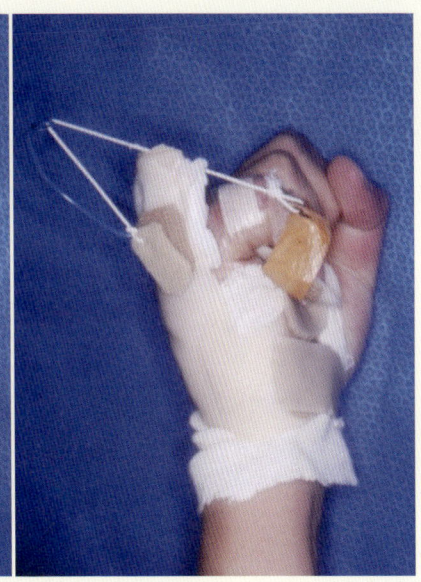

STEP 8 術後3カ月の状態

PIP関節の屈曲、伸展も改善している。
強くグリップも可能である。

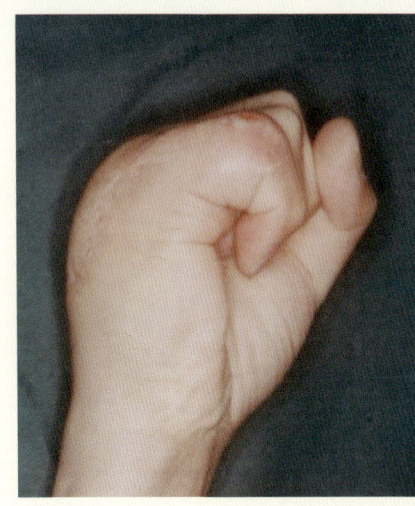

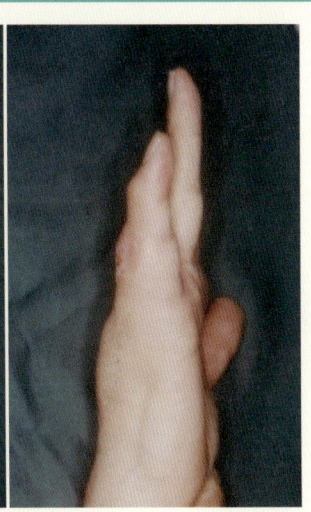

CASES　伸筋腱剥離、拘縮解離術後に関節破壊を生じた場合

伸筋腱剥離、関節拘縮解離術後、強い他動運動により破壊された
PIP関節。
術後PIP関節に強い痛みを訴えた場合、必ずX線撮影を行い、関節破壊がない
か確認する。関節破壊がある場合は、他動運動を禁止する。

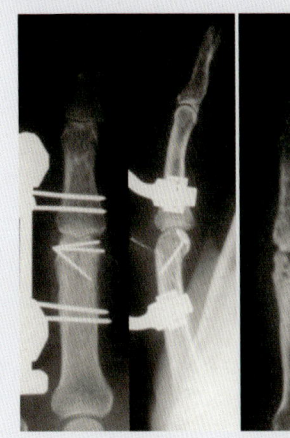

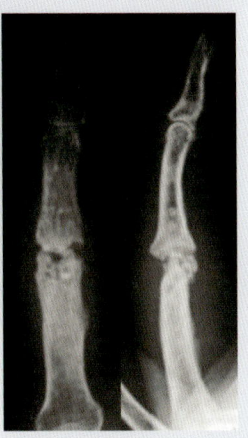

▶楠原 廣久、磯貝 典孝

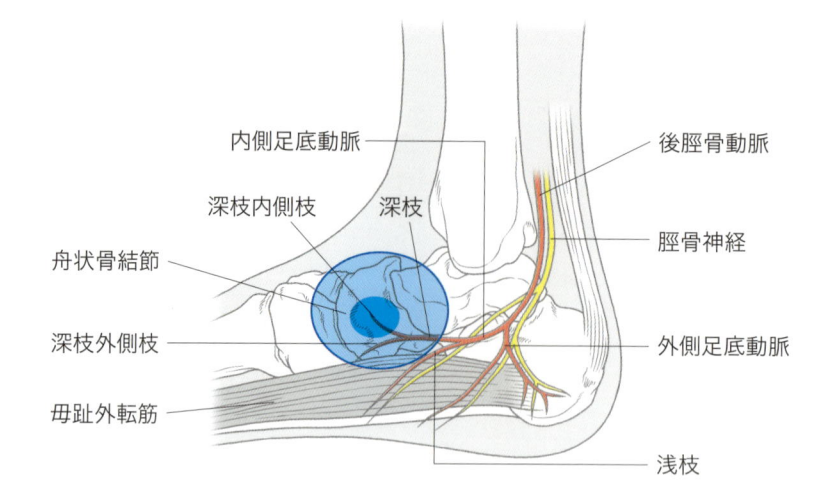

6 手掌再建

内側足底動脈の分枝は母趾外転筋下、同一平面にあるが、足底から見て深枝、浅枝であることに注意。

治療原則と適応　手掌は適度に厚みのある軟部組織で被覆することが重要である。ある程度厚みのある皮弁であれば、深部知覚が得られ、必ずしも知覚皮弁である必要はないとされている。足底ほどではないが、剪断力に耐え得るある程度の皮膚の強さが必要である。手指や手関節の動作を妨げないことが重要である。欠損に対して基本的に、(母指球部は母指、第1中手骨を軸にして)縦軸方向に寄せて縫縮することは避けるべきである。横軸方向へは、ある程度まで縫縮可能である。またBrunerの切開線を考慮し、皮弁や縫合線が皮線をまたぐ場合は、ステップやZ形成を行うべきである。

一般的な治療法　皮下組織が十分残った皮膚のみの欠損であれば、足底(土踏まず)や脛骨内顆下部からの植皮が有用である。小欠損であれば、横軸方向に寄せられるものは縫縮し、寄せられないものはVY前進皮弁のような局所皮弁で閉創可能な場合がある。比較的大きな欠損では、内側足底皮弁が皮膚の肌理、質感が似ており、最も一般的である。しかし、足底の恵皮部との境界に潰瘍を形成しやすいことや、主要血管である内側足底動脈が犠牲となることが欠点である。さらに広範な欠損であれば、逆行性橈側前腕皮弁や、各種の遊離(穿通)皮弁、有茎腹壁皮弁などが有用であるが、皮膚の肌理や質感、強さ、無毛であることなどの条件をすべて満足させる皮弁はない。

私の選択　内側足底皮弁が皮膚の肌理、質感が似ており、最も一般的であるが、欠点として、主要血管である内側足底動脈を犠牲にし、また足底の恵皮部との境界に潰瘍形成しやすいことがある。手掌部の欠損がある程度の大きさ(7×6cm程度)であれば、medialis pedis flapが有用である。皮膚の質感、強さも似ており、比較的薄く、主要血管を温存できる利点がある。しかし、知覚皮弁にはできず、また広範囲の欠損には不向きである。

【参考文献】
1. Masquelet AC, Romana C: The medialis pedis flap; A new fasciocutaneous flap. Plast Reconstr Surg 85: 765-772, 1990
2. Ishikura N, Heshiki T, Tsukada S: The use of a free medialis pedis flap for resurfacing skin defects of the hand and digits; Results in five cases. Plast Reconstr Surg 95: 100-107, 1995

私の手術法：Medialis pedis flapによる手掌の再建

STEP 1 術前

左手デグロービング損傷術後の症例。植皮術を行うも瘢痕拘縮を来たしたため、medialis pedis flapによる再建を行った。

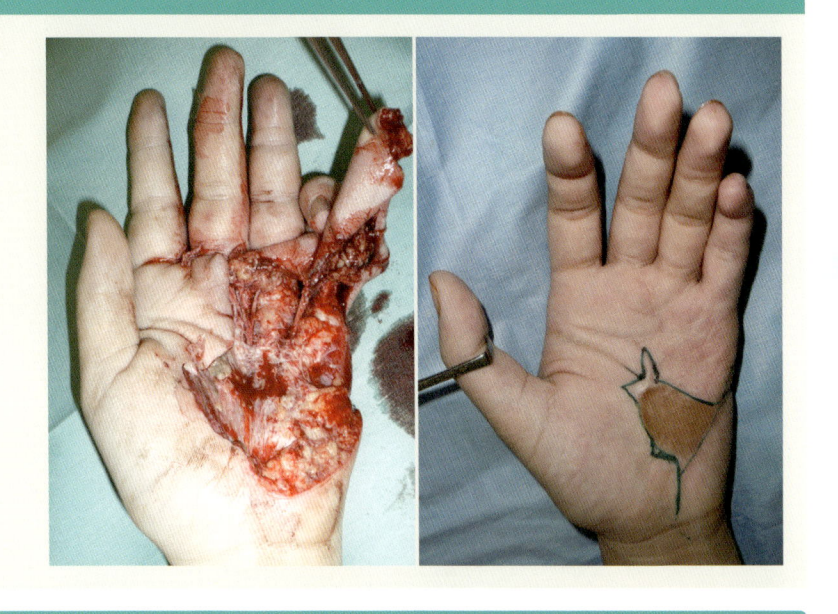

STEP 2 拘縮の解除

植皮部および瘢痕を切除し展開した。本症例は正中動脈を認めた。

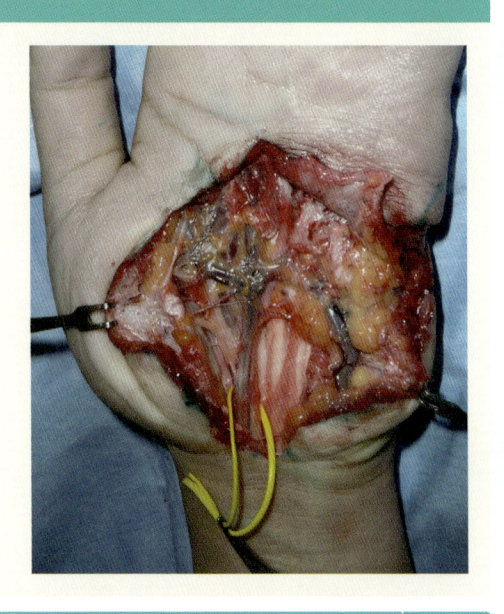

STEP 3 皮弁のデザイン

舟状骨結節のやや中枢にある陥凹部を含め、皮弁をデザインする。脛骨内顆下部を足根管へ向かって切開し、後脛骨動脈〜内側足底動脈分岐部を露出する。

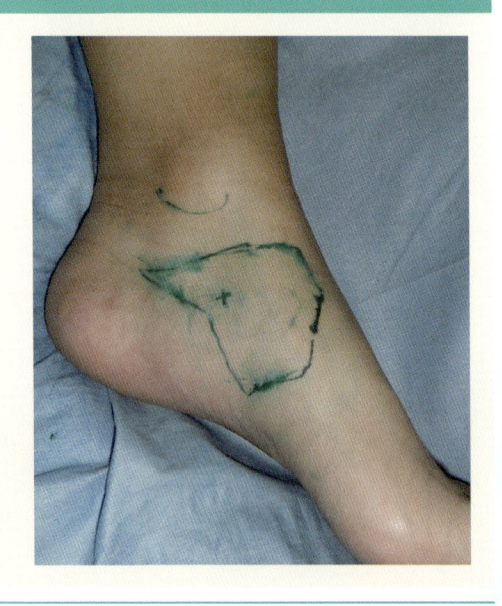

STEP 4 皮弁の挙上

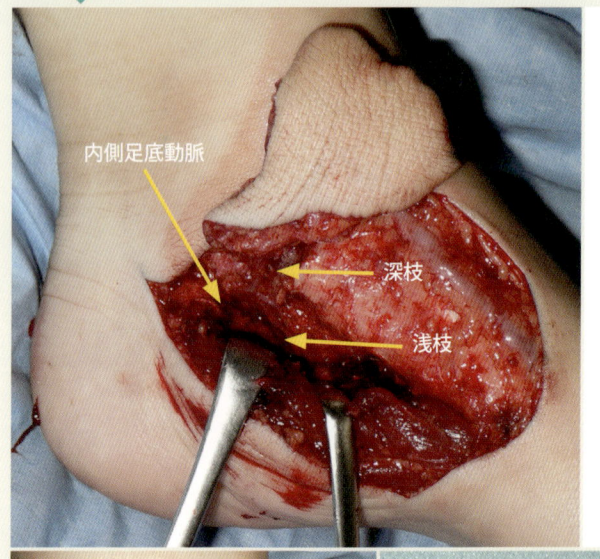

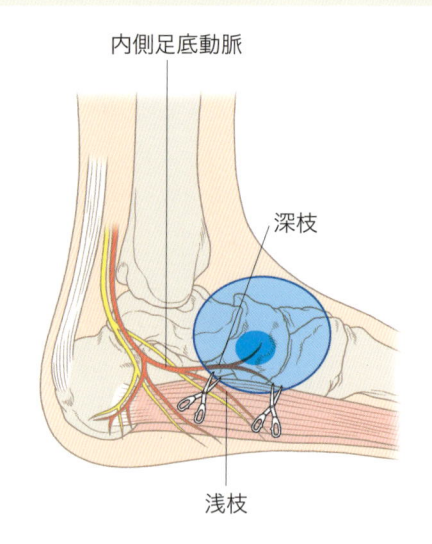

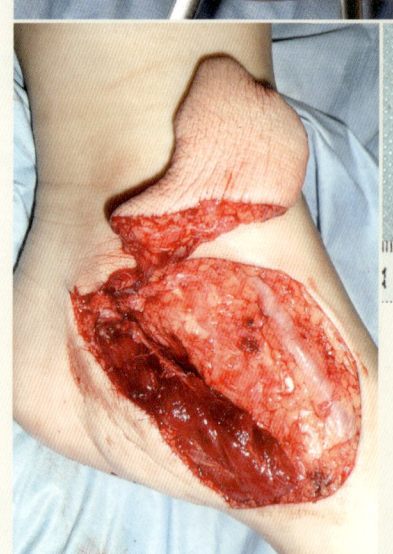

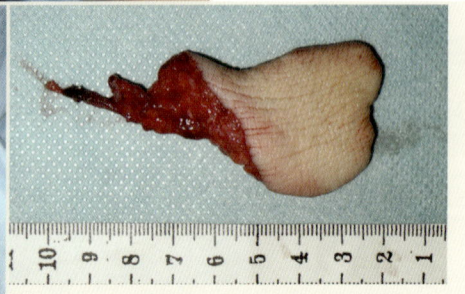

1) 皮弁の底側縁を切開し、母趾外転筋の筋膜を含めて皮弁を挙上する。母趾外転筋を下方へ引き、内側足底動脈を露出する。
2) 内側足底動脈は浅枝と深枝に分枝し、深枝はさらに内側枝と外側枝とに分枝する。
3) 深枝外側枝を結紮し、深枝内側枝からの皮枝を含むよう舟状骨骨膜上で皮弁を挙上する。
4) この症例では内側足底動脈浅枝を切離し、最後、後頸骨動脈からの内側足底動脈分岐部で切離した。

STEP 5 血管吻合

本症例では内側足底動静脈と正中動静脈に端々吻合した。

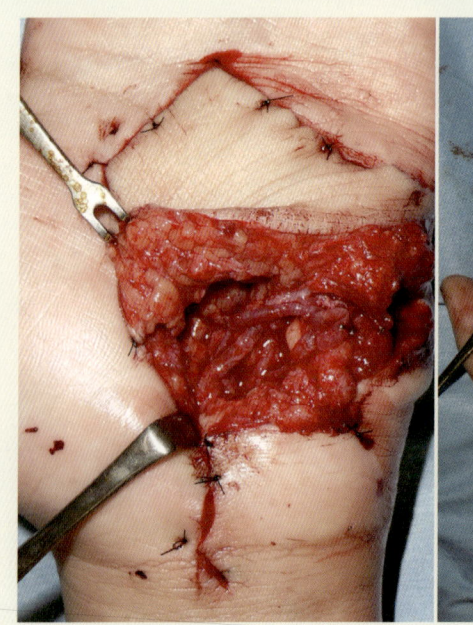

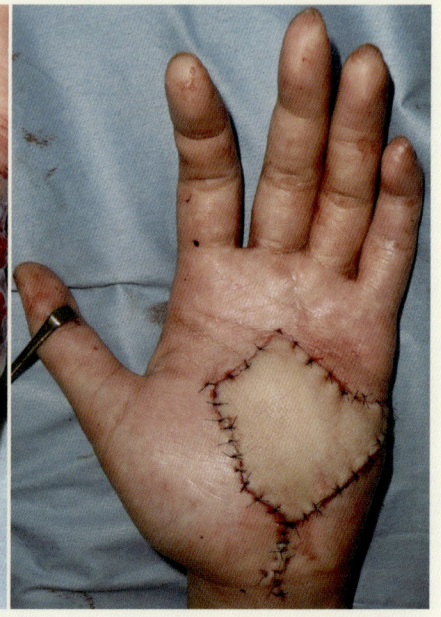

24　第1章　上 肢

STEP 6 採取部の植皮および皮弁の固定

採取部は鼠径部より採皮し植皮した。

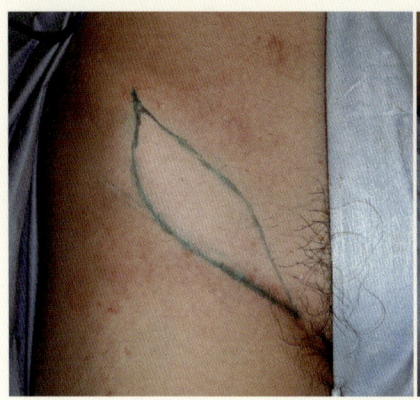

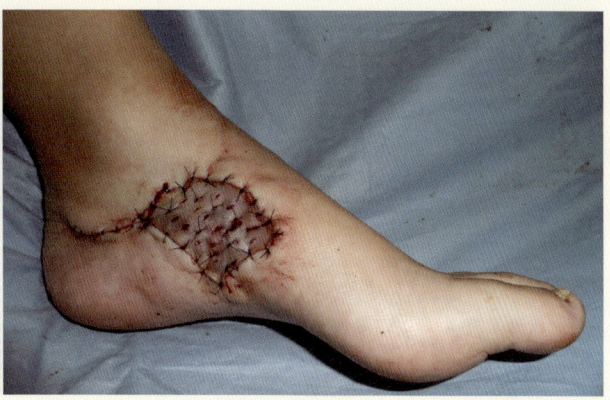

STEP 7 術後1年の状態

拘縮なく質感も良好である。ドナーには色素沈着を残すが、機能的には支障はない。

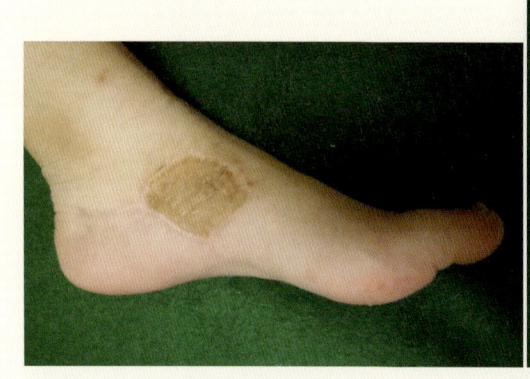

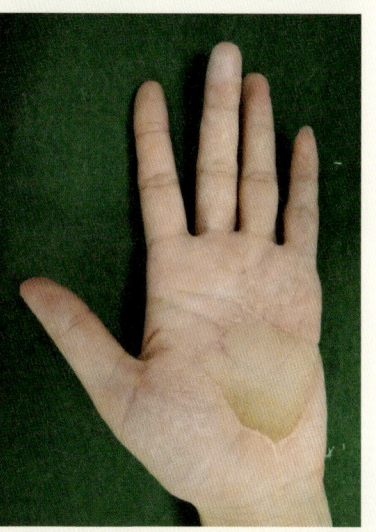

CASES 長い血管茎を必要とする場合

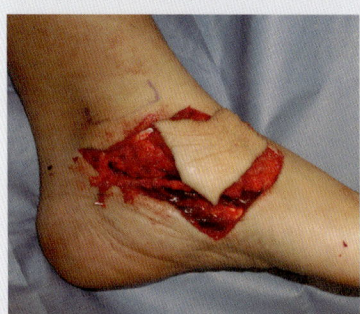

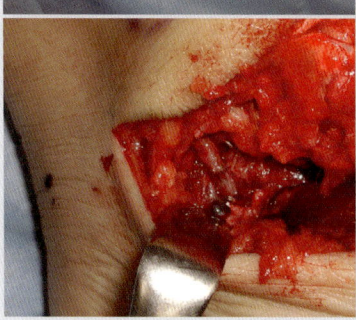

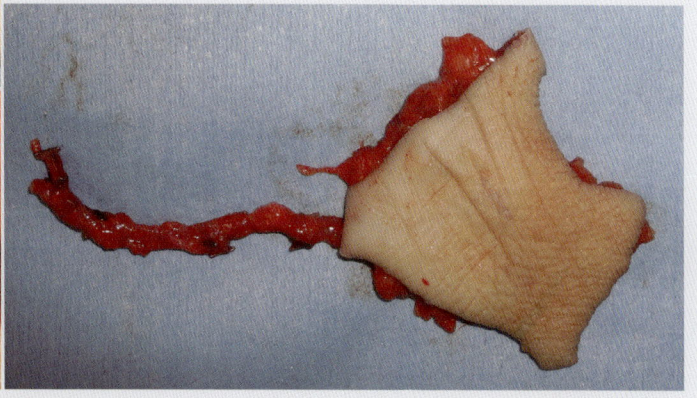

後脛骨動脈の一部まで含めれば、約5cmは採取可能である。その際、後脛骨動脈は再吻合する。（前述とは別症例）

6 手掌再建 25

7 手背再建

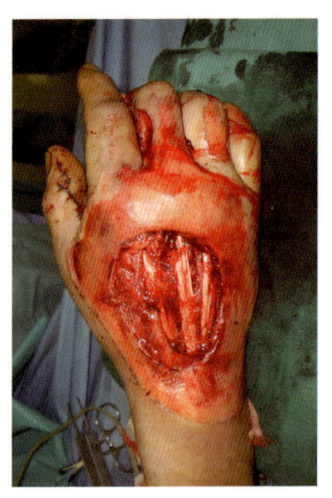

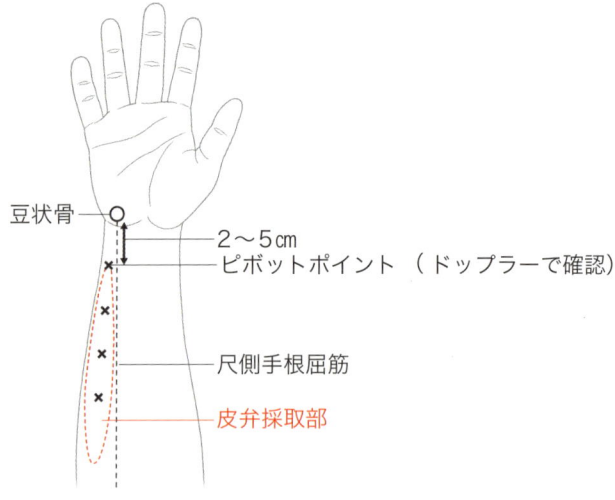

●森田 哲正

右手圧挫損傷に対するdistal ulnar artery flapでの再建

治療原則と適応

手背部の皮膚は薄く、その深層には伸筋腱が走行している。さらに手背は手掌より骨に近く骨折の影響を受けたり、骨欠損を伴うことも多い。そのため伸筋腱の癒着が起こりやすい。またMP関節は伸展拘縮となりやすいため注意を要する。手背部再建の治療原則としてはなるべく薄い皮弁で再建すること、骨や腱の損傷があればすべて一期的再建を目指すこと、骨やプレートの上はなるべく軟部組織で覆うこと、腱損傷を伴う時には早期よりリハビリテーションが行えるように工夫すること、術後はintrinsic plus positionで固定すること、皮弁採取部の侵襲は最小限に抑えることなどを心掛けている。

一般的な治療法

1. 逆行性後骨間皮弁（MP関節部まで）
2. Distal ulnar artery flap（MP関節部まで）
3. 逆行性橈側前腕皮弁（工夫をすれば指尖部まで被覆可能であるが、主要動脈を犠牲にする）
4. 腹部有茎皮弁（bulkyとなりやすい、長期に行動制限を強いられる）
5. 遊離皮弁（外側上腕皮弁、鼠径皮弁、側頭筋膜皮弁、肩甲皮弁などがよく用いられている。大きな欠損には有用だがbulkyとなりやすい）
6. 遊離腱付き足背皮弁（成績は良好との報告が多いが、足への障害が大きい）

私の選択

伸筋腱の欠損なし：薄い皮膚での再建を目指し、前腕からの島状皮弁を用いている。さらに皮弁採取部の手術瘢痕を目立たなくするため皮弁はadipofascial flapとし、厚めの分層植皮をその上に追加している。特に後骨間皮弁とdistal ulnar artery flapは主要動脈を使用しないためより侵襲が少ない。

骨、伸筋腱の欠損あり：骨折はなるべく癒着が起こらないようにtension band wiringやscrewなどで固定する。伸筋腱は欠損があれば長掌筋腱などの遊離移植で強固に縫合する。その上を前腕からの島状皮弁または遊離皮弁で被覆する。遊離皮弁としては外側上腕皮弁を好んで用いている。その理由は術野が近く、解剖学的変異が少なく、薄くて大きな皮弁が採取可能な点が挙げられる。欠点としては採取部が目立つため若い女性ではあまり勧められないことである。

【参考文献】
1. Masqulet AC, Gilbert A: Distal ulnar artery flap. An Atlas of Flaps in Limb Reconstruction, pp78-82, MARTIN DUNITZ, UK, 1995
2. 平瀬雄一：外側上腕皮弁．やさしいマイクロサージャリー；遊離組織移植の実際, pp95-107, 克誠堂出版, 東京, 2004

私の手術法1：distal ulnar artery flap (adipofascial flap)

STEP ❶ 術前およびデブリードマン

ベルトコンベアーによる右手圧挫損傷、手背中央部にⅢ度の熱傷を認める。デブリードマンを行うと手背中央部は脂肪層まで壊死しており伸筋腱が露出した。腱断裂はなかったがパラテノンは損傷されていた。

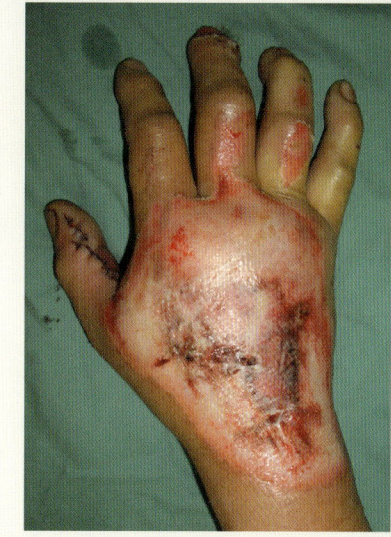

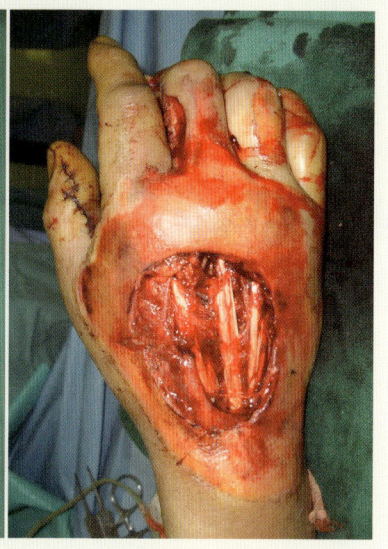

STEP ❷ 皮弁のデザインおよび展開

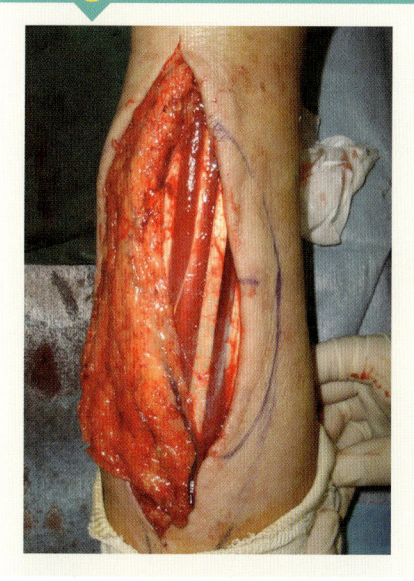

豆状骨より約2cm近位の尺側手根屈筋腱尺側周囲に尺骨動脈から分岐した血管茎をドップラーを用いて確認し、走行をマーキングする。その血管茎をなるべく皮弁中央に含めるように前腕尺側に皮弁をデザインし、皮膚に薄い脂肪織を付け展開し、その下層の脂肪織に筋膜を付けて橈側より挙上する。尺骨動脈から分岐し尺側手根屈筋の後面を走行している動脈を確認し含めるようにする。さらに近位に向けて長軸に皮弁を採取し翻転し、皮下を通し皮膚欠損部へ移行した。

ピボットポイントはこの近位2cmの部分であるがバリエーションがあるため、折り返しに緊張がかからないように少し余裕をもって皮弁を長く採取する（文献的には9×20cmまで採取可能）。

Axial pattern flapのためflapのpedicleの幅は1cm程で十分だが、うっ血を来たすことが多いため少なくとも1本近くを走る皮静脈を必ず皮弁に含めるように採取している。写真のadipofascial flapのpedicleの幅は初期のもののため約2cmで作成した。

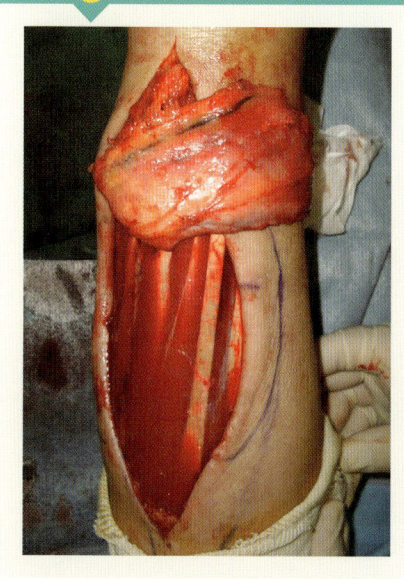

STEP ❸ 植皮

皮弁上には腹部より分層植皮を行った。タイオーバーはせずintrinsic plus positionで圧迫固定を行った。

STEP ❹ 術後6カ月の状態

皮弁は生着し植皮も生着したが、辺縁の挫滅創がややケロイド瘢痕を来たしている。皮弁は薄く除脂肪の必要はなく、また手指の屈曲・伸展も良好である。

皮弁採取部は尺側に線状瘢痕として見られるが、患者からは見えにくい位置であり満足度は高い。

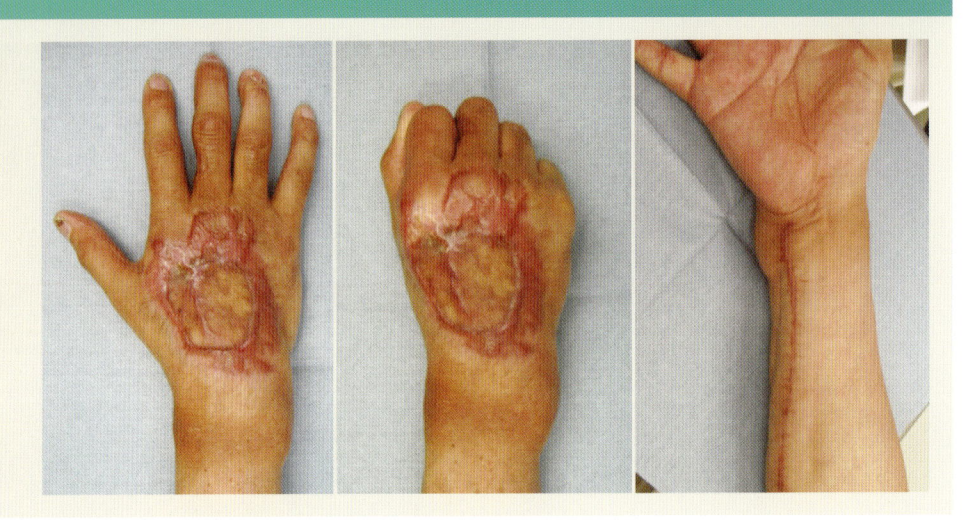

私の手術法2：**外側上腕皮弁**

STEP ❶ 術前

電気のこぎりで右手背を受傷した。示指から小指の伸筋腱欠損と示・中指は関節面の欠損を認める。環・小指の骨欠損は小さい。

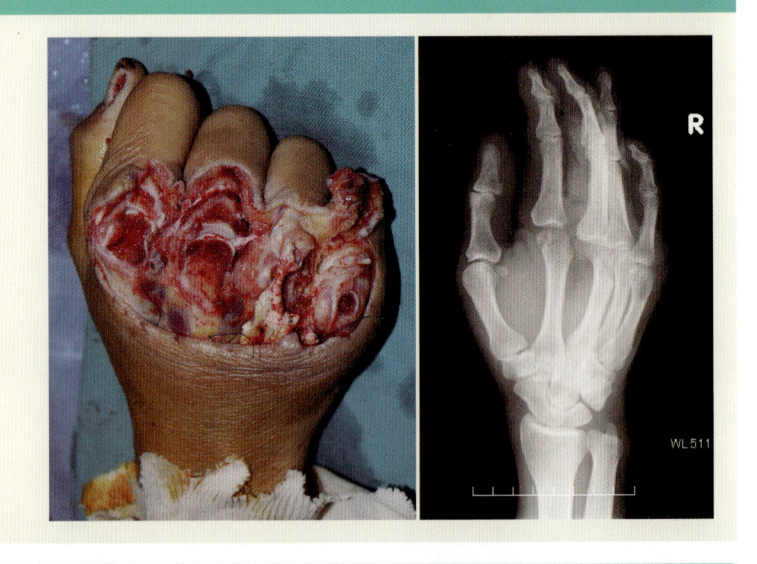

STEP ❷ 骨接合および腱の修復

示指MPはtension band wiring法で関節固定とした。示指の切除した中手骨頭を利用して中指の骨頭再建を行った。伸筋腱は固有示指伸筋腱を採取してinterlacing法で強固に縫合を行った。

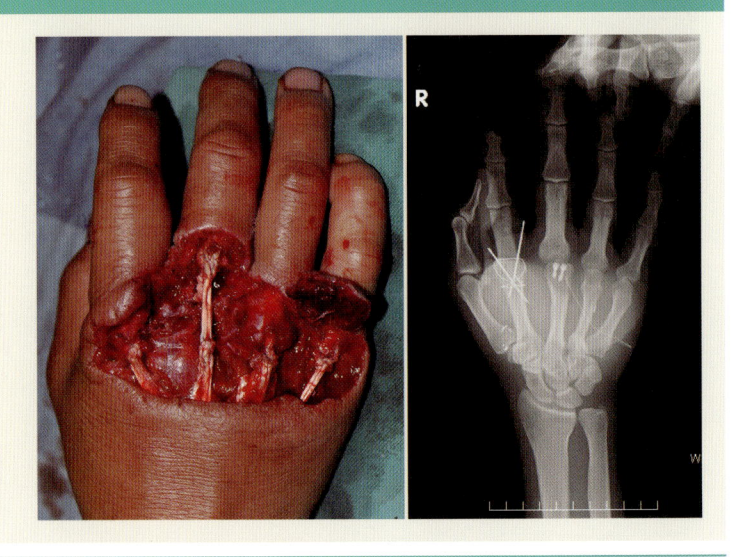

STEP ❸ 皮弁のデザインおよび展開

なるべく薄い皮膚を採取するため上腕遠位に皮弁をデザインし展開した。上腕三頭筋と腕橈骨筋間を分け上腕深動脈を確認し、遠位は切離し、皮弁に筋間中隔を付けて血管茎を剥離した。上腕深動脈は約5cm近位まで展開し採取した。

皮弁は約1cm程度大きめとし、皮弁周囲の脂肪織を少し付けて起こす。皮弁で被覆できない時はこの脂肪織上に植皮ができるようにしておく。

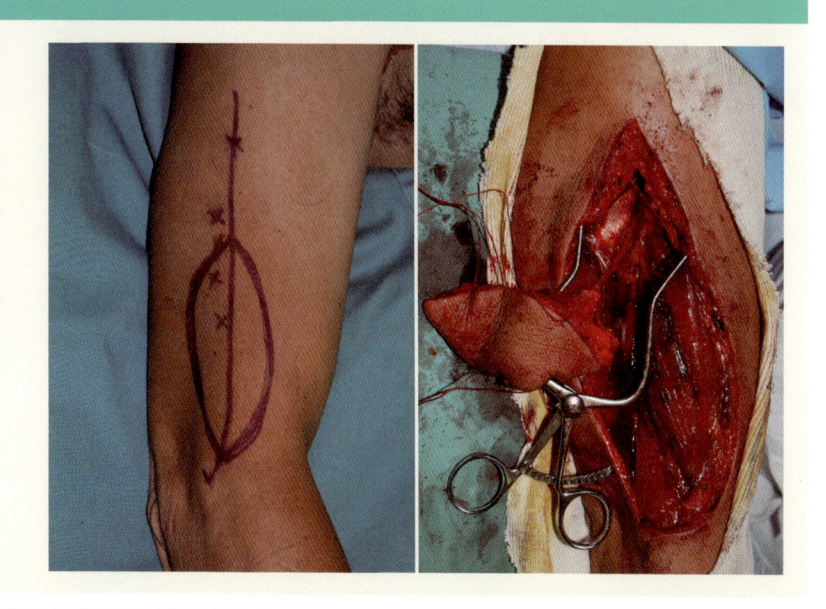

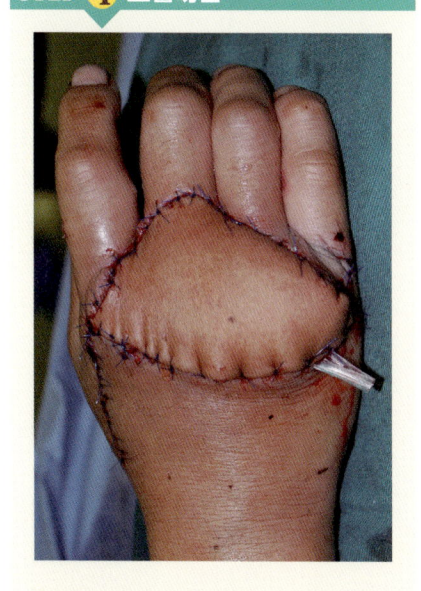

STEP ❹ 血管吻合

まず皮弁の位置を確認し、数カ所仮止めを行った。血管茎のねじれがないことを確認し、橈骨動脈背側枝と吻合した。伴走静脈は2本吻合した。術後はintrinsic plus positionで固定し、術後1週よりダイナミックスプリントを使用しリハビリテーションを開始した。

血管は吻合部に少し緊張がかかるようにすると吻合後血管の蛇行や折れ曲がりを予防できる。

STEP ❺ 術後6カ月の状態

皮弁は生着し、示指の関節固定も癒合した。中指に移植した骨軟骨は癒合したが、変形のため屈曲はやや不良であるが伸展は良好である。またカラーマッチも良好で原職に復帰している。

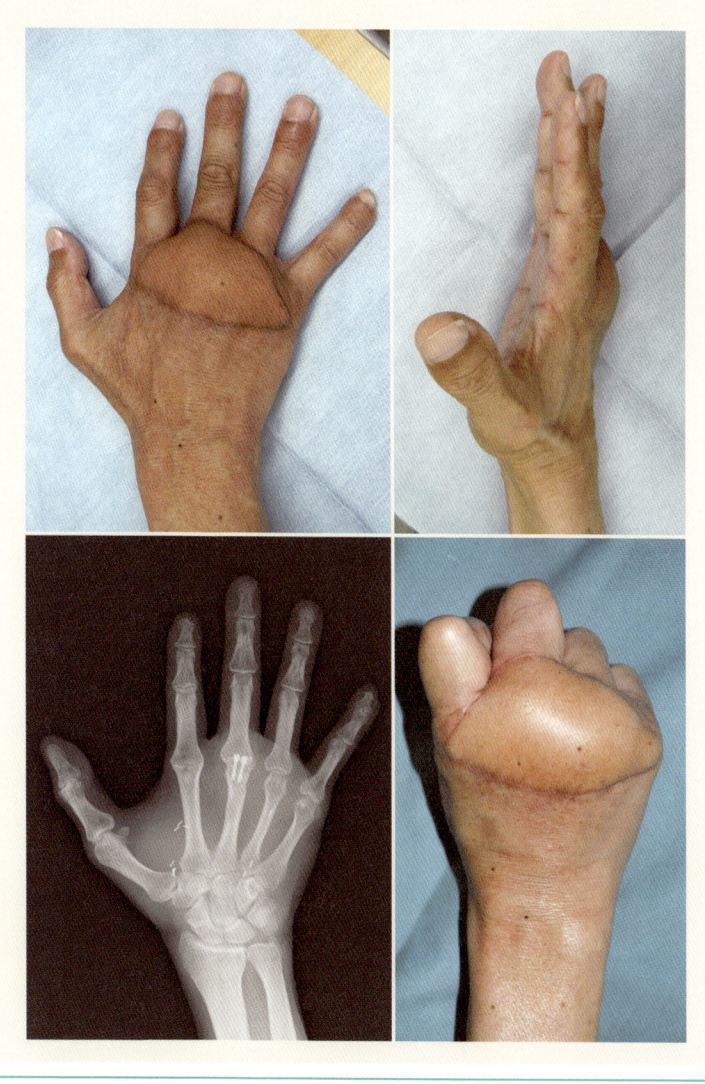

7 手背再建　29

8 Dupuytren拘縮

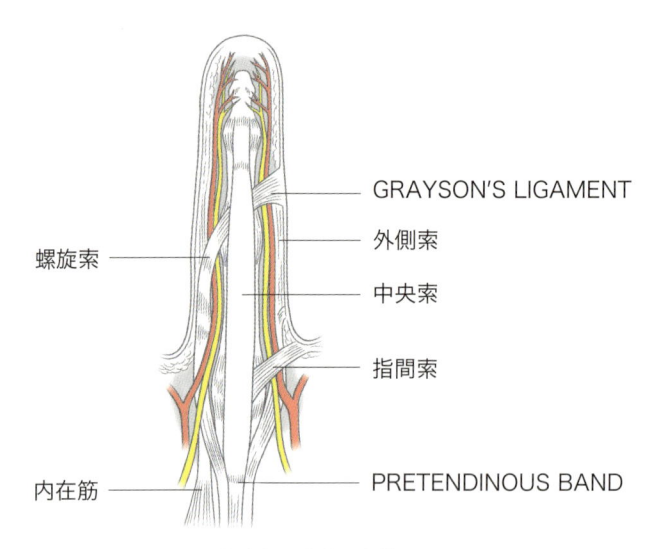

柿木 良介

Dupuytren拘縮を形成する病的cord

治療原則と適応

Dupuytren拘縮のうち、cord様の病的手掌腱膜により、MP、PIP関節が20°以上の屈曲拘縮を起こしたものや、指屈曲拘縮が日常生活動作を障害しているものが外科的治療の適応である。結節状の病的手掌腱膜で、手指の拘縮を起こしていないものであっても、疼痛を伴えば手術適応となる。PIP関節およびMP関節の屈曲が60°を超えた症例では、屈曲拘縮矯正術中に患指全体の血流障害を起こす危険性もあり、そのような症例の外科的拘縮解離術に関しては、議論のあるところである。患者がその危険性を十分理解し、それでも希望した場合には解離術の適応となると考える。屈曲拘縮の強い症例には、愛護的な神経血管束の剥離操作と伸展処置が必要となる。

一般的な治療法

1. 外科手術法
2. 注射針切除
3. コラゲナーゼ注射

私の選択

1. **指神経、指動脈の病的cordからの剥離**
指動脈、神経の術中損傷を予防するため、病的cordは最初切離だけにとどめ、神経動脈の完全剥離後に切除する。

2. **可及的完全な病的手掌腱膜の切除と拘縮指関節の十分な伸展操作**
病的cordを可及的完全に除去することで、拘縮関節の完全な伸展が獲得でき、完全な指関節の伸展獲得が屈曲拘縮の再発予防につながると考えられる。

3. **拘縮解離により形成された掌側皮膚欠損部に対する手指背側皮弁での被覆**
指屈曲拘縮が強い場合には、指伸展操作後に指掌側に大きな皮膚欠損を起こし、皮膚欠損の被覆が必要になってくる。われわれは掌側に形成された皮膚欠損部を、Dupuytren cordで侵されにくい手指背側からの皮弁で被覆することで、Dupuytren cordの再形成が抑制できるのではないかと考えている。

【参考文献】
1. Whaley DC, Elliot D: Dupuytren's disease; A legacy of the north? J Hand Surg Br 18: 363-367, 1993
2. Pess GM, Pess RM, Pess RA: Results of needle aponeurotomy for Dupuytren contracture in over 1,000 fingers. J Hand Surg Am 37: 651-656, 2012
3. Hurst LC, Badalamente MA, Hentz VR, et al: CORD I Study Group. Injectable collagenase clostridium histolyticum for Dupuytren's contracture. N Engl J Med 361: 968-979, 2009

私の手術法：**手掌腱膜切除と皮弁による治療**

STEP ❶ 皮膚切開

皮下に病的組織の触れる手掌から患指まで、掌側ジグザグ切開で侵入し、完全に病的cordのある部分を展開する。病的cordは、たびたび皮膚直下に固着しており、病的cordを皮膚に残さないよう丁寧に皮膚から剥離する。皮膚はかなり薄くなっても壊死に陥ることはまれであるが、剥離が困難であればその上の皮膚も切除する。

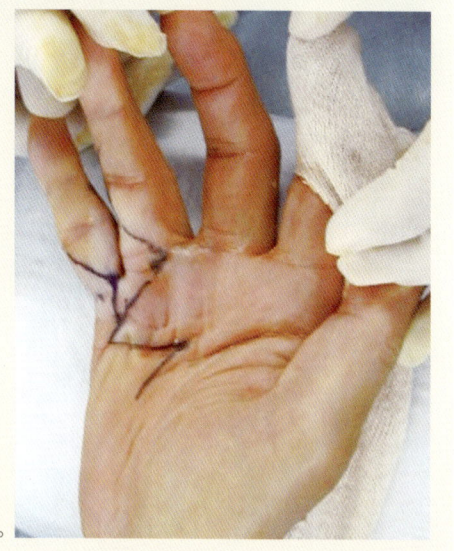

▶皮膚切開線
　ジグザグ切開で侵入する。

STEP ❷ 神経血管束の剥離

両側の掌側神経血管束を確認しvessel tapeをかけて、中枢、末梢に剥離していく。病的cordの一部は指の両側で指神経血管束を囲むように存在するGreyson靭帯、Cleland靭帯とも強く固着し、神経血管束に巻きつくように存在することがある。まずはcordの切離により、神経血管束の剥離をDIP関節レベルから手掌中央部まで十分に行う。

特にMP関節レベルでは、指動脈神経はその解剖学的位置から、はずれて存在することがあるので注意を要する。神経血管束は、拡大鏡を使いながら極力11番メスで鋭的に切離し、血管攣縮の予防に努める。

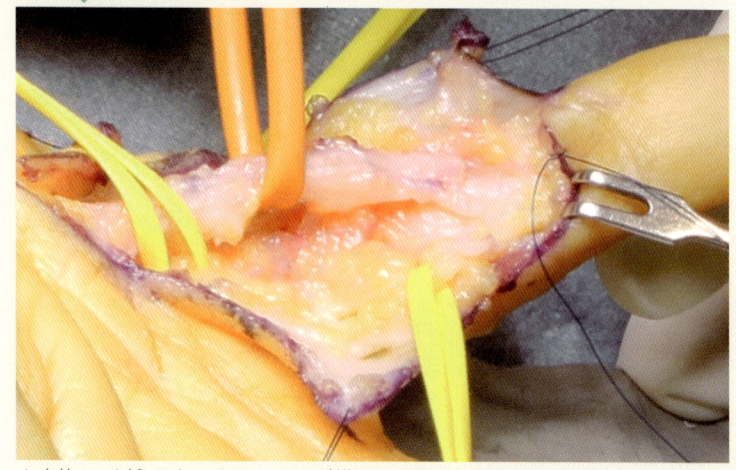

▲病的cord（ネラトンカテーテルが掛かっている）から両側の神経血管束（黄色の血管テープが掛かっている）を剥離しているところ

STEP ❸ 病的cordの切除

腱鞘と病的cordの境界を展開し、腱鞘、屈筋腱を損傷しないように病的cordを中枢、末梢方向に剥離、切除する。MP関節付近より末梢に向けてPIP関節の背側の伸筋腱と癒着する病的線維もあるので、伸筋腱に注意しながら切除する。MP関節周辺では、掌側の病的cordに水平、垂直方向に入る線維が合流する。水平方向で合流する線維は、隣接指に伸展し（natatory cord）、隣接指のDupuytren拘縮の原因になっていることも多いので、必要に応じてこの病的cordの切除を隣接指まで進める。

原則として病的cordはいくつかの塊に分離し、可及的完全な切除を目指す。

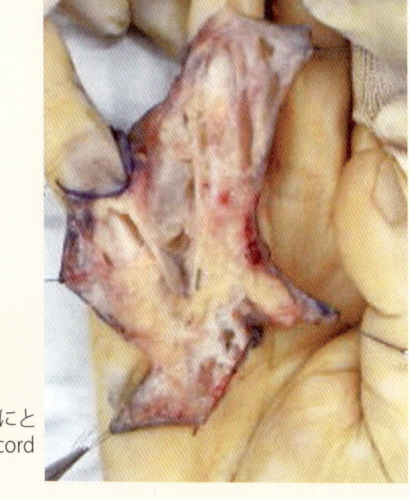

▶神経血管束の剥離と病的cordの切離および切除
　まずは、神経血管束の剥離のため病的cordは切離にとどめ、神経血管束の剥離が完成した時点で、病的cordの切除に移る。

STEP ④ 患指の伸展操作

病的cordを十分切除すると、弱い力で指を伸展させるだけで、関節包の拘縮もとれて指は完全伸展する。PIP関節に関しても、ほとんど掌側板を切離することなく伸展できる。この時点でターニケットを解除し、患指の血行を確認する。患指の血行に問題なければ、PIP関節を完全伸展位として、1.2mm C-wireで一時的にPIP関節を完全伸展位に保ち、創部の洗浄と止血を行う。ジグザグ切開によって形成された三角皮弁を移動させて、伸展処置や皮膚切除によって形成された掌側部の皮膚欠損をMP関節部、もしくはPIP関節部に作成する。C-wireの先端は皮膚の外に出して、PIP関節を約3週間伸展位で固定する。

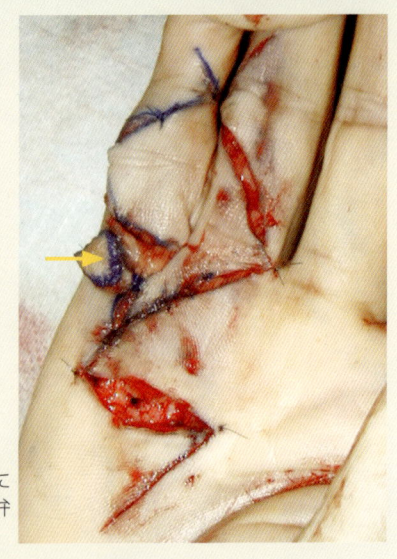

▶掌側皮膚欠損部
この症例では、皮膚欠損部をMP関節掌側にくるように三角皮弁を移動させた。図ではすでに背側からの皮弁（→）が皮膚欠損部に移動されている。

STEP ⑤ 血行障害

患指の血行障害が発生した場合は、10〜20分間、温水に指をつける、2%キシロカインを血管茎に塗布するなどの処置で徐々に血行が良くなることが多い。PIP関節固定用のC-wireは、必ず血行が回復してから挿入する。

STEP ⑥ 掌側皮膚の再建

MP関節掌側部を被覆するための皮弁として、背側指間部に皮弁をデザインする。指間webのラインと基節骨部の交点付近にある掌側指動脈のperforatorに周囲の軟部組織を付けて皮弁を挙上し、perforatorをその基部の掌側指動脈まで十分に剥離し、皮弁を皮下トンネルを通して掌側に移動させる。
かなり大きな皮弁を採取しない限り、皮弁採取部の一時閉鎖は可能である。

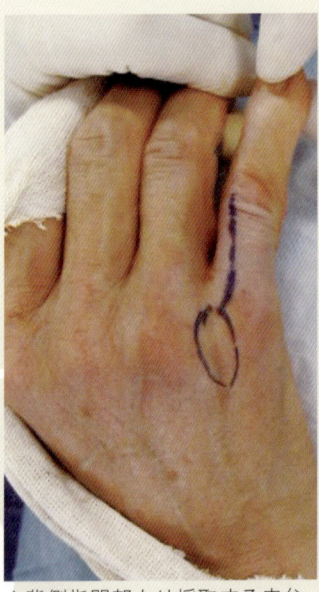

▲背側指間部より採取する皮弁のデザイン 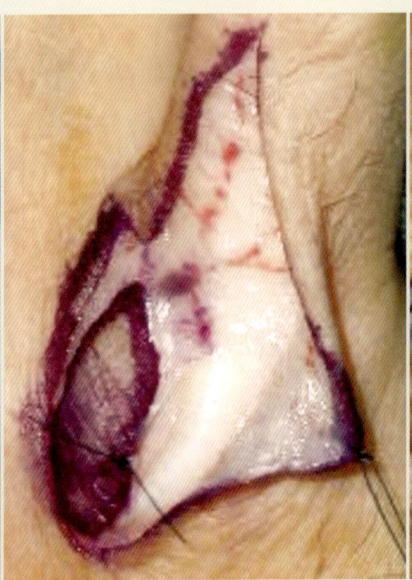　▲背側の皮静脈と掌側指動脈からの穿通枝を血管茎にした皮弁 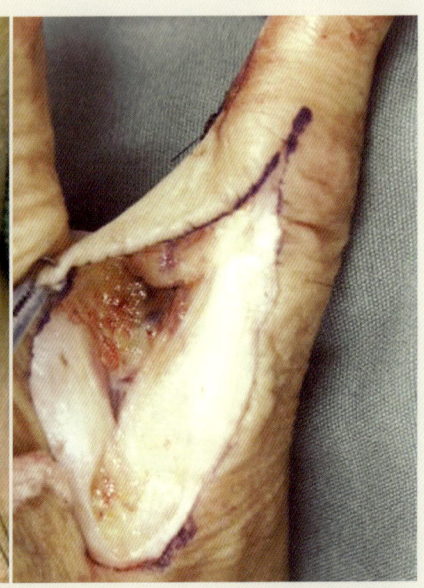　▲皮弁を皮下トンネルを通して掌側に移動させたところ

STEP 7 創部の閉鎖

創部を十分洗浄し止血を確認した後に、ペンローズドレーンを挿入して5-0ナイロン糸で閉鎖する。

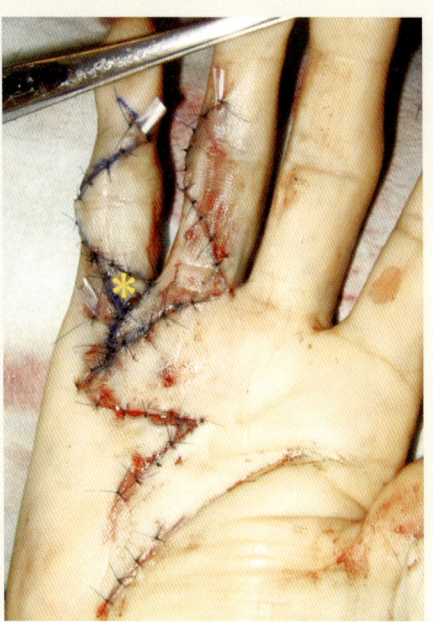

▶ペンローズドレーンを挿入し創部の閉鎖を行ったところ（＊：背側からの皮弁）

STEP 8 術後1年の状態

可動域制限、再発は認めない（▶は皮弁移植部）。

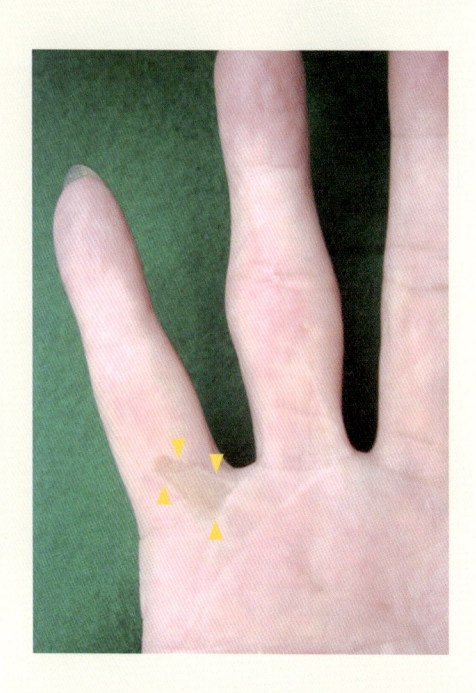

CASES PIP関節の皮膚欠損部を被覆する方法

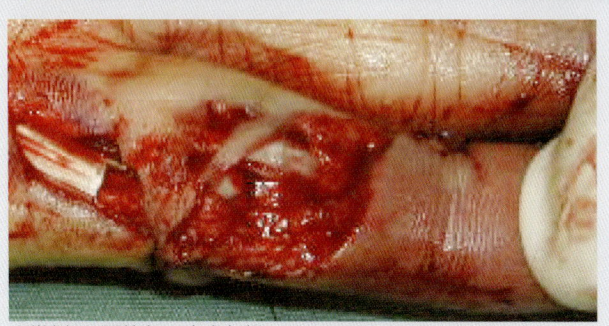

PIP関節部の皮膚欠損には、指動脈背側枝を血管茎にして、指神経背側枝を皮弁内に含めて、中節骨から末節骨背側に皮弁をデザインする。皮弁は伸筋腱にパラテノンを付着させた状態で挙上し、皮弁遠位部を掌側に移動させて、PIP関節部掌側の皮膚欠損を閉鎖する。皮弁採取部には全層植皮する。

▲掌側PIP関節部の皮膚欠損

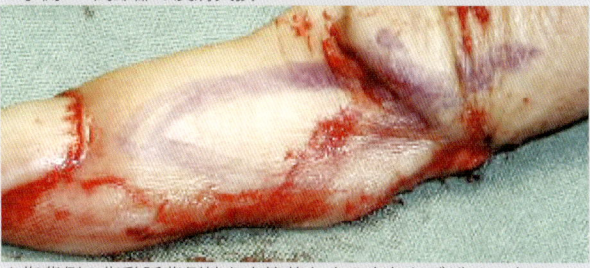

▲指背側の指動脈背側枝を血管茎とする皮弁をデザインする。

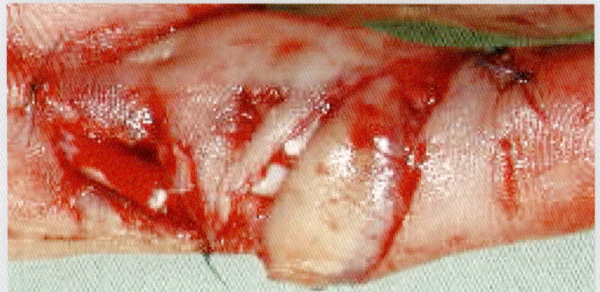

▲皮弁を掌側に回して、掌側PIP関節部皮膚欠損を被覆する。

8 Dupuytren拘縮　33

9 槌指（マレット指）

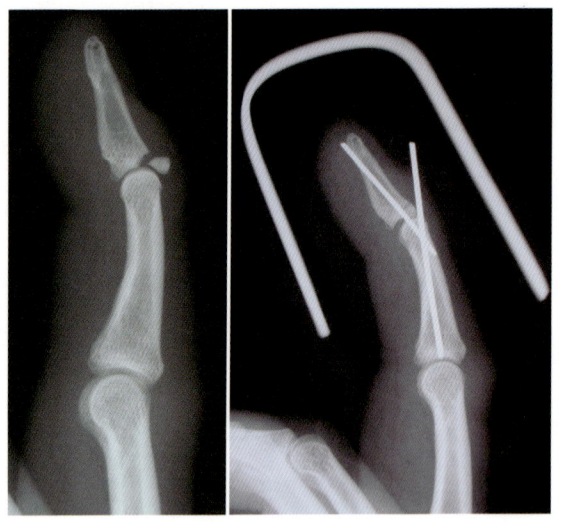

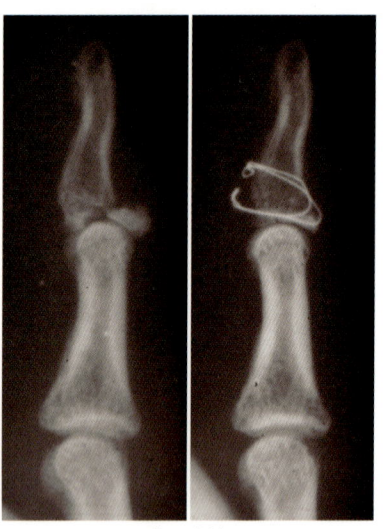

▶池上 博泰

石黒法　　　　　　　　　佐々木法

治療原則と適応

自動二輪などで転倒してヒートプレス様に背側皮膚・伸筋腱欠損のある場合を除けば、腱性槌指と骨性槌指がある。腱性槌指の多くはDIP関節過屈曲強制によって生じる。閉鎖性の場合はDIP関節を伸展位に保持する外固定による保存療法が、開放性の場合には腱を水平マットレス縫合してDIP関節をキルシュナー鋼線で仮固定を行う手術療法が行われる。骨性槌指は長軸圧による突き指損傷で生じることが多い。新鮮例では1988年に石黒の報告したX線遠視下に骨折を整復して経皮的に固定する手術方法がよく用いられる。陳旧例になると骨折部を展開する観血的整復固定術が行われる。

一般的な治療法

1. 腱性槌指
   1) 閉鎖性：外固定による保存療法、キルシュナー鋼線によるDIP関節仮固定
   2) 開放性：伸筋腱縫合とDIP関節仮固定
2. 骨性槌指
   1) 新鮮例：石黒法、種々の内固定材を用いた小骨片固定法
   2) 陳旧例：骨折部を新鮮化しての石黒法、種々の内固定材を用いた小骨片固定法、佐々木法

私の選択

腱性槌指ではDIP関節のみの伸展位固定を8週間行う。PIP関節を屈曲するとlateral bandの緊張が緩和されるため、PIP関節屈曲位、DIP関節伸展位での固定を勧める報告もあるが、PIP関節の屈曲拘縮を避けるためにDIP関節のみ固定している。骨性槌指では石黒法を第1選択としている。ブロックピンを小骨片ギリギリには刺入しない、DIP関節仮固定ピンは骨折部に刺入しない、2本のピンとも曲げない（曲げる際に小骨片が移動する可能性がある）などの工夫をしている。陳旧例や他医での失敗例では、骨折部を展開して佐々木法に準じた軟鋼線による観血的整復固定術を行っている。

【参考文献】
1. 佐々木孝：Mallet finger of bony originの新手術法．整形外科 34：1941-1946, 1983
2. 石黒隆，伊藤恵康，内西兼一郎ほか：骨片を伴ったmallet fingerに対するclosed reductionの新法．日手会誌 5：444-447, 1988
3. 山中一良，佐々木孝：フラグメント・フィクセーション・スクリューによる指節骨骨折の治療．整形外科最小侵襲ジャーナル 20：43-49, 2001

私の手術法1：**新鮮例（石黒法）**

STEP ❶ 骨片の引き下げ

キルシュナー鋼線刺入前に、小骨片をDIP関節を屈曲することで引き下げる。

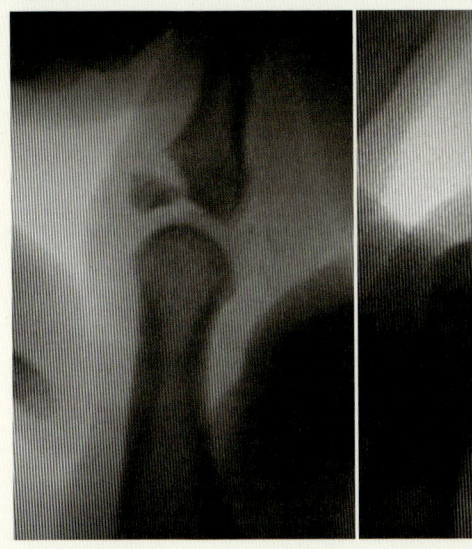

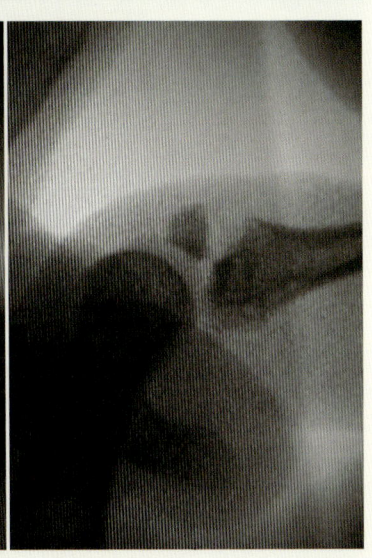

STEP ❷ キルシュナー鋼線の刺入

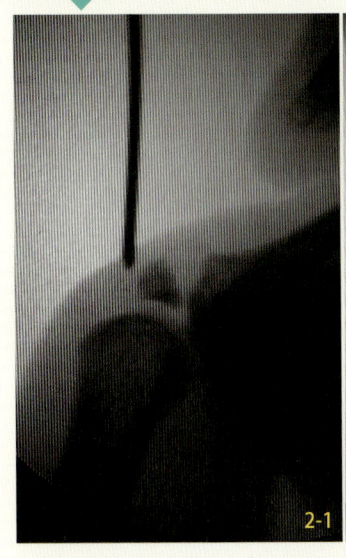

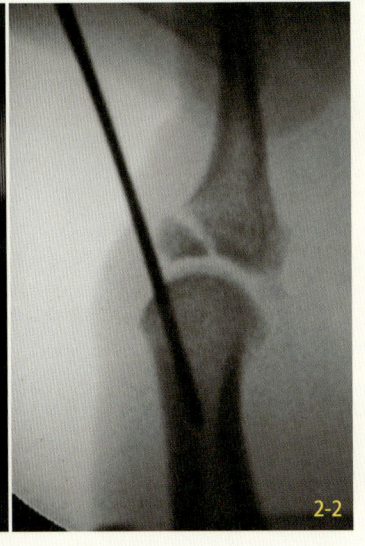

管球の位置を工夫することで拡大透視画像にして、患指側面像を見ながら手術する。DIP関節を屈曲することで小骨片が中節骨関節面と適合する位置まで引き下げる（2-1）。

この際、DIP関節の屈曲角度を大きくし過ぎるとDIP関節の仮固定肢位が強度な屈曲位となり、伸展制限を生じるので注意する。

X線透視下で1mm径キルシュナー鋼線を小骨片よりわずかに近位側に正中より刺入する（2-2）。

このわずかに近位側にするのは、刺入したキルシュナー鋼線が小骨片ギリギリだと小骨片の可動性を減じて、後述する整復操作が難しくなるからである。

STEP ❸ 整復

指をやや牽引しながら、指の腹全体で押し上げるようにして整復する。

ときに小骨片が回転して末節骨の関節面の曲率半径を小さくしてしまうような位置になることがあるので、注意を要する。小骨片がひっかかり、どうしても整復が難しい場合には、背側から23G針を骨折部に挿入して小骨片の骨折部を押すようにすると整復される。

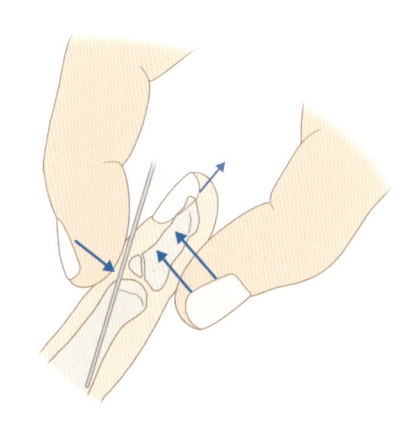

9 槌指（マレット指） 35

STEP ❹ DIP関節の仮固定

1mm径キルシュナー鋼線を用いて末節骨の側面から斜めにDIP関節内に刺入する。この操作は関節軟骨面にキルシュナー鋼線が刺入されるので、何度も行わずに、一度で仮固定を行うようにする。

骨折部にこのキルシュナー鋼線が刺入されないように、十分に注意しながら行うことが大切である。

刺入したキルシュナー鋼線は適度な長さに切るが、キルシュナー鋼線を屈曲させることで小骨片の押さえが緩む場合があるので決して曲げない（図）。手術直後はアルフェンスシーネ（10号）をコの字に曲げて、患指をすっぽりと包み込むようにして固定する。PIP関節の屈曲・伸展運動は積極的に行わせる。

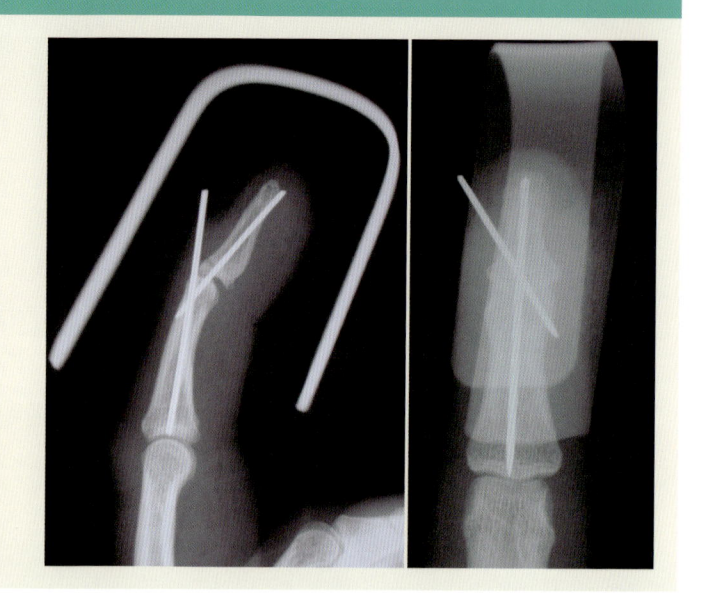

STEP ❺ 術後4〜5週経過

X線で骨癒合が確認できたら抜釘を行う。ピン刺入部が塞がる1週間くらいはDIP関節を伸展位に固定する。その後DIP関節の自動運動を積極的に行わせて、夜間のみ伸展位固定を約4週間続けている。

右図は術後1年の左手小指の屈曲・伸展位。DIP関節の可動域は健側と同じである。

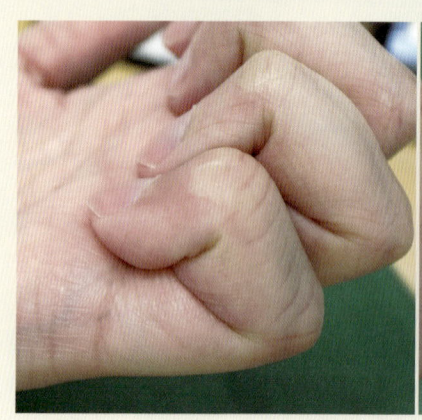

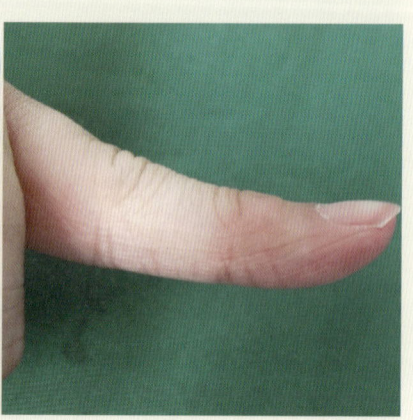

私の手術法2：陳旧例（佐々木法）

STEP ❶ 術前のX線画像

他医で石黒法が行われた再転位例。
石黒法による整復不良例の術前状態を示す。

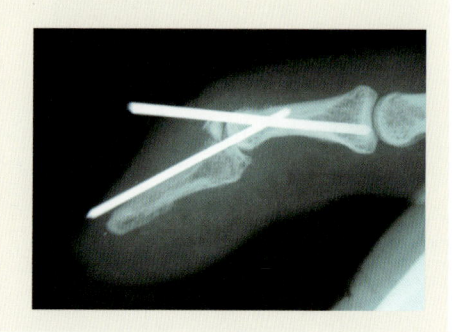

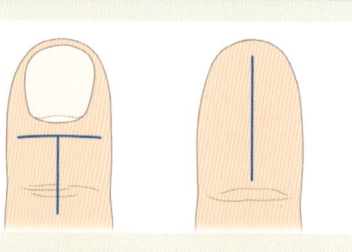

STEP ❷ 皮切

DIP関節背側をT字皮切する。この際に爪母を損傷しないように注意して、骨折部を展開する。指腹部を正中で切開して末節骨掌側部屈筋腱付着部を展開する。

骨折部を展開する際には、決して小骨片に付着する伸筋腱を損傷しないように最新の注意を払う必要がある。

36　第1章　上肢

STEP ❸ 大骨片（末節骨遠位側）の処置

骨折部を新鮮化して、大骨片の骨折部のすぐ遠位に2カ所の骨孔を作成する。指腹部から0.3mmの軟鋼線を通す。

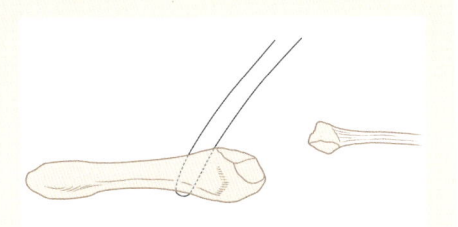

STEP ❹ 小骨片（末節骨近位側）の処置

小骨片の関節面ギリギリのところにキルシュナー鋼線で骨折部から2カ所骨孔を作成する。対応する末梢の大きな骨片の骨折部にも2カ所の骨孔を作成する。

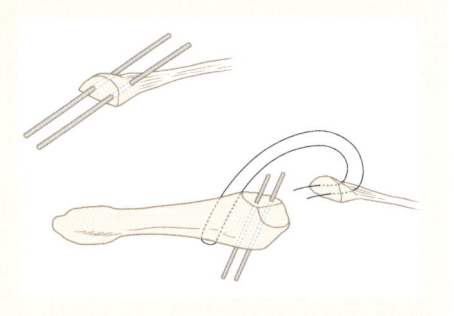

STEP ❺ 整復、固定操作

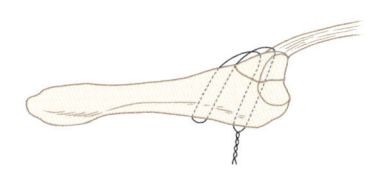

指腹部から大骨片に通した0.3mmの軟鋼線を小骨片、大骨片の順に通して整復する。

鋼線をねじる際には、交互にねじることで均等に圧迫力が加わるようにし、X線透視で整復状態を確認する（術野では軟鋼線がねじられると骨折部は直視できなくなる）。

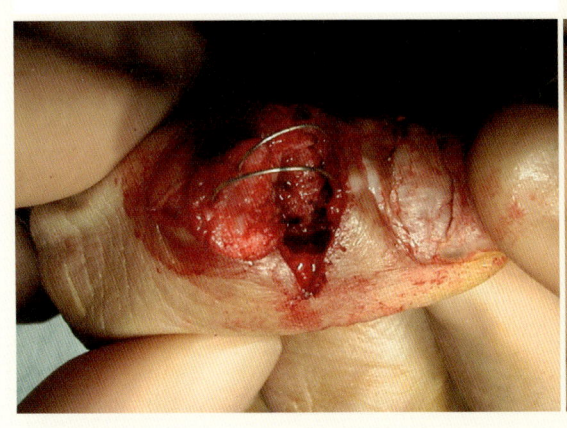

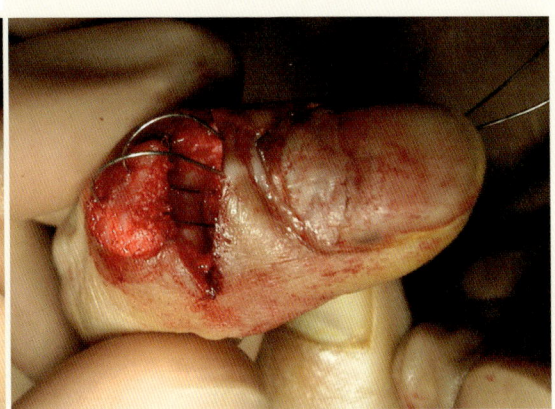

STEP ❻ 術後X線像と後療法

今回の例では陳旧例のためキルシュナー鋼線によるDIP関節仮固定を追加した。
手術前の状態によって術後の後療法は変化するが、ときに骨癒合が得られても夜間のみアルフェンスシーネを用いてDIP関節伸展位固定を行うことが多い。

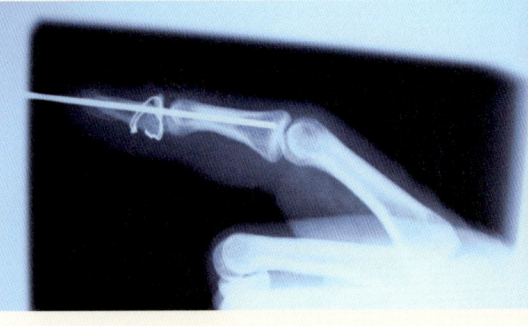

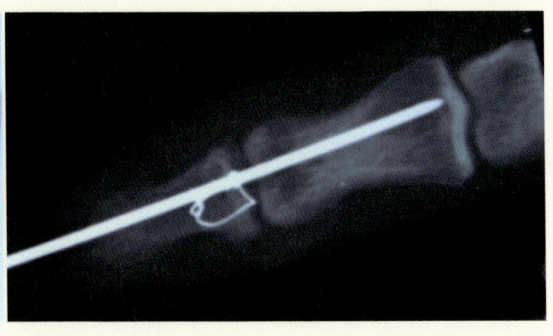

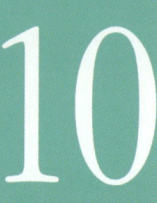

10 陳旧性マレット変形

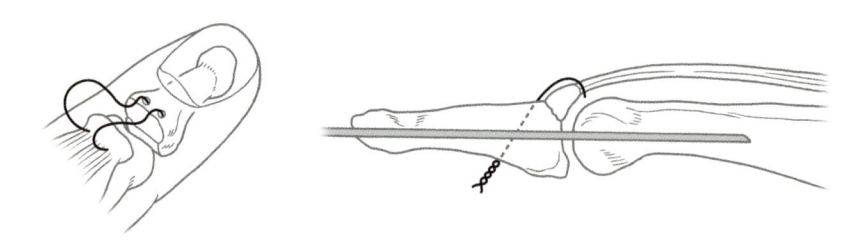

●蜂須賀 裕己、木森 研治

海綿骨移植を併用したtension band wiring法による観血的整復固定

治療原則と適応

陳旧性マレット（槌指）変形の治療にあたっては、まず変形が腱損傷によるものか、骨折によるものであるかの確認が必要である。さらに、これまでに受けた治療やDIP関節の可動域、PIP関節の変形の有無を把握し、骨折を伴う場合にはDIP関節の関節症変化や掌側亜脱臼の有無について詳細に検討した後に治療方針を決定する。

一般的な治療法

1. **陳旧性腱損傷によるマレット変形**
   1) 受傷後1.5～2カ月以内：スプリント装着による保存治療
   2) 3カ月以上経過した未治療の症例：
      ①末節骨付着部での腱修復後にキルシュナー鋼線によりDIP関節の仮固定を行う方法
      ②各種の腱移植、腱形成法：Nicols法、Snow法、SORL法など
2. **骨片を伴う骨性マレット変形**
   関節面の1/3以上を含む骨片が偽関節化している場合や末梢骨片の掌側脱臼を伴う症例では、関節および偽関節部の修復を行う。pull out法、螺子・キルシュナー鋼線・hook plateによる内固定、石黒法、各種のtension band wiring法などが報告されている。
3. **関節症とそれに伴う痛みを有する症例**
   DIP関節固定術が選択される。

私の選択

当科では陳旧性骨性マレット変形に対し、海綿骨移植を併用した観血的整復固定術を施行し、良好な成績を得ている。軟鋼線を腱付着部にかけ、背側骨片を抑え込むようにして末節骨掌側に引き抜き、掌側骨皮質上で締結する。DIP関節は4～5週間鋼線で仮固定し、抜去後は積極的な自動屈曲運動を指導する。

【参考文献】
1. 津下健哉：手の外科の実際（改訂第7版）．pp325-332, 南江堂, 東京, 2011
2. Kimori K, Hachisuka H, Tsuge K: Tension band fixation for chronic mallet fractures. 10th Triennial Congress of the International Federation of Societies for Surgery of the Hand, Sydney, Australia, 2007
3. 蜂須賀裕己, 木森研治, 中川豪ほか：陳旧性骨性マレットに対する観血的治療．日手会誌 22：S37, 2005

私の手術法：tension band wiring法

STEP ❶ 術前X線写真、皮膚切開のデザイン

Y字状切開の交点は壊死を予防するため緩やかな弯曲とする。

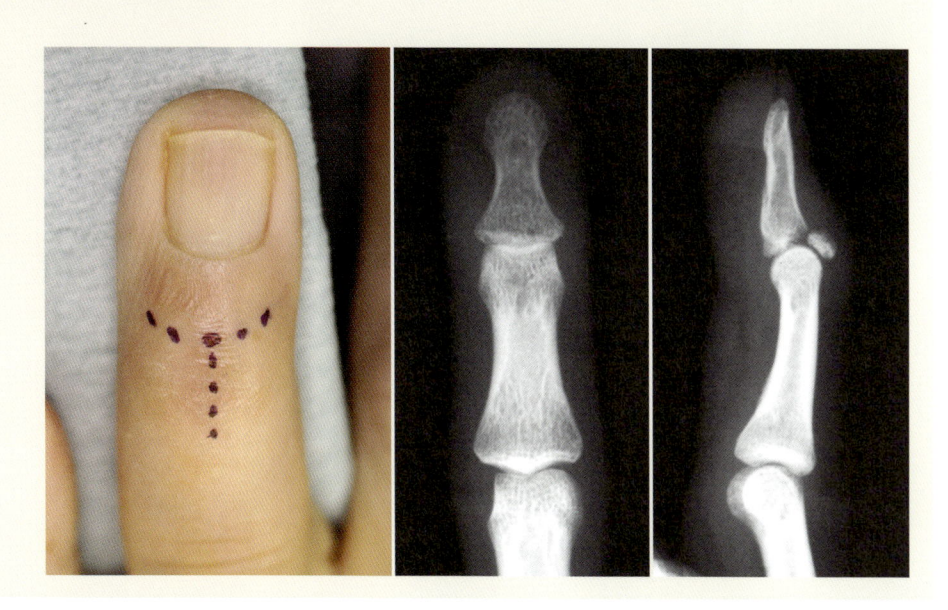

STEP ❷ 骨折部の展開と新鮮化

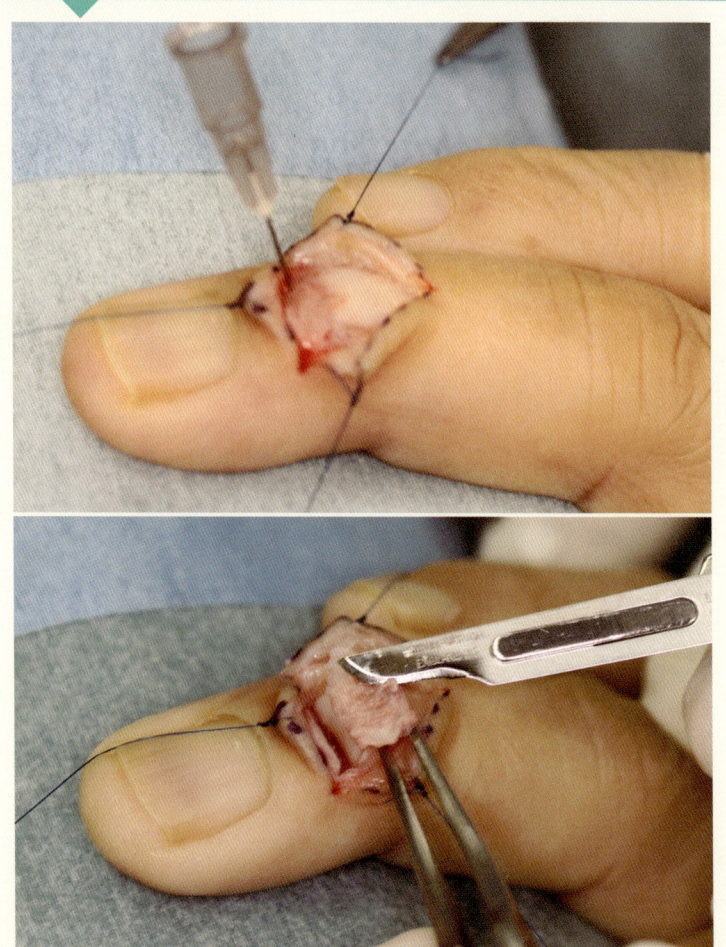

終止腱に付着した骨片を翻転して骨折部を新鮮化する。

10 陳旧性マレット変形

STEP ❸ DIP関節の仮固定

DIP関節を徒手整復し、キルシュナー鋼線で伸展位に仮固定する。

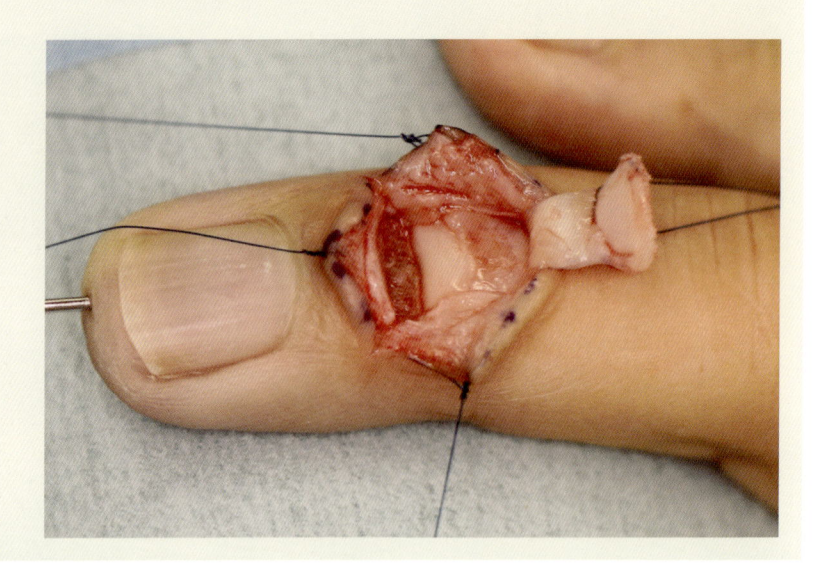

STEP ❹ 軟鋼線の設置

伸筋腱終末部に両端針付き軟鋼線をかける。
軟鋼線は終止腱の深層から浅層に引き抜き、骨片には直接通さない。
骨折部の遠位に2ヵ所穿孔し、針付き軟鋼線をこの骨孔に通して末節骨掌側に引き出す。骨折部に骨欠損が生じている場合には橈骨遠位端より海綿骨骨移植を行う。

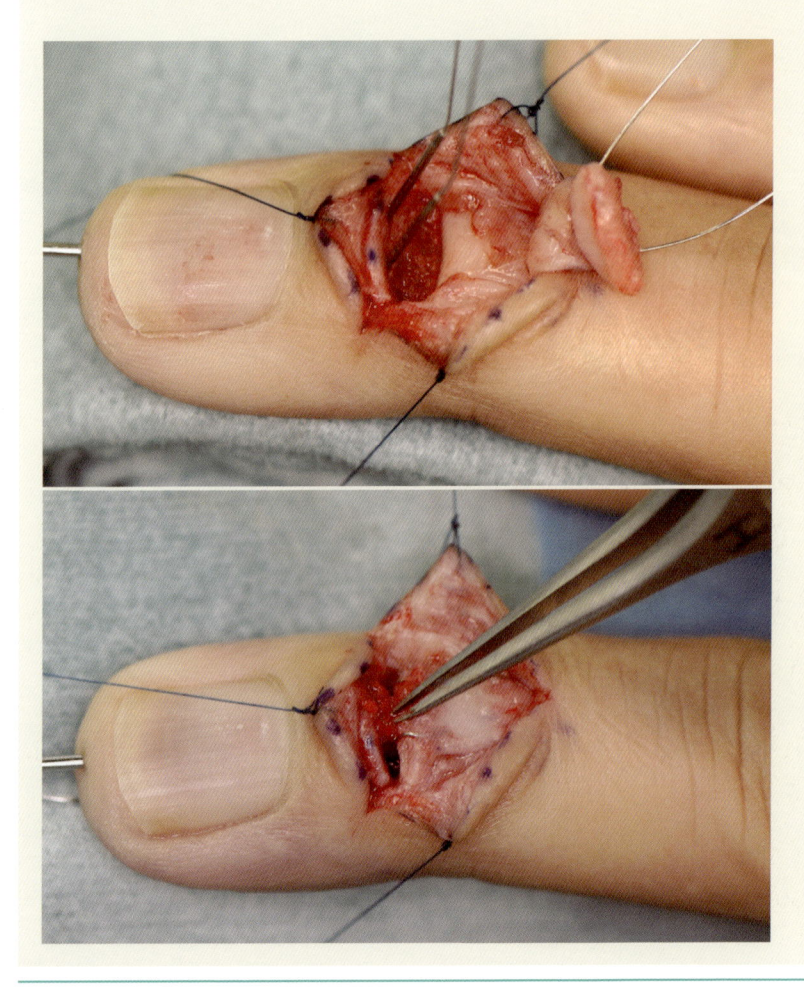

STEP 5 鋼線の締結

軟鋼線は骨片背側を通す。
骨片を押さえ込むように整復する。
掌側骨皮質上で締結する。

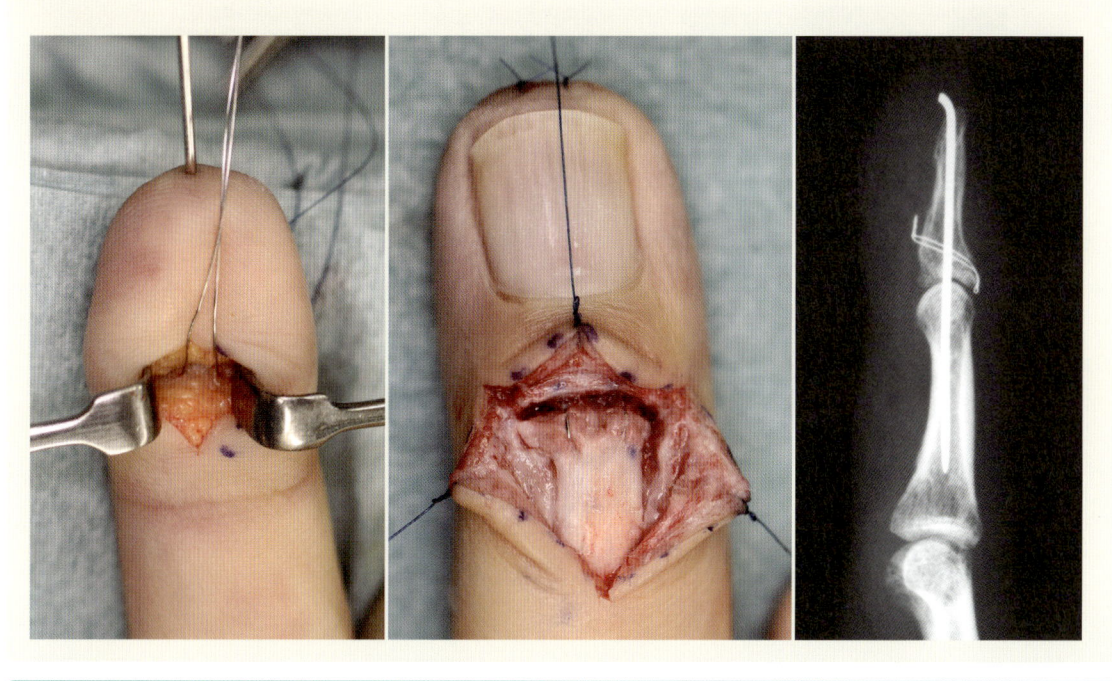

STEP 6 術後5カ月の状態

良好な骨癒合と指の可動域を得ている。
中高年者、受傷後長期経過例では伸展可動域の再獲得で劣る傾向があり、治療には特に注意を要する。

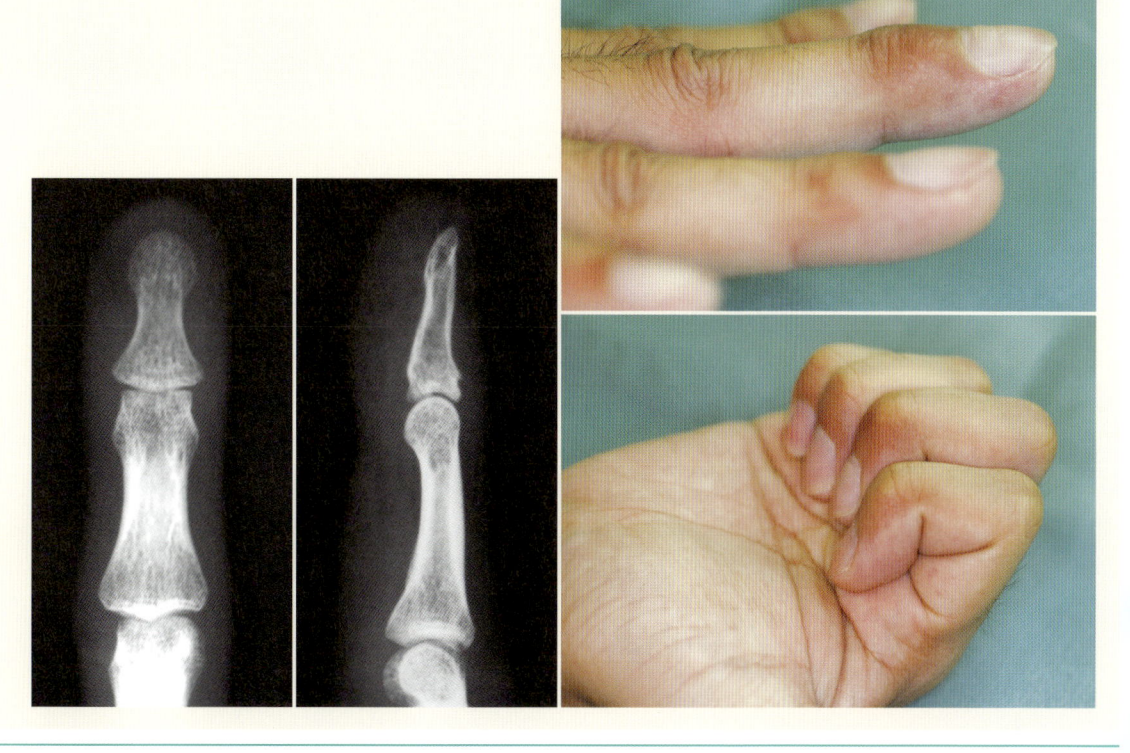

10 陳旧性マレット変形

11 指尖部再建 —母指

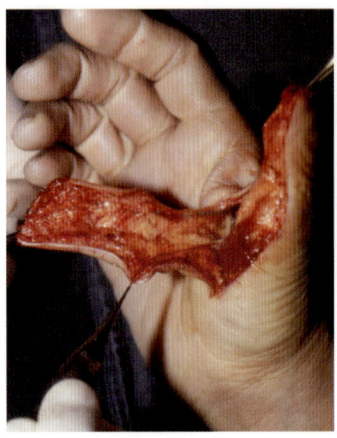

▶平瀬 雄一

Extended volar flap advancement (Dellon type) 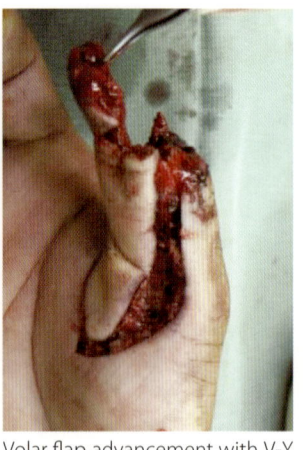　　Volar flap advancement with V-Y plasty (Bang & Kojima type) 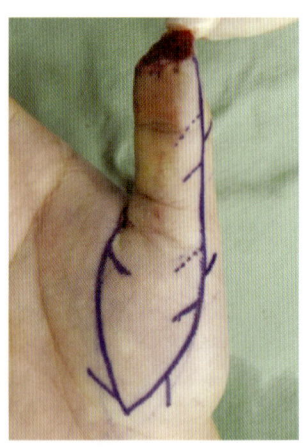　　Extended volar flap advanecement with V-Y plasty (Hirase type)

（参考文献2より引用）

治療原則と適応

Moberg、Machtらにより開発された掌側前進皮弁が今も母指指尖部再建の第1選択であることは変わりない。良好な知覚を有し、整容的にも優れたこの皮弁はその後、いくつかの工夫が加えられ適応は拡大されてきた。Dellonはこの皮弁を母指内だけでなく、母指球部に延長することでさらなる移動を可能にした。また、Bangらは皮弁中枢部にV-Y形成を加えることで島状皮弁とした。著者はDellon typeの掌側前進皮弁にZ形成やV-Y形成を加えて、さらに大きな範囲の被覆を可能とする方法を行っている。

一般的な治療法

1. 母指掌側前進皮弁
   1) Volar flap advancement：Moberg、Macht法（指内に作成するもの）
   2) Extended volar flap advancement：Dellon法（皮弁を母指球部まで延長するもの）
   3) Palmar flap advancement with V-Y plasty：Bang & Kojima法（Moberg typeの基部にV-Y形成を行って島状皮弁としたもの）
   4) Extended volar flap advancement with V-Y and Z plasty（拡大母指掌側皮弁）：Hirase法（Dellon typeの皮弁を島状動脈皮弁として回転して移動させる方法）
2. Hetero-digital finger island flap：Littler法（環指から血管神経茎付き島状皮弁を挙上して母指に移行させる）
3. Hemi pulp transfer（足母指外側から神経血管柄付き皮弁を遊離皮弁として母指に移行させる）
4. 腹壁有茎皮弁（腹壁皮弁を有茎皮弁として縫合し2週間後に切り離す。知覚なし）

私の選択

指掌側から母指球にかけての大きな皮弁をデザインする。両側の指動脈神経を含めて皮弁を腱鞘上で挙上するが、指動脈が皮弁尺側から入る部位を越えて母指球部まで皮弁を延長すれば、血管茎をpivot pointとした回転皮弁となるため2～3cmの皮弁の末梢方向への移行が可能となる。V-Y形成を行いつつ皮弁を移動した後に皮弁側縁と中枢端にZ形成を行う。

【参考文献】
1. Bang H, Kojima T, Hayashi H: Palmar advancement flap with V-Y closure for thumb tip injuries. J Hand Surg Am 7: 933-934, 1992
2. 平瀬雄一：Extended palmar flap advancement with V-Y and Z plasty（拡大母指掌側皮弁）．やさしい皮弁, pp165-167, 克誠堂出版, 東京, 2009
3. Bunche HJ, Rose EH: Free toe-to-fingertip neurovascular flaps. Plast Reconstr Surg 63: 607-612, 1979

私の手術法：**拡大母指掌側前進皮弁**

STEP 1 術前

母指指尖部切断にcomposite graftが行われたが移植組織は壊死している。12mm長の指尖部欠損となる。

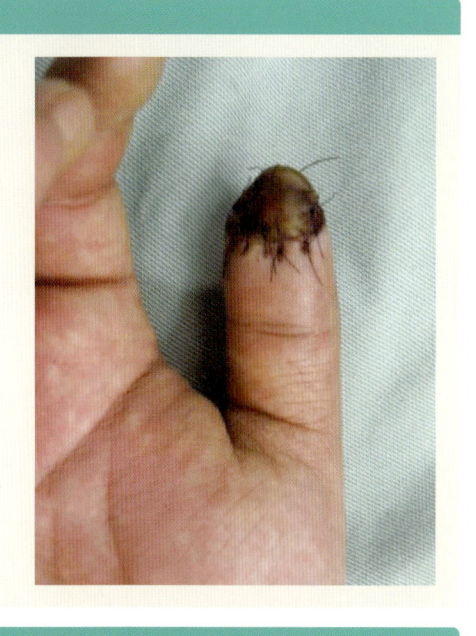

STEP 2 皮弁デザインの意味を理解する

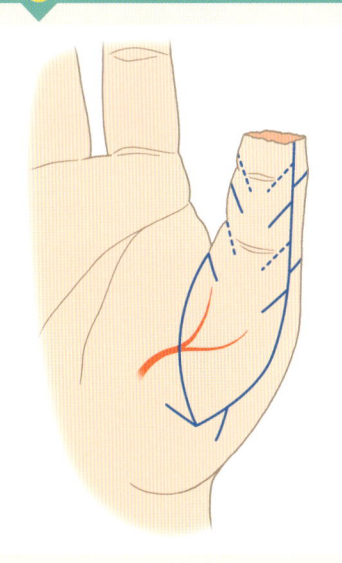

皮弁の栄養血管は掌側指動脈であるが、母指の場合は母指球尺側から進入する。したがって、血管進入部よりも末梢に皮弁を作成すると皮弁の移動に際して皮弁内血管は引っ張られることになり、15mm以上の皮弁の移動は難しい。しかし、皮弁を血管進入部よりも中枢へ拡大してV-Y形成を行えば、皮弁は指動脈進入部をpivot pointとして回転して移動することとなり、皮弁内の血管茎が引っ張られることはなく3cmの皮弁移動も可能となる。皮弁の後退や拘縮を予防するために皮弁側方と中枢部にはZ形成を行う。

母指球部を大きく含めて皮弁の中枢を膨らませてデザインすることで、皮弁移動後の母指球の形を拘縮のない膨らんだ形に再建できる。

STEP 3 皮弁をデザインする

皮弁を移動したことを想定してZ形成のデザインを行う。皮弁移動後に指尖部にdog earを作成する（後述）。

実線は実際に切開する皮切で、点線は移動後の想定線を示す。

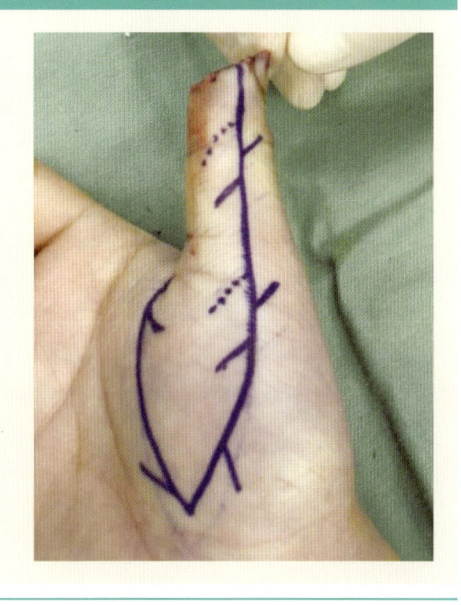

11 指尖部再建 —母指

STEP 4 血管と神経の背側枝を温存する

掌側指動脈と指神経からは背側皮膚への背側枝が出ている。皮弁の移動に制限を加えない背側枝はできるだけ温存する。

実際には、母指においては背側枝をすべて切ってしまっても母指背側の皮膚が壊死となることはない。しかし、背側のよりよい血行と知覚の温存のために温存できるならば温存する。しかし、温存することで皮弁の必要な移動距離に制限が出るようであれば切断して構わない。

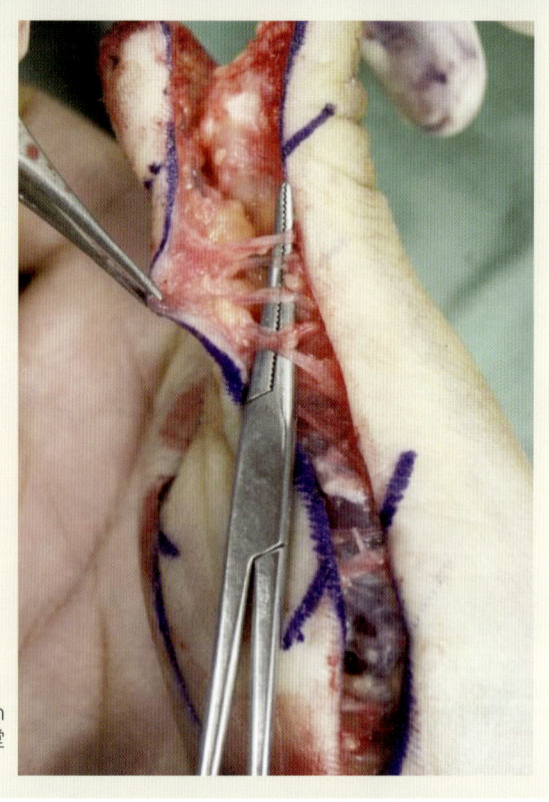

(平瀬雄一：Extended palmar flap advancement with V-Y and Z plasty．やさしい皮弁，pp165-167，克誠堂出版，東京，2009より引用)

STEP 5 腱鞘上で剥離する

皮弁は腱鞘の上で剥離するが十分に剥離しなければならない。皮弁尺側縁で進入する指動脈と神経を見いだし、これを温存できれば、他はすべて完全に剥離して構わない。

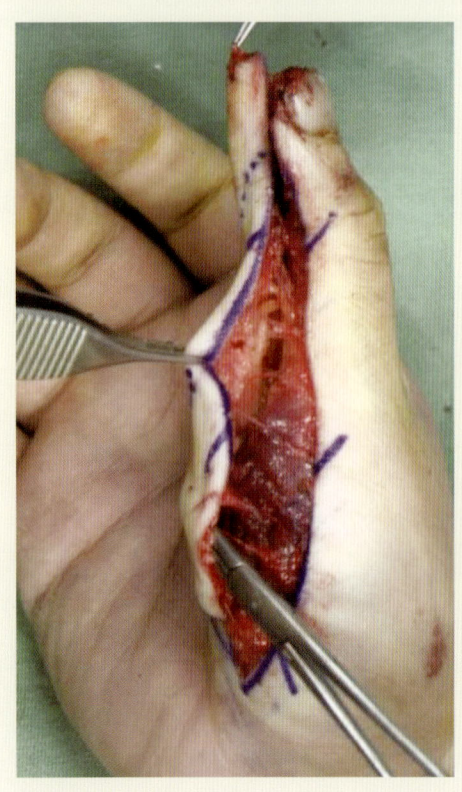

(平瀬雄一：Extended palmar flap advancement with V-Y and Z plasty．やさしい皮弁，pp165-167，克誠堂出版，東京，2009より引用)

STEP ❻ 指尖に dog ear を作成する

皮弁先端をV字型に表皮のみを切除し縫合することで故意にdog earを作成する。これにより再建した先端が平坦になるのを防ぎ、両端の皮膚を利用することで移動距離が少なくて済む。

皮弁辺縁の縫合は母指全体を屈曲させて縫合するとよい。最後に指を伸展させてZ形成を行うと簡単に無理なく皮弁を移動できる。

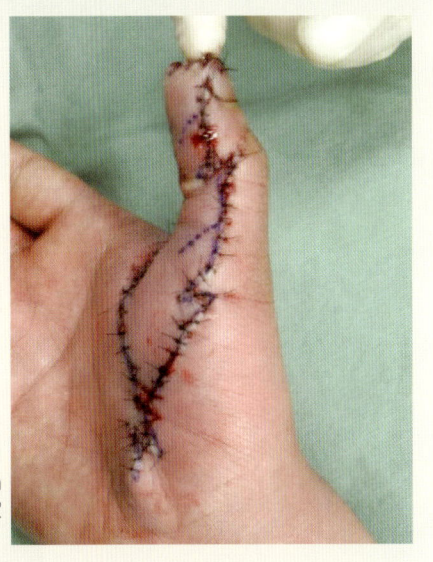

（平瀬雄一：Extended palmar flap advancement with V-Y and Z plasty. やさしい皮弁, pp165-167, 克誠堂出版, 東京, 2009より引用）

STEP ❼ 良好な知覚と整容の獲得

十分に余裕をもって移動した皮弁は知覚の損失はなく、形の良い指を作成できる。指尖のdog earは丸みを帯びた指尖形成に役立つ。25mm以上を移動させると一時的に皮弁の知覚が鈍麻となることがあるが、数週間以内に正常に復する。

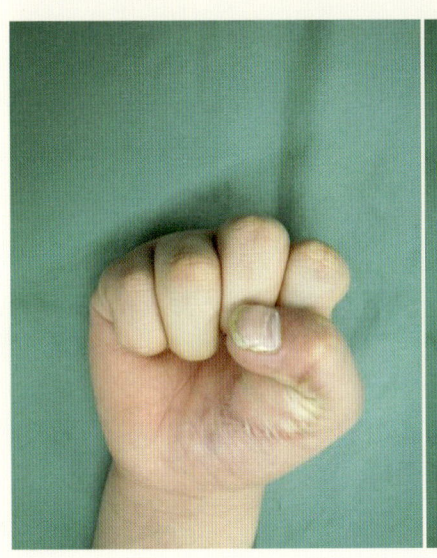

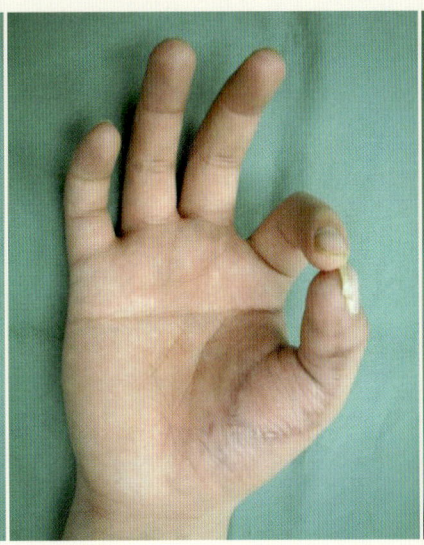

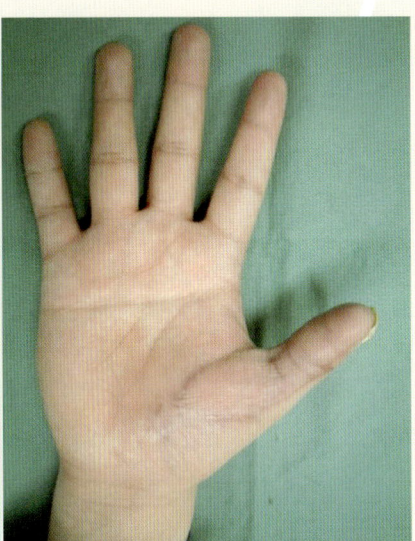

12 指尖部再建 ―母指以外

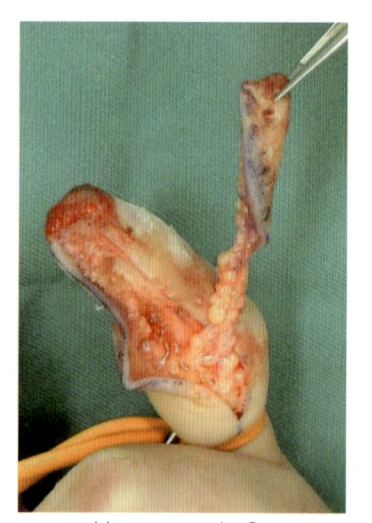

●平瀬 雄一

oblique triangular flap 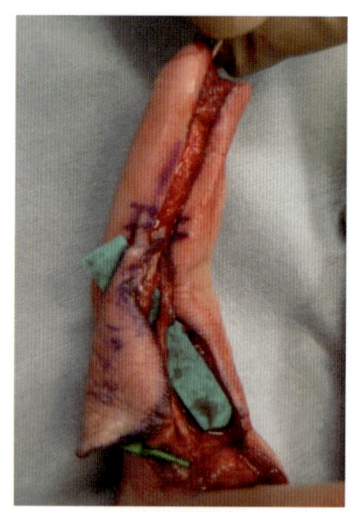　　　逆行性指動脈皮弁

治療原則と適応　指尖部切断に対する被覆法はさまざまな方法が報告されているが、大きく分ければ同一指から起こす皮弁と他の指から移動させる皮弁と、指ではない他の部位から移動させる皮弁などに分けられる。被覆する範囲によって選択される皮弁は異なるが、いずれにしても再建部位とよく似た性質の皮膚で覆えば知覚の回復は良好となる。

一般的な治療法

1. 同一指から作成する指動脈皮弁
    1) 島状前進指動脈皮弁（Kutker法、oblique triangular法、Atasoy法、Tranquilli-Leali変法など）
    2) 逆行性指動脈皮弁
2. 他の指から作成する皮弁
    1) hetero digital artery flap（Littler変法 Rose法など）
    2) cross finger flap
    3) 逆行性指動脈交叉皮弁
3. 指以外の部位から皮弁を作成する
    1) 母指球皮弁
    2) 腹壁皮弁
4. 遊離組織移植
    1) hemi pulp transfer

私の選択　横切断で組織欠損が少なければ、oblique triangular flap、掌側斜め切断は皮膚欠損部がDIP関節を越えなければ逆行性指動脈皮弁の良い適応となる。末節部を越えるような大きな欠損ではhemi pulp transferあるいは逆行性指動脈交叉皮弁あるいはhemi pulp transferを選択する。

【参考文献】
1. Venkataswami R, Subramanian N: Oblique triangular flap; A new method of repair for oblique amputations of the fingertip and thumb. Plast Reconstr Surg 66: 296-300, 1980
2. Kojima T, Tsuchida Y, Hirase Y, et al: Reverse vascular pedicle digital island flap. Br J Plast Surg 43: 290-295, 1990
3. Littler JW: The neurovascular pedicle method of digital transposition for reconstruction of the thumb. Plast Reconstr Surg 12: 303-319, 1953
4. 平瀬雄一：指尖部損傷に対するgraft-on flapの概念と実際．関節外科 26：37-41，2009

私の手術法1：Oblique triangular flap

STEP 1 術前

指爪部切断で皮弁移行距離は1cm程度でよい。

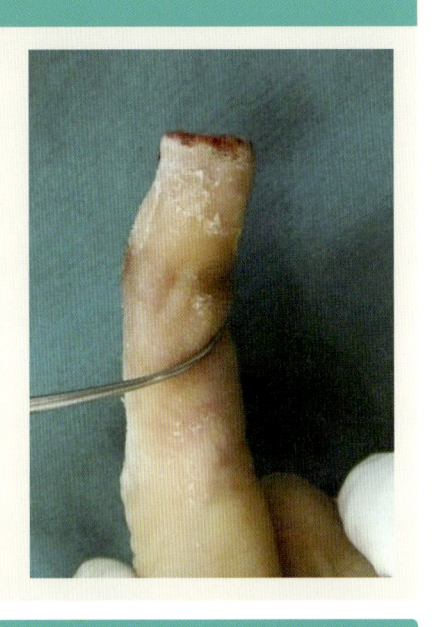

STEP 2 皮弁をデザインする

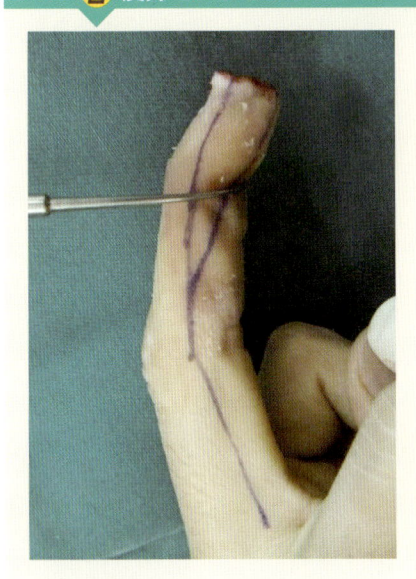

皮弁の幅は指切断端の縦径とし、細長い皮弁を前進させつつ回転させ（rotate-advance）、指切断端を被覆する。皮弁の血管神経茎は被覆範囲の大小にかかわらず、指基部まで長く剥離することで緊張を取る。皮弁の掌側前方を広く剥離しておけば血管茎は掌側中央へ移動するため皮弁の移動距離に比べて血管茎への緊張は少ない。

皮弁の幅を指切断端の横径と同じ長さで作成すると、皮弁を単に末梢へ前進させるだけとなり移動距離が少なく、指尖に移動した神経断端の痛みが残ることがある。

STEP 3 皮弁中枢の指動脈神経茎を同定する

皮弁の中枢で指動脈神経茎を同定し、周囲の脂肪を含めて幅広く剥離する。皮弁移行後は指動脈神経茎の走行は前方に移動するため、血管神経茎が引っ張られないためには指中央皮下の十分な剥離が必要である。

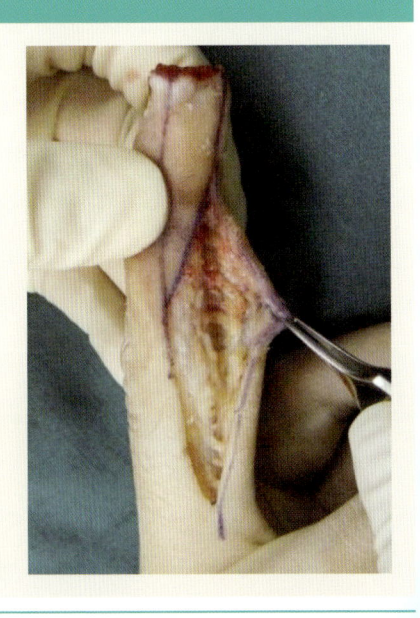

STEP ❹ 皮弁は腱鞘上で剥離する

皮弁の血管茎は周囲脂肪をたくさん付けて太い茎として挙上する。血管神経茎は指基部まで十分に剥離する。

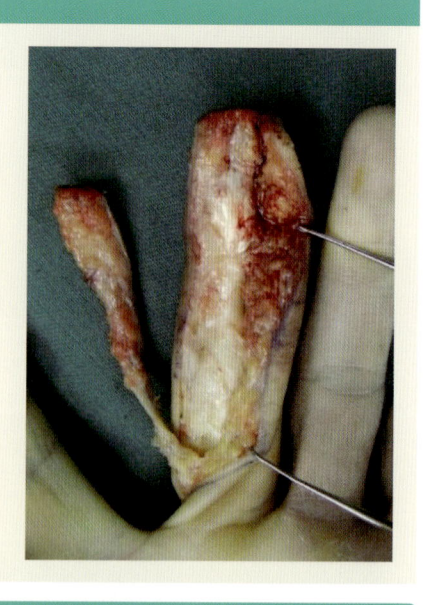

STEP ❺ 皮弁を移行する

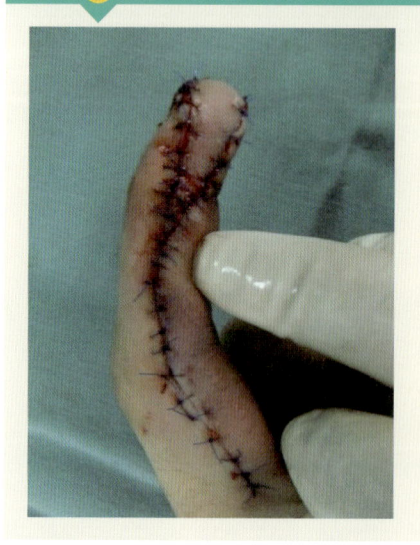

皮弁を前方へ移行して縫合すると、皮弁の血管茎は掌側中央に移行することとなる。
皮弁は血管茎を中心に回転させて前方移動することになる。

私の手術法2：逆行性指動脈皮弁

STEP ❶ 逆行性指動脈皮弁をデザインする

中節部中央の横連合枝を使って皮弁の血行を得るため、中節部中央点がpivot pointとなる。中節部中央点から指尖断端までの距離と同じ長さで指基部に皮弁をデザインする。皮弁移行後の縫合時に血管茎を圧迫しないように皮弁末梢には三角皮弁を付ける。

著者は安全のために中節部中央より2mm中枢にpivot pointを決めて横連合枝自体を露出させないようにしている。

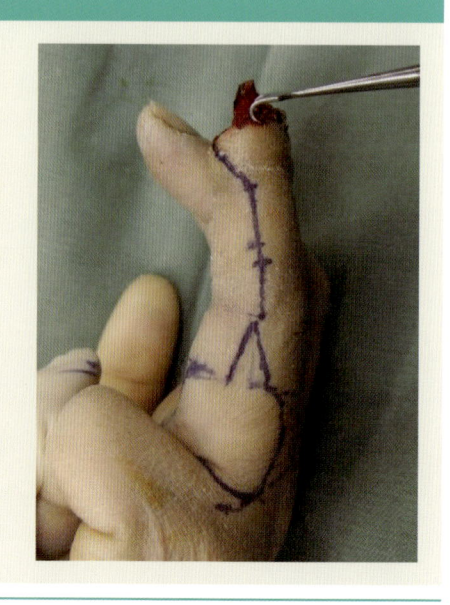

48　第1章　上　肢

STEP ❷ 指動脈神経茎でいったん皮弁を挙上する

周囲に脂肪を付けた太い指動脈神経茎を皮弁中枢と末梢で剥離して皮弁を挙上する。

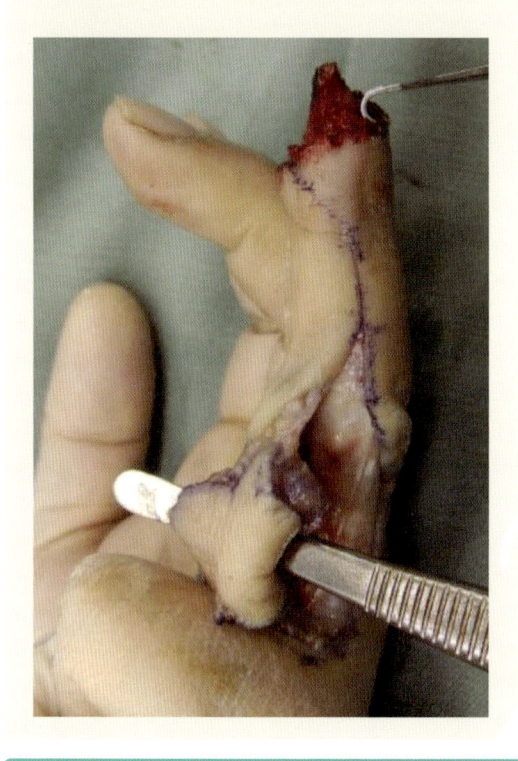

STEP ❸ 神経血管茎から指神経だけを剥離する

太い神経血管茎から指神経だけを剥離し、血管茎の中枢部分をいったん圧迫遮断して皮弁に逆行性血流が入ることを確認する。

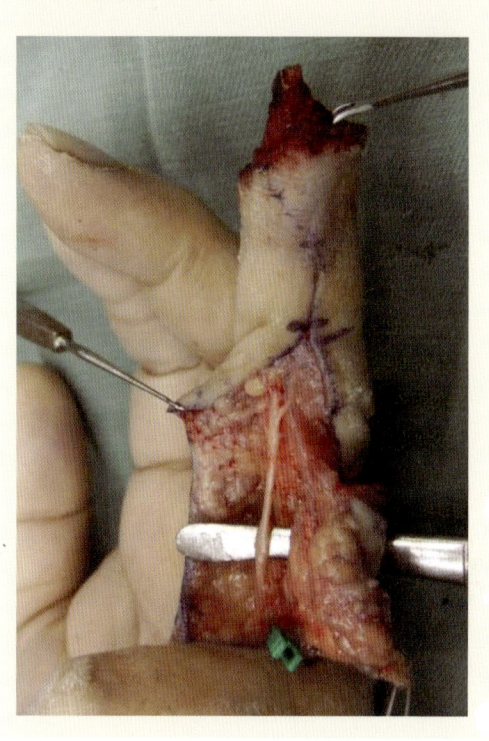

STEP ❹ 皮弁を移行する

皮弁を末梢へ移行して、皮弁採取部には全層皮膚移植を行う。

皮弁周囲を密に縫合すると術後に皮弁がうっ血しやすい。したがって、皮弁辺縁は密に縫合せず、特に血管茎周囲は緩く縫合する。

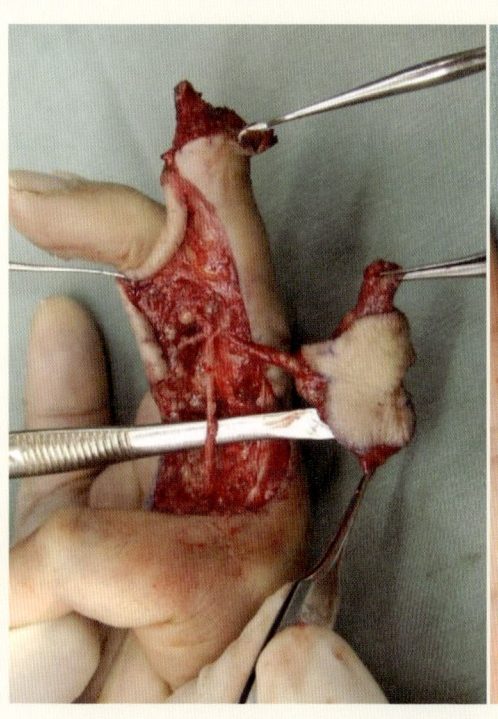

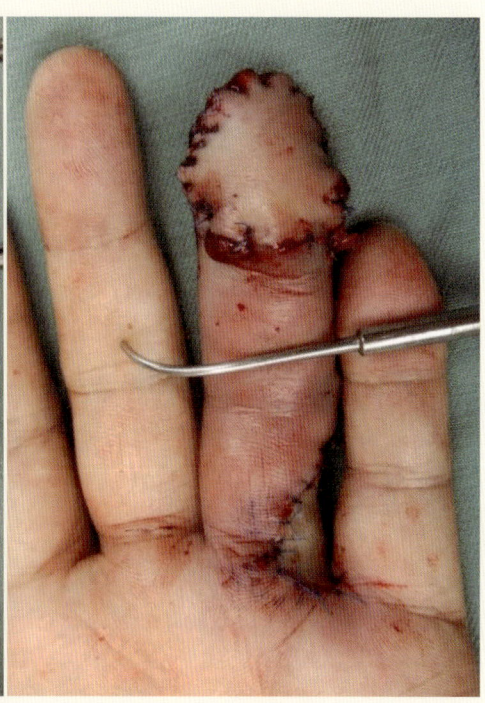

13 指体部皮膚再建

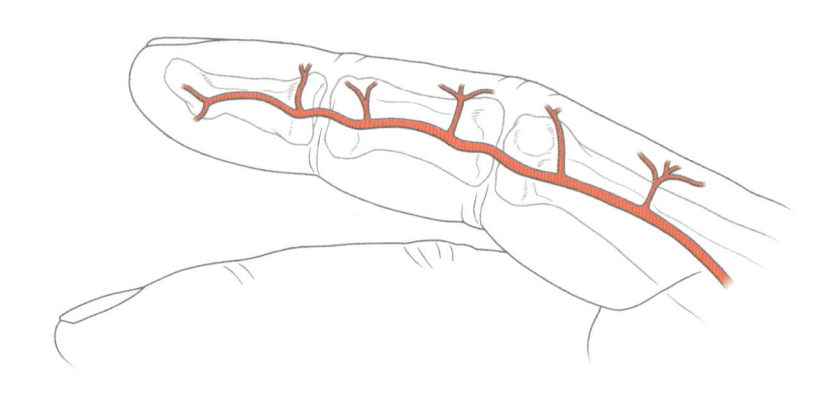

沢辺 一馬

損傷血管を考慮し、用いることのできる血管があれば、利用する。

治療原則と適応

小範囲の腱や骨の露出であれば遊離植皮術、皮弁のいずれでも対応できるが、広範囲の深部組織の露出には皮弁が必要である。再建法は、侵襲や簡便性などを考え、遊離植皮術、有茎皮弁、遊離皮弁へとステップを追って選択する。また、背側と掌側皮膚の性状を考慮する。神経血管欠損などがあれば再建を考慮する。術前よりリハビリテーションを行い関節拘縮を予防する。
適応は、再建しなければ腱や骨被覆できない症例、強い瘢痕拘縮や醜形を生じてしまう症例である。

一般的な治療法

指尖や末節に到達できる皮弁であればほぼすべて体部に用いることができる。
腱や骨露出が小さい場合：掌側背側いずれも肉芽増生の後に遊離植皮術が可能。小局所皮弁も有用。
腱や骨露出が大きい場合：各種皮弁が必要。

掌側
神経再建：神経血管柄島状皮弁（Littler法）、逆行性指動脈皮弁など
血管再建：medialis pedis flapなど
神経血管再建：内側足底皮弁、静脈皮弁、神経血管柄島状皮弁など

背側
回転皮弁、逆行性母指背側尺側皮弁、逆行性血管柄背側中手島状皮弁、静脈皮弁など

私の選択

掌側背側いずれも、腱や骨露出が小さい症例では再建手術を待機している間に肉芽形成され、遊離植皮術を行うことが多い。背側広範囲の腱や骨露出症例や近位爪郭再建には各種皮弁が用いられる。回転皮弁は剥離範囲が大きいため侵襲が大きいように見受けられるが、最終的な結果は良好である。掌側広範囲の深部組織露出症例や血管神経の同時再建が必要であれば、内側足底皮弁、静脈皮弁などを用いる。

【参考文献】
1. 平瀬雄一：手の外傷；指尖部損傷の処置と再建. 形成外科 45：S63-S68, 2002
2. 児島忠雄：手の皮弁手術の実際. 克誠堂出版, 東京, 1997

私の手術法1：**掌側皮膚再建**

STEP ❶ 術前

右示指の橈側神経血管欠損を伴う掌側挫創後の瘢痕拘縮症例。掌側皮膚の著明な瘢痕拘縮および関節拘縮を認める。

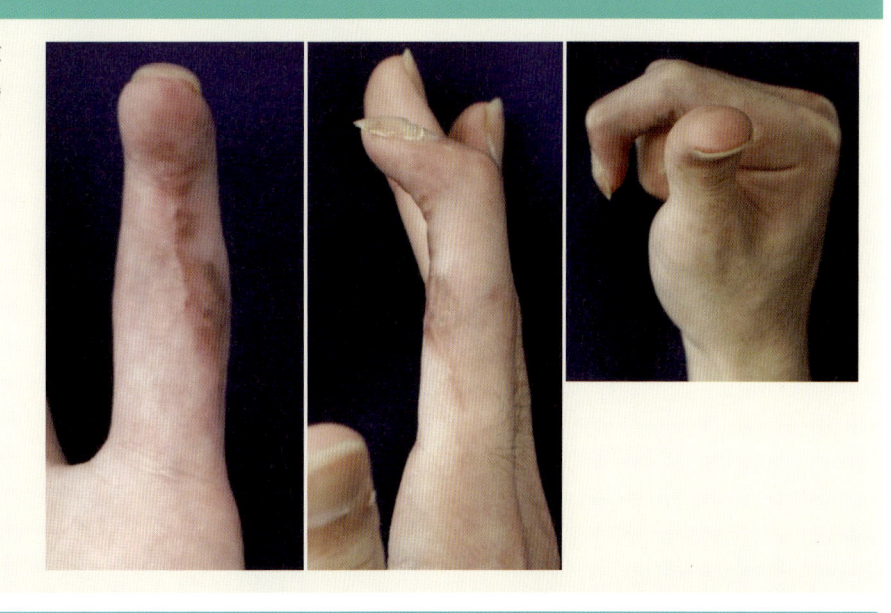

STEP ❷ デブリードマン施行

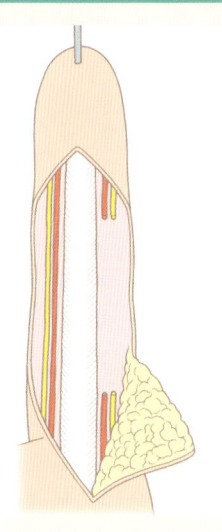

瘢痕切除と拘縮解除を行い、DIPおよびPIP関節は伸展位で鋼線固定を行った。また、橈側神経血管を展開し、のちの血管吻合と神経縫合の準備を行う。

STEP ❸ 内側足底皮弁の挙上

欠損部に合わせて皮弁をデザインし、挙上する。
その際、血管再建をflow-through型に行うこと、神経をbridge型に再建すること、皮弁をできるだけ薄く作成することなどを考慮する。実際の解剖学的variationで計画通りの血管神経再建が行えない場合がある。

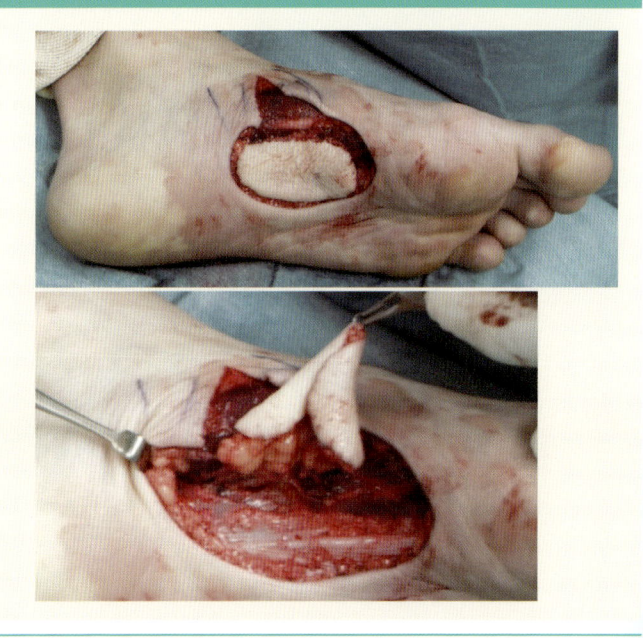

STEP ④ 皮弁の移植

本症例では神経血管とも近位および遠位再建できるように皮弁を移植できた。

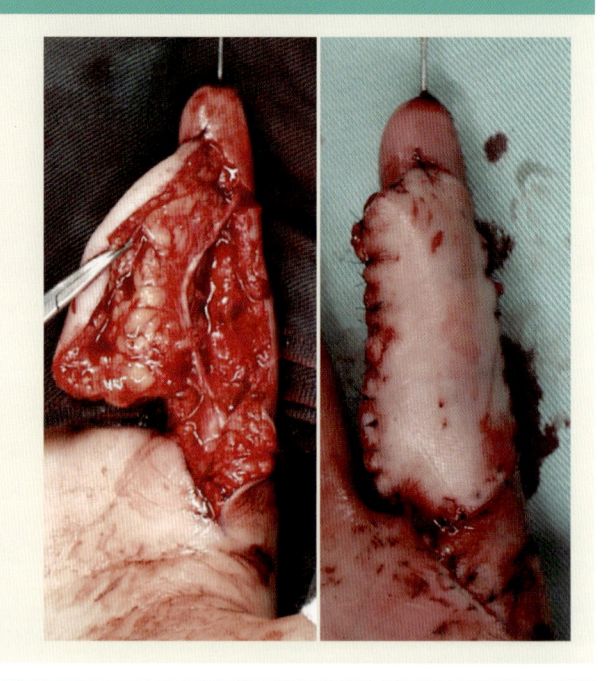

STEP ⑤ 術後8カ月の状態

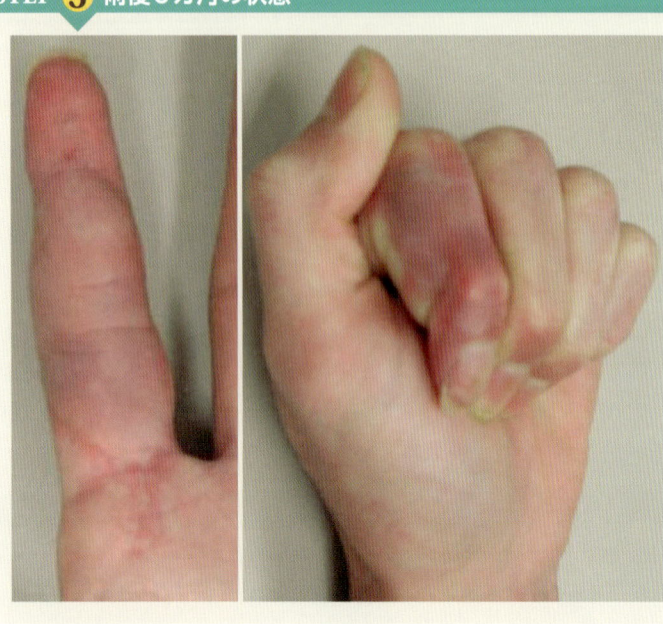

機能的・整容的に良好な結果が得られた。
症例によっては皮弁のbulkyさが目立つ可能性がある。内側足底皮弁のdefattingは簡便ではないので、少なくとも移植後1年は待機すべきであろう。著者は術後2年くらいで皮弁の形態が落ち着く（膨隆が改善する）と考えている。

私の手術法２：**背側皮膚欠損**

STEP ① 術前

近位爪郭部の軟部腫瘍症例。急速増大し、超音波検査やMRIでも肉腫を否定できなかった。Excisional biopsyを施行し、血管拡張性肉芽腫との診断であった。

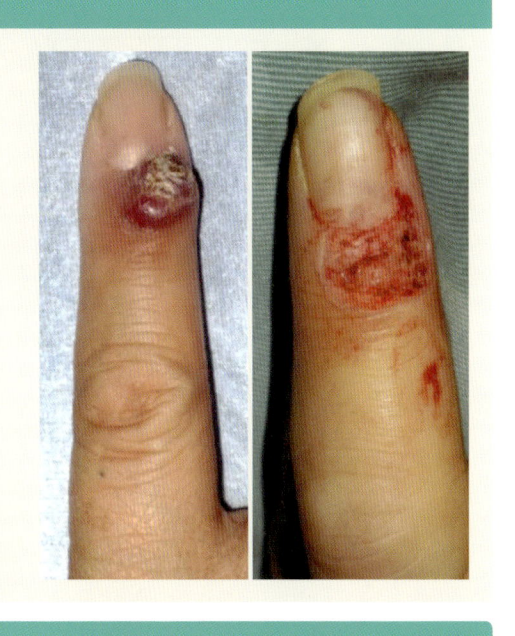

STEP ② 回転皮弁時

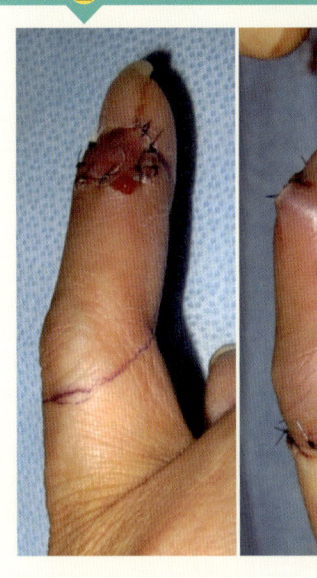

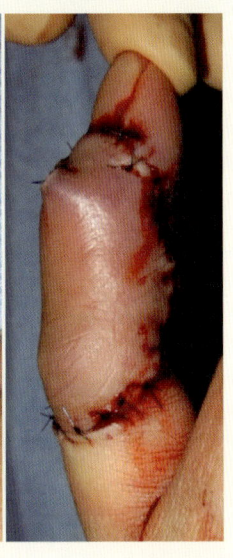

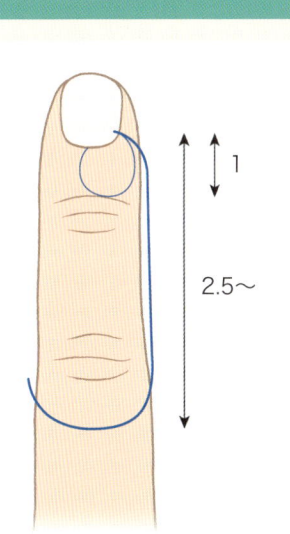

生検後に一時的に人工真皮で被覆し、初回術後２週に再建した。皮膚欠損部断端をわずかにトリミングし、回転皮弁をデザインし挙上した。

回転皮弁の直径は欠損部の2.5倍以上とする。

STEP ③ 術後10カ月の状態

機能的・整容的に良好な結果が得られた。

術後数カ月までは腫脹やtrap door変形による膨隆が目立つが、６カ月を超えると改善してくることが多い。

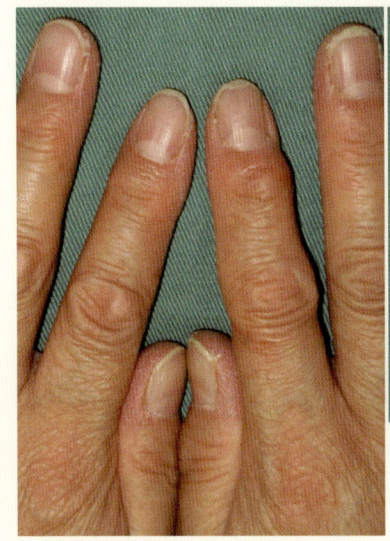

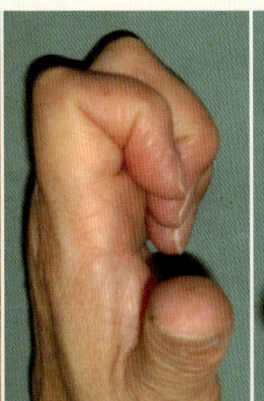

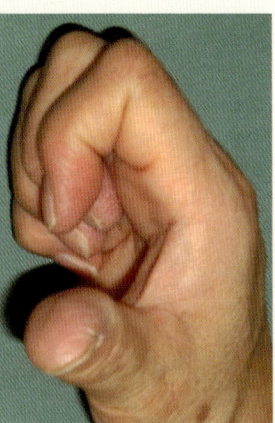

13 指体部皮膚再建

●平瀬 雄一

14 爪再建：爪床移植

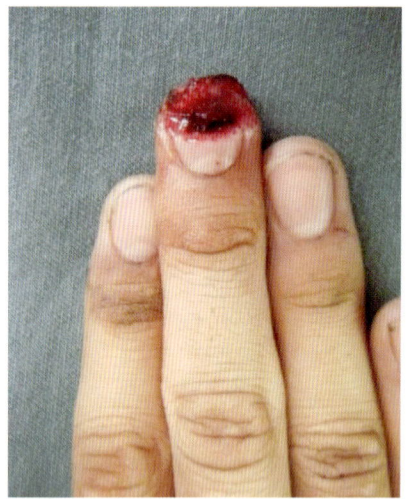

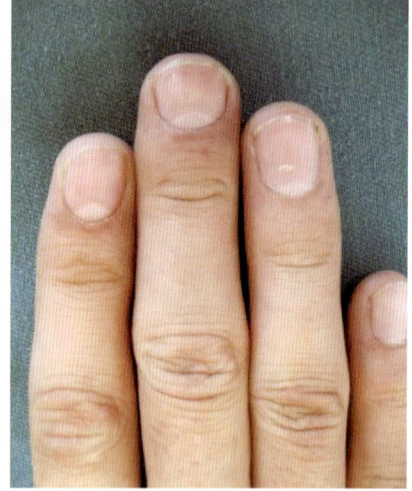

中指指尖部に爪床欠損がある　　　　爪床再生後の状態

治療原則と適応　爪の大部分は爪母より爪床とともに発生し、爪床に乗って末梢へ運ばれる。したがって健康な爪を再建するには爪母と爪床の両方が存在せねばならない。また、爪床は重層扁平上皮であるため、皮膚のように分層で採取すれば再生できる。このような特性を利用して、手指の爪母は残っているが爪床が欠損している場合は爪床の分層植皮が有効な手段となる。移植された爪床はいったんは生着するが、新しい爪床の再生により、やがて痂皮化して脱落する。これにより正常な爪が再生される。

一般的な治療法
1. 人工真皮の貼付
周囲に正常な爪床が残っている場合
2. 全層皮膚植皮
爪床欠損部が小さい場合
3. 爪床移植
爪欠損部がある程度以上の大きさの場合は足趾からの爪床移植が有用である。

私の選択　遊離爪床移植を選択する。母趾の爪の中央部分を剥離・翻転して、爪床の中央部から必要量の爪床を厚めの分層植皮片（ほぼ全層でよい）を採取する。爪は元に戻してテーピング固定すれば痛みは少ない。採取した爪床は一般的な植皮と同様の手順で爪床欠損部に縫合固定（吸収糸縫合）し、できればかるく綿球などでタイオーバー圧迫固定を行う。皮弁の上などに移植する場合でタイオーバー固定ができない場合はそのままの移植でよいが、乾燥しないように軟膏を多めに塗布しておくとよい。

【参考文献】
1. Shepard GH: Treatment of nail bed avulsions with split-thickness nail bed grafts. J Hand Surg Am 8: 49-54, 1983
2. 平瀬雄一，児島忠雄，福本恵三ほか：新しい再接着；指尖爪切断に対する graft-on flap 法の実際．日手会誌 20：501-504, 2003

私の手術法：**爪床移植**

STEP ❶ 爪を切割し翻転する

採取する爪床の大きさに合わせて母趾爪の中央部分のみを短冊状に翻転して爪の中央にデザインする。側爪郭は温存する。指ブロックなどの局麻下で駆血すれば採取は可能である。

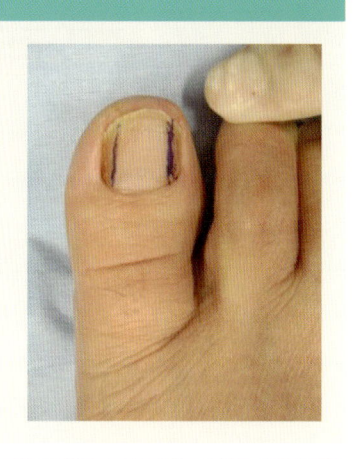

STEP ❷ 爪床の採取

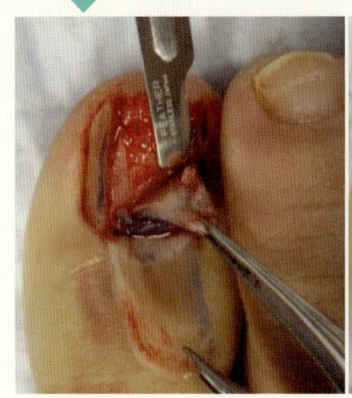

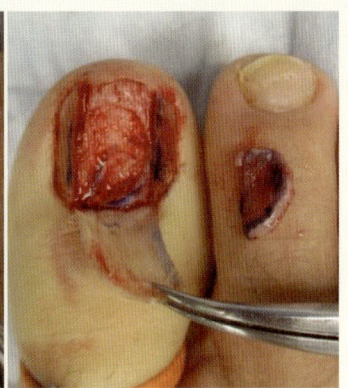

爪床はメスを使用して採取するが、ことさら薄く採取する必要はなく、末節骨の骨膜を傷つけなければ厚めに採取しても再生する。

採取は周囲に正常な爪床に囲まれた爪床の中央部で採取する。爪床の末梢端から採取すると再生しないので注意。また、爪甲の抜去は決して行わず、その一部を翻転させて採取し、採取後は爪を戻してテーピング固定する。採取する爪床の向きは考慮しなくて良い。

STEP ❸ 爪は戻す

採取し終わったら、翻転していた爪を戻してテーピング固定する。数日はガーゼで被覆するが、その後はテーピングのみとして2週間程度はこのままとする。

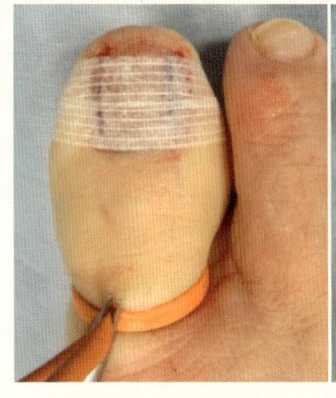

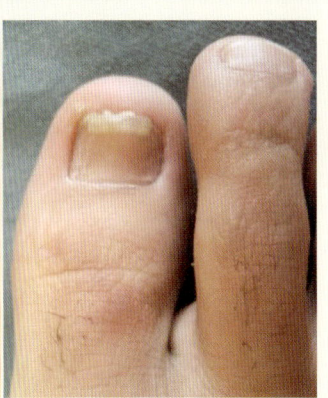

STEP ❹ 移植した爪床はやがて脱落する

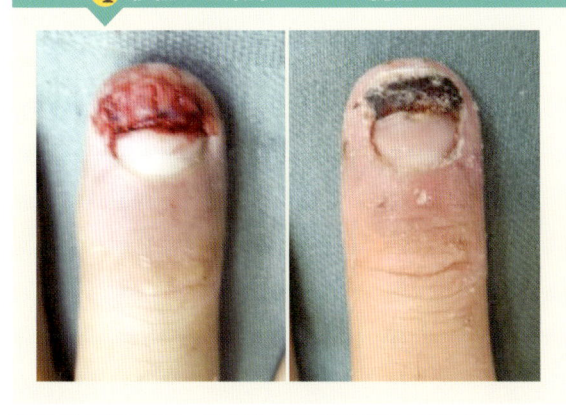

採取した爪床片は皮弁上などの爪床欠損部に吸収性縫合糸で固定する。可能であれば綿球などを利用してタイオーバー圧迫を行うが必須ではない。乾燥しないように軟膏を塗布しておく。爪床はいったんは生着するが、爪の成長とともにやがて痂皮化して脱落する。

14 爪再建：爪床移植

15 爪再建：爪皮弁移植 —母指

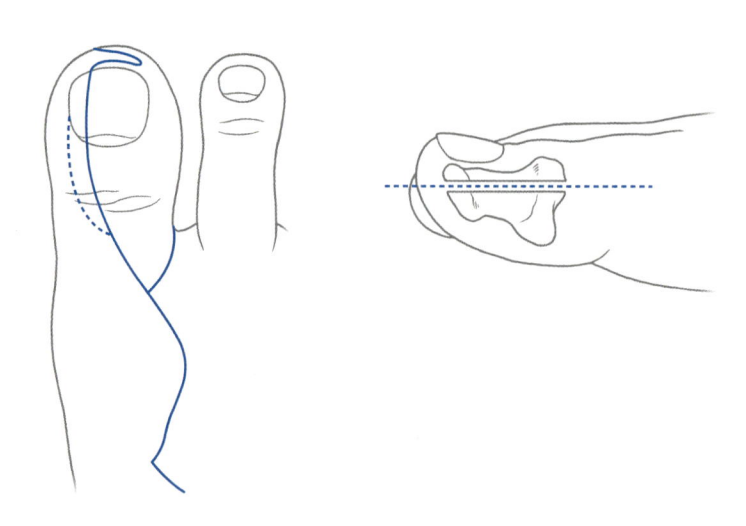

五谷 寛之

爪床に末節骨を薄くつけるのがコツである。

治療原則と適応

母指再建に関してはさまざまな術式が有茎、遊離を問わず報告されている。本来の母指機能に近いのはwrap-around flap（WAF）である。従来の適応は主として腸骨移植を必要とするMP関節が温存された母指切断であるが、爪部が剥奪された症例や母指末節挫滅症例などの骨移植を伴わない爪再建にも適応が広がってきた。第1背側中足動脈の解剖は正常変異があり、Gilbertの分類がよく知られているので熟知しておく必要がある。受傷範囲によってはスタンダードに橈骨動脈背側枝をレシピエント血管として用いるが、爪、部分爪移植の際にはshort pedicleを用いて母指の指動脈に吻合する。術前にドナー、レシピエント双方のCT angiographyを行っておくことが必要である。

一般的な治療法

1. **骨延長**：従来の中手骨延長であるMatev法に加え、近年ではIlizarov法の発達により、末節延長（爪甲が残存していればその延長も）可能である。
2. **造母指術**：鼠径or腹壁皮弁＋腸骨移植（＋環指よりの神経血管柄付き皮弁、爪付きも可能）による造母指術が行われてきたが、知覚再建に神経血管柄付き皮弁の追加を行っても、皮膚性状の違いや爪がない、あるいは小さい欠点がある。
3. **逆行性橈側前腕皮弁**：2と共通する欠点に加えて、前腕に大きな創ができる問題点がある。爪再建は、二期的に足趾より移植が必要。
4. **足趾移植**：WAFが行われる以前は母趾（ないし第II趾）の移植が行われた。
5. **WAF、部分足趾移植**：末節骨が残存する場合には骨移植を行わず可能であり、爪付き皮弁として優れている。

私の選択

母指尖全体の欠損症例で、末節骨が残存している症例に対しては、骨移植を行わない母指への母趾よりのWAFを施行する（手術法1）。母指尖の部分欠損症例に対しては、欠損部分に相当する母趾を爪付きで採取し、short pedicleにより移植する（手術法2）。いずれも母指尖の整容と機能の再建に細心の注意を払う。母指指動脈がレシピエント側血管として使用できる際には、足背動脈を使わずより末梢の、外側背側あるいは外側底側趾動脈を用いたshort pedicleで移植可能である。

【参考文献】
1. 土井一輝，小谷博信，桑田憲幸ほか：Wrap around flap法による母指再建の遠隔成績．形成外科 27：23-32, 1984
2. 光嶋勲：母指末節の再建．新形成再建外科手術，pp161-163，永井書店，大阪，2010
3. Masquelet AC, Gilbert A: Second toe transfer. An Atlas of Flaps in Limb Reconstruction. pp196

私の手術法1：骨移植を行わない母指へのWAF（爪皮弁移植）

STEP ① 術前

左母指挫滅により母指尖を喪失した症例である。

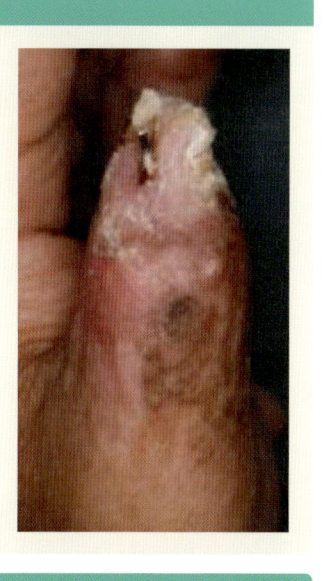

STEP ② 皮切

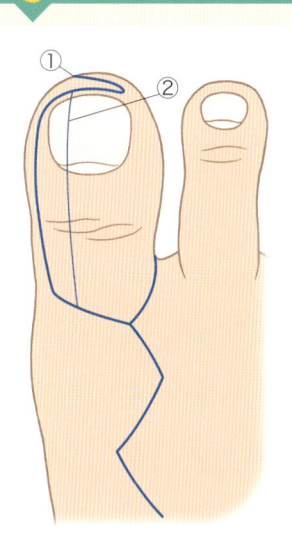

健側母指の爪甲のサイズを計測して、デザインを決定する。母趾の趾尖部の皮膚をV字状に足趾側に残す。骨移植を要しない爪皮弁移植の場合は、第Ⅱ趾へ分枝した後の、外側背側趾動脈を用いたshort pedicleで対応できることが多いが、緊張なく皮膚縫合が行えるように血管上の皮膚はやや多めに付ける。爪甲の幅や形状に応じて①や②の皮切を置く。

STEP ③ 血管茎の剥離

背側中足動脈－足背動脈系は正常変異が多く、Gilbertの分類が簡便である。骨移植を要しない母指指尖再建で、レシピエント血管が固有指動脈である場合には足背動脈から剥離するのでなく、母趾と第Ⅱ趾への分枝を確認するために母・第Ⅱ趾間にまず切開をおく。

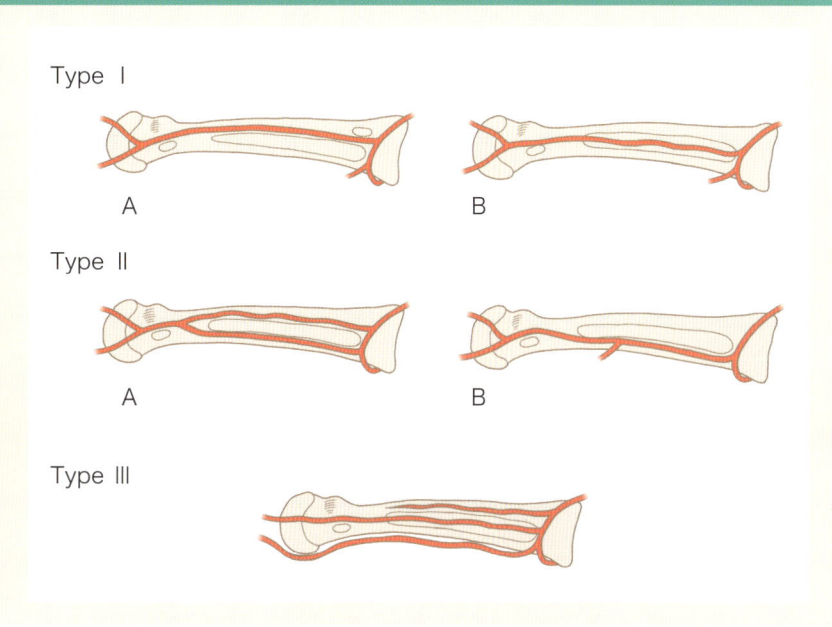

Type Ⅰ
A　　B

Type Ⅱ
A　　B

Type Ⅲ

15　爪再建：爪皮弁移植—母指　57

STEP ❹ レシピエント側の準備

これに先だって受傷母指の固有指動脈を展開して十分な拍出があることを確認するのは言うまでもない。必要となるドナー側の動脈の長さを計測しておき、必要なドナー側の動脈の剥離距離を明確にしておく。

STEP ❺ 血管茎の剥離

レシピエントの固有指動脈に十分な長さがあれば、爪皮弁移植においては外側背側趾動脈のみの剥離で十分なことが多い。逆にレシピエント側の拍出がさまざまな要因で十分でなければ、通常のWAFと同様に橈骨動脈背側枝をレシピエント動脈にする。この場合に足趾側の優位血管が足底動脈系である場合には、静脈移植が必要となる。

外側背側趾動脈の剥離とともに、同時に皮下静脈も複数本剥離、確保する。静脈を確実に確保するためには、ターニケットを使用する際に駆血しないで静脈内に血液を残すのがよい。静脈は長くとっておく方が皮下トンネルを通しやすい。まれに、外側背側趾動脈より外側底側趾動脈が優位なことがあるので注意を要する。

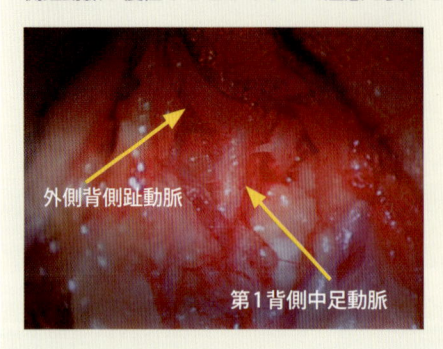

STEP ❻ 骨を付着させた爪甲の採取

必要な爪床部分を採取する際には、爪甲の変形を防ぐために爪床部分に薄い末節骨部分を付着させることが肝要である。
切れの良い薄刃のノミで末節骨の一部を付着させて切離する(矢印)。

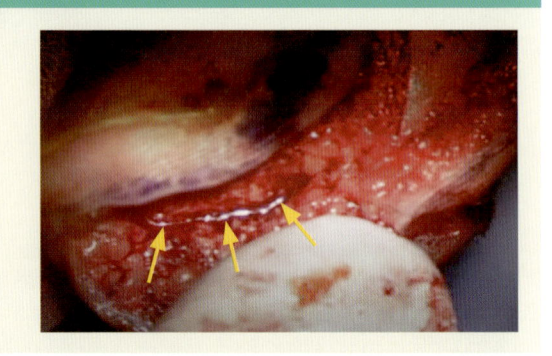

STEP ❼ 皮弁の挙上

皮弁が血管神経系のみ連続している状態となったところでターニケットを開放して皮弁よりの出血を確認する。
この際に血管系に緊張がかからないように配慮し、顕微鏡下に血管の攣縮がないかを確認する。10分程度このままにしておき、攣縮があればキシロカインや塩酸パパベリンを散布する。大きい出血点は結紮するなどして止血する。

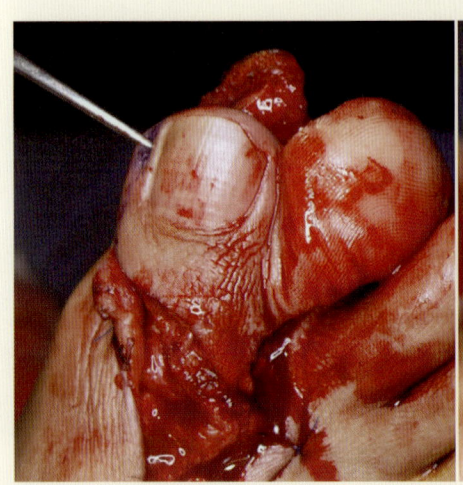

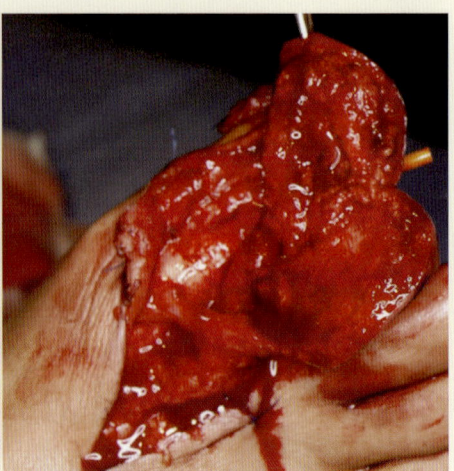

STEP 8 皮弁の採取

移植準備が整ったことを改めて十分確認した後に皮弁を切離する。

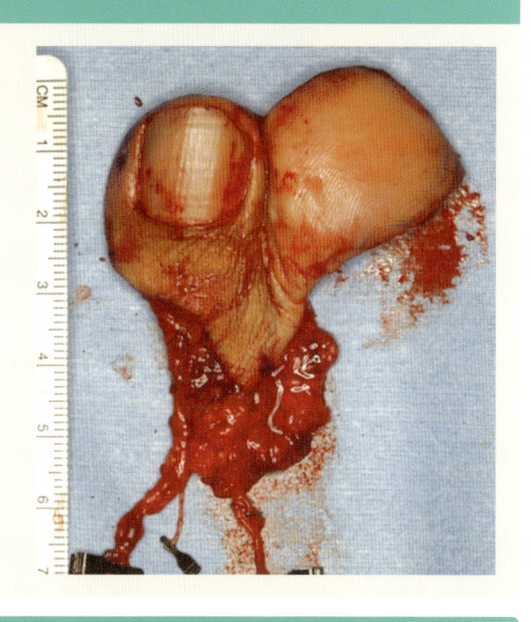

STEP 9 皮弁の固定

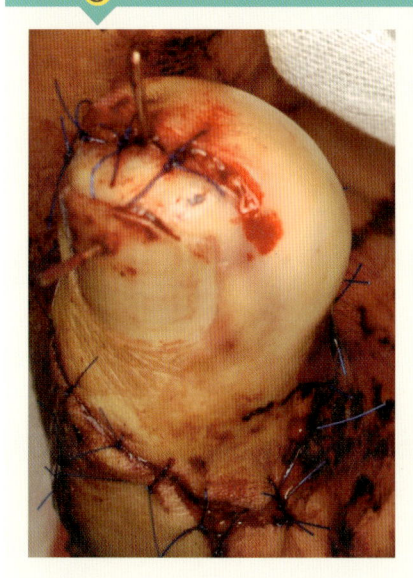

1.1mmのCワイヤーで皮弁の爪甲と末節骨を母指側と固定する。尺側指動脈と第1背側中足動脈を吻合した。神経は本症例においては趾神経を母指固有指神経に縫合した。

移植終了時に血管縫合部に緊張がかかった場合には、躊躇なく前腕から植皮を行う。小口径なので浮腫で静脈が閉塞しないように創部の閉鎖には十分に注意することが必要である。

STEP 10 術後1年の状態

整容も良く、原職に復帰し、知覚回復はS3であった。

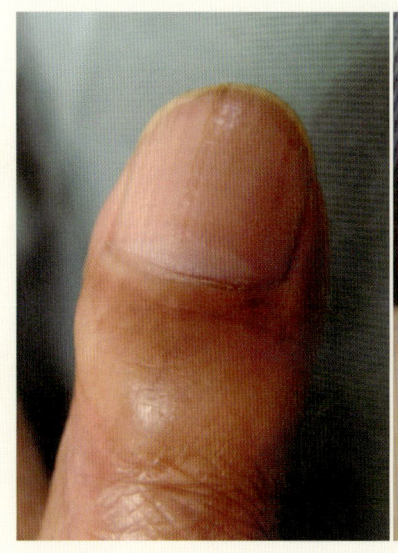

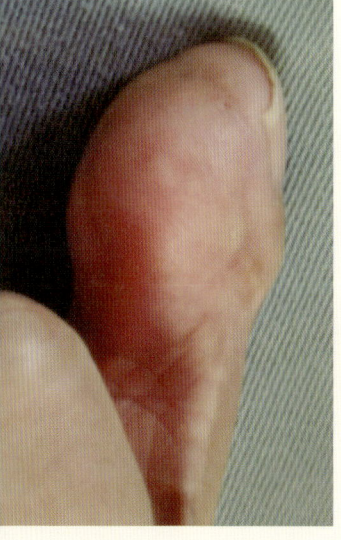

15 爪再建：爪皮弁移植―母指

私の手術法2：**母趾よりの爪付き部分母指尖移植**

STEP ❶ 術前

右部分母指尖欠損症例（背側は橈側1/2、掌側は橈側2/3程度の欠損）。

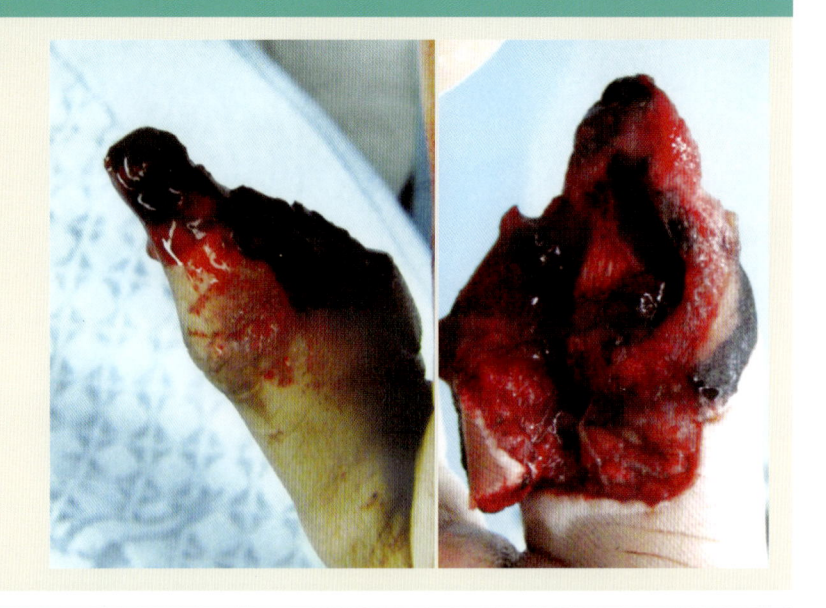

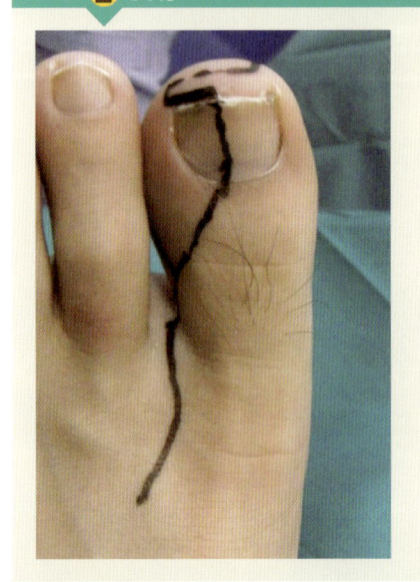

STEP ❷ 皮切

レシピエント側の欠損に掌背側の皮切を合わせる。

STEP ❸ 部分爪皮弁の挙上

血管茎の剥離については「私の手術法1」と同様である。末節骨はレシピエントの欠損部位に合わせて中央部で垂直に骨切りする。

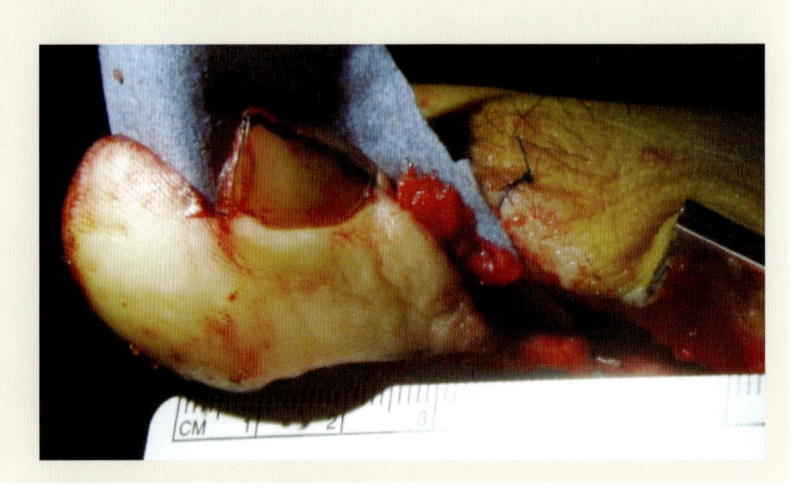

60　第1章　上　肢

STEP ❹ 皮弁の切離

このような小皮弁の際には血管茎が1mm以下のことが多く、特に切離前に10〜15分程度ターニケットを開放して、1%キシロカインを散布する。切離前に血液還流を安定させるためである。ワイヤーで末節骨部分を固定するのは「私の手術法1」と同様である。

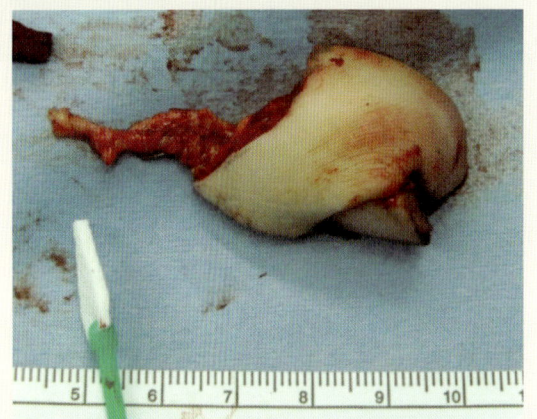

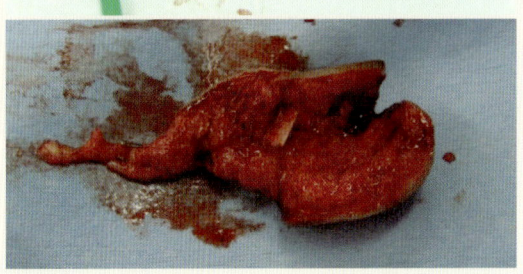

STEP ❺ 術後1年1カ月の状態

屈曲・伸展も良好である。

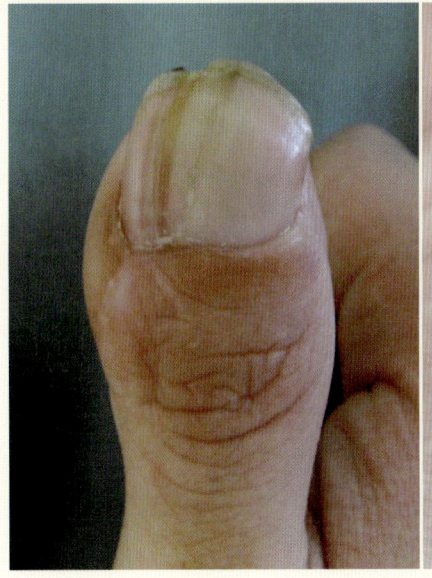

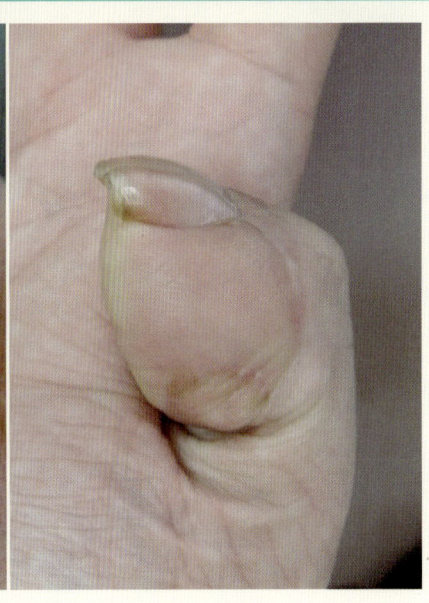

16 爪再建：爪皮弁移植 —母指以外

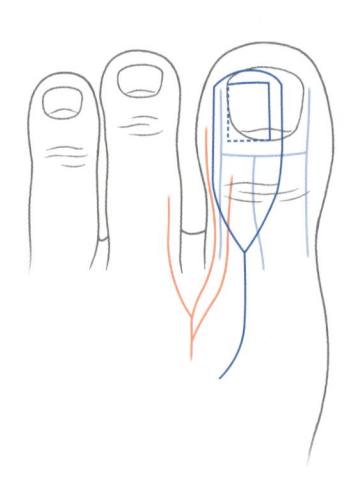

●高見 昌司

治療原則と適応

爪は指腹にかかる力を受け止めており、指尖部で細かいものをつまんだりめくったりするのに有用な組織である。爪の欠損や変形には、先天性のものと外傷などによる後天的なものがあるが、これらに対する治療法としては、エピテーゼの装着と足趾からの爪移植がある。整容的にも機能的にも満足できるのは足趾からの爪移植であるが、限られた組織を採取するため、より確実な移植方法が求められる。

一般的な治療法

1. **人工物によるもの**：エピテーゼの装着
2. **自家組織による再建**
   1) 遊離複合組織移植：生着が不安定で生着しても爪の萎縮が生じることも多い。
   2) Wrap around flapによる再建：生着はより確実だが爪以外の指腹の組織も含んだ再建となる。
   3) 動静脈シャントによる血管柄付き爪移植（中山らの方法）：生着はしても長期的に爪の萎縮を認める場合がある。
   4) 母趾背側動脈を含む血管柄付き爪移植：爪母に向かう動脈が非常に細く変異が多いが、吻合できれば血流はより生理的である。
   5) 順行性爪部静脈皮弁移植：3)の中山らの方法では、皮弁の流入側静脈が逆行性のためバルブの影響を受けるが、この方法では側爪郭内の静脈を流入静脈とするので、静脈血流が順行性なためバルブの影響を受けない。よって生着もより確実である。

私の選択

5) 順行性爪部静脈皮弁移植を第1選択とする。母趾より、外側の側爪郭を含めた末節骨皮質付き爪皮弁移植、流入血管には母趾背側動脈を確認できればそれを用い、確認できない時は内側側爪郭から後爪郭に還流する順行性の静脈を用いる。流出血管には後爪郭から背側に還流する静脈を用いる。末節骨皮質を含めることで爪床の血流が安定し術後の爪変形が少なくなる。流入血管をこのように選択することで血流がより生理的となり安定する。外側の側爪郭を含めることにより従来再建するのが困難とされた側爪郭の一方が再建できる。

【参考文献】
1. Flint M: Some observations on the vascular supply of the nail bed and terminal segments of the finger. Br J Plast Surg 8: 186-195, 1956
2. Nakayama Y, Soeda S, Kasai Y, et al: Flaps nourished by arterial inflow through the venous system; An experimental investigation. Plast Reconstr Surg 67: 328-334, 1981

私の手術法：順行性爪部静脈皮弁移植による爪再建

STEP ❶ 術前

左示指爪欠損、terminal tendon 欠損合併例。

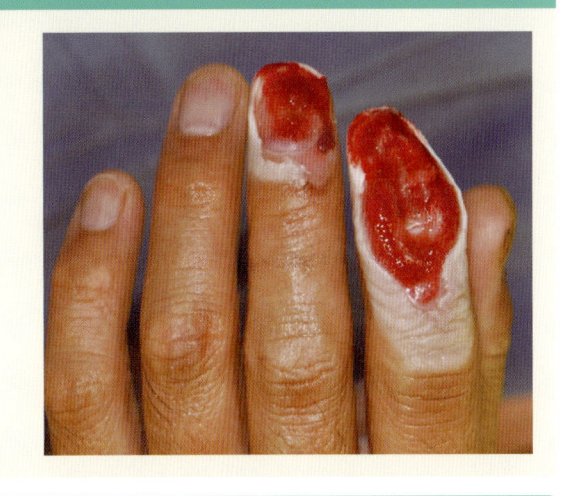

STEP ❷ 母趾背側の爪皮弁のデザイン

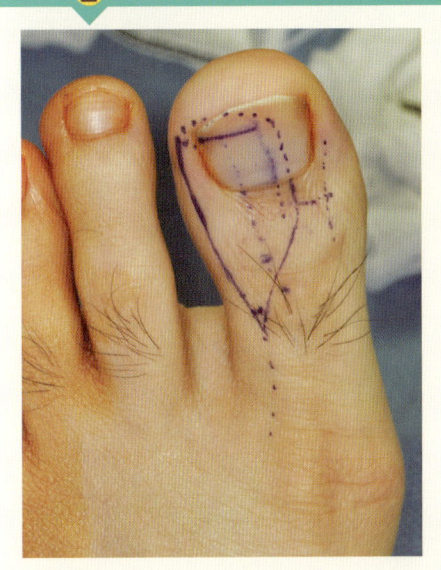

外側の側爪郭を含めた末節骨皮質付き爪皮弁をデザインする。流入血管には内側側爪郭から後爪郭に還流する順行性の静脈を用いる。流出血管には後爪郭から背側に還流する静脈を用いる。

後爪郭中枢側の皮弁は三角弁とし、移植の際、この三角弁が指背側に割って入ることにより術中、術後の腫脹に影響されることなく一期的に吻合部が閉鎖できる。

STEP ❸ 皮弁の挙上

左母趾から外側の側爪郭を含めた爪皮弁を爪床、爪母下の末節骨皮質を含めて挙上している。流入血管には内側側爪郭から後爪郭に還流する順行性の静脈を確保した。流出血管には後爪郭から背側に還流する静脈を用いる。これにより静脈皮弁の血流は順行性となる（3-1）。流入・流出血管を切り離す前に駆血を解除し爪皮弁の血流が良好なことを確認する（3-2）。

側爪郭から後爪郭に還流する順行性の静脈は安定して存在することが知られており確認は容易である。ただ口径が細いため剥離は慎重に行う。しかし移植する際に掌側の末節指動脈と吻合が困難なほどの口径差はない。

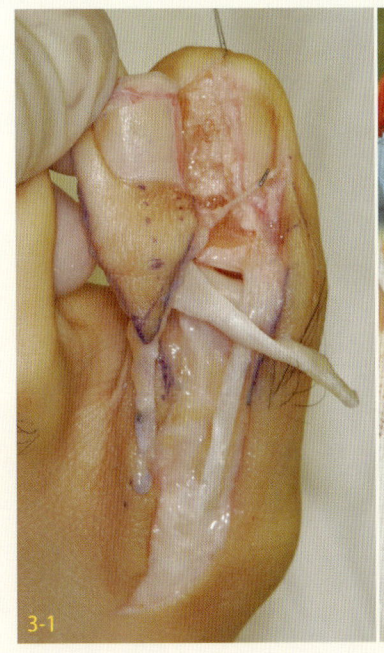

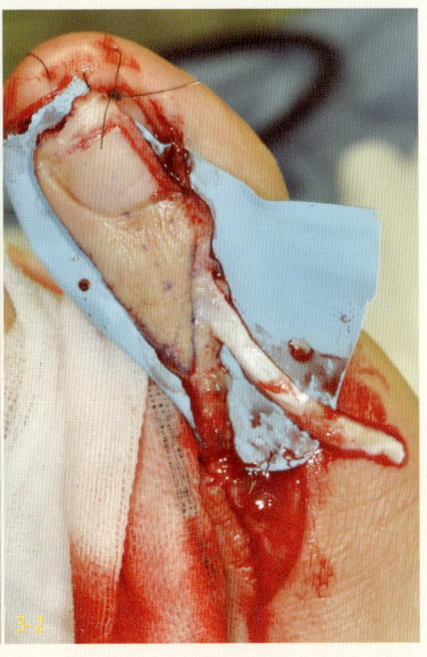

STEP ❹ 採取された爪皮弁

流入血管である内側側爪郭から後爪郭に還流する順行性の静脈と、流出血管である後爪郭から背側に還流する静脈が確認できる。この症例では受傷指のterminal tendon の欠損を再建するため末節骨皮質中枢側のterminal tendon を腱を半切し爪皮弁に含めている。残り半分のterminal tendonは母趾に残し伸展機能を温存している。

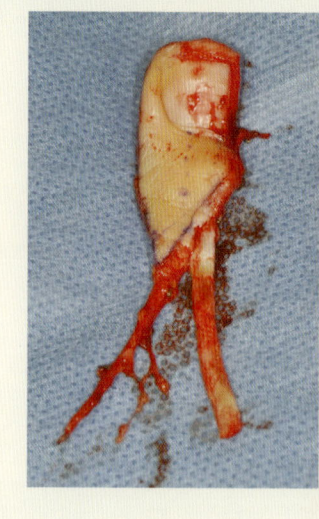

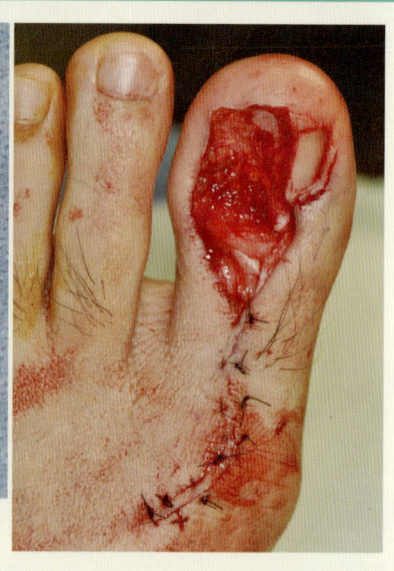

STEP ❺ 皮弁の固定

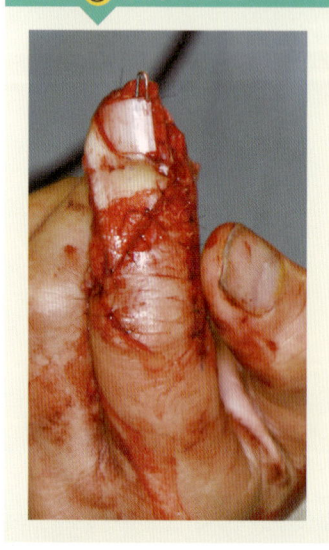

爪皮弁に付けて採取した末節骨皮質は、指の末節骨背側を背側を削って張り合わせるように鋼線固定する。その際、DIP関節も安静のため一緒に固定する。流入血管として確保した内側側爪郭から後爪郭に還流する静脈と、末節指動脈を吻合する。流出血管である後爪郭から背側に還流する静脈は指背側皮下静脈に吻合する。指背側の皮膚を爪皮弁の三角弁が割って入ることにより、一期的に閉鎖されている。この症例では爪皮弁に付けたterminal tendonを受傷指のterminal tendon の断端と縫合し伸展機構を再建している。

STEP ❻ 皮弁採取部の再建法

爪皮弁採取部は末節骨骨髄が露出するが、人工真皮を貼付し、2〜3週後に良好な肉芽組織ができた後に分層植皮を行う。もしくは保存的に軟膏療法を行っても十分上皮化が得られる。
この症例では保存的に治療した。

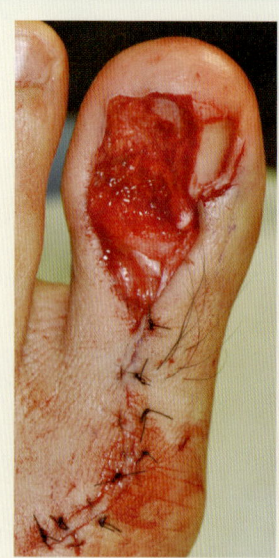

▲術直後 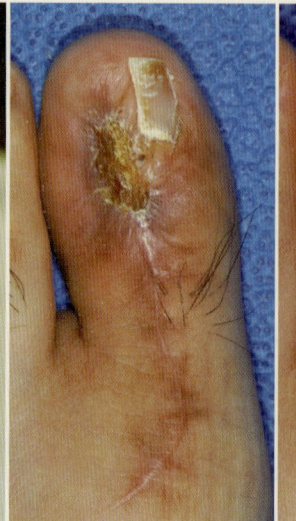　　　▲術後2カ月 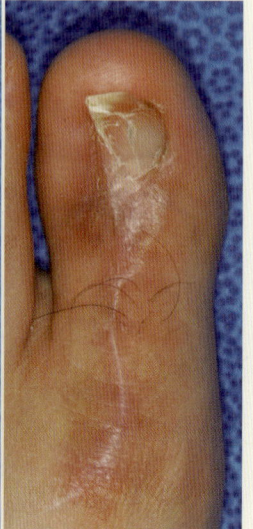　　　▲術後10カ月

STEP 7 術後6カ月の状態

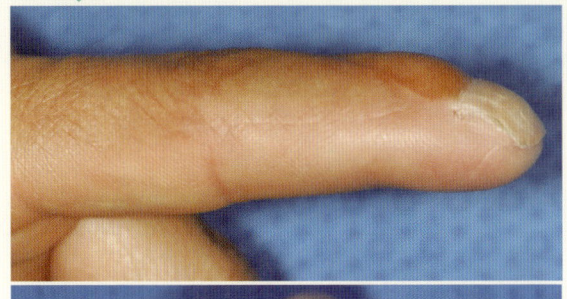

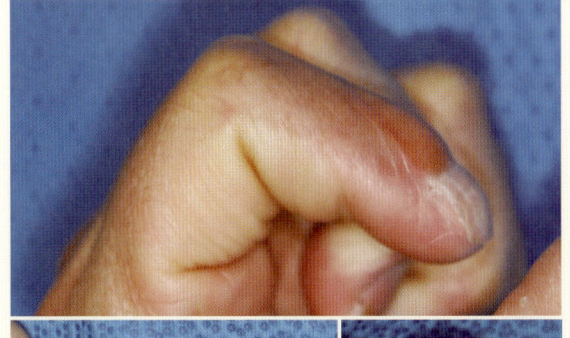

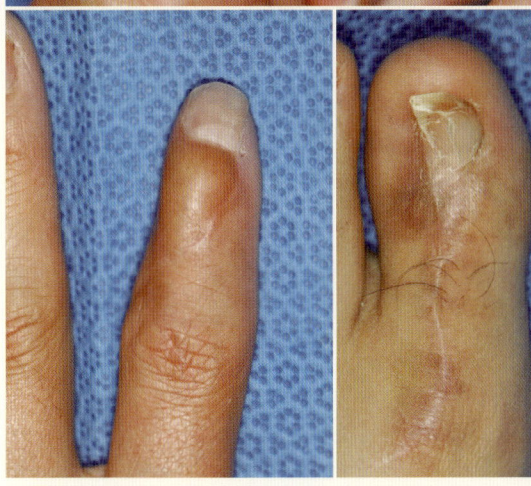

爪は整容的にも機能的にも良好に再建できている。皮弁採取部は保存的に上皮化したが痛みもなく歩行にはまったく支障がない。

この症例では爪皮弁移植後、後爪郭の三角弁部分がややbulkyであるが、このような時はトリアムシノロンアセトニド局注が有効である（ケナコルトーA筋注用関節腔内用水懸注40mg/1ml）。トリアムシノロンアセトニド注射液は同量の1％キシロカインE注射液で倍希釈し、少量（この場合は0.1ml程度）皮下注射すると軟部組織を萎縮させる効果がある。効果を見ながら月1回3〜4回注射する。この時レストン圧迫（圧迫したい部位に5mm厚レストンを貼り、さらにマイクロポアなどのサージカルテープでレストンを押しつぶすように貼付する処置）の併用が効果的である。

CASES 母趾背側動脈を含む血管柄付き爪移植術の例

右母趾からの爪皮弁で、流入血管に母趾背側動脈を確認できたので剥離確保した症例。移植する際、この動脈を掌側の指動脈に吻合すれば爪皮弁の血行は完全に生理的となる。この動脈を意識して爪皮弁を挙上し、うまく確保できれば移植皮弁の安心感は倍増するだろう。

この症例では、この動脈を掌側の指動脈に吻合した。爪皮弁の末節骨皮質の固定は前述の症例と同様である。

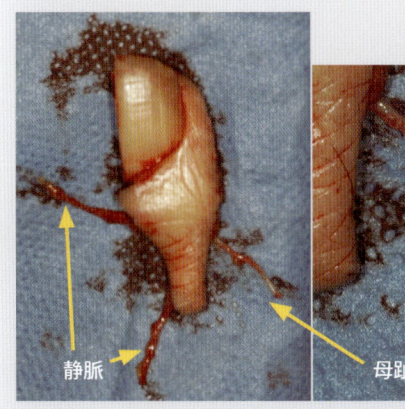

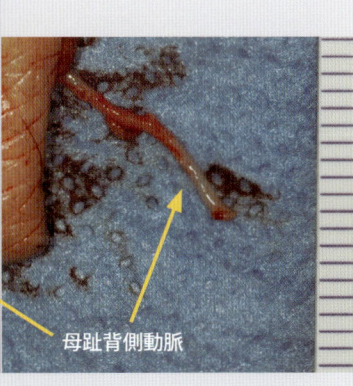

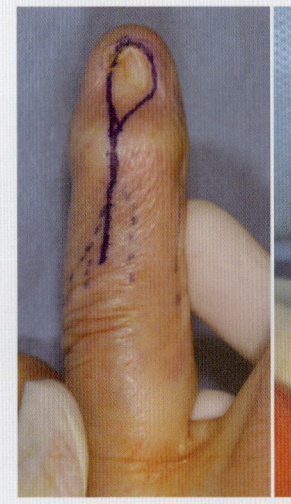

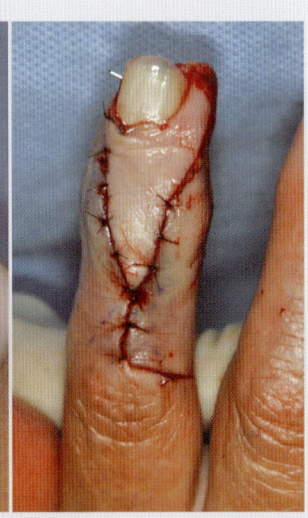

静脈　　母趾背側動脈

16 爪再建：爪皮弁移植―母指以外　65

17 足趾移行術

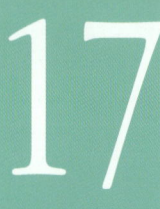

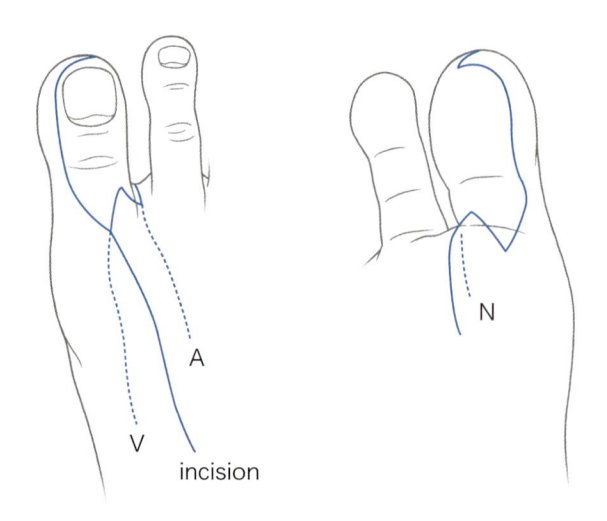

● 大井 宏之

Wrap around flap のデザイン

治療原則と適応

手指欠損の再建術としては、最も形態的・機能的（運動と知覚機能）に優れる。母指欠損や多数指欠損による、指のつまみ動作困難例が適応となる。しかし、つまみ動作ができたとしても、患者が整容面で再建を希望した場合はその適応となることもある。足趾移植はドナー側の欠損を伴うため、患者によっては仕事や生活などに支障を来たす場合があるので、インフォードコンセントをしっかり行い、慎重に適応を決定する必要がある。

一般的な治療法

1. **Wrap around flap**
   1) 母指MP関節が温存された母指欠損　2) 爪母を含む手指末節部欠損
2. **Hemipalp flap**
   1) 指腹部の欠損（特に母指）
3. **足趾移植**
   1) MP関節を含む母指の欠損　2) 母指以外の多数指欠損
4. **Toe tip transfer**
   爪の部分的欠損を伴った指尖部欠損
5. **Nail transfer**
   爪を中心とした欠損

私の選択

足趾移植はどの皮弁も主に足背動脈から第1中足骨動脈を血管柄とする皮弁である。手指欠損のうち、母指欠損が最も足趾移植術の適応となる。母指再建の多くにwrap around flap（以下WAF）を用いている。WAFは末節骨の遠位約1cmを含めて採取し、レシピエント側との間に予定した長さの腸骨を移植し中空スクリューで固定する。血管柄は足背動脈から第1中足骨動脈をT potionとして採取し、橈骨動脈にflow throughとして再建する。ドナーの欠損部には、欠損が比較的小さければ同側の腓骨動脈穿通枝皮弁を同時に採取して移植する。

【参考文献】
1. 勝見政寛，渡辺政則，亀田郁郎ほか：Wrap around flap法による母指再建術の検討．整形外科 34：1471-1474，1983
2. 大井宏之，森谷浩治，友利祐二：Wrap around flapの骨固定法の工夫．日マイクロ会誌 20：349-353，2007

私の手術法：Wrap around flap

STEP ❶ 術前

右母指切断例でMP関節は温存されている。

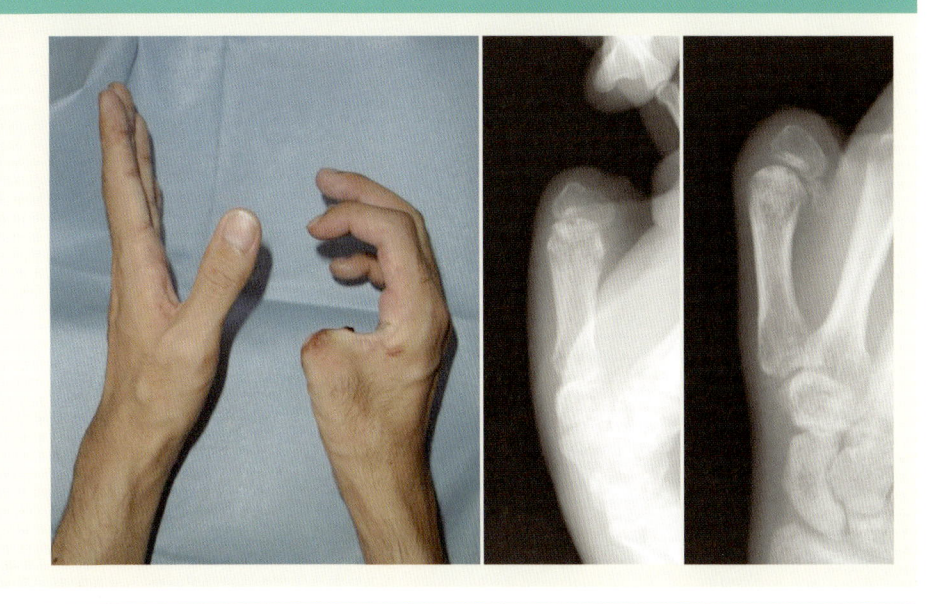

STEP ❷ 術前検査

カラードップラーで足背動脈から第1中足骨動脈の走行を確認した。Gilbert type I であった。血管柄は足背動脈から第1中足骨動脈をT potionとして採取し、橈骨動脈にflow throughとして再建する予定にした。

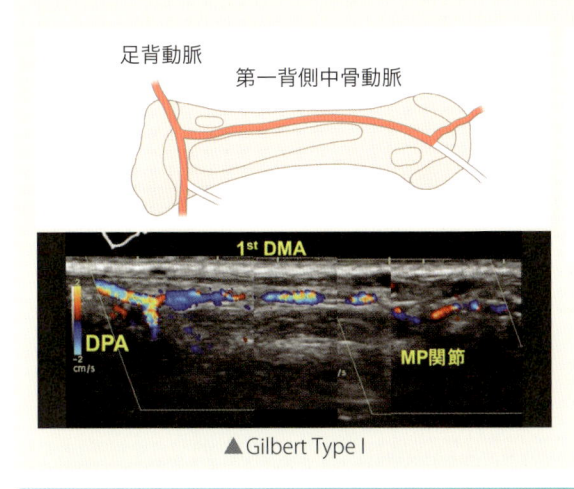

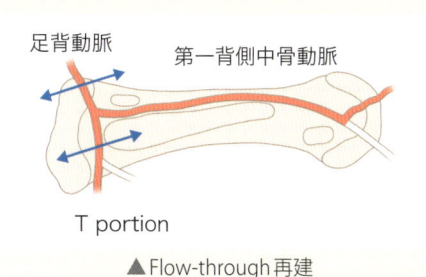

足背動脈　第一背側中骨動脈

1st DMA
DPA
MP関節

▲Gilbert Type I

足背動脈　第一背側中骨動脈

T portion

▲Flow-through再建

STEP ❸ デザイン

ドナー側は、母趾の内側知覚を温存するために幅約1cmのtriangular flapとして残す。母趾の爪はすべて皮弁側に含める。

母趾はジグザグ状に皮切を入れ、レシピエント側に移植する際にドナーとレシピエントの境界に段差が生じないようにする。

レシピエント側は、断端部は掌側から背側の縦皮切を基本とし、それにドナーの皮膚をはめ込むように追加の皮切を加える。

血管吻合部はできれば横皮切とし、断端部から血管吻合部まではできるだけ大きな皮下トンネルを作成する。レシピエント側では母指の尺側の指神経を同定しておく。

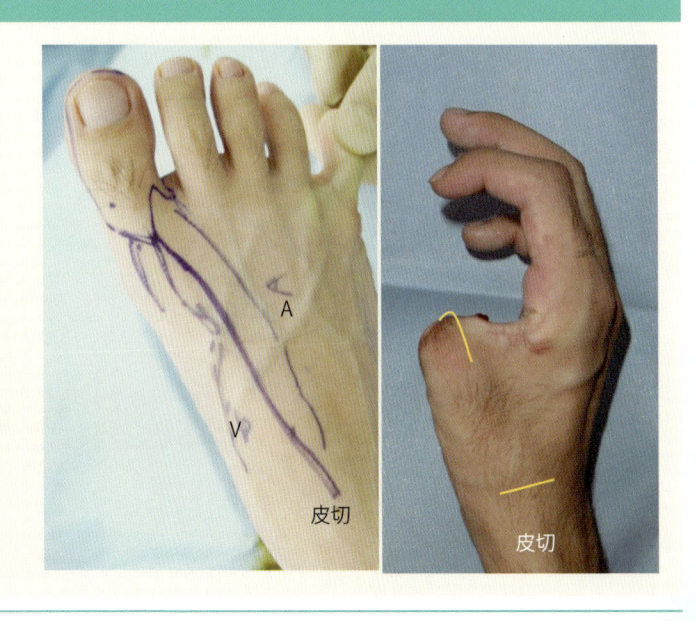

17　足趾移行術　67

STEP ❹ 皮弁の挙上

足背の静脈をまず挙上する。
多くの静脈を含めようとすると血管柄が太くなり、かえって血行障害を来たす可能性が高くなる。
動脈の剥離は、足背動脈を同定後、母趾と第Ⅱ趾の指間部を展開し動脈を見つける。ドップラーと同じtypeの血管走行をしているのが確認できた後に、できるだけ早い時点で第Ⅱ趾側に向かう趾動脈を切離する。

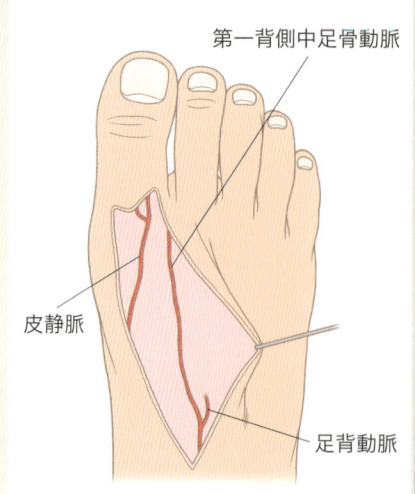

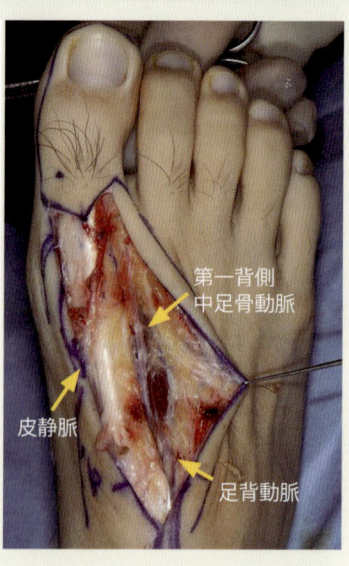

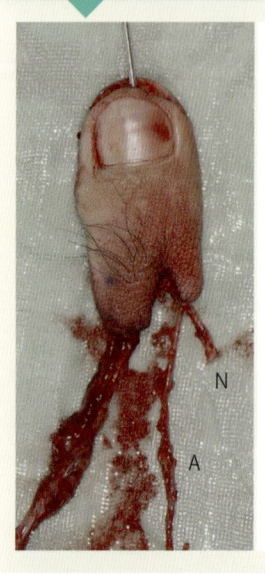

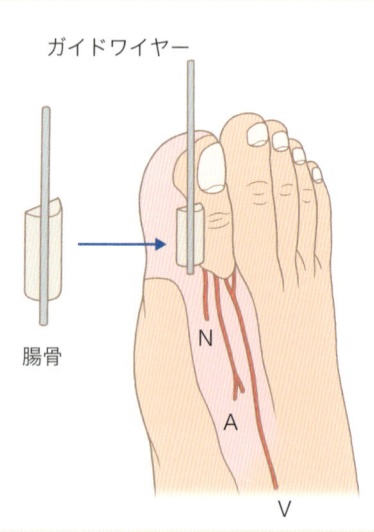

第一背側中足骨動脈
皮静脈
足背動脈
第一背側中足骨動脈
皮静脈
足背動脈

STEP ❺ 骨固定（1）

その後はGilbert type Ⅰの場合は末梢からでも中枢からでもどちらから剥離してもよい。Gilbert type Ⅲの場合は末梢から剥離する。動脈剥離後にWAFを挙上する。WAFは末節骨の遠位1cmを皮弁側に付けるため、足底の皮弁を起こした時点で足底から末節骨をbone sowで切る。足背側まで完全に切らなくても用手的に骨を折るようにして採取を進める。血管柄切離前に血行を確認し、皮弁に付けた末節骨には中空スクリューのガイドワイヤーを挿入しておく。予定した長さの腸骨を採取し、腸骨の中心にガイドワイヤーが通るようにあらかじめ穴を開けておく。

ガイドワイヤー
腸骨
N
A
N
A
V

STEP ❻ 骨固定（2）

レシピエント側に皮弁を固定する。ドナーの末節骨、腸骨、レシピエント側を1本のガイドワイヤーで固定し、ガイドワイヤーに沿って予定した長さの中空スクリューを挿入する（本例ではメイラ社製、DTJスクリューを用いている）。ガイドワイヤーはそのままMP関節まで進め、MP関節は伸展位で固定する。
MP関節が屈曲位となっていると、MP関節背側の皮下トンネル内を血管柄が通り、容積が増えたり腫脹のために血管柄が圧迫を受けて血管閉塞の原因となることがある。

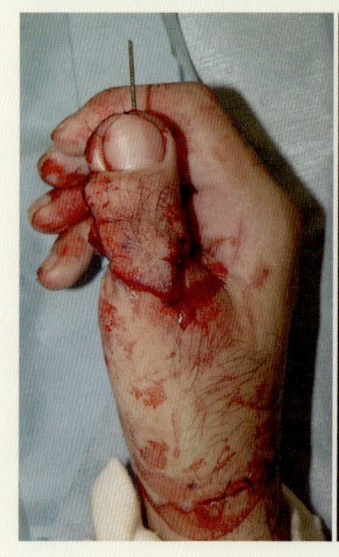

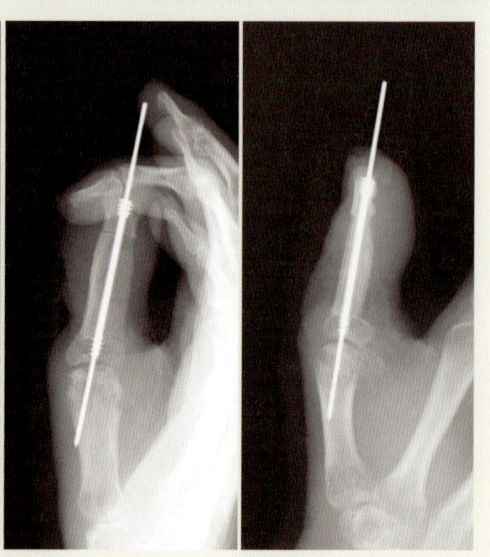

STEP 7 神経血管吻合

まず掌側で神経縫合を行う。その後、動脈吻合はsnuff box部で橈骨動脈へ足背動脈をflow throughとして再建する。橈骨動脈は長母指伸筋腱の掌側にあるため、動脈吻合が行いにくい場合は、橈骨動脈を切断したのちに長母指伸筋腱の背側に移動し、そこで動脈吻合をする。静脈は橈側皮静脈に端々吻合する。

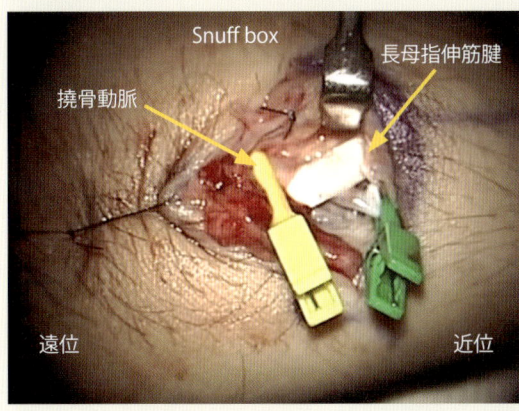

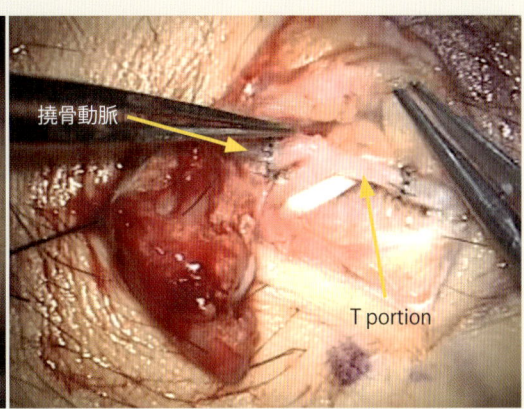

STEP 8 ドナー側の処置

ドナーの被覆は、WAF採取と同時に腓骨動脈穿通枝皮弁を採取しておく。足趾の母指への移植後に、穿通枝を足背動脈と吻合する。

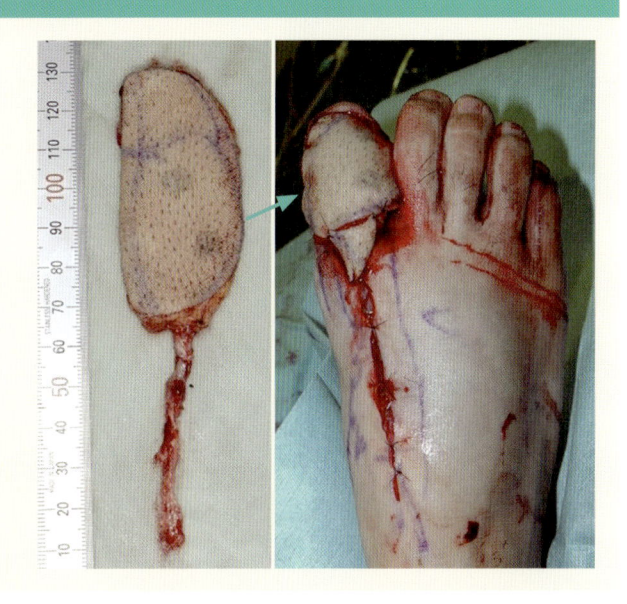

STEP 9 術後1年3カ月の状態

知覚も良好に回復し、母指としての機能は獲得できている。
ドナー側の背側に肥厚性瘢痕があるが、修正を望まなかった。歩行はまったく問題ない。

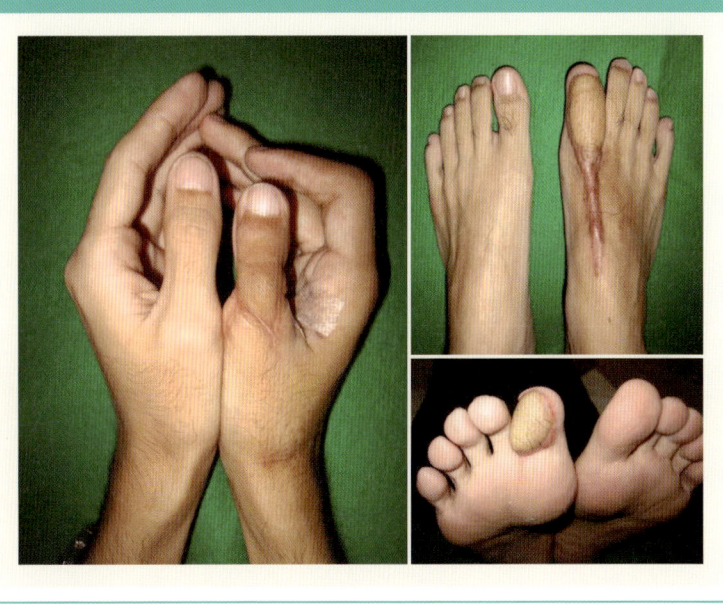

18 指尖部切断再接着術

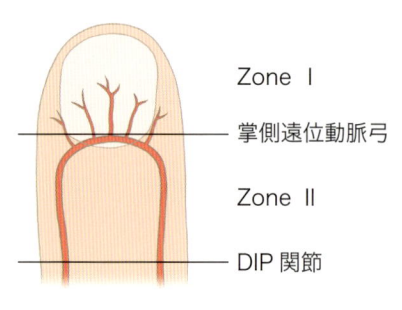

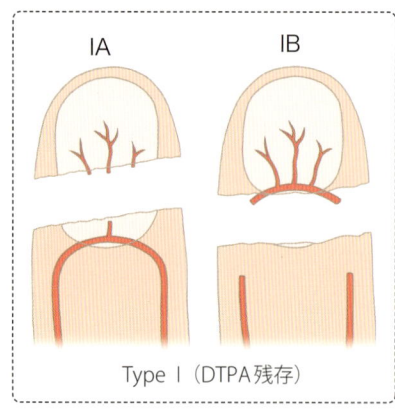

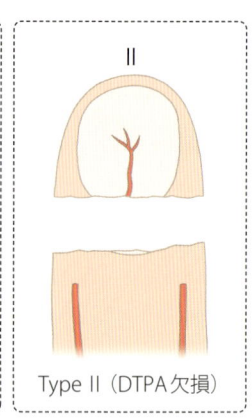

● 笠井 時雄

指尖部切断の分類

遠位掌側動脈弓（DTPA）からみた外科分類

治療原則と適応

2点識別能を有する、感覚のある指尖部の再建が少なくとも目標であるが、爪組織と膨らみのある指腹も同時に復元されることが望ましい。小児を含むほぼすべての切断症例に、再接着術が第1選択となる。ただし、低栄養状態、あるいは凝固能に異常があるなどの全身状態不良例や精神疾患の既往のある患者は適応外となる。

一般的な治療法

切断された部位や欠損した組織によって方法は変わってくるが、一般には主に下記の方法が挙げられる。
1. composite graft
2. イソジンゲル＋アルミホイルを用いた閉鎖療法
3. 掌側前進皮弁（V-Y advancement）
4. 血管柄付き島状指動脈皮弁（順行性あるいは逆行性）
5. 遊離部分足趾移植

私の選択

指尖部再接着においても、他の部位の再接着術と同様に、確実な血行再建が最も重要であり、その際に鍵となるのが遠位掌側動脈弓（distal transverse palm arterial arch：以下DTPA）の存在である。動脈再建においては、DTPAの残存の有無により、その方法が変わってくる。DTPAが近位側に残存している場合には、動脈弓の一端を切断し移行することで、末梢側の掌側指腹中央動脈（central pulp artery：以下CPA）への端々吻合が可能である。また、切断指側にDTPAが残存している場合にも、動脈弓と中枢側の固有指動脈の断端同士を端々吻合することができる。しかしながら、DTPAが欠損している場合には、静脈移植による動脈再建が必要である可能性が高い。静脈の再建では、静脈の端々吻合が困難であっても、DTPAを静脈移植により再建した後に、掌側動脈弓と指背側静脈の間に動静脈シャントを作成することで、有効な静脈還流を得ることができる。

【謝辞】
ご協力頂きました総合病院回生病院小川維二先生に深謝致します。

【参考文献】
1. 笠井時雄、花岡尚賢、浜田佳孝ほか：指尖部切断における新しい外科分類に基づいた手術戦略. 上肢の外科 最近の進歩（別冊整形外科No.54）, pp215-219, 長野昭編, 南江堂, 東京, 2008
2. Hattori Y: Significance of venous anastomosis in fingertip replantation. Plast Reconstr Surg 103: 1719-1724, 1999

私の手術法：指尖部切断再接着術

STEP ❶ 切断指の準備、血管の同定

62歳、男性、左示指指尖部完全切断（Tamai Zone Ⅰ）であり、DTPAは欠損している。

動脈再建法の選択に、DTPAの残存の有無とその部位が極めて重要である（冒頭図参照）。

切断指において、最初にDTPAの存在の有無の確認とCPAの断端を同定分離し、10-0ナイロン糸により目印を付ける。CPAは末節骨掌側中央で、末節骨に近い脂肪組織内で通常見つけることができる。しかしながら、症例の約15%はCPAを見つけることができない場合があり、その際には傍正中掌側指腹動脈あるいは掌側傍正中皮下静脈を代わりとする。

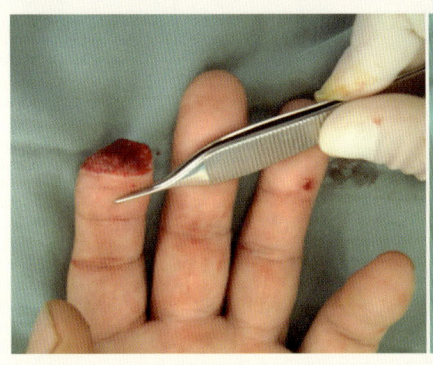

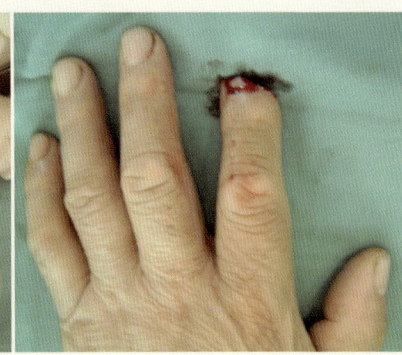

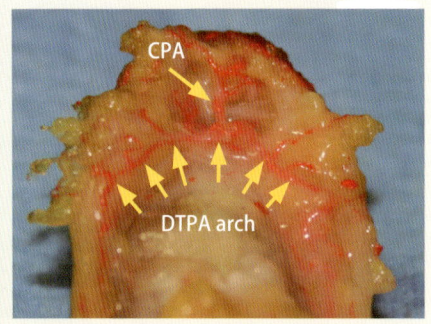

▲動脈系からみた指尖部掌側の解剖

STEP ❷ 切断端中枢側の指動脈あるいは動脈弓の同定

中枢側において吻合可能である適切な長さを有する固有指動脈断端を選択する。この血管を吻合に備え剥離しておき、血流が良好なことを確認したうえで血管クリップをかけておく。

STEP ❸ 切断指への逆行性キルシュナー鋼線挿入

骨接合に備え、末節骨へキルシュナー鋼線を逆行性に挿入しておく。

STEP ❹ 移植静脈採取と切断指への移植

前腕遠位1/3掌側の手首皮線近傍にて、吻合を予定しているCPAの血管径に適合する径を有する静脈を約15mmの長さで採取する。血管径がさらに小さい場合（約8%で認められる）には、母指球部皮下から採取する。静脈採取時に中枢端を結紮し、末梢端を先に結紮切除した際に内腔をヘパリン加生理食塩水で洗浄しておく。CPAについては、残存長が極めて短いことが多いが、縫合断端のコントロールのためにできればシングルクリップをかけておく。採取した静脈の中枢端を残存したCPAへ吻合する。吻合には血管径に合わせて、10-0～12-0サイズのナイロン糸を用いて5～6針縫合する。操作にて血管壁を破ったりしないよう、またあとで再吻合することが困難なこともあり、一度で血管吻合を終えるようにする。

動脈再建については、DTPAが残存しているか否かを最初に判断することにより、その再建方法を予測することができる。DTPAが近位側に残存している場合には、動脈弓の一端を切断し、末梢側のCPAへ端々吻合すべく移行することが可能（自験例75%）である。特に動脈弓がやや大きい母指では移行しやすい。切断指にDTPAが残存している場合には、動脈弓の断端と中枢側の固有指動脈を端々吻合することができる（80%）。DTPAが欠損している場合には、大部分の症例（92%）で静脈移植が必要である。

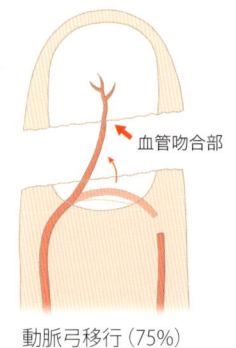

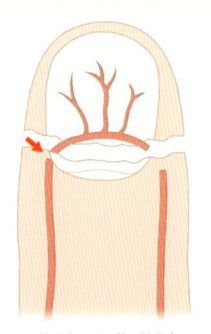

動脈弓移行（75%）　　動脈弓と指動脈　　静脈移植（92%）
　　　　　　　　　　断端の吻合（80%）
Type IA　　　　　　Type IB　　　　　Type II

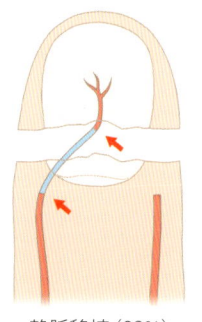

◀動脈再建の方法

18　指尖部切断再接着術　71

STEP 5 骨接合

移植静脈を鋼線で巻き込まないように注意しながら、先ほど末梢切断端にあらかじめ挿入しておいた鋼線を中枢側骨髄内へ挿入していく。また、血行安定のため、DIP関節を3週間、鋼線で仮固定しておく。10歳未満の小児例では、より中枢の関節仮固定が必要となる。

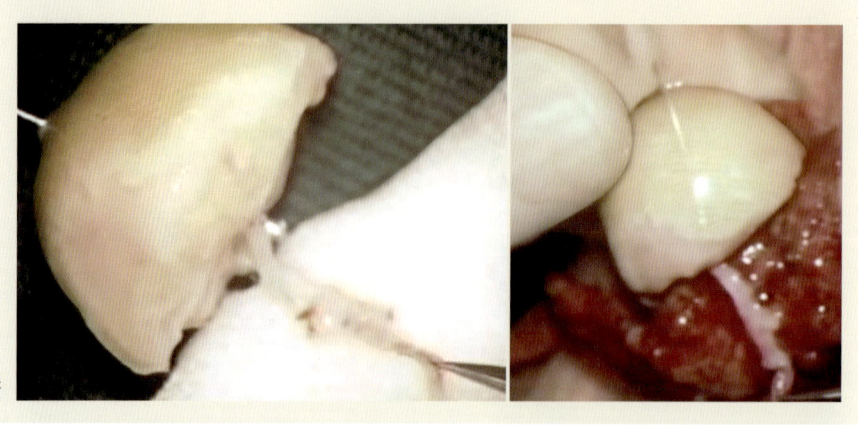

▶静脈移植後の骨接合術

STEP 6 移植静脈の中枢端を固有指動脈へ吻合

移植静脈が吻合する固有指動脈と適切な緊張で縫合できる長さ（通常10mm前後が使用される）に整え、さらに血管の口径をそれぞれ合わせるように血管断端の拡張あるいは採型をした後、吻合を行う。

静脈移植法：DTPAが残存していれば、移植静脈の中枢側はarchの切断端部分へ吻合し、DTPAが残存していなければ、固有指動脈へ吻合する。もし、吻合可能なCPAが見つからない場合には、動静脈シャントを作成する。

動脈血行が再建されると、症例では切断端の擦過傷から出血が認められる。

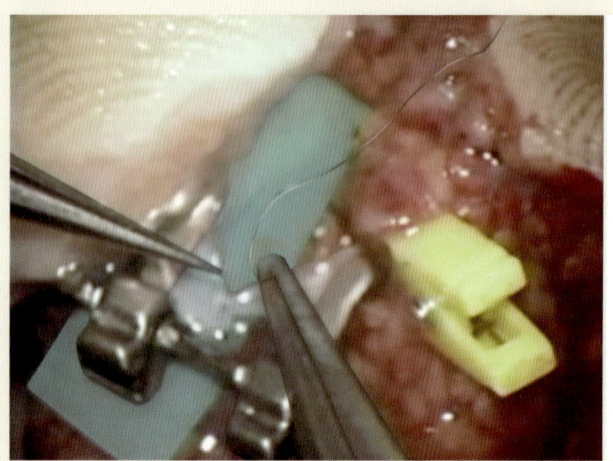

▲固有指動脈と移植静脈中枢側の吻合　　▲静脈移植の方法

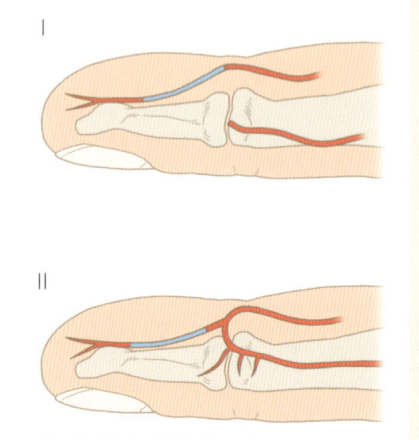

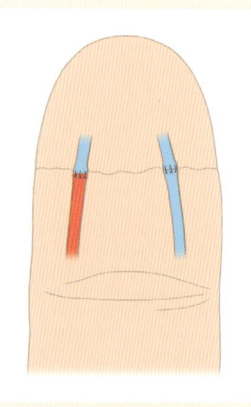

▲動静脈シャントの作成

第1章　上　肢

STEP ❼ 静脈還流の再建

Zone Ⅰでは掌側傍正中静脈あるいは側方皮下静脈が、Zone Ⅱでは指背側正中静脈がそれぞれ可能であれば吻合を行う。ただし、Zone Ⅰについては、静脈吻合が困難なことが多く、吻合できたとしても圧挫や引き抜き損傷では静脈還流が不確実な症例が存在する。

そのため、他の方法として、動脈弓を再建したのちに、その近位側の動脈と指背側静脈との間に動静脈シャントを作成することにより、うっ血を回避できる。

また、初回術後24～48時間以内に、動脈再建後に還流血液により拡張してきた静脈を吻合する方法もある。静脈の再建ができなかった場合には、指尖部fish mouthの作成（Zone Ⅱ）、1～2時間ごとの針穿刺による瀉血（Zone Ⅰ）、あるいはleechの使用（Zone Ⅰ、Ⅱ）を術後に行う必要がある。

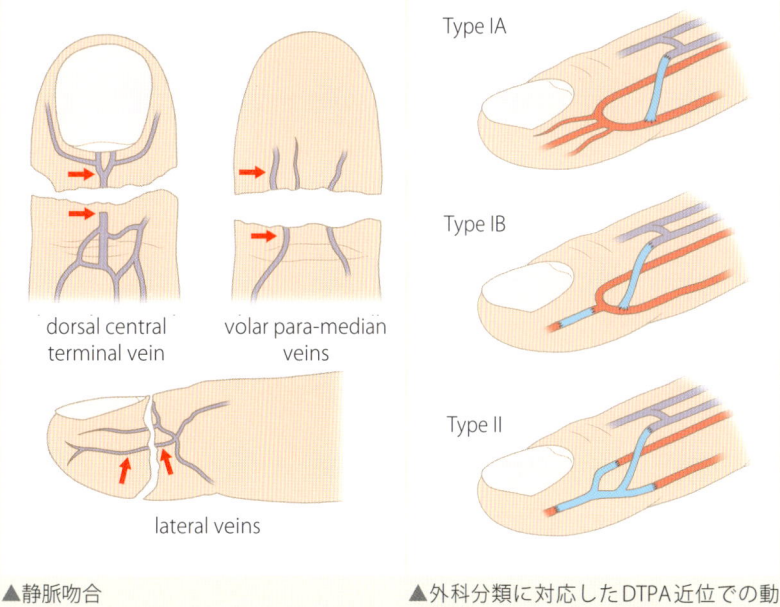

dorsal central terminal vein
volar para-median veins
lateral veins

Type IA
Type IB
Type II

▲静脈吻合

▲外科分類に対応したDTPA近位での動静脈シャントの作成方法

STEP ❽ 皮膚縫合、閉創、抗凝固療法

血管吻合部に緊張がかからないように、また圧迫されないように、ゆるめに縫合し閉創する。術後は、抗凝固療法として、ヘパリン1～1.5万単位/日、ウロキナーゼ12～24万単位/日、プロスタンディン80μg/日、低分子デキストラン500ml/日をそれぞれ5～7日間使用する。

STEP ❾ 後療法

術後1週間は、ベッド上での比較的安静とするが、坐位やトイレ動作は許可をする。3週以後からは、仮固定していた鋼線を除去し、遠位指節間関節を含めてマイルドな自動運動から開始する。

血行障害に対する対策：術後3～5日目前後で、血流量の低下が疑われる場合には、25％アルブミン50mlを使用する。またヘパリン2500単位静注を追加する場合もある。

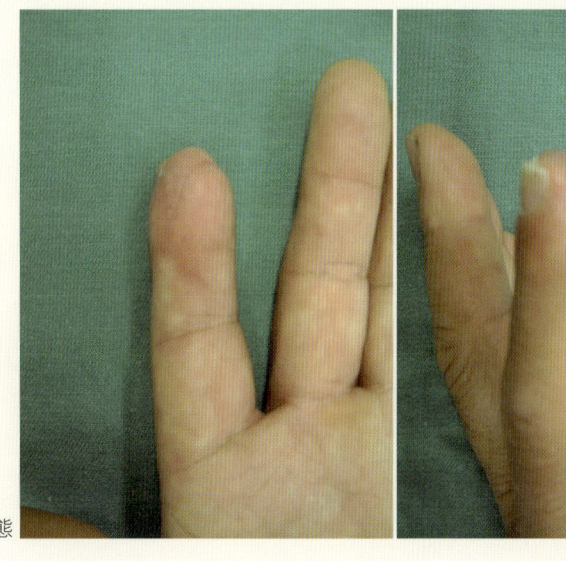

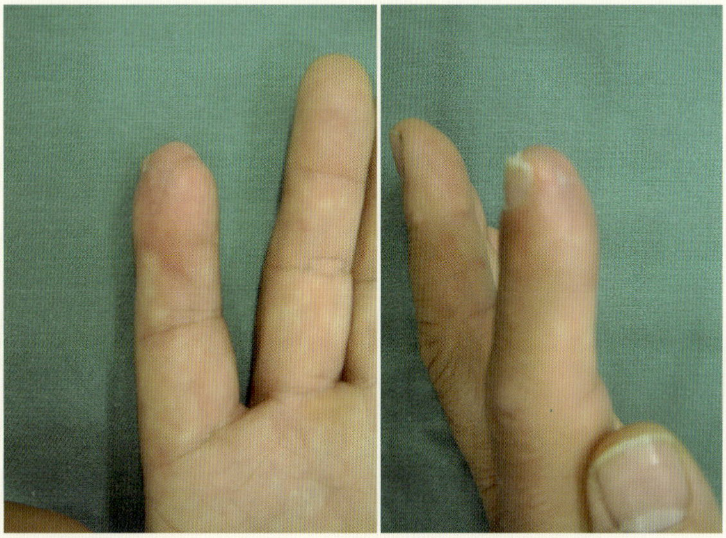

▶術後3カ月の状態

19 手部再接着

●沢辺 一馬

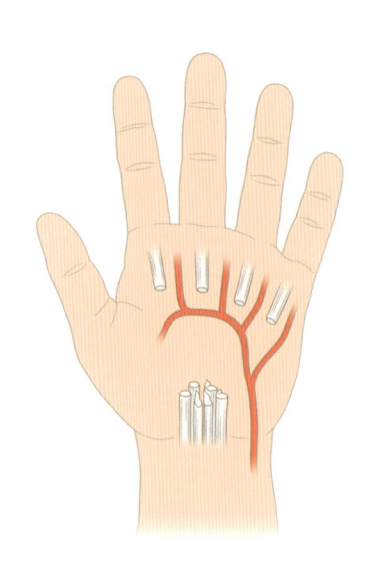

治療原則と適応

手部切断は機能的・整容的障害が大きい。また、筋組織が少ないため8時間以上の阻血時間でも再接着を試みるべきである。再接着成功後、腱剥離術を行うなどしてまずまずの外在筋機能が得られる症例がある。知覚はprotective sensation以上を獲得できることも多い。総じて義手よりも優れた機能を獲得できることが多く、再接着の適応は高い。

一般的な治療法

①骨、②屈筋腱または動脈、③神経、④伸筋腱、⑤静脈の順に再建する。骨は少し短縮し、キルシュナー鋼線やプレートで固定する。内在筋は可及的に縫合し、指屈筋腱は深指屈筋腱（以下、FDP腱）のみを縫合し浅指屈筋腱（以下、FDS腱）は縫合しないことが多い。術後2週まではギプスをラフに巻いて安静肢位をとる。特に最初の1週間は抗凝固療法を行い、頻回に血流や出血の観察を行う。3〜4週から関節可動域訓練を開始する。少なくとも3カ月以上経てから、腱剥離術などの再建手術を検討する。

私の選択

症例によるが、治療のゴールをやや控えめに設定している。すなわちprotective sensationを有し、フック機能やものを押さえたりといった補助手としている。ただし、若年者の鋭的切断のように条件が整っていれば良好な機能獲得を目標とする。

動脈再開前にactivated clotting time（ACT）が200秒前後になるようヘパリンを静脈内投与する。引き抜き損傷症例では、末梢側はFDP腱を用いるが、中枢側は使用できる指屈筋腱を用いる。すなわち、末梢側4本のFDP腱をひとまとめにして中枢側の2本のFDS腱と縫合することもある。将来的に機能再建（腱移植、対立再建など）を予定するなら、再接着時に使用しない中枢側のFDS腱断端を手掌腱膜や皮下組織に縫合固定しておく。

【謝辞】
症例写真をご提供いただきました、大津赤十字病院副院長兼形成外科部長　石川浩三先生に深謝申し上げます。

【参考文献】
1. 茨木邦夫，齋藤英彦，吉津孝衛：指（肢）切断に対する処置；再接着の適応と手技．手の外科診療ハンドブック，pp168-179，南江堂，東京，2004
2. Goldner RD, Urbaniak JR: Replantation. Green's Operative Hand Surgery (5th ed), pp1569-1586, Elsevier Churchill Livingstone, Philadelphia, 2005
3. 伊丹康人，西尾篤人：整形外科マイクロサージャリー（整形外科Mook 48），玉井進編集主幹，pp1-77，金原出版，東京，1987

私の手術法1：**手部切断（1）**

STEP ❶ 術前

右中手骨基部レベルでのプレス機による切断症例。皮膚は比較的鋭的切断であるが、一部の腱は筋腱移行部での引き抜き損傷である。

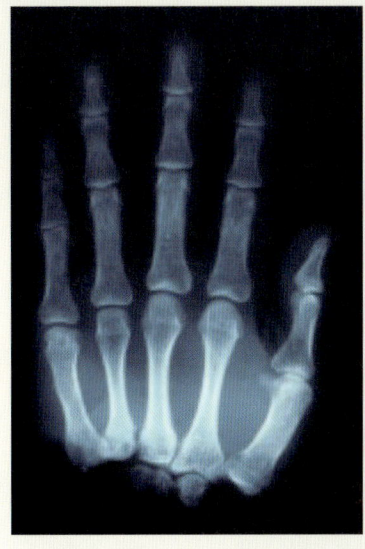

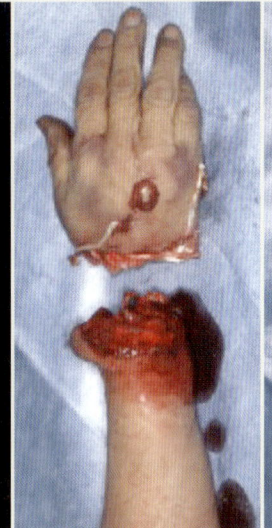

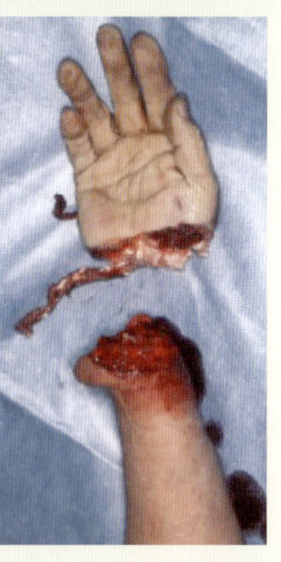

STEP ❷ 中枢末梢組織の同定と再接着

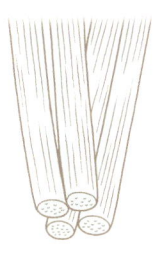

末梢側はFDPを用いる。中枢側の力源は使用できる屈筋腱を用いる。縫合法はケースバイケース。バランスと緊張に注意。

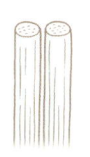

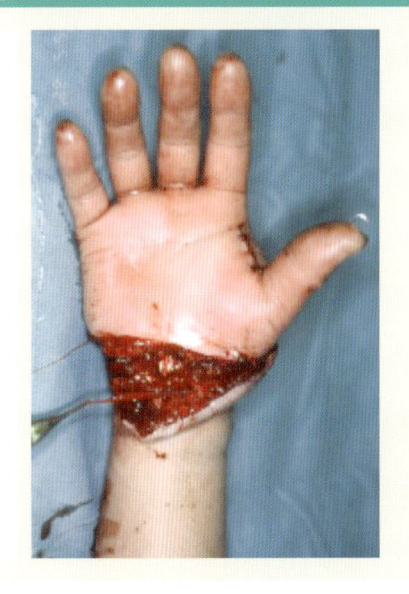

①骨、②屈筋腱または動脈、③神経、④伸筋腱、⑤静脈の順に再建する。骨は少し短縮しキルシュナー鋼線での固定が簡便である。屈筋腱引き抜き損傷の場合は、末梢側はFDP腱を用いるが、中枢側はFDS腱をはじめ、残存した屈筋腱を力源として利用することもある。また、いずれも筋腱移行部で引き抜かれている場合は、FDP腱のみ引き抜けたあたりの筋体に縫合する。後の再建のためにFDSは手掌腱膜や皮下に縫合しておくとよい。

STEP ❸ 屈筋腱剥離と対立の再建

術後3カ月以上のリハビリテーションを経て残存した腱癒着には剥離術を行った。本症例では、屈筋腱の剥離によりフック機能と大きなものを把持する程度の関節可動域獲得を目標とした。
切断部を中心に末梢と中枢側へ大きく展開する。最初は切断部から離れたintactな部分から組織を同定し、剥離を行っていく。本来は屈筋腱剥離術を行うにあたり、伸筋腱が十分に効いていること、できるだけ関節拘縮を改善させておくことが重要である。腱剥離術はおのおのの指に対して行うのではなく、指屈筋腱を一塊に周囲組織から剥離することもある。

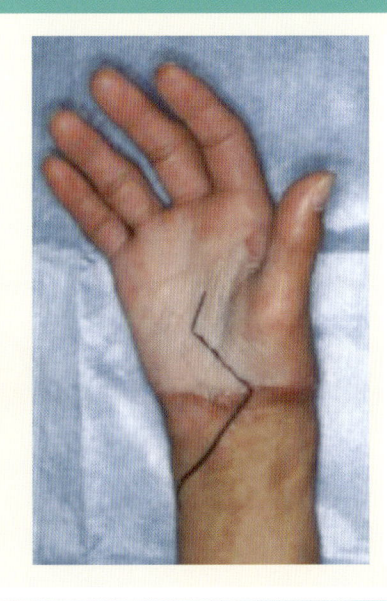

屈筋腱1本1本を剥離するのではなく、縫合部の瘢痕を切除せずひとまとめにして剥離することもある。

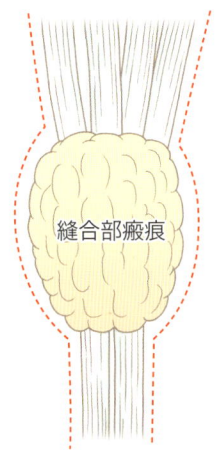

縫合部瘢痕

19 手部再接着 75

STEP ❹ 屈筋腱剥離術後7カ月（受傷後1年）

目標とするフック機能および大きなものを把持することが可能となり、手を温存でき整容的に良好な結果が得られた。

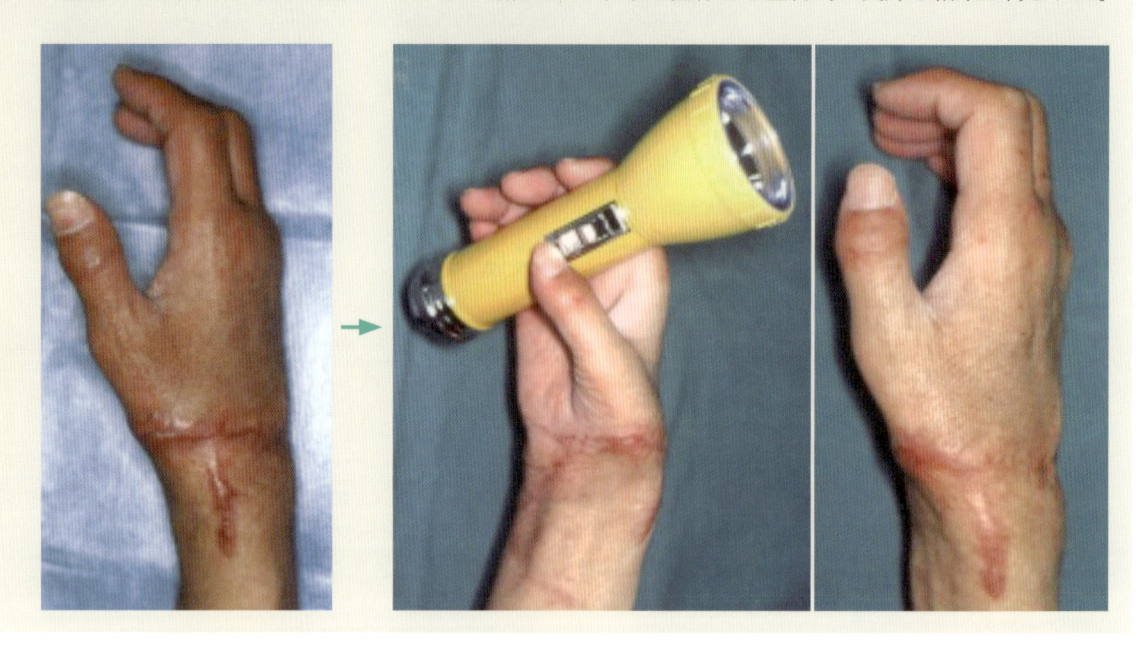

私の手術法2：**手部切断(2)**

STEP ❶ 術前

右母指〜中指の中手骨レベルでの裁断機による切断症例。ほぼ鋭的切断である。

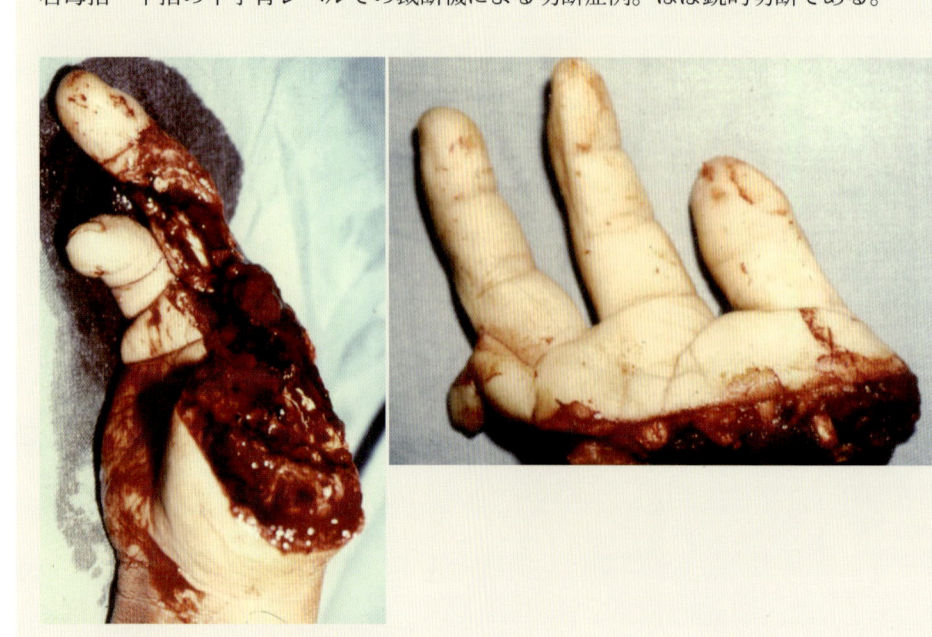

76　第1章　上　肢

STEP ❷ 中枢末梢組織の同定と再接着

①骨、②屈筋腱または動脈、③神経、④伸筋腱、⑤静脈の順に再建する。骨は少し短縮しキルシュナー鋼線での固定が簡便である。われわれは、通常、屈筋腱についてはFDP腱のみを縫合している。後の二期再建に必要な場合はFDSを手掌腱膜などに固定しておくこともある。

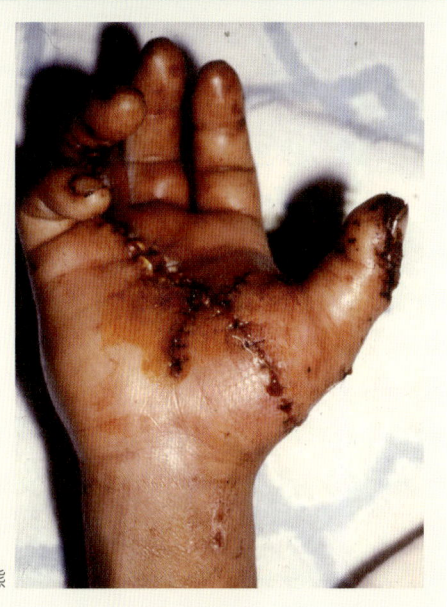

▶術後3週の状態

STEP ❸ 術後10カ月の状態

環・小指の機能が比較的温存されているので、腱剥離などの追加手術は行っていない。整容的に良好な結果と、大きな軽いものを把持する程度の機能が獲得できた。

環・小指も切断されており、腱癒着が残った場合は、腱剥離術を行うことがある。その際、関節拘縮を改善し伸筋腱が十分に効いていることが重要である。

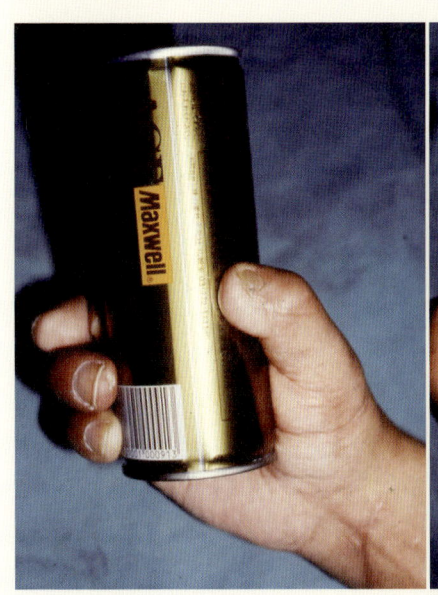

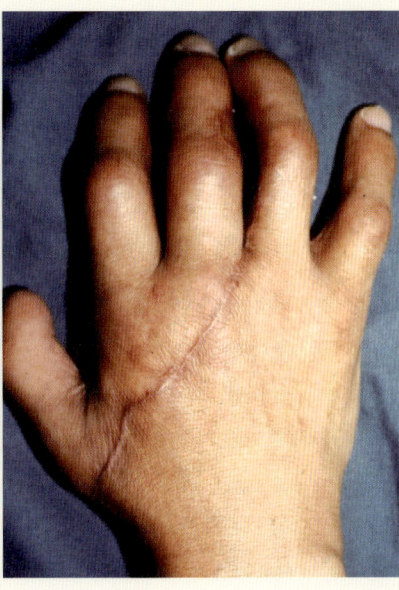

19 手部再接着

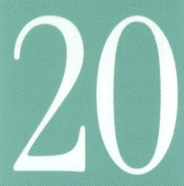

20 上肢 major amputation

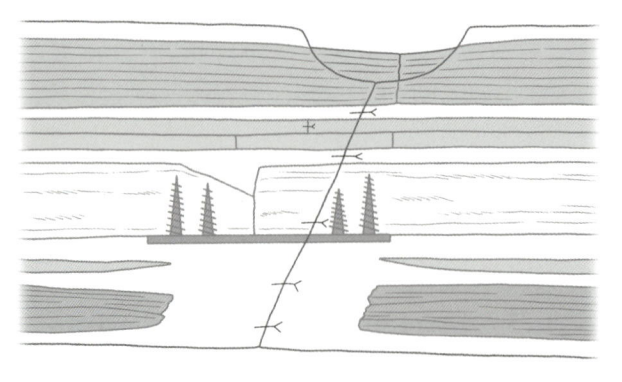

●酒井 和裕

軟部組織閉鎖
（血管と骨の表層）

血管縫合または移植

骨短縮・接合

他の組織は後日
再建でもよい

十分なデブリードマンを行い、骨と血管の修復を優先して
そこを軟部組織で覆う。他部位の再建は後日でもよい。

治療原則と適応

上肢major amputationはまれではあるが、機能と整容に及ぼす影響が大きい。切断肢の条件がよければ再接着術を検討する。切断部位が中枢ほど血行再開後に再還流症候群の危険性があり、治療期間が長く成績も劣る。このため適応を慎重にすべきであるが、若年者はできるだけ再接着術を行う。全身状態不良、切断肢の挫滅や多重切断、長時間の阻血や保存状態不良の時は断端形成術を行う。

一般的な治療法

1. 急性期

1) 再接着術：阻血時間短縮やdamage controlのために血管以外の処理を省略したり簡素化することが多い。血行再開後の電解質異常に注意し、compartment syndromeの危惧がある時は筋膜切開を追加する。術後に血行障害が生じたら早めに局所を展開し、血栓除去や血管移植などを行う。組織の一期的修復を省略した時は術後1～2週間以内を目安に修復か、移植を行う。

2) 断端形成術：通常は断端の骨を短縮して閉鎖する。装具装着などのため肢長を温存し断端を皮弁（fillet flapなど）で被覆したり、陰圧閉鎖療法後に植皮か皮弁移植を行うこともある。

2. 回復期

1) 再接着術：早い時期に合併症の処理、遅い時期に機能改善のための再建術を追加する。

2) 断端形成術：能動義手は使わず装飾用義手を使うか放置することが多い。筋電義手は高価でリハビリテーションに時間を要すが希望があれば試みる。手部切断は母指と対立指を足趾移植などで再建すればpinchは可能となる。海外では両手切断に同種移植を行うところもある。

私の選択

全身状態良好で希望があれば再接着術を考慮する。術後の機能と整容が許容できるところか否かがポイントである。温阻血8時間、冷阻血16時間以内に血行再建すること、切断端以外の挫滅が少ないことが最低限必要である。女性や若年者は積極的に行う。高齢者や経済・時間に余裕のない人は厳選する。再接着術後には1～2年のリハビリテーションと多数回の再建術を行うことも説明する。

【参考文献】
1. 酒井和裕，末富裕，木股完仁ほか：マイクロサージャリーを用いた多数指欠損を伴う重度挫滅手の再建の経験．日マイクロ会誌 23：13-21, 2010
2. 酒井和裕，土井一輝：血管柄付き骨移植；上肢骨偽関節に対する大腿骨内上顆からの骨移植．Orthopaedics 5：9-18, 1992

私の手術法：再接着術

STEP ❶ 再接着の適応決定と組織の同定

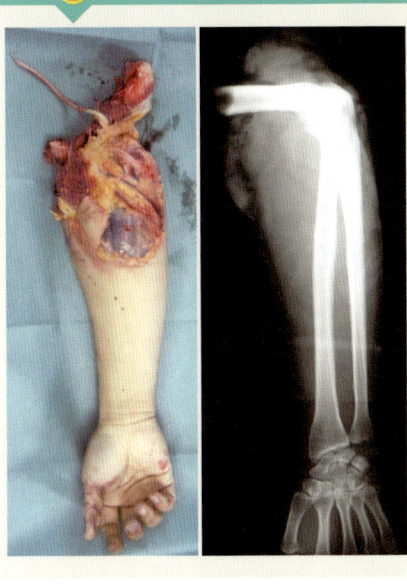

右上腕完全切断例。45歳、男性、プレス機での切断肢は断端以外の損傷が軽微で受傷後1時間で来院した。全身状態も問題なく再接着術を行うことにした。切断肢に尺骨神経、切断中枢に正中神経が引き抜かれて長く垂れ下がっていた。橈骨神経と上腕動静脈は切断端で圧挫断裂しており検索は容易で出血も少なかった。

出血する時はただちに断端の中枢側で血管を用手的に圧迫するか、駆血帯を使用して血管断端にクリップか結紮糸をかける。

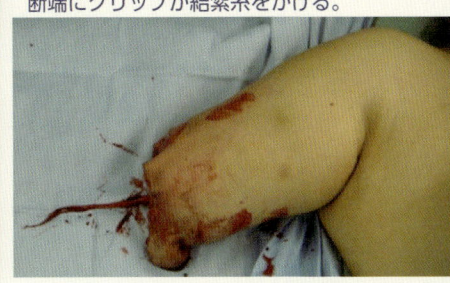

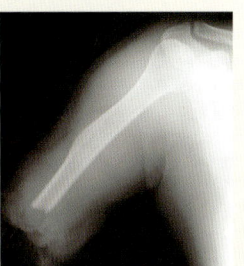

STEP ❷ デブリードマン・骨短縮と骨接合

デブリードマンは十分に行い、術後の組織壊死や感染、拘縮を防止する。組織の修復を容易とするため十分な骨短縮も行う。これらが不十分であると術後機能に悪影響する筋拘縮と癒着が生じる。

骨接合は小さめのプレートかキルシュナー鋼線を用いる。骨接合には時間をかけず侵襲も大きくしない。必要ならば血行再建後に創外固定を併用する。

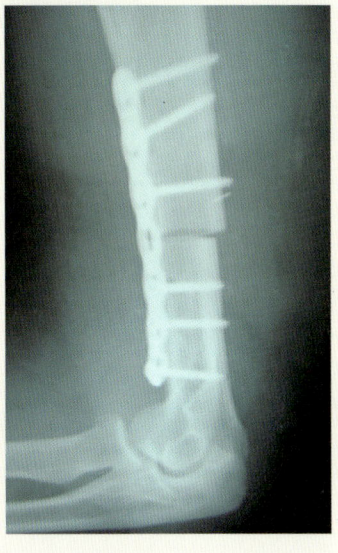

▶5cm短縮してプレート固定

STEP ❸ 筋腱・神経・血管の修復

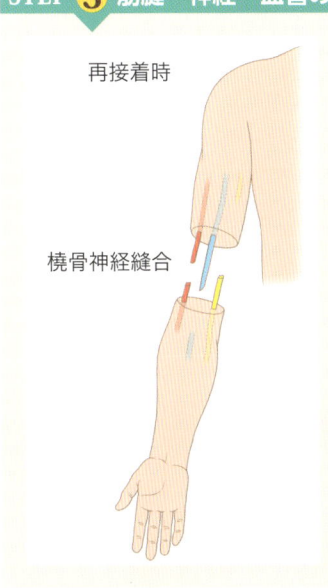

再接着時

橈骨神経縫合

筋肉はデブリードマンし、筋膜を縫合して緩く寄せ合わす。腱はナイロン糸で縫合する。神経は断端同定のため追加皮切を要することが多い。時間短縮のため腱や神経は放置して後日、修復してもよい。本例も正中・尺骨神経の処置は省略して橈骨神経のみ端々縫合した。血管は主要動脈と静脈を最低限2本は修復する。血管の状態が不良の時は健常部まで血管移植を行う。切断肢の還流は行わない。

動脈縫合を急ぐが、時間に余裕があれば静脈1本を先に縫合すると腫脹と出血を軽減できる。

20 上肢 major amputation

STEP ❹ 皮膚閉鎖

神経血管と骨は軟部組織で覆うが、皮膚は腫脹や欠損がある時に無理やり全部を閉鎖しない。本例のように人工皮膚を使うか、血管と近接していなければ陰圧閉鎖療法を行う。後日、腫脹が軽減してから縫縮、植皮、皮弁手術を行う。
緊張の強い皮膚閉鎖は血行障害や皮膚壊死を引き起こす。

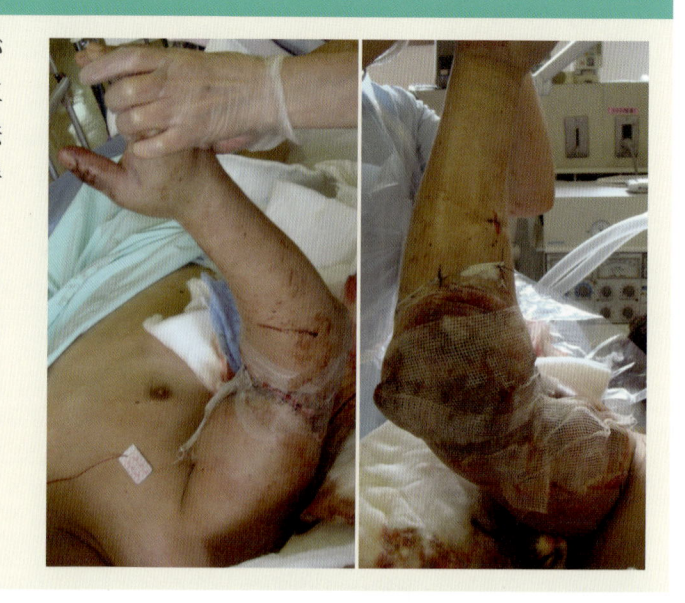

STEP ❺ 後療法と術後管理

術後は組織の再断裂防止のためギプスシーネ固定を行うが、可能な限り早めにリハビリテーションを開始する。1週間程度は床上安静とし、尿からの代謝物排泄促進と全身状態の急変や血栓形成に備えて持続の補液を行う。ミオグロビンの赤色尿がでる時は色調変化、尿量、血圧、高カリウム血症、腎機能低下などに注意する。患肢を挙上して色、温度、capillary refillを定期的にチェックし血行モニターする。術中血栓形成例を除き、原則的には抗凝固療法は行わない。術中、術後血栓形成例はヘパリン1万U/日を1週間程度持続投与する。感染の危険性が高い時は抗生物質を長めに投与する。

STEP ❻ 追加処理：皮膚

再接着時に閉鎖できなかったり術後の壊死などで、切断部近傍の皮膚処理を術後早期に追加することが多い。植皮や皮弁移動、皮弁移植を行うが全身状態が安定化したら早めに行う。
早期の追加処理は血管縫合部に圧迫や牽引力などが加わらないように注意する。
本例は再接着時に血管上を皮弁移動で覆い、残りは術後10日目に植皮を行った。

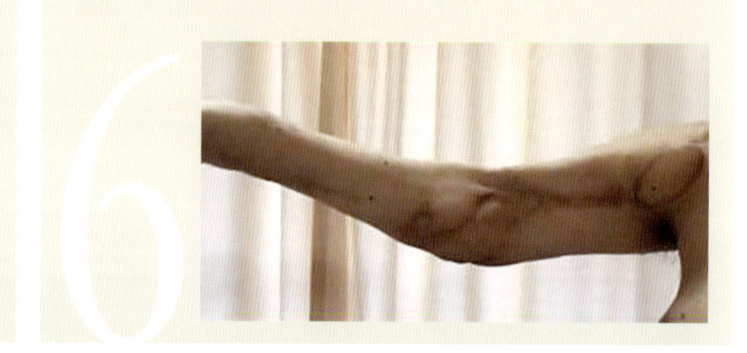

STEP ❼ 再接着後2年の状態

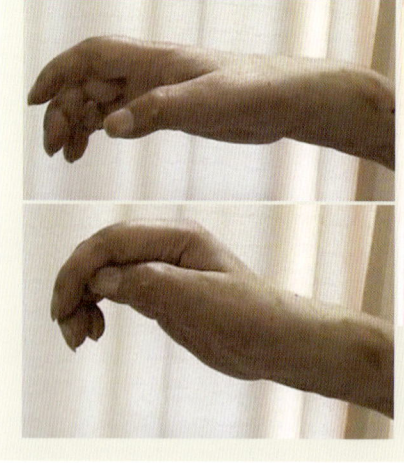

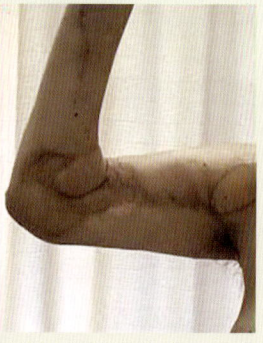

指に軽いものをひっかける、新聞のページをめくる、軽いものを前腕にひっかけるなどが可能である。痛みは軽度で知覚は正中、尺骨神経領域ともSemmes Weinstein testで11mm、static 2PDで11mmまで回復している。
ADLでは主に健側手の補助手として使っており、満足度は高い。

CASES 追加処理：神経

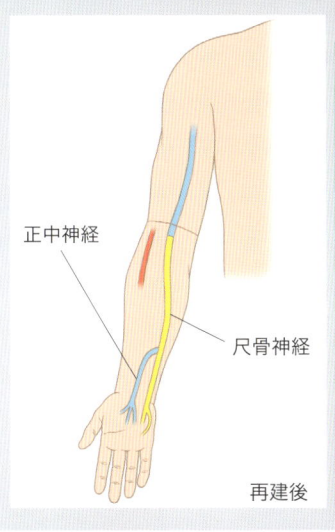

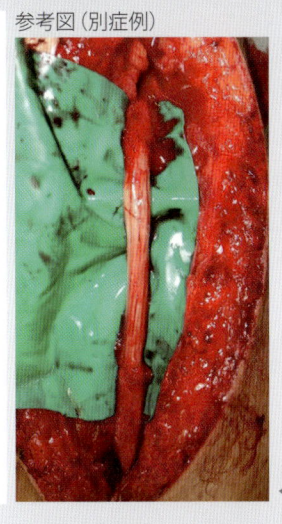

参考図（別症例）

正中神経
尺骨神経
再建後

再接着時に省略した時は機能回復の可能性や損傷状態に応じて神経の縫合、移植、移行術、放置（腱移行術での代償）などを検討する。手術は全身と局所の状態が安定化したら早めに行う。神経移植が多い（参考図）が、本例は皮膚処理のため遅れ術後6週間で肘部で正中神経を尺骨神経に移行し、前腕で正中神経を尺骨神経に端側縫合した。

血管縫合部近傍をできるだけ展開しない進入法を用い、早期リハビリテーションができる術式とする。

◀上腕部の橈骨神経再建（腓腹神経のcable graft例）

CASES 追加処理：骨

骨移植や本例のように偽関節手術を追加することがある。複合組織欠損や難治性偽関節では血管柄付き骨皮弁移植を行うこともある。上肢では血管柄付き大腿骨内上顆移植が小さい骨欠損に使いやすい（参考図）。

複数回の遊離血管柄付き複合組織移植を行う可能性がある時は、血管造影を行い移植床血管の選択と部位決定を考慮する。

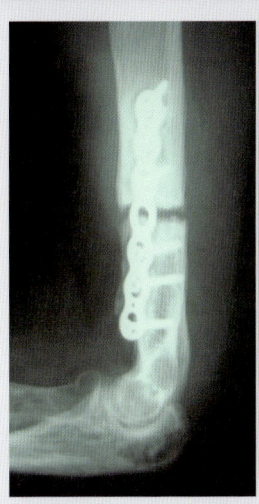

▲術後1年2カ月：偽関節術前　▲術後2年：骨癒合

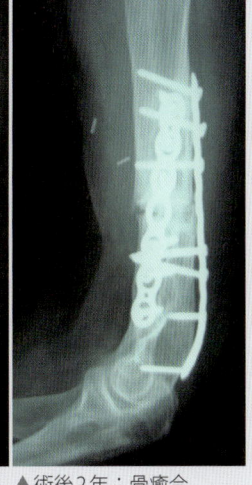

参考図（別症例）

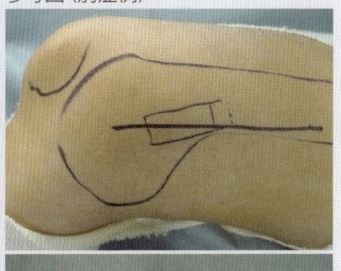

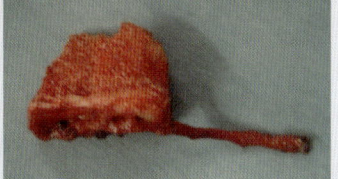

▲血管柄付き大腿骨内上顆骨移植の採取

CASES 追加処理：筋肉と腱

再接着時に腱縫合を省略した時は術後早期に縫合する。十分にリハビリテーションを行っても運動機能回復が不良の時は、腱の剥離・移行・固定や遊離血管柄付き筋肉移植などを原因に応じて選択する。本例は指伸展力の回復が弱く、術後1年で血管柄付き薄筋移植を行った。

再建を行って改善が見込めるのは筋拘縮や関節拘縮が少ない症例である。

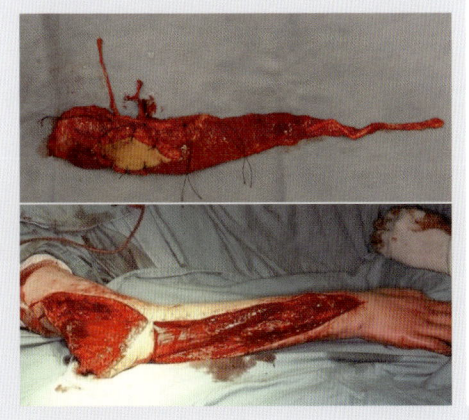

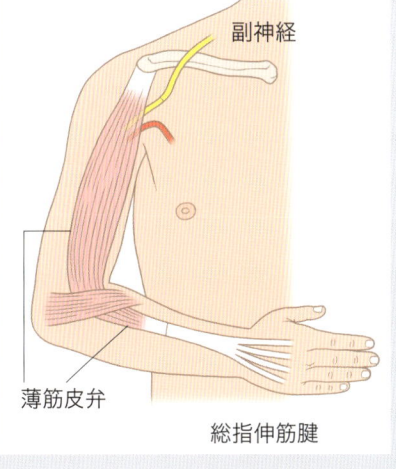

副神経
薄筋皮弁
総指伸筋腱

20　上肢 major amputation

21 手部デグロービング損傷

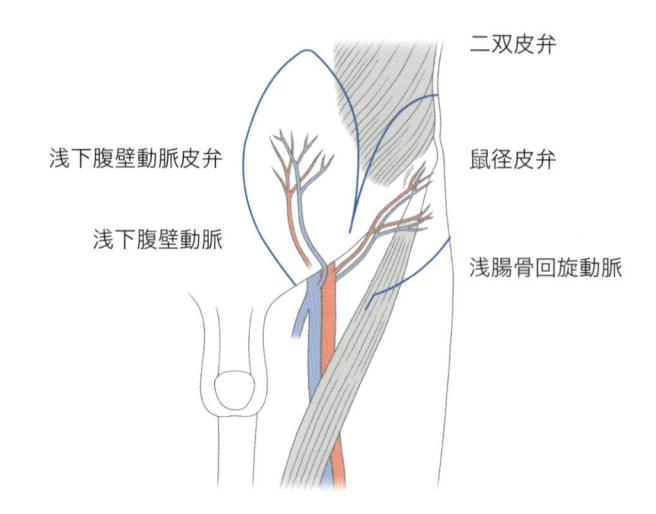

● 土田 芳彦

手関節以遠の広範なデグロービング損傷の被覆には広大な皮弁が必要であり、鼠径皮弁と下腹壁動脈皮弁の二双皮弁は有用である。

治療原則と適応

剥脱した皮膚組織の下層には骨、腱、神経などの重要組織が露出し、通常その構造は温存されていることが多い。治療の基本は剥脱した皮膚を元に戻し、血行再建を行うことである。しかし、それが困難である場合も多く、その場合には丈夫で知覚があり外観も良好な軟部組織にて被覆する必要がある。これらの軟部組織再建が早期に行われないと、下層構造（骨、腱、神経）は容易に壊死、感染に陥る。

一般的な治療法

1. **剥脱組織の再接着あるいは再血行化**
   可能であればそれが第1選択とされ、早期に施行すれば正常に近い回復が得られるとされる。再血行化が困難な場合には皮弁術により再建されることとなるが、通常は鼠径部皮弁などの遠隔皮弁が用いられることが多い。
2. **遠隔皮弁（鼠径皮弁など）**
3. **遊離皮弁（前外側大腿皮弁、肩甲皮弁など）**

私の選択

再接着術あるいは再血行化が可能なものはそれを第1選択とするのは一般的原則と同様であるが、通常の切断指再接着指よりも成功率は低く（30％程度）、再接着術あるいは再血行化が不成功に終わった場合の二次再建の成績は不良であり、困難な症例は最初から皮弁術を考慮すべきであると考える。よって、再接着術成功の確率に確信がもてなければ皮弁形成術を積極的に選択する。その方法は、母指については遊離あるいは有茎（逆行性）の橈側前腕皮弁にて再建するか、wrap around flapにて再建する。母指以外の手指、手背部、手掌部については、遠隔鼠径皮弁を中心として下腹壁皮弁やその他の皮弁を合併して再建する。そして手指の分離手術、除脂肪術、また母指および対抗指への神経血管柄付き皮膚移植は二次的適応として考慮する。

【参考文献】
1. 土田芳彦, 村上裕子, 辻英樹ほか：手部剥脱損傷の治療経験. 日手会誌 27：460-464, 2011

私の手術法1：母指に対する遊離皮弁と手部に対する遠隔二双皮弁

STEP ❶ 術前

23歳、男性、機械に巻き込まれて受傷。左手部は手関節以下の皮膚の完全剥脱であり、中〜小指は遠位指節間関節での離断を伴っている。手指の屈筋腱、伸筋腱は残存しており、全手指の自動可動が可能である。

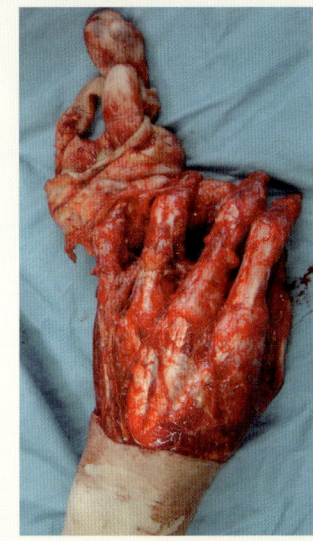

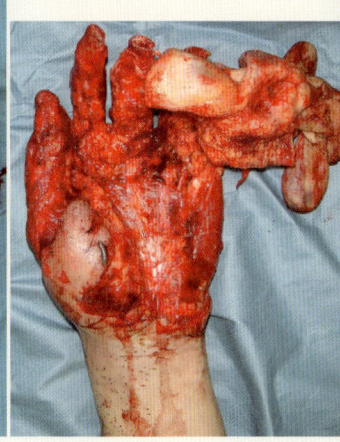

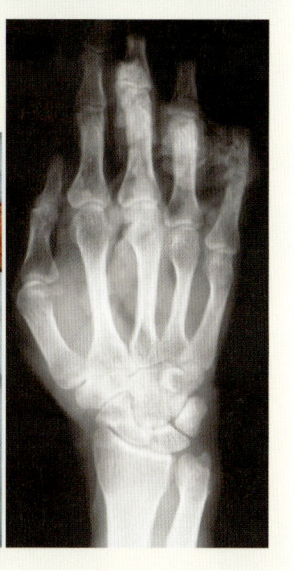

STEP ❷ Tissue banking

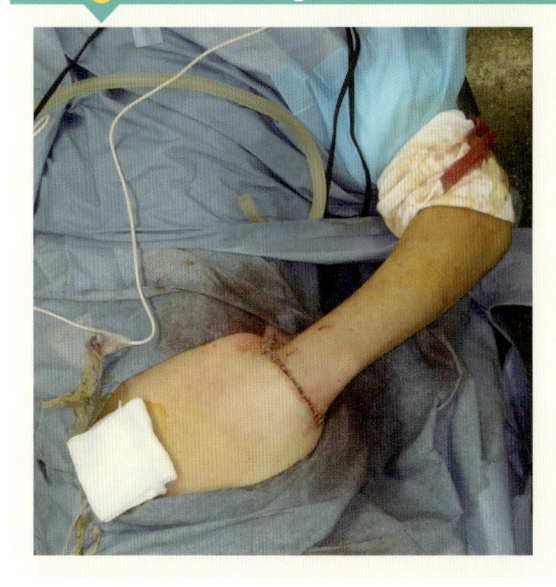

即日、洗浄および左下腹部にtissue bankingを施行した。下腹部の患側に手部が入る程度の大きさの縦切開（通常は10cm程度）を加え、皮下をエレバトリムなどで鈍的に剥離し、ポケットを作成する。
皮下は愛護的かつ十分に剥離し、血腫などができないようにする。

STEP ❸ 第2回目手術（受傷後48時間）

左母指を対側からの遊離橈側前腕皮弁にて被覆し、橈骨動静脈に吻合した。左手部は遠隔鼠径皮弁と浅下腹壁動脈皮弁の二双皮弁にて手部の掌側と背側を被覆した。
術前に浅腸骨回旋動脈および浅下腹壁動脈を、ドップラーにてトレースしておく。手部を被覆するに必要かつ十分な大きさの皮弁を、型紙を使用してデザインする。皮弁はその遠位より筋膜上レベルで剥離するが、浅下腹壁動脈は鼠径靱帯を超えた領域から含める。浅腸骨回旋動脈は上前腸骨棘を超えた領域からは筋膜も含めるようにする。

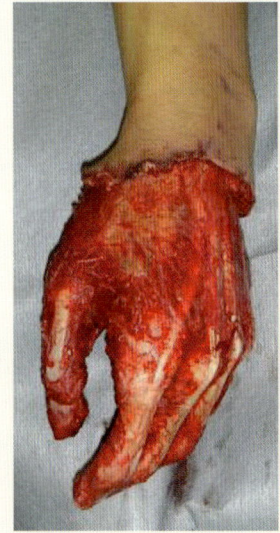

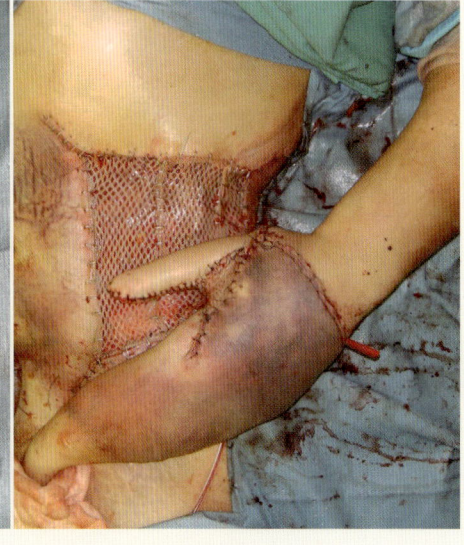

STEP ❹ 第3回目手術：皮弁切離術（皮弁施行後3週）

遠隔皮弁を完全切離し鼠径部の創を縫縮した。皮弁施行2週間後に遠隔皮弁基部の皮膚を半周切離し再縫合しておく。さらに1週間後（皮弁施行3週間後）に皮弁を完全に切離する。

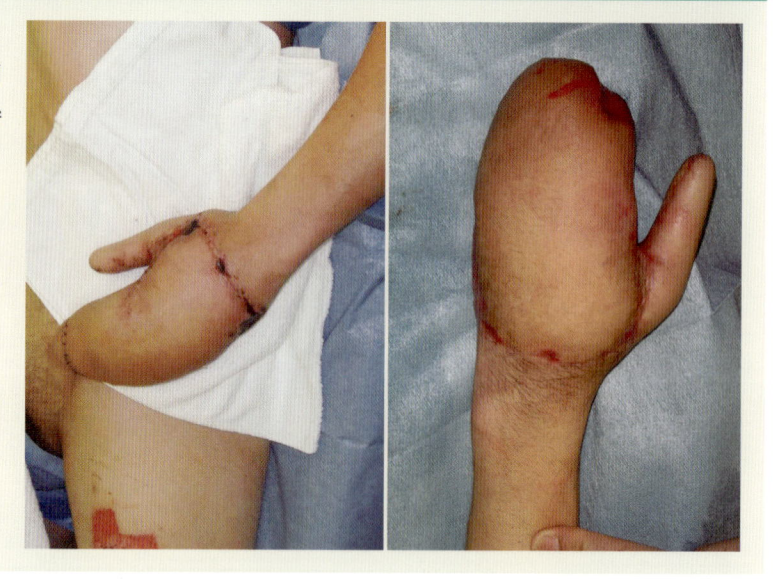

STEP ❺ 術後1年5カ月の状態

数回の指分離術とリハビリテーションを施行した。

術後1年5カ月の状態では、手指中手指節間関節の可動性は伸展－5°、屈曲50°である（近位指節間関節は離断している）。
母指中手指節間関節の可動性は伸展－5°、屈曲60°、指節間関節は伸展0°、屈曲25°、掌側外転は40°である。

84　第1章　上　肢

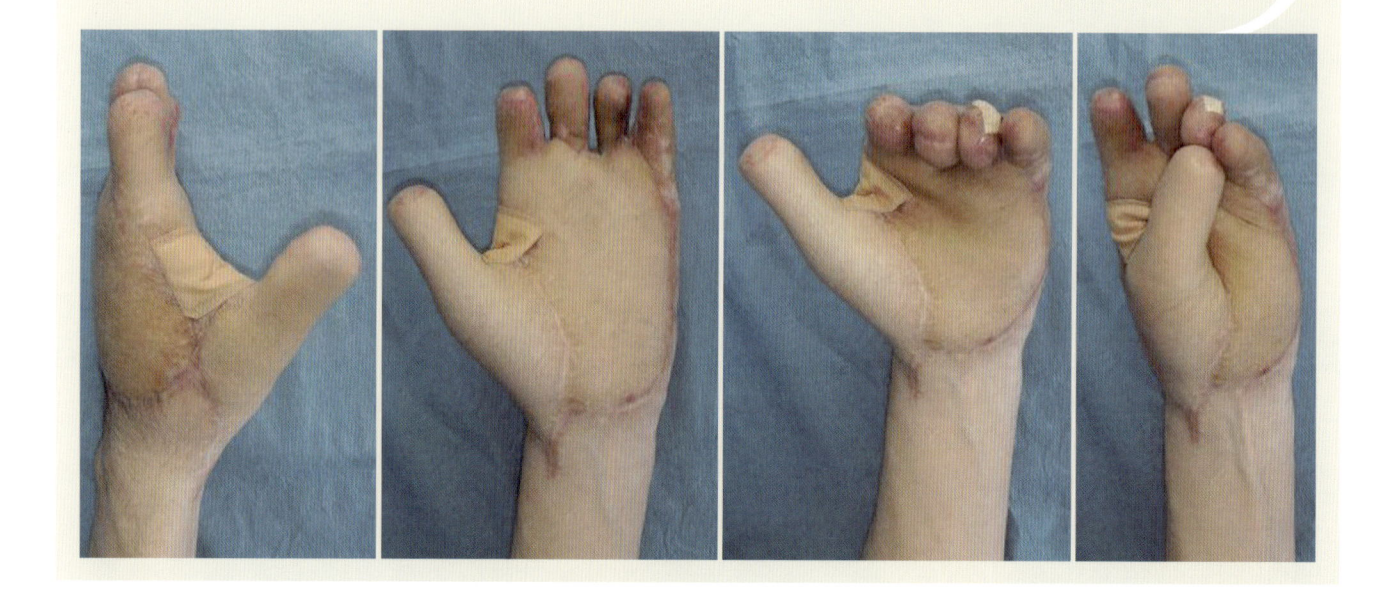

私の手術法2：手指に対する遠隔鼠径皮弁

STEP ❶ 搬入時

55歳、女性、機械に巻き込まれて受傷。右第2～4指のMP関節以遠の完全剥脱創である。母指は温存されていた。

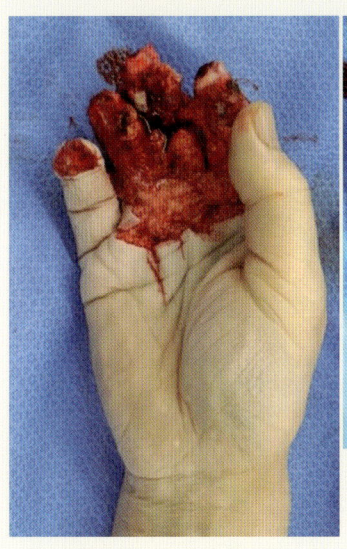

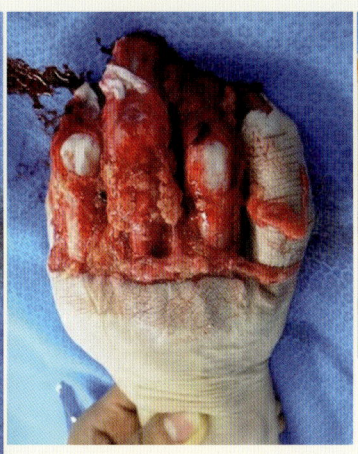

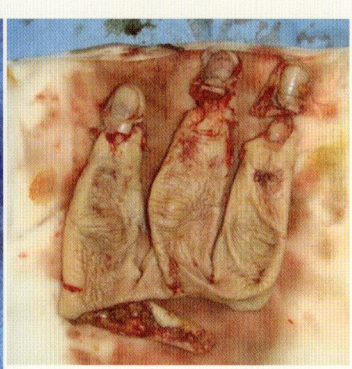

STEP ❷ 初回手術：遠隔鼠径皮弁

剥脱皮膚の挫滅は著しく再血行化は断念し、第2～4指に対してDIP関節レベルで離断し遠隔鼠径皮弁にて再建した。

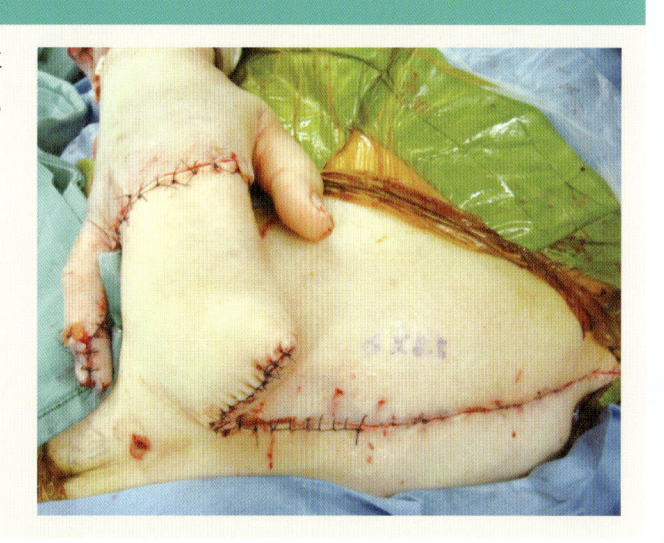

STEP ❸ 皮弁切離および指間分離

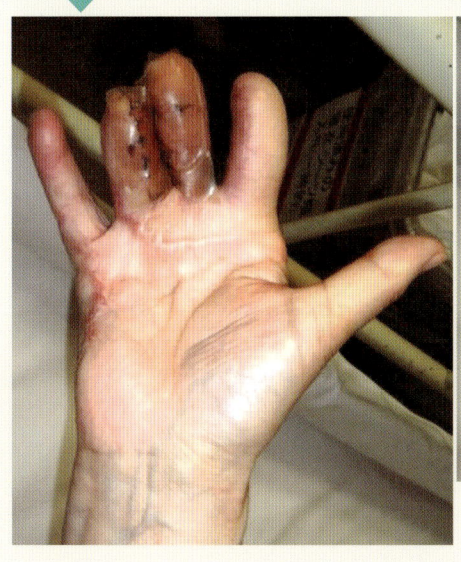

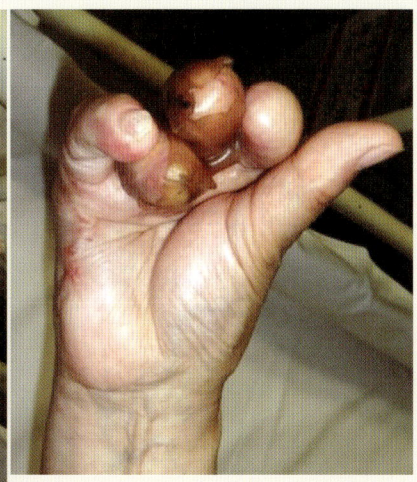

遠隔皮弁は皮弁施行3週間後に切離した。以後手指分離術、除脂肪術など複数回の追加手術を要し、補助手としての有用な機能を獲得している。母指が残存していたため、受傷後12カ月経過時のDASHスコアは24.2点であった。

21 手部デグロービング損傷

22 指デグロービング損傷

▶平瀬 雄一

Extended twisted wrap-around flap のデザイン
Twisted wrap-around (TWA) flap と足背皮弁の連合皮弁

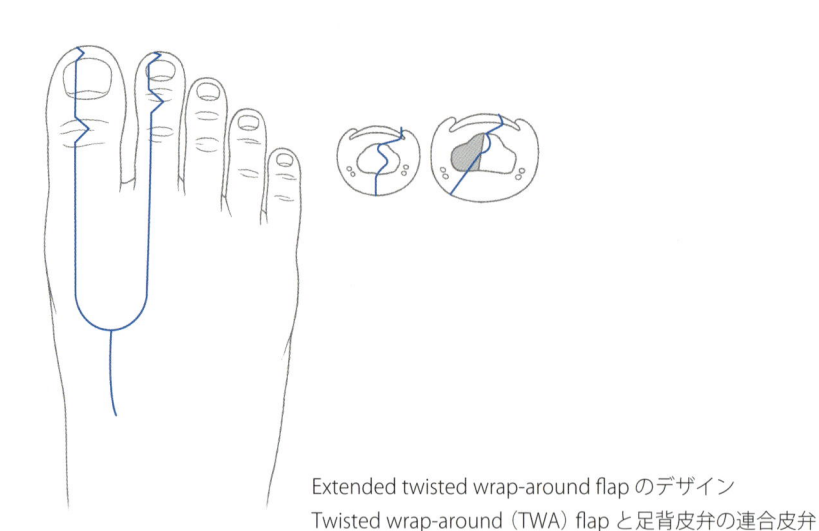

治療原則と適応

広範囲の皮膚剥奪による指デグロービング損傷は骨・腱の露出を伴うため、いかに早期に皮膚の修復を行うかが術後の機能回復の鍵となる。再接着を試みるべきだが、不可能例では皮弁による被覆を行って安易な切断は避ける。その際、救急症例では腹部皮下にいったん埋入させておくtissue bankingの考え方は感染防止や組織温存に有用である。また、再建はできれば知覚のある再建が望ましいが、とにかく薄い皮弁で巻かないとbulkyでuglyな指となってしまう。

一般的な治療法

1. 一時的被覆
   1) 腹壁皮下ポケット埋入
   2) 腹壁皮弁
2. 根治的再建法
   1) 腹壁皮弁：bulkyとなりやすい、知覚はない。
   2) 側頭筋膜弁：知覚はない。やや煩雑。
   3) 逆行性橈側前腕皮弁：知覚はなく、橈骨動脈を犠牲とする。
   4) Extended twisted wrap-around flap：知覚皮弁で爪の再建もできるが煩雑
   5) 基節部だけを皮弁で被覆して装飾義指の着用：母指以外には有用

私の選択

Twisted wrap-around flap（以下TWA flap）は母趾と第II趾から2枚のwrap-around flapを挙上する方法で、2枚の皮弁を巻いて1本の指を作成する。2枚の皮弁を利用することで足指底面の荷重部からの皮弁採取を避け、皮弁採取部の犠牲を最小限に抑える利点がある。さらにこの皮弁は足背皮弁と連合させることで指デグロービング損傷の再建にも応用できる（Extended TWA flap）。欠点としては手術が煩雑なことと、皮弁採取部として足背に広範皮膚欠損部ができるため、多くは2回に分けた再建が必要となる。

【参考文献】
1. Foucher G, Merle L, Maneaud M, et al: Microsurgical free partial toe transfer in hand reconstruction; A report of 12 cases. Plast Reconstr Surg 65: 616-627, 1980
2. Hirase Y, Kojima T, Matsui M: Aesthetic fingertip reconstruction with free vascularized nail graft; A review of 60 flaps of partial toe transfers. Plast Reconstr Surg 99: 774-784, 1997

私の手術法：TWA flap

STEP ❶ 指基部から剥脱された状態の右母指

骨と腱は完全に残っているが、皮膚は全周性に欠損している。

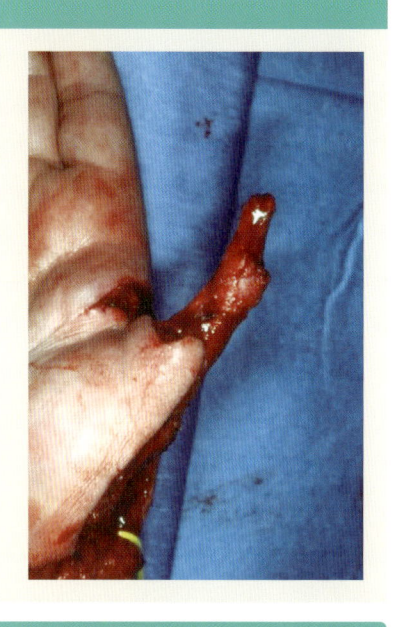

STEP ❷ TWA flapと足背皮弁を組み合わせた連合皮弁のデザイン

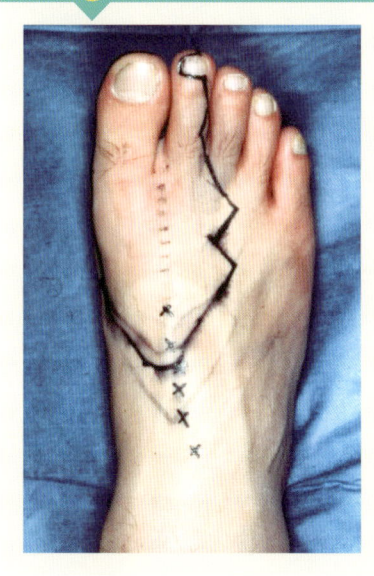

爪を含む再建指の背側皮膚は母趾から、指掌側皮膚は第Ⅱ趾から採取するようにデザインする。

STEP ❸ 荷重部からは採取しない

足趾底面の荷重部からの皮弁採取は避ける。

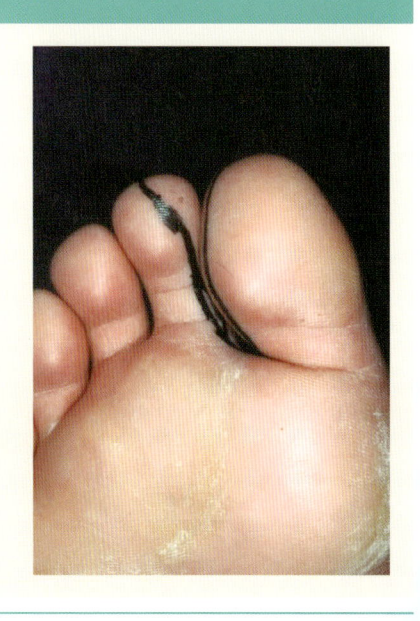

STEP ❹ 2枚の皮弁を挙上する

末梢で母趾の末節骨を外側1/3程度含めてwrap-around flapを採取し、第Ⅱ趾からもhemi pulp flapを挙上する。それぞれの皮弁に1本ずつ趾動脈・趾神経と皮静脈を含めて採取する。第1背側中足骨動脈を中枢へ剥離する。
Extended TWA flapでは第1背側中足骨動脈が欠損し足底血行が優位である場合は足底動脈と足背動脈の2本の動脈茎をもつこととなり、やや煩雑な手術となる。

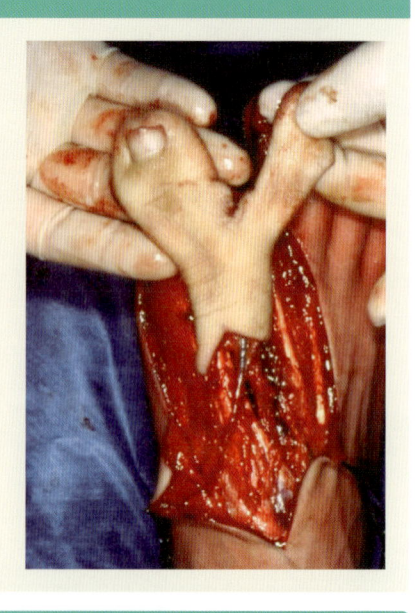

STEP ❺ 採取されたTWA flap

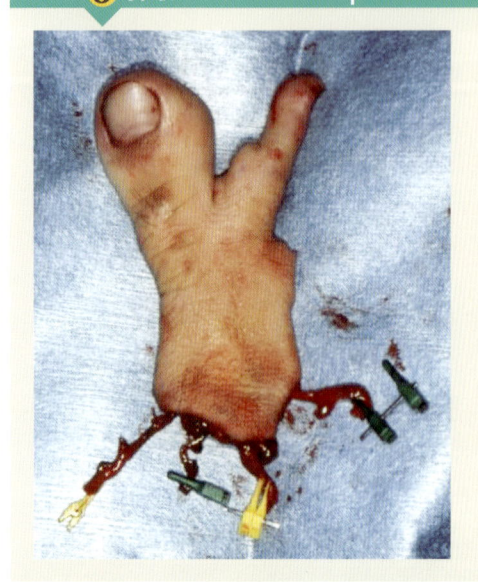

皮静脈を2本含めて皮弁を採取する。動脈は皮弁の大きさによって第1背側中足骨動脈か足背動脈で採取する。

STEP ❻ 血管吻合

皮弁に付けて採取した足趾末節骨は母指の末節骨に鋼線で固定する。足背動脈は母指ならばsnuff box末梢で吻合する。2枚の皮弁に含めた趾神経を指の両側の指神経に縫合する。背側皮静脈は手背の皮静脈と2枚の皮弁おのおので吻合する。

2枚の皮弁を巻くことで複数の動脈・静脈の血管が交差することとなる。血管が他の血管を圧迫しないように、その走行に注意して皮弁を組み合わせる。
動脈茎が足底動脈と足背動脈に分かれる場合は、1本は指動脈に、もう1本はsnuff boxで橈骨動脈に吻合する。

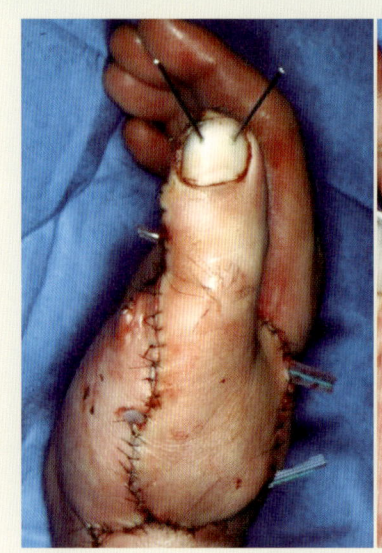

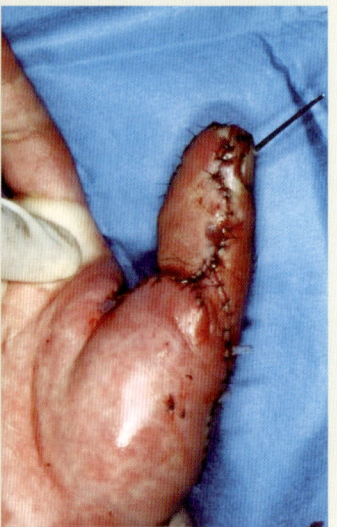

STEP 7 皮弁採取部の再建

皮弁採取部には人工真皮を貼布し、二期的に植皮を行った。

皮弁採取部の再建法は主に2つある。1つは、いったん人工真皮を貼布して2, 3週間後に良好な肉芽の上に植皮を行う方法である。他方は、一期的に腹壁穿通枝皮弁などのthinningできる比較的薄い皮弁を用いて遊離皮弁として再建する。

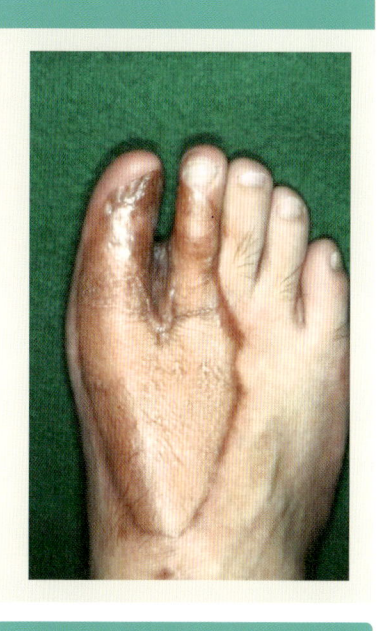

STEP 8 術後1年の状態

指は整容的にも機能的にも良好に再建できている。皮弁採取部には植皮による瘢痕が残ったが、足趾荷重部は温存されているため歩行にはまったく問題はない。

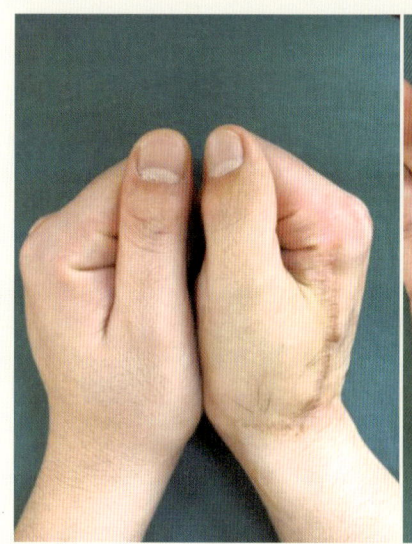

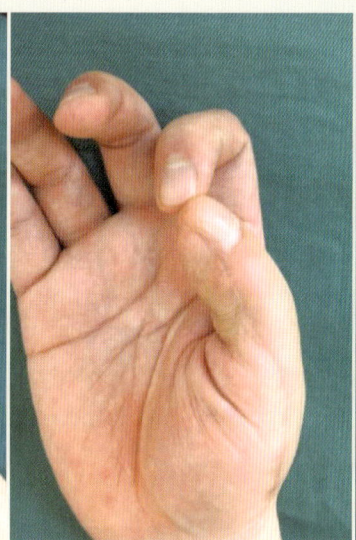

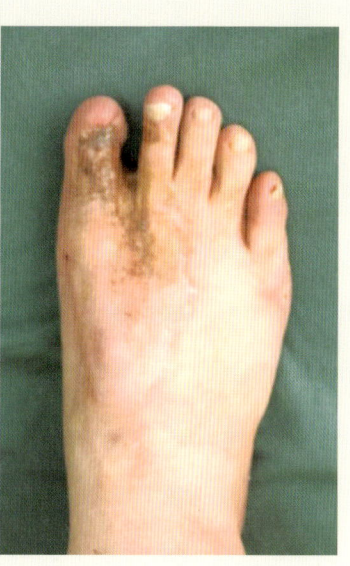

22 指デグロービング損傷

23 関節移行術

●坪川 直人

1st dorsal metatarsal a.　　　1st plantar metatarsal a.

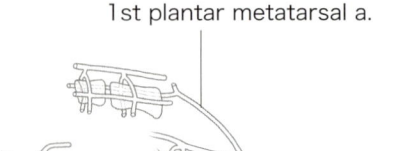

中足背動脈の背側型と底側型

治療原則と適応

外傷などで破壊された関節の再建は難しい。人工指関節の長期成績が安定していない現在では、若年者に対しては血管柄付き足趾関節移植が有効である。現在、一般的に行っている関節移植術は、第Ⅱ趾PIP関節から手指PIP関節への関節移植術では、罹患指の適応は、屈曲運動が大切な尺側列の小指、環指、および隣接指の運動に影響を与える中指のPIP関節となる。ピンチが大切な機能である示指は一般的には適応外である。

一般的な治療法

1. 関節固定術
2. 関節軟骨移植術：部分関節欠損には手根骨、肋軟骨移植術
3. DIP関節の有茎血管柄付きでPIP関節への移植術
4. 人工関節置換術

私の選択

足趾関節移植は、40歳以下の若い患者、特に成長期にある小児例では移植関節の成長も期待でき、最適な再建法であると考える。足趾関節移植は、関節機能の再建という高度な治療であるため、組織の生着のみならず腱縫合、骨接合も正確に行うことが必要である。強固な伸筋腱縫合、骨接合による早期リハビリテーションを行うことが大切である。指屈曲拘縮を除くため、移植床である指PIP関節掌側板を切除する必要がある。移植足趾関節の動脈茎を掌側に通す皮下トンネルを広くし、動脈に緊張を与えてはいけない。また、モニタリング皮弁の緊張を取るため植皮を使用する必要がある。長期成績でも関節軟骨は保たれ、かつ疼痛のない関節が再建可能である。移行する足趾PIP関節の特性から、30〜40°の伸展不足を生じるなどの問題があるため、伸展運動中心のリハビリテーションが必要である。

【参考文献】
1. Yoshizu T, Watanabe M, Tajima T, et al: Experimental study and clinical application of free toe joint transplantation with vascular anastomosis. The Hand, edited by Tubiana R, pp685-697, Saunders, Philadelphia, 1985
2. Tsubokawa N, Yoshizu T, Maki Y, et al: Long-term results of free vascularized second toe joints transfers to finger proximal interphalangeal joints. J Hand Surg 28A: 443-444, 2003

私の手術法：遊離血管柄付き足趾関節移植術

STEP ① 術前

9歳、小児の示指化膿性PIP関節炎。PIP関節は完全に欠損、関節は強直し、中節骨の成長軟骨板も失われていた。

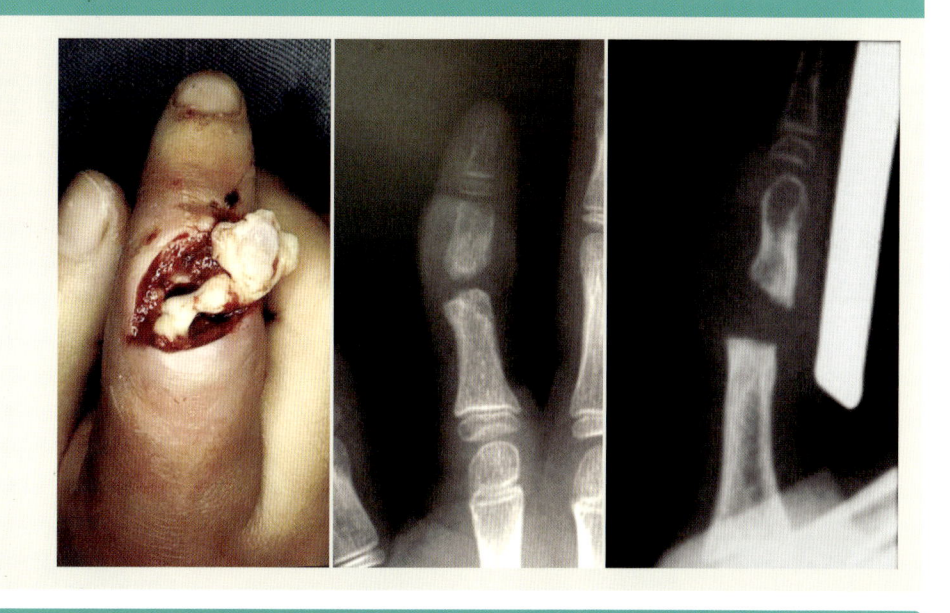

STEP ② 手指側の関節切除

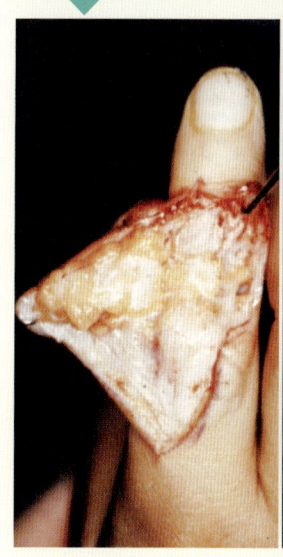

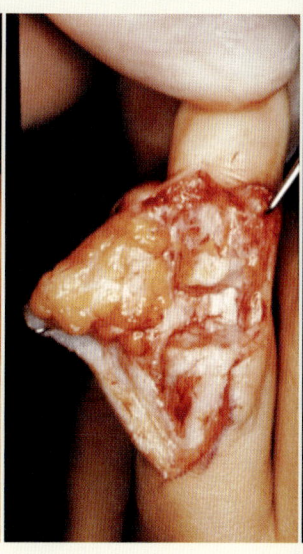

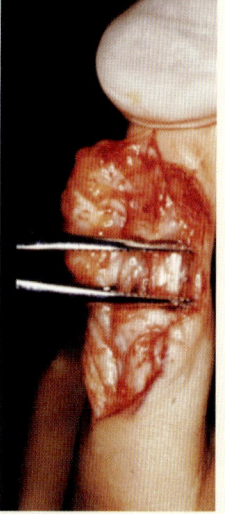

破壊された示指PIP関節切除、PIP関節部の瘢痕切除、PIP関節の掌側軟骨板を切除する。

伸筋腱の中央索は切除するが、側索は可能な限り残す。関節切除部は、隣接指のPIP関節の高さに合わせることが大切である。

STEP ③ 血管吻合部の展開

掌側MP関節部にジグザグ皮切をおいて、吻合する掌側総指動脈を剥離し、背側から動脈吻合部のlateral band表層に皮下トンネルを作成しておく。手背側も皮切をおき、静脈を通す皮下トンネルを作成する。

皮下トンネルは十分広く開け、血管茎が容易に通るようにしておく。

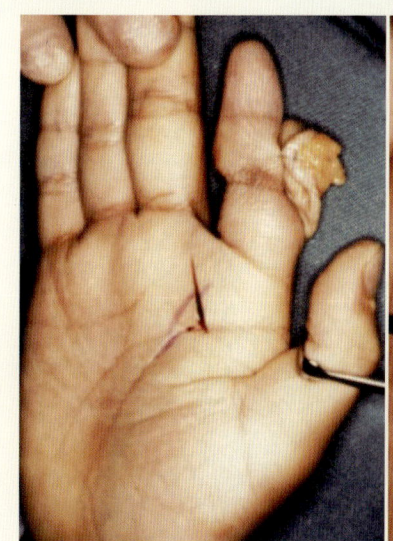

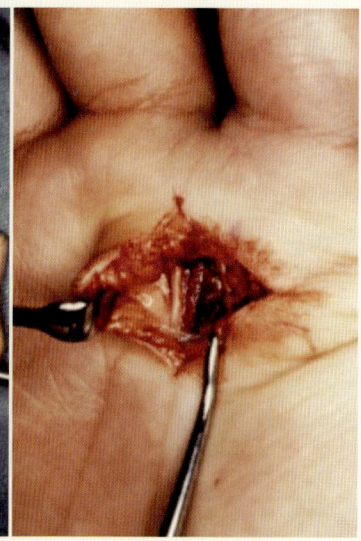

23 関節移行術

STEP ❹ 足趾関節採取：皮切

背側ではPIP関節直上にモニタリング皮弁である横長の皮弁を付ける。その皮弁につながる皮下静脈を追って静脈茎とする。底側はS状皮切を入れ、動脈茎の展開を行う。

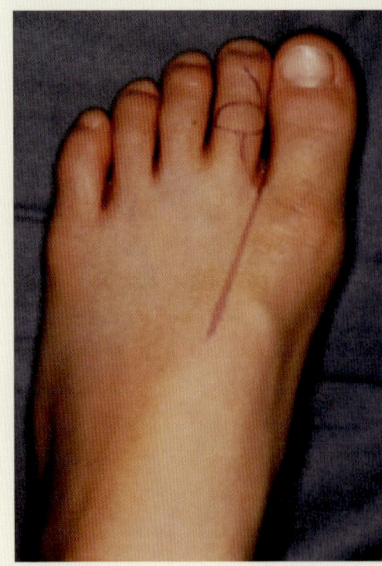

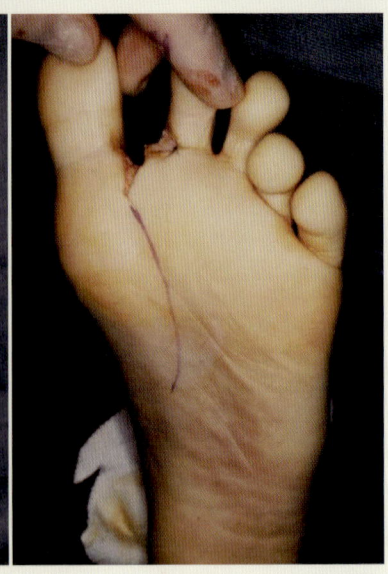

STEP ❺ 静脈の展開

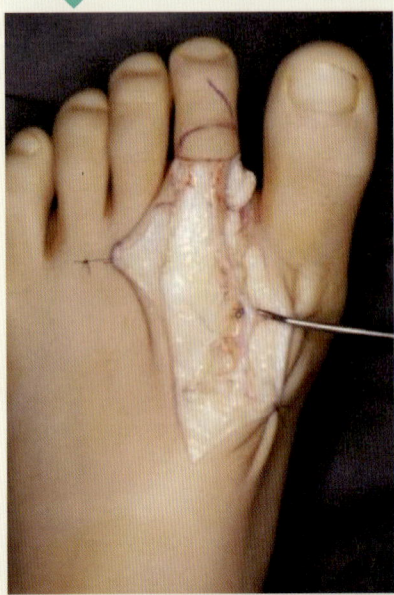

外側の神経血管束は足趾に残し、内側の神経血管束のみ移植関節に入れる。
静脈の剥離が終われば遠位部を骨切りする。

静脈の展開では、皮下血管網は残さないと皮膚壊死を起こす。

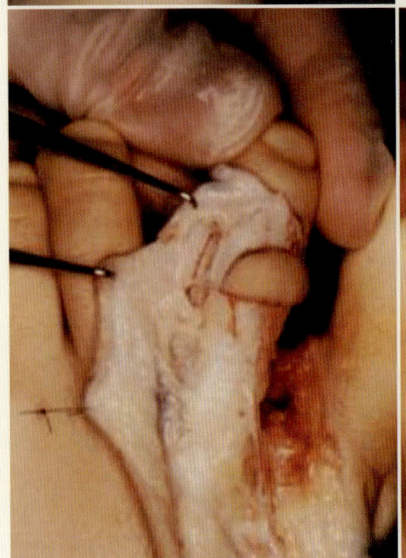

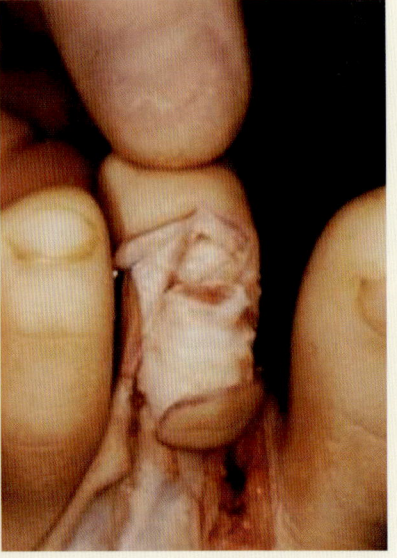

STEP ❻ 動脈の展開

第1趾間で、中足骨動脈からの足趾動脈の分岐部をまず確認する。長趾伸筋腱は、遠位部では骨切離部で切離、近位は基節骨近位部で切離する。基節骨部で骨切りし、底側部で靱帯性腱鞘を切離し、長趾屈筋腱は温存する。短趾屈筋腱の付着部を残して、移植関節の血流を保ち、また移植された場合の指屈筋腱の滑走床を形成するため、short vinculumで切離する。

足趾動脈の分岐部をまず確認後、第1趾間を開いての操作を、安全でかつ容易にするために、母趾への足趾動脈を結紮する。移植足趾PIP関節を動静脈茎のみとし、止血帯を解除し、モニター皮弁の血行を確認する。

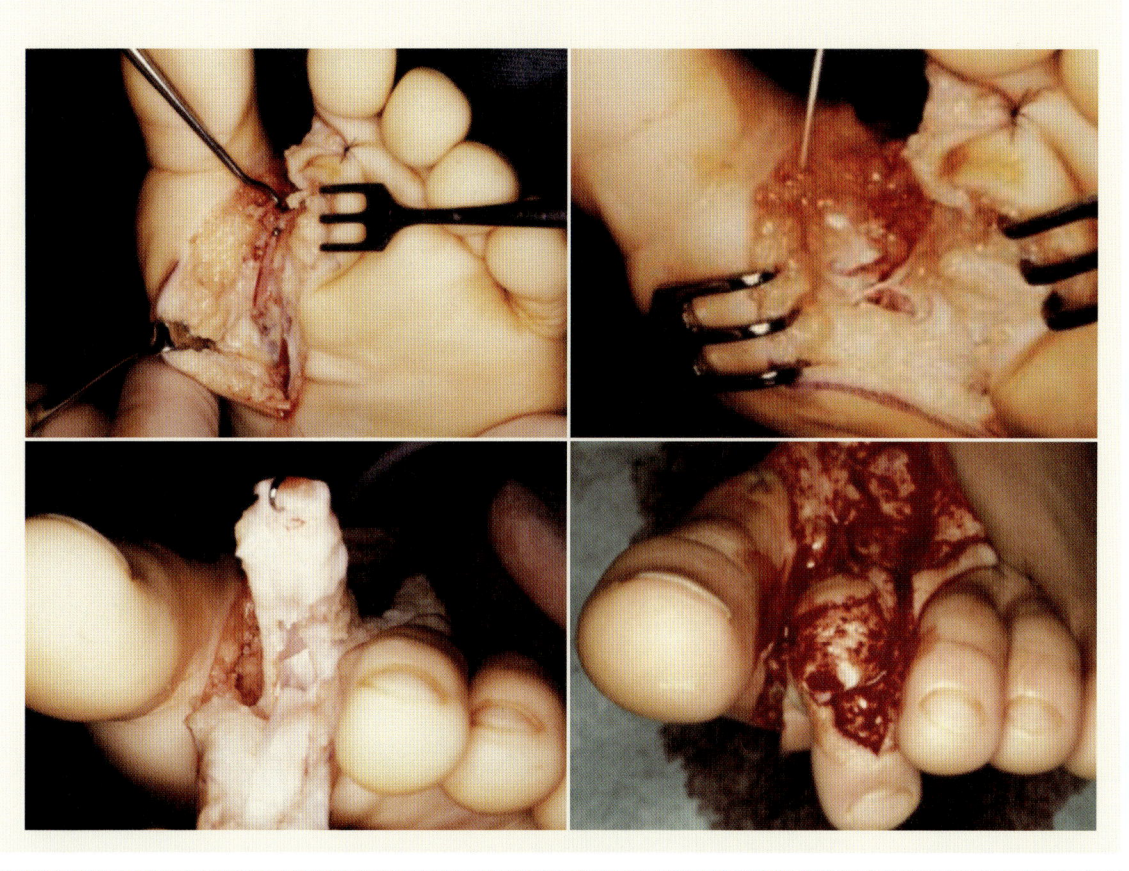

STEP ❼ 関節の取り出し

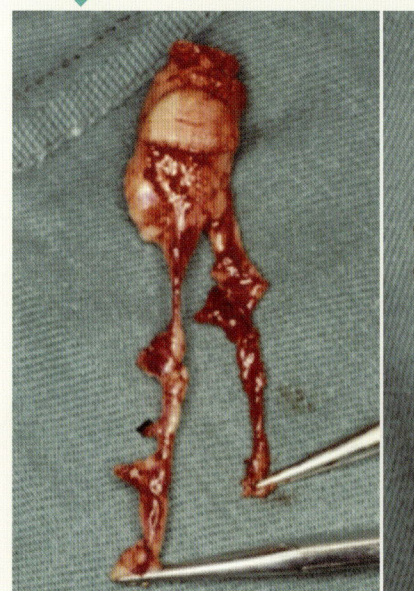

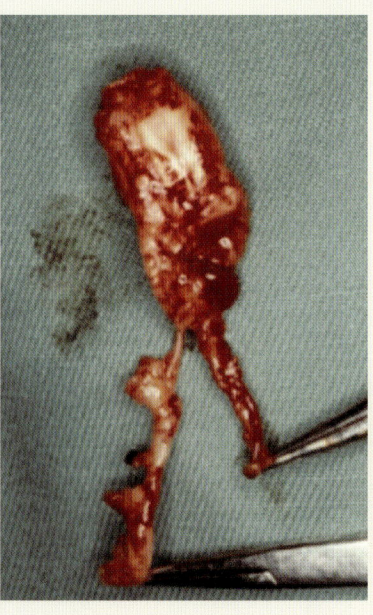

動脈茎、静脈茎のねじれに注意して足趾関節を取り出す。
ねじれを防止するために、ピオクタニンで血管系にマーキングする。

STEP ❽ 足趾関節移植

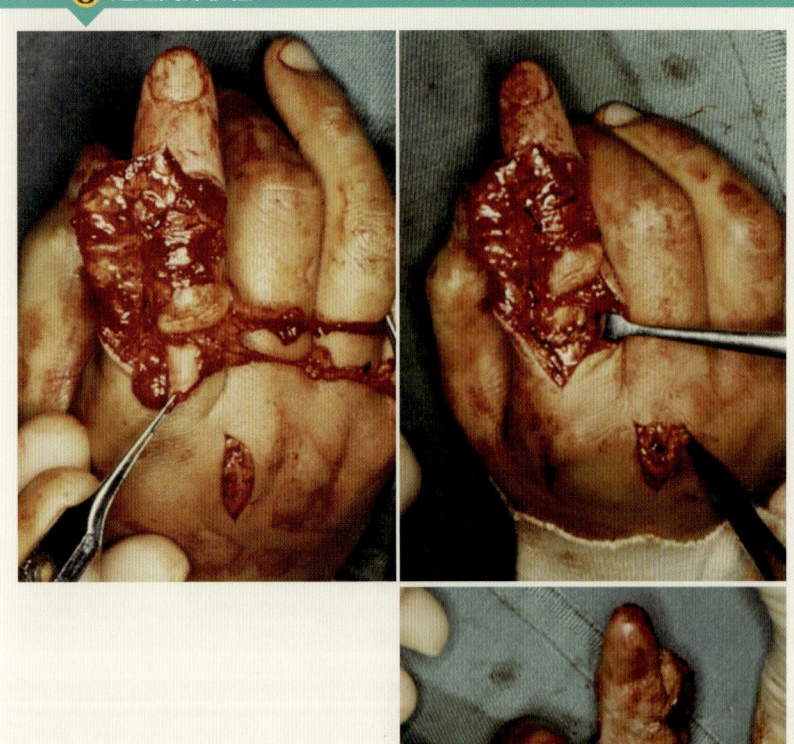

Criss-cross法、またはinterosseous wiringを行って強固に骨固定を行う。次に近位側の骨接合を行う。近位伸筋腱縫合は、編み込み縫合などを用いて、強い緊張で完全伸展できるように縫合する。移植PIP関節を1.0mmキルシュナー鋼線により最大伸展位で仮固定する。静脈は背側の皮下トンネルを、また動脈は指間の皮下トンネルを通して掌側へ通しておく。動静脈縫合部を除く皮膚縫合を行う。
足趾と指の基節骨の横径差があるため、骨接合は難しい。移植関節の長さ、回旋に注意し、屈曲で指が交叉しないことを確認する。モニター皮弁に過度の緊張が加わらないように植皮を利用する。伸筋腱は強い緊張で縫合する。

STEP ❾ 静脈、動脈吻合

動・静脈吻合を行う。静脈、動脈どちらから吻合してもよいが、血管吻合までの時間が長くかからなければ、通常は静脈から吻合している。
動脈吻合の緊張が弱いと血管が蛇行するため、適度の緊張下で吻合する。

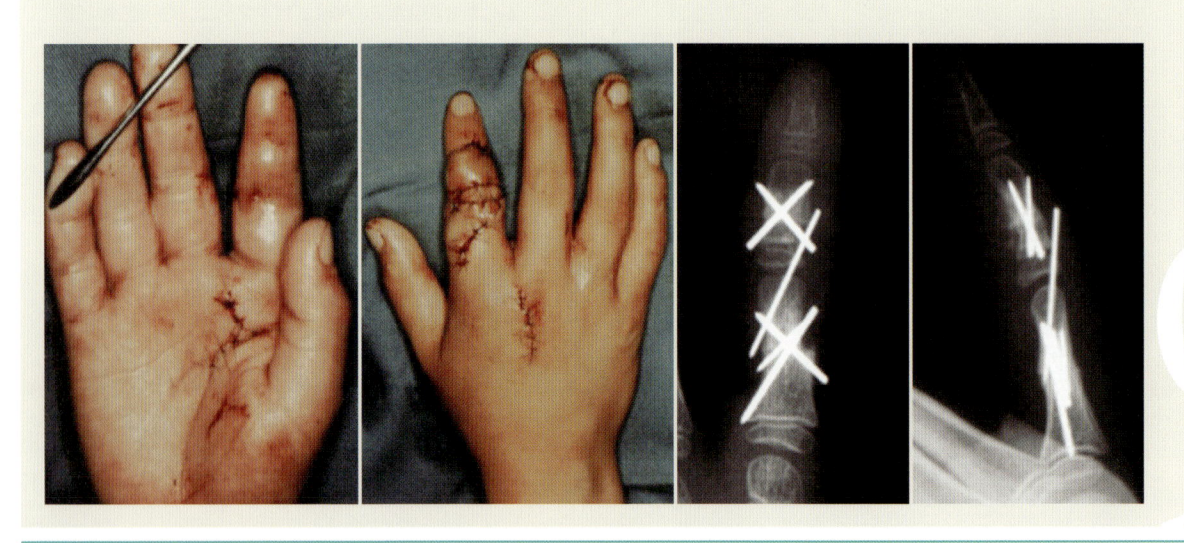

STEP 10 第Ⅱ趾の再建

足趾の再建は、関節移植の間に別チームが平行して行う。指から摘出した基節骨、または腸骨を用いて再建する。

皮膚が縫合できるように1cm程度短縮して再建する。

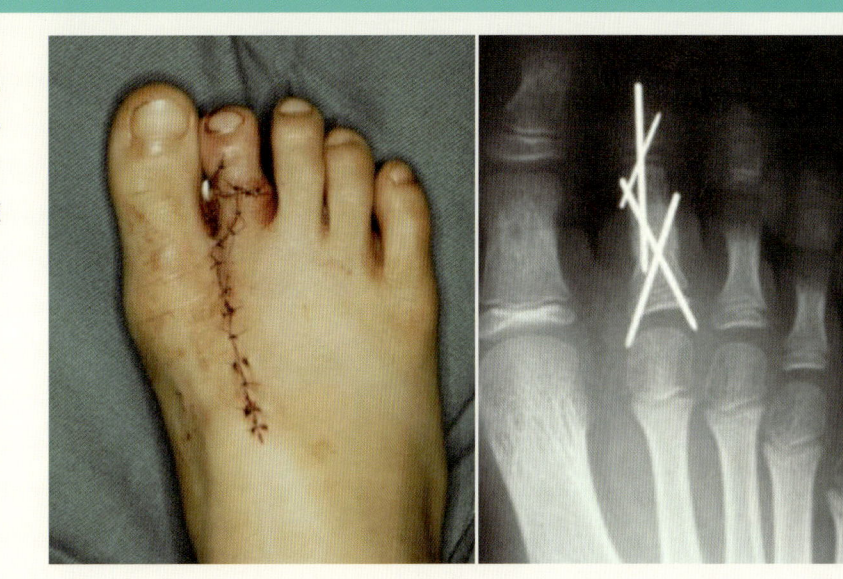

23 関節移行術

24 手指の骨延長

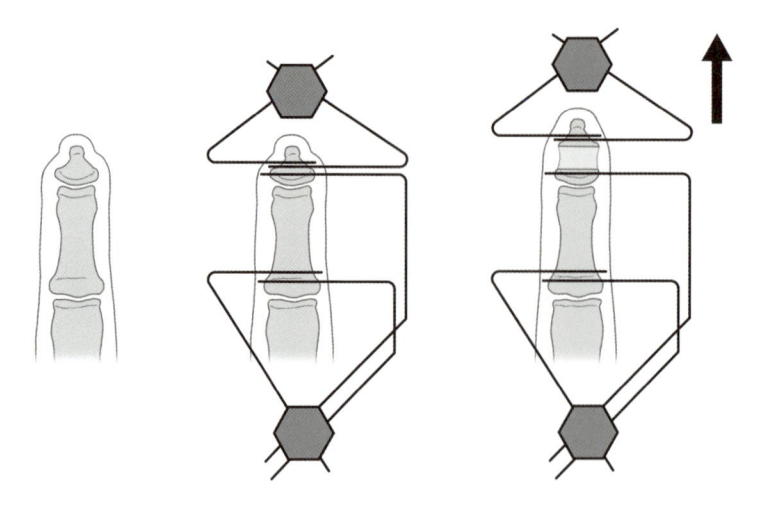

● 澤泉 卓哉

極小の末節骨でも直径1.0mmのワイヤーを3本刺入できれば延長可能である。

治療原則と適応

外傷による切断後の手指や先天性の手指欠損は、機能面からだけでなく、特に若い女性では整容面からも再建を希望して来院することが多い。仮骨延長法は、足趾などの他部位をdonorとして用いる必要がなく、4～5本のワイヤー刺入と骨切り用の3～4mmの小皮切のみで治療を完結することができるため、手指の再建法の最小侵襲な選択肢の1つになり得ると考える。しかし、爪母から完全に欠損した爪の再建も希望する場合には適応にならない。

一般的な治療法

1. 腸骨移植＋腹壁皮下ポケット埋入
2. 足趾移植術
3. 装飾義指

私の選択

骨延長には一期あるいは迅速に延長して骨移植を行う方法と、仮骨を延長する方法とがあるが、特に切断・断端形成術後の指尖部は皮膚に余裕がないことが多いので、1日0.5mm程度で仮骨を徐々に延長していく仮骨延長法の方が、神経や血管を含めた軟部組織へのストレスも少ない。また、仮骨の成熟に待機期間を要するものの、手術回数も1回で終了するのが利点である。

【参考文献】
1. Sawaizumi T, Ito H: Lengthening of the amputation stumps of the distal phalanges using the modified Ilizarov method. J Hand Surg 28A: 316-322, 2003
2. 澤泉卓哉, 南野光彦, 伊藤博元ほか：末節骨の骨延長法. 日手会誌 20：357-361, 2003
3. 澤泉卓哉, 林央介, 伊藤博元：手指末節骨の骨延長；治療成績と問題点. 整・災外 49：51-58, 2006

私の手術法：仮骨延長法による手指再建術

STEP 1 術前

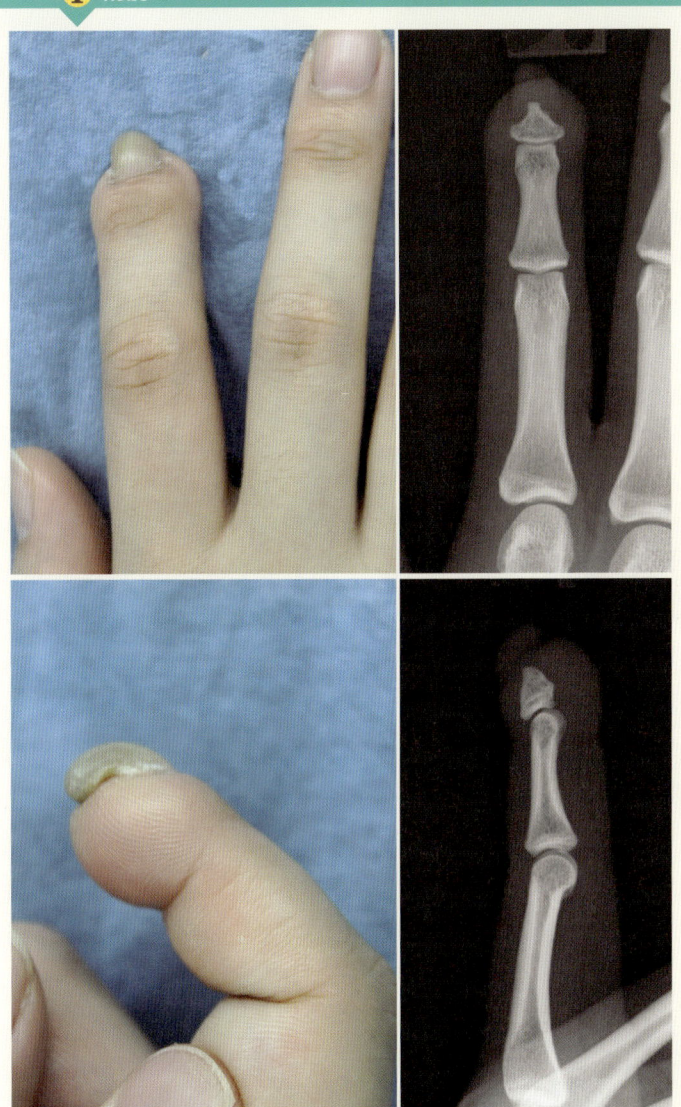

23歳、女性、幼少時に右示指を切断し、断端形成術を受けた。爪は残存しているが色調は悪く、鷲爪変形を呈していた。指尖部は太鼓バチ様で皮膚に余裕があった。X線写真によれば、末節骨レベルで切断されており、断端は狭小化し、骨長は4mmであった。

STEP 2 術前：使用機材の準備

延長器はIlizarov minifixator（イトー医科器械、日本）を使用した。本機材はスロットワッシャーを固定した中空ボルトとナットにロッドを通して小ナットで固定する。骨の形状や大きさに合わせて直径1.0～1.5mmのワイヤーを使用し、ワッシャーのスロット部分に固定する。延長はロッド上で中空ボルトを固定してある小ナットを回転させることで行う。小ナットは360°回転で0.5mm前進する。

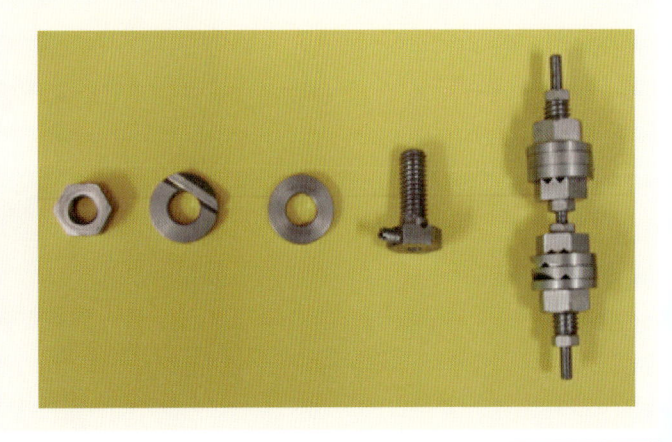

STEP ❸ 延長器の装着

末節骨に直径1.0mmのワイヤーを3本、中節骨に直径1.2mmのワイヤーを2本刺入し、ボルトに固定できるようにパンタグラフ状に曲げる。中節骨の2本と末節骨の最も近位の1本を近位のボルトに固定する（3-1）。末節骨の2本のワイヤーを遠位のボルトに固定してボルト同士を小ロッドで連結した後、小皮切からノミで延長部を骨切りする（3-2）。

末節骨の最も近位のワイヤーは一度近位方向へ90°曲げてから近位のボルトの位置に合わせてパンタグラフ状に曲げる。

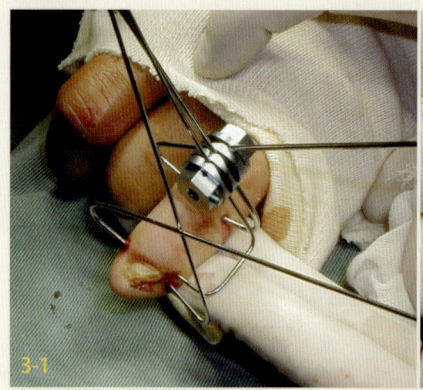

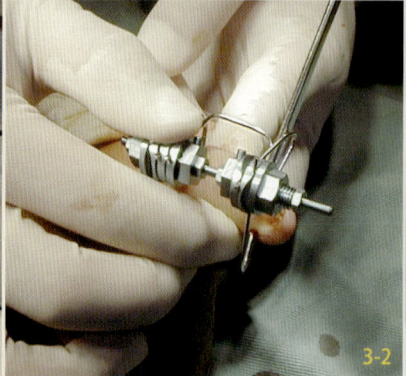

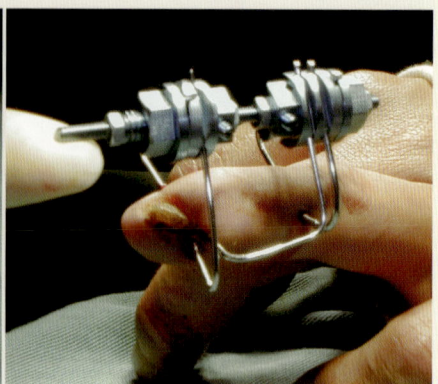

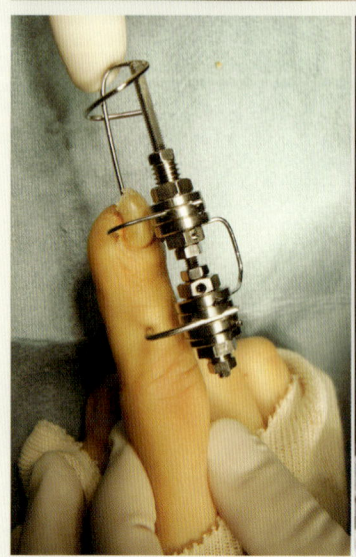

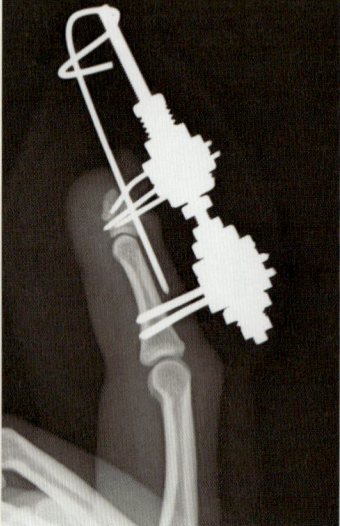

本症例では鷲爪変形を一期的に矯正して爪下にワイヤーを入れ（antenna procedure）、延長中の爪の前進を予防した。

指尖部の皮膚に余裕が少ない場合には同時に指尖部にV-Y flapを行っておくとよい。

STEP ❹ 骨延長中の実際

延長は1週間の待機後、ボルトをロッドに止めてある小ナットを回転することで行う。延長速度は1日0.5mmである。8時間ごと、1日3回行う。
120°×3回/1日（＝0.5mm）である。

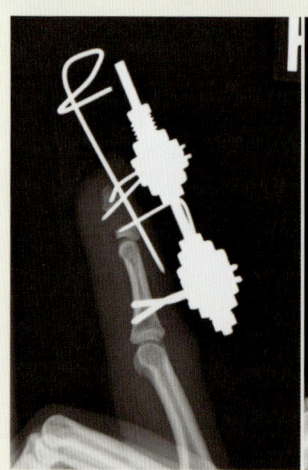

▲延長開始後2週 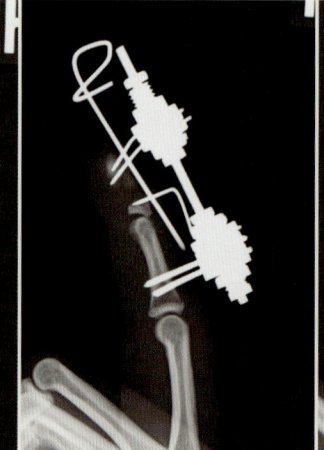　　▲延長開始後4週 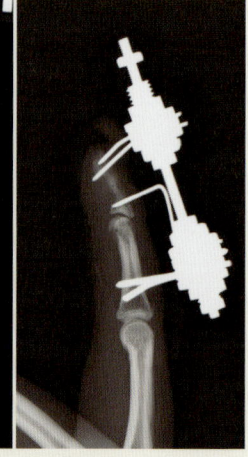　　▲延長を終了し、爪下のワイヤーを抜去して仮骨の成熟を待った。

STEP 5 骨延長終了

延長開始後10週で延長器を抜去した。獲得延長距離は12mmであった。
延長器の抜去は通常外来で行う。ワイヤーは最初に切断してから抜くと疼痛はほとんどない。

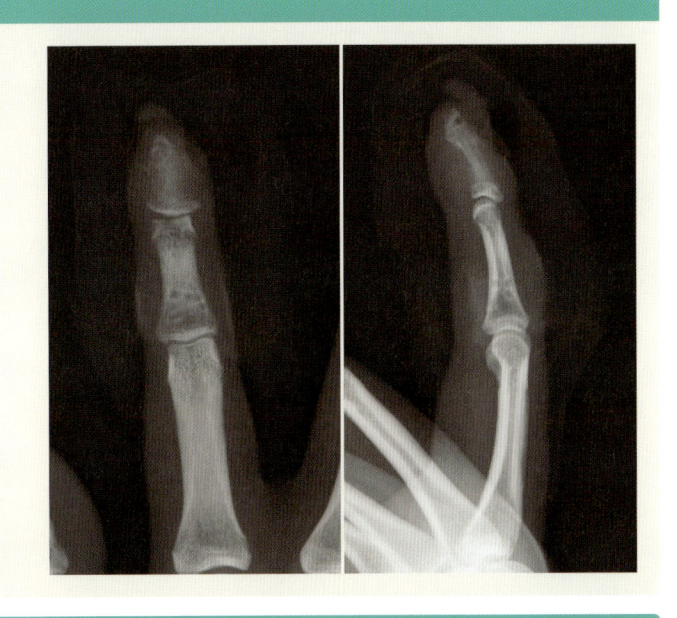

STEP 6 骨延長終了後6カ月の状態

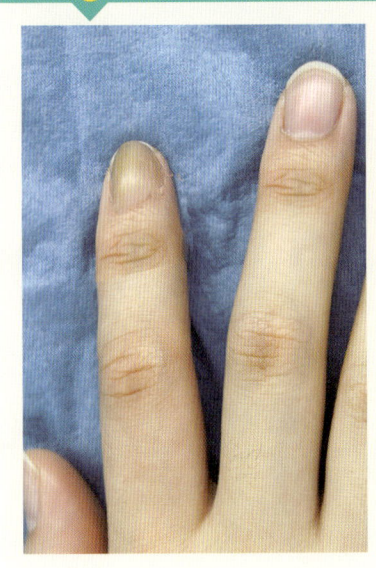

指尖部はやや細く、爪の色調もやや不良だが、満足する指長を獲得することができた。DIP関節の可動域は屈曲/伸展が45°/0°で、十分なピンチ力を獲得した。

25 爪下グロームス腫瘍

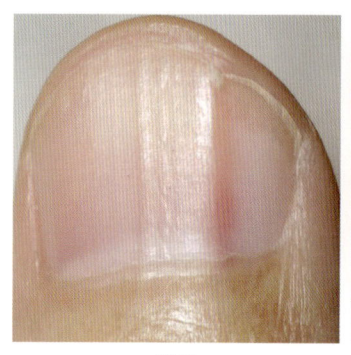

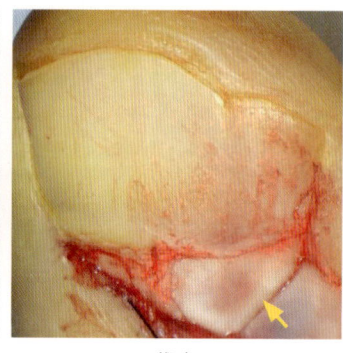

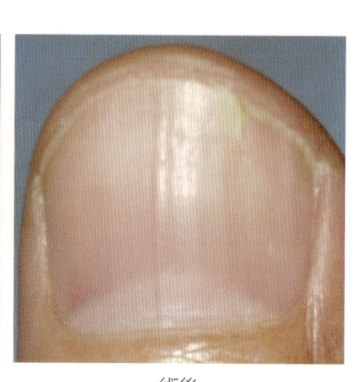

●児島 新、漆﨑 亜弥

術前　　　　　　　術中　　　　　　　術後

痛みを主訴とする小さくて発見困難な腫瘍。顕微鏡視下手術で行う。

治療原則と適応　グロームス(Glomus)腫瘍は手指に好発する痛みを主訴とする良性腫瘍である。発生頻度は低いが、小さい腫瘍のためMRI画像でも腫瘍病変の同定ができない症例もある。臨床症状が決め手となるが、爪下に発生した場合には確定診断がつかないまま長期間未治療で疼痛に苦しむ患者も多い。診断がつけば手術適応となるが、術中所見により初めて確定診断に至る場合もある。手術は完全な切除が原則で遺残すれば再発する。

一般的な治療法　外科的切除でしか治療し得ない。爪下部に好発することから、摘出するためには爪甲切除と爪床・爪母の切開が必要になることが多い。爪甲切除方法として、①全切除、②部分切除、③コの字状切開があり、ほかに爪辺縁の腫瘍に対しては、④爪縁からの進入方法がある。

私の選択　グロームス腫瘍は限局性の腫瘍であり、爪下発生の切除に対して爪甲の全切除は不要である。われわれは通常はコの字状切開を基本として手術を行っている。コの字の展開方向は腫瘍の部位によって異なる。爪甲の両側面は予想以上に外側に回り込んでいる解剖を熟知している必要がある(Step①MRI画像参照)。全例、顕微鏡視下手術で行っている。

【参考文献】
1. Bhaskaranand K, Navadgi BC: Glomus tumor of the hand. J Hand Surg 27B: 229-231, 2002
2. Lee IJ, Park DH, Park MC, et al: Subungual glomus tumours of the hand; Diagnosis and outcome of the transungual approach. J Hand Surg 34E: 685-688, 2009
3. 漆﨑亜弥, 児島新, 中村誠也ほか：グロームス腫瘍自経例の検討. 日手会誌 28：94-97, 2011
4. 沢辺一馬, 石川浩三, 田浦夏希ほか：手指爪下グロームス腫瘍症例の検討. 日手会誌 26：431-434, 2010
5. 相木比古乃, 和田卓郎, 嘉野真充ほか：手指グロームス腫瘍の検討. 日手会誌 27：422-424, 2011

私の手術法：爪甲部分切除法

STEP 1 部位・大きさの予測

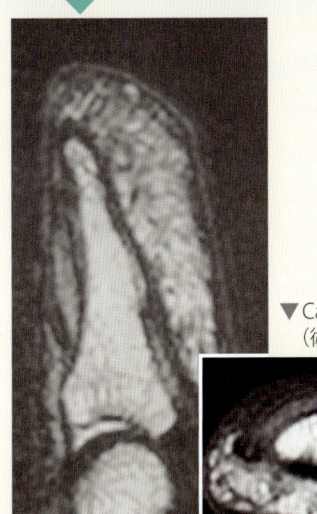

▼Case1：左母指（術前期間2年）

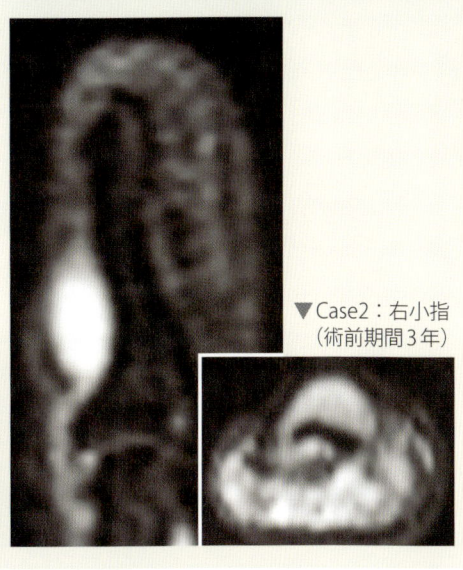

▼Case2：右小指（術前期間3年）

MRIで局在が判然としない症例もあり（Case1）、疼痛部位を金属のピンで押して痛みを誘発するlove's pin testを丁寧に行い開創部位を検討する。
Case1：MRIで描写不能の症例。疼痛部位で局在を予測する。
Case2：中央に巨大腫瘍が描写された症例。爪甲は外側まで回り込んでいる。

STEP 2 後爪郭切開

爪母付近に発生する症例も多く、腫瘍を確実に切除するには十分な後爪郭の展開が必要である。

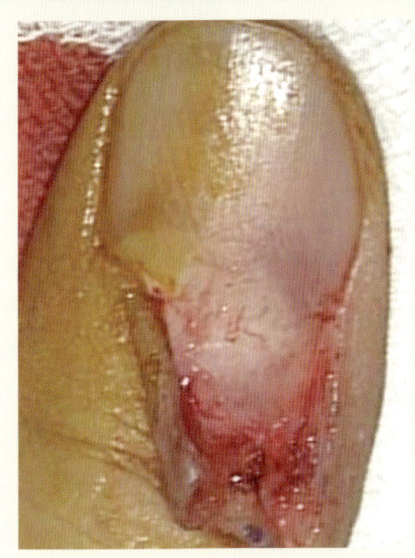

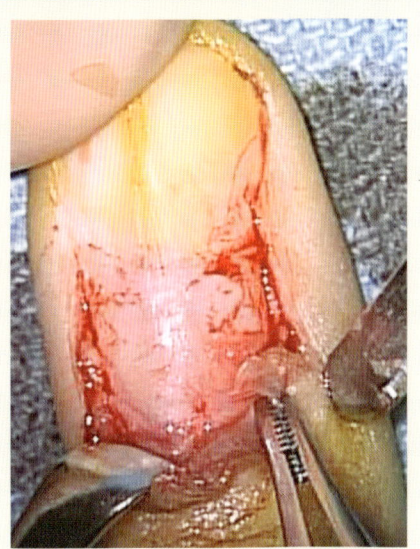

STEP 3 爪甲切開

爪甲切開範囲が決まれば、メスで爪甲に溝を作成し、眼科剪刀やスパーテルを用いて愛護的に病巣表層の爪甲を爪床から剥離する。
爪甲下に進入するきっかけを慎重に作成できれば、爪床・爪母部分を傷つけることなく展開できる。

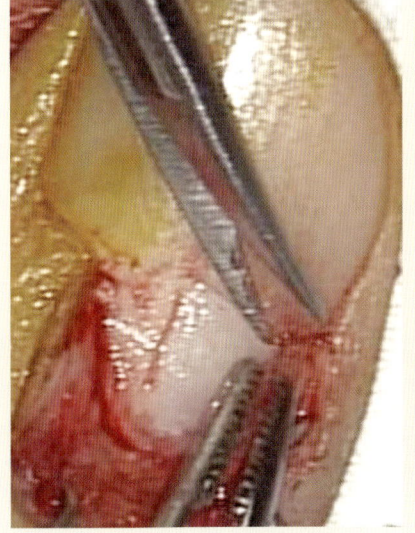

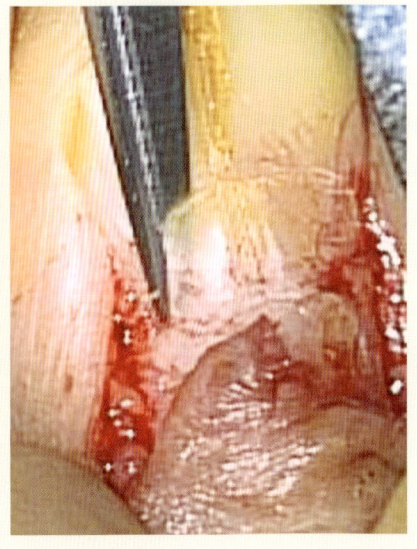

25 爪下グロームス腫瘍

STEP ❹ 爪床・爪母切開

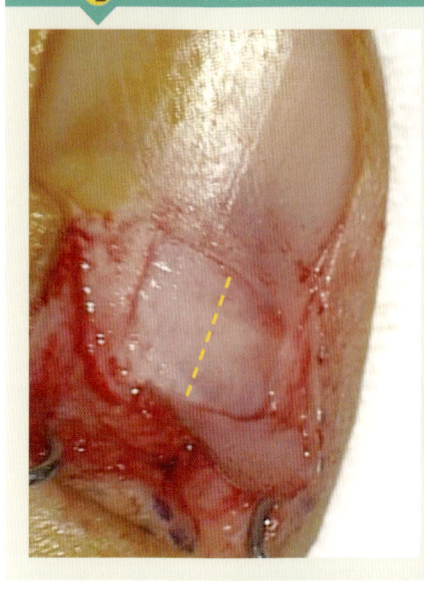

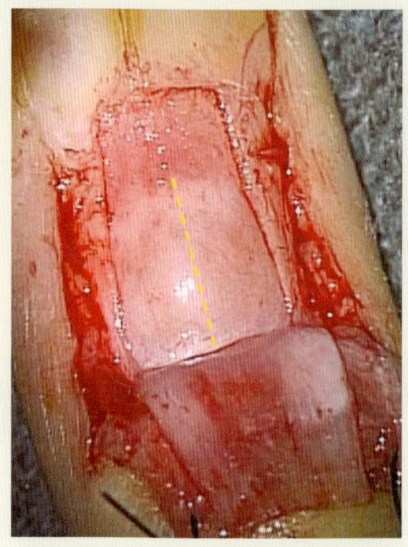

爪床・爪母部分の隆起、波動、色調の変化から腫瘍の範囲が予測できるので、腫瘍直上の爪床・爪母を縦切開する。腫瘍は暗赤色を呈する（見出し症例参照）とは限らない。色調変化のない症例では爪母・爪床の波動から切開中心部位を決定し、腫瘍に応じた切開範囲を決める。

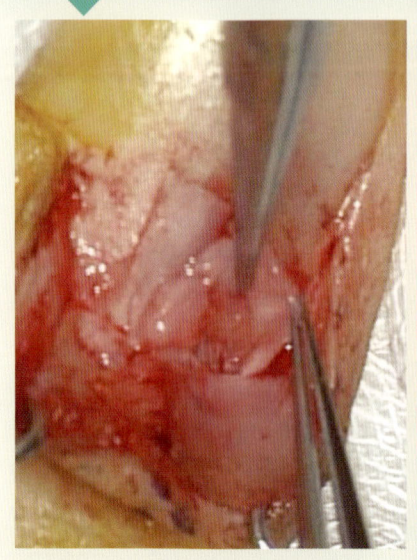

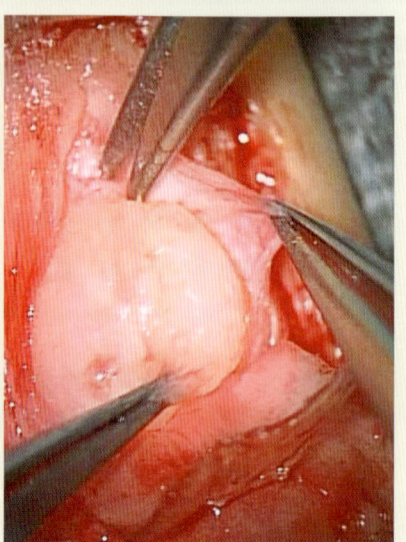

STEP ❺ 腫瘍摘出

腫瘍と爪床・爪母部分との分離は鏡視下なら安全にできる。境界のはっきりした症例もあるが（Case2）、周囲と癒着傾向の強い症例（Case1）もある。末節骨表層との癒着剥離も確実に行う。

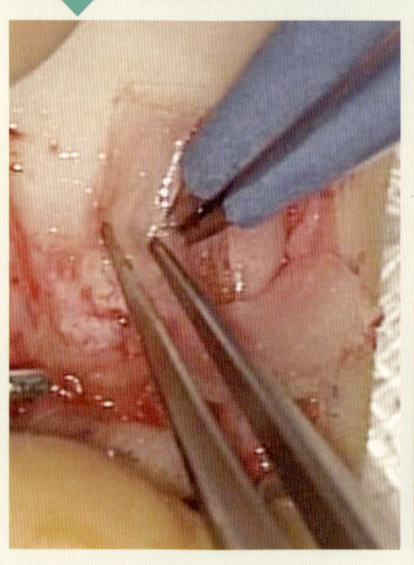

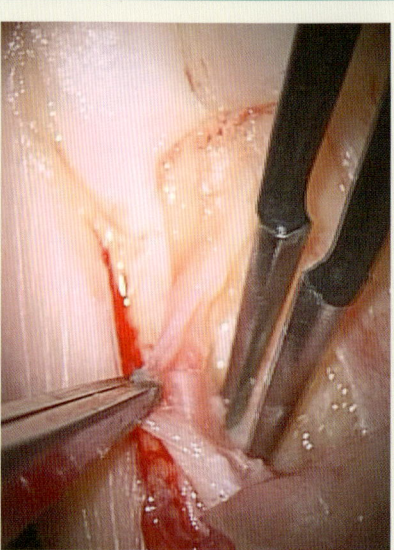

STEP ❻ 焼灼

術野洗浄の後、癒着が強い部分に対しては、バイポーラ型電気メスで切断端の焼灼を行っている。爪母・爪床を痛めないように注意を要する。

STEP 7 爪床・爪母縫合

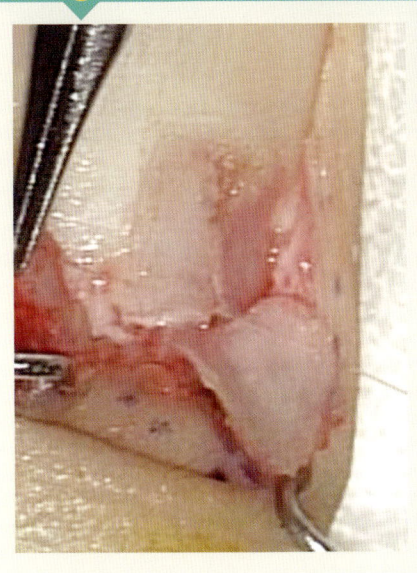

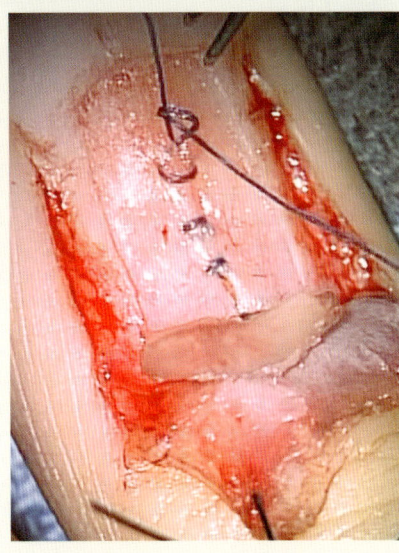

切開した爪床・爪母を6-0バイクリルを用いて縫合する。結節縫合の結び目が表面に出ないように結紮している。

STEP 8 爪還納・後爪郭縫合

爪を還納して4-0または5-0ナイロン糸で縫合する。続いて後爪郭を縫合する。10日で抜糸し、水つけは2週間で許可している。

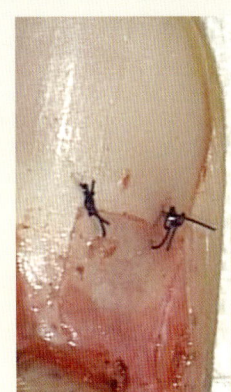

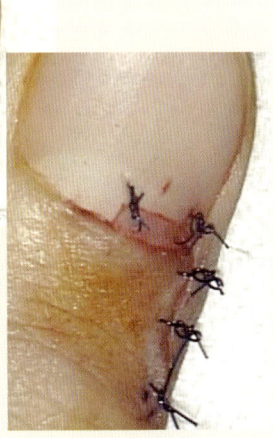

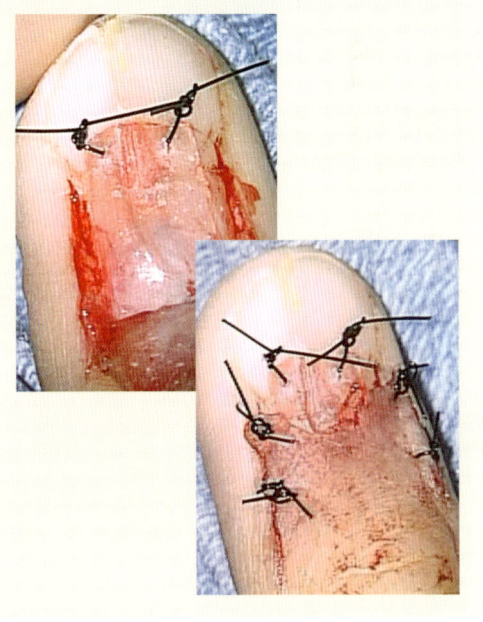

STEP 9 術後経過

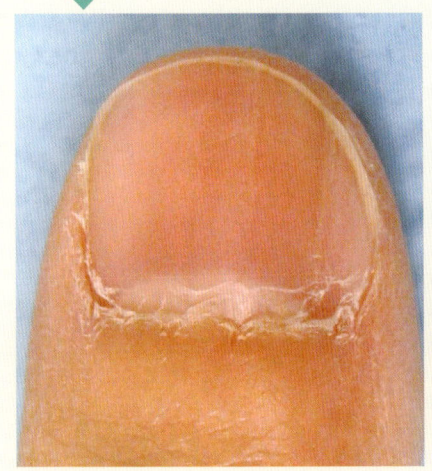

疼痛は術後早期に消失し、患者の満足度は高い。

▲Case1（術後6カ月）：爪変形の発生はない。 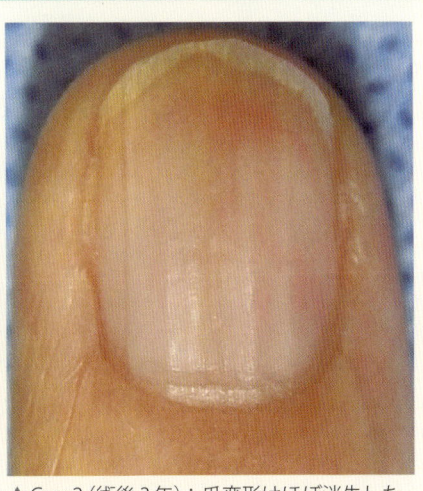　▲Case2（術後3年）：爪変形はほぼ消失した。

25　爪下グロームス腫瘍

26 指粘液嚢腫

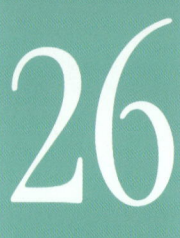

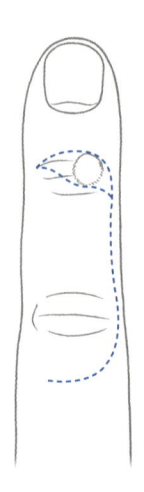

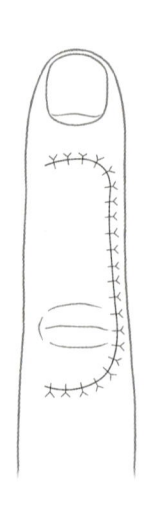

桑原 眞人、平瀬 雄一

比較的大きな指粘液嚢腫を切除後に生じる皮膚欠損に対する局所皮弁を用いた創閉鎖法

治療原則と適応

Heberden結節に伴う粘液嚢腫（mucous cyst）に対しては、初期には穿刺による内容物排出が行われるが、多くの場合、再発を繰り返す。頻回の穿刺は感染リスクを増大させるため、根治療法として手術を選択する。嚢腫が比較的小さい場合や皮膚の菲薄化がない場合は、嚢腫切除後の単純縫合で対応できる。一方、嚢腫切除後の皮膚欠損が大きい場合は植皮術や局所皮弁術が必要となる。再発率を低下させるためには嚢腫茎部と同部に位置する骨棘を可及的に切除し、one-way valve機構を完全に除去することが重要である。後爪郭周辺の皮膚は薄いため局所皮弁術の際には工夫が必要である。

一般的な治療法

皮膚、嚢腫、骨の処置で種々の組み合わせがある。
・皮膚の処置：単純縫合、植皮術、局所皮弁術
・嚢腫の処置：茎部のみ切除、完全切除
・骨の処置：未処置、骨棘切除
再発を予防するためには、嚢腫の茎部と同部の骨棘を可及的に切除することが重要である。

私の選択

粘液嚢腫切除において手技上の注意点は2点ある。まず再発防止のため嚢腫茎部に位置する骨棘を可及的に切除することである。One-way valve機構が完全に破綻していれば嚢腫の一部は残しても再発率は低い。もう1つは、嚢腫の位置により局所皮弁の手技を変更することである。嚢腫が後爪郭から離れている症例の場合はKleinert変法を利用し、嚢腫が皮膚の薄い後爪郭に隣接する場合は皮弁の部分壊死を避けるためdorsolateral flapを用いて閉創する。

【参考文献】
1. 児島忠雄：回転皮弁. 手の皮弁手術の実際（第1版）, pp29-30, 克誠堂出版, 東京, 1997
2. Kleinert HE, Kutz JE, Fishmen JH, et al: Etiology and treatment of the so-called mucous cyst of the finger. J Bone Joint Surg 54A: 1455-1458, 1972
3. 平瀬雄一：Dorsolateral flap. やさしい皮弁, pp144-146, 克誠堂出版, 東京, 2009

私の手術法1：Kleinert法

STEP ❶ 皮弁デザイン

DIP関節背側の粘液嚢腫例（Kleinert変法適応）。粘液嚢腫は縦方向に切除し、DIP関節からPIP関節にかけて弧状の皮弁をデザインする。大きな欠損を生じる場合は挙上範囲をPIP関節より近位まで延長する。

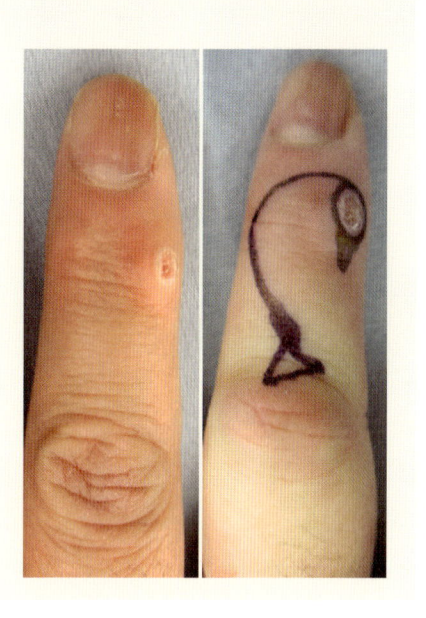

STEP ❷ 皮弁を回転させる

嚢腫茎部と骨棘を切除した後、皮弁を伸筋腱上で剥離する。皮弁を回転させて閉創する。皮弁の回転率が大きい場合は近位部にdog-earが生じるので修正する（本例ではあらかじめデザインしているが、縫合時に余った部分を切除する形でもよい）。

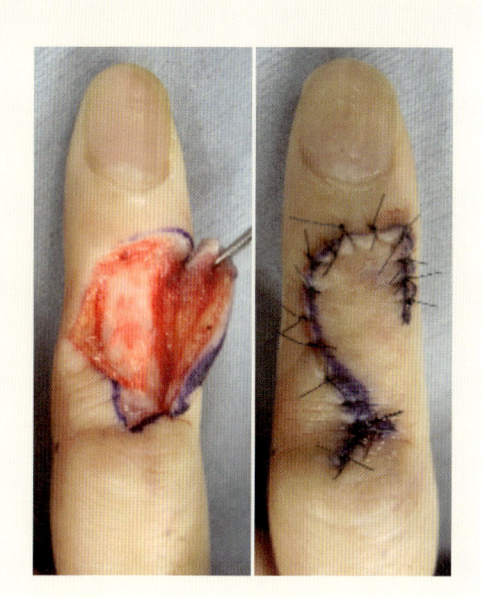

私の手術法2：Dorsolateral flap

STEP ❶ 皮弁デザイン

後爪郭中枢の粘液嚢腫があり、直上の皮膚が菲薄化し、単純縫合は困難である。指動脈にかかるように粘液嚢腫の幅に合わせて皮弁をデザインする（補助切開は指側正中線上に作成する）。

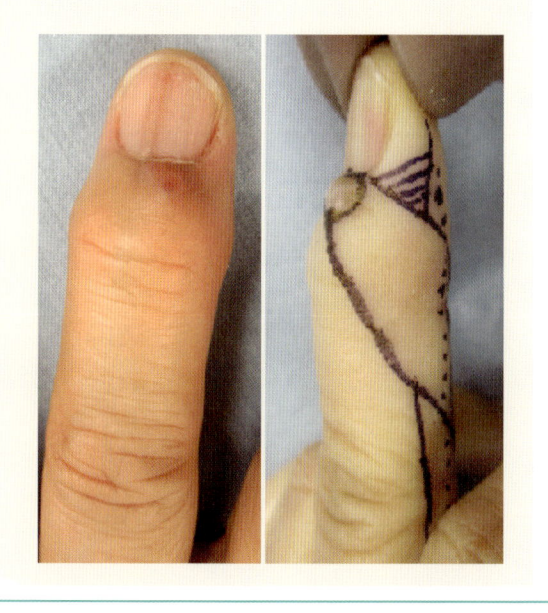

STEP ❷ 神経血管茎を剥離する

嚢腫茎部と骨棘を切除した後、指神経動脈茎を剥離しつつ、皮弁を伸筋腱上で剥離・挙上する（指動脈、神経が皮弁内に含まれ、皮弁より遠位まで確実に温存されるよう注意する）。皮弁をtear drop型にトリミングして背側に移行させて創を閉鎖する。

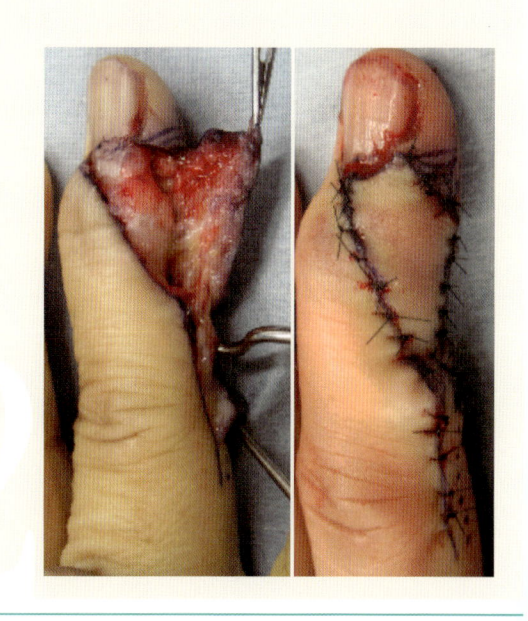

26 指粘液嚢腫 105

27 先天異常手 ―裂手症

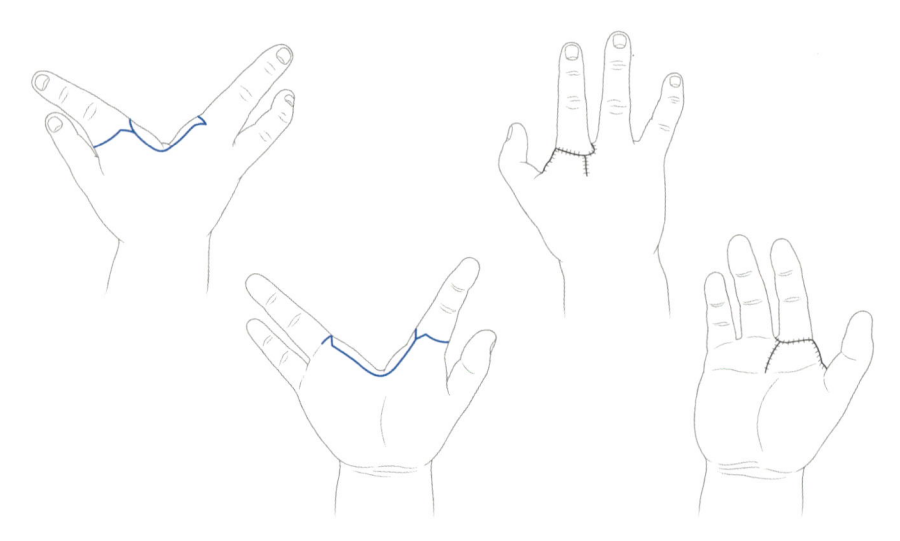

●福本 恵三

Manske type IIに対するUpton法による第1指間形成に三角皮弁を用いるわれわれの裂閉鎖法と併用

治療原則と適応

裂手症は欠損する指列の数によって1指列から4指列欠損までに分類される。第1指間の状態を基準に分類したManske分類では、type I：normal web、type IIa：web mildly narrowed、type IIb：web severely narrowed、type III：母・示指合指となる。裂手症手術の目標は、把持機能と整容面の改善を高いレベルで両立させることである。第1指間の狭小化のない症例では元来その機能は優れているため、裂閉鎖による整容的な改善が手術の目的となる。第1指間の狭小化や母・示指合指を認める症例に対しては第1指間を形成し、把持機能の改善を行う。機能の改善を主目的とする手術に際しても整容的な配慮がなされなくてはならない。

一般的な治療法

Manske type Iに対しては裂閉鎖のみを行う。指間の形成は三角皮弁、矩形皮弁、ダイヤモンド型皮弁などを用いる。裂閉鎖時の皮膚のトリミングは背側は直線状、掌側はジグザグの縫合線となるようにする。中手骨を引き寄せるためにはA1腱鞘を用いることが多い。Manske type II、IIIに対しては裂閉鎖とともに狭小な第1指間を拡大する。閉鎖する裂部の皮膚を三角皮弁として第1指間へ移行するSnow-Littler法が広く行われるが、皮弁先端の壊死が問題となる。最近では皮弁血行が安定しているUpton法も用いられている。両方法とも原法では中手骨での指列移行を併用する。3指列欠損では裂閉鎖を過度に行うと術後に指交叉を来たすので軽度にとどめる。

私の選択

裂閉鎖については2つの三角皮弁を用いて指間を形成するわれわれの裂閉鎖法を行う。自然なdorsal slopeの形成と手背の瘢痕を目立たなくすることを主眼としている。Type IIではUpton法による第1指間の皮膚形成にわれわれの裂閉鎖法による指間形成を併用している。指列移行は第1指間が過度に拡大するため基本的に行わない。中手骨を引き寄せる操作も行わないが、皮膚のみの処置で裂閉鎖の効果は得られるし、引き寄せすぎによる指交叉の心配もない。

【参考文献】
1. Upton J: Simplicity and treatment of the typical cleft hand. Handchir Mikrochir Plast Chir 36: 152-160, 2004
2. 福本恵三，児島忠雄，平瀬雄一：裂手症の手術的治療．形成外科 51：51-59, 2008

私の手術法：Upton法による第1指間形成とわれわれの裂閉鎖法

STEP 1 皮膚切開のデザイン

1指列欠損型、第1指間の狭小化が高度なManske type IIb裂手症。Upton法とわれわれの三角皮弁を用いる裂閉鎖法を併用する。

Upton法では示指列が尺側に移動することにより、第2中手骨上の皮膚がその場に取り残されて第1指間を拡大する。

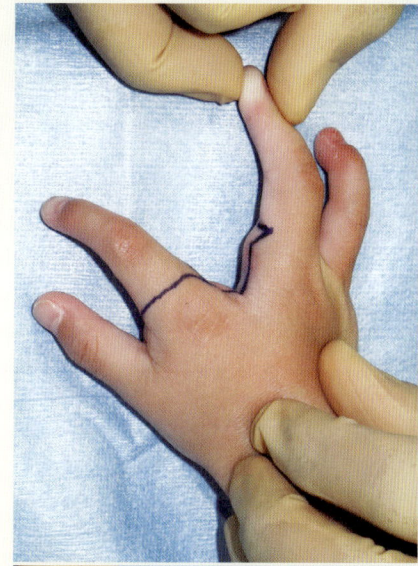

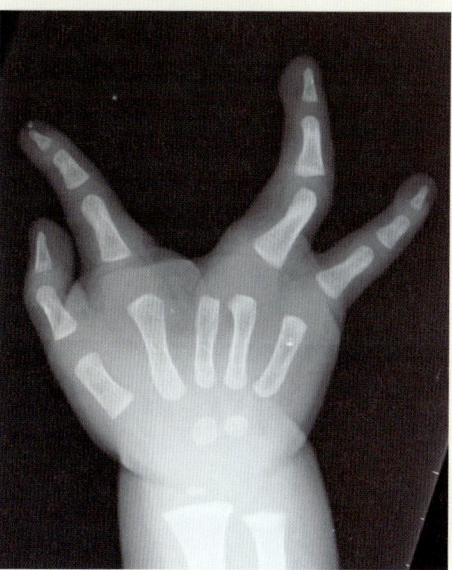

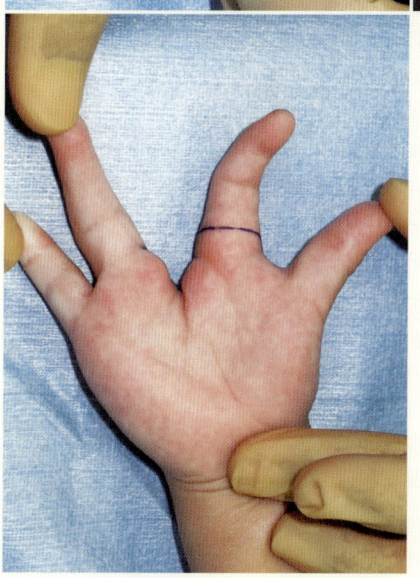

STEP 2 皮膚の剥離

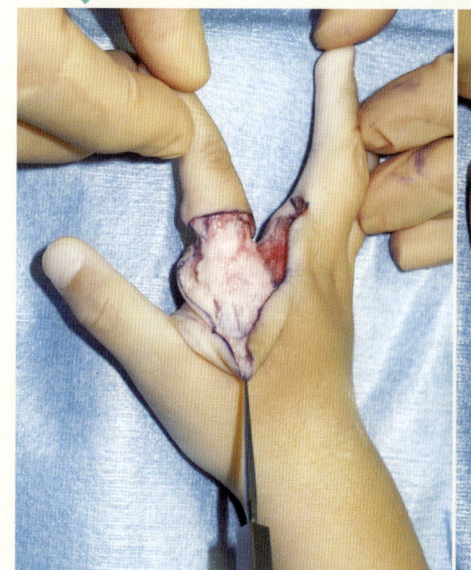

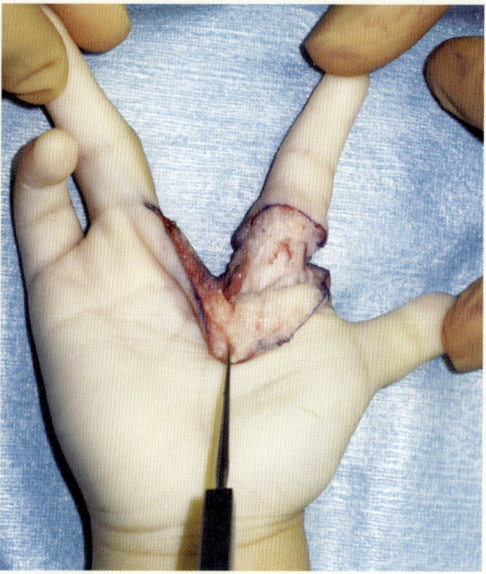

第2中手骨上の皮膚を剥離して皮膚ポケットの中を示指列が尺側に移動できるようにする。

背側では皮静脈が示指とともに移動できるよう皮膚から丁寧に剥離しておく。背側の皮弁が薄くなりすぎると血行障害を来たす。掌側では神経血管束を損傷しないよう注意する。

27 先天異常手—裂手症 *107*

STEP 3 第1指間の拡大と裂閉鎖

示指列を尺側に移動して裂を閉鎖する。
皮膚のみの縫合で中手骨のアライメントは十分修正されるため、以前行っていた中手骨の引き寄せは行わない。

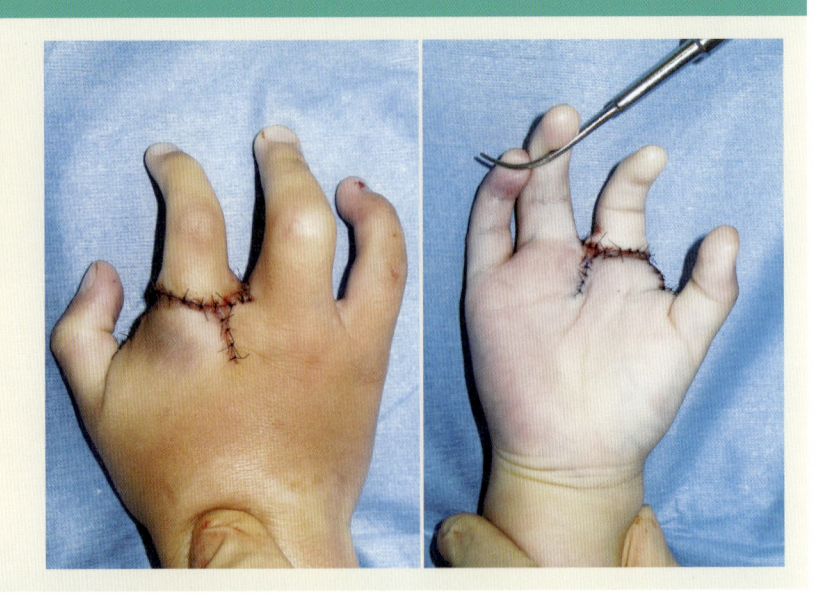

STEP 4 裂閉鎖部の指間形成

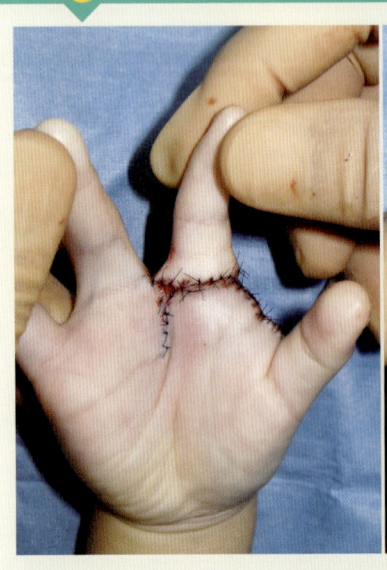

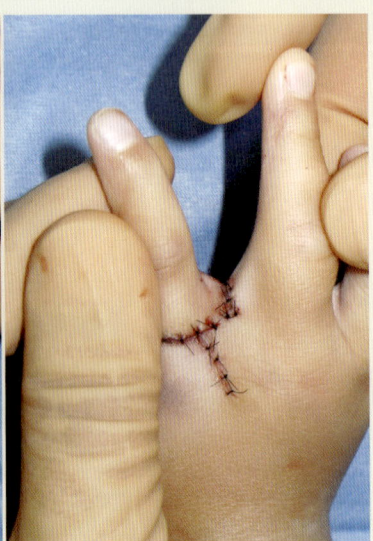

示・環指間は2つの三角皮弁で形成する。矩形弁では指間のdorsal slopeを横切る瘢痕ができるため不自然となる場合がある。三角皮弁ではより自然な指間が形成される。

STEP 5 第2中手骨上の皮膚での第1指間形成

余分な皮膚をトリミングしながら第2中手骨上の皮膚で第1指間を形成する。第1指間の稜線に一致して縫合線ができるが特に問題はない。第2中手骨の骨切りを併用する第3中手骨上への指列移行は行っていないが、十分な広さの第1指間が形成されている。

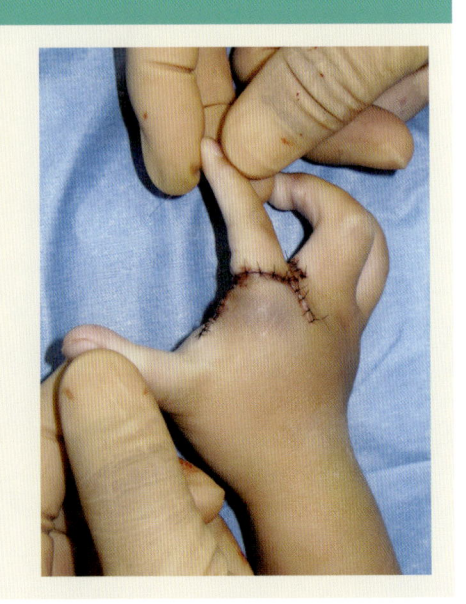

STEP ❻ 術後1年の状態

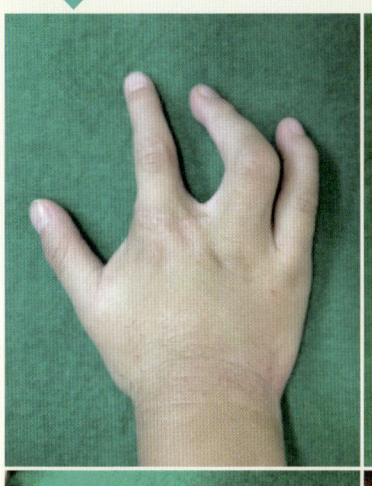

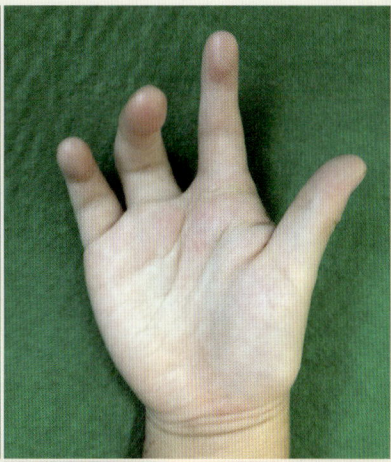

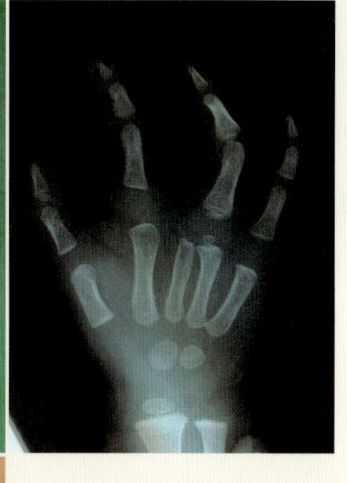

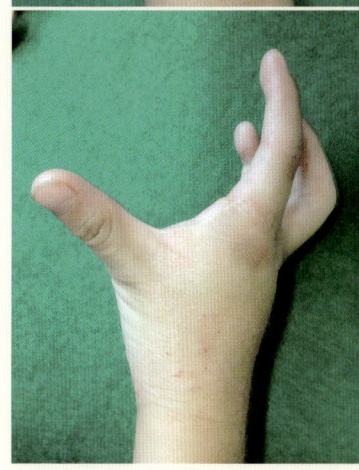

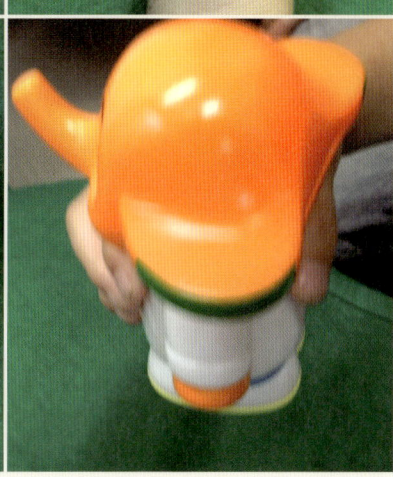

第1指間の再狭小化、裂の拡大はない。示・環指間の形態も良好である。環指PIP関節橈屈変形があり、将来修正を予定している。第1指間は十分に拡大され、術後の瘢痕拘縮もない。母・示指で大きな物の把持も可能である。

27 先天異常手—裂手症

28 先天異常手 —合指症

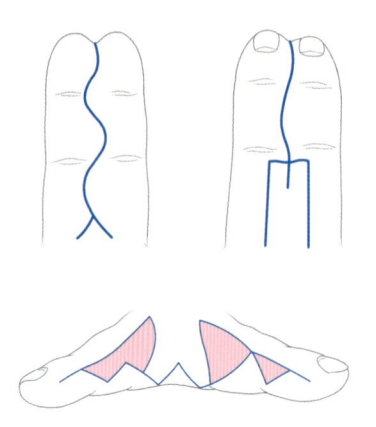

●岩澤 幹直

健側指間を計測して、患側指の皮弁デザインを行う。合指分離の皮切は緩いS字状で指間関節部で弯曲するデザインである。背側皮弁皮下の脂肪組織は切除する。斜線部は全層植皮する。

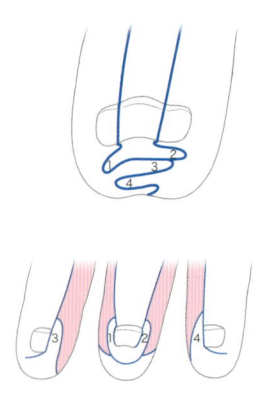

末節骨骨性合指の分離に有用である。Apert症候群の示〜環指合指のタイプでも、4-pulp flap法（1. 2. 3. 4）で示〜環指3本の末節骨性合指の分離後骨被覆が可能である。斜線部は全層植皮する。

治療原則と適応

皮膚性合指症の治療は、独立した指の動きが可能になり、成長につれ指軸の偏位や指間の上昇が起きないように、長期に安定した指／指間を形成することが必要である。指先に及ぶ合指では、指尖爪形態にも整容的に配慮する必要が生じる。このため、合指部分はジグザグに皮膚切開し、指間へは背側や掌側からの局所皮弁を配置し、皮膚の不足へは十分な量の全層皮膚移植を行う。両側に指に均等に植皮した方が、太さの差がでにくい。手術時期は、成長に伴う指軸偏位が起こる前に、現在1〜2歳で行われることが多い。骨性合指、指癒合や低形成を伴う場合は程度により時期を決定するが、確実な手術が行え、成長に伴う変形に可逆性が残る時期に行う。

一般的な治療法

1〜2歳頃までに、合指部分をジグザグ切開分離し、指間には背側矩形皮弁を挿入して形成する。生じた皮膚不足部分には全層遊離移植を行う。広い面積が必要な場合は鼠径からの全層植皮を選択し、狭い植皮範囲の場合は足内果部や手関節尺側などの皮膚を使用すると、移植後の色素沈着が軽度である。その他の治療法として、直線状による合指を分離する方法、大きなジグザグ切開で合指を分離する方法、指間形成に掌側や背側から三角弁を使用する方法、局所皮弁、皮下茎皮弁で植皮を避ける方法、エクスパンダーを使用して植皮を避ける方法などがある。

私の選択

皮膚性合指：背側M字型矩形皮弁法で1歳前後に手術施行する。2本の指に均等に全層植皮を行う方が目立ちにくく、太さの差もでない。

指尖骨性合指症：Four pulp flap法で、Apert症候群の示〜環指3本の骨性合指を1回で分離し、骨の被覆、側爪郭の形成 を行う。

合指に伴う指位置異常：健側手掌皮膚紋理テンプレートで、指間距離、指や皮弁の移動を評価しデザインする。

【参考文献】
1. 児島忠雄：手の先天異常；合併症. 形成外科 43：47-57, 2000
2. Noguchi M, Iwasawa M, Matsuo K: A four-pulp flap technique for creating nail folds in the separation of a mild digital mass in a patient with Apert's disease. Ann Plast Surg 37: 444-448, 1996
3. Iwasawa M, Noguchi M, Tanaka Y, et al: Usefulness of a Palmar crease template for the treatment of complicated syndactyly. Ann Plast Surg 2: 126-128, 2004

私の手術法1：背側M字型矩形皮弁法

STEP ❶ デザイン

背側に矩形皮弁とM字となる切開をデザインした。皮弁縦横比は2.5：1ほどである。掌側では基部のM字に入る三角弁をデザインし、皮切は中・環指の正中部まで行う。

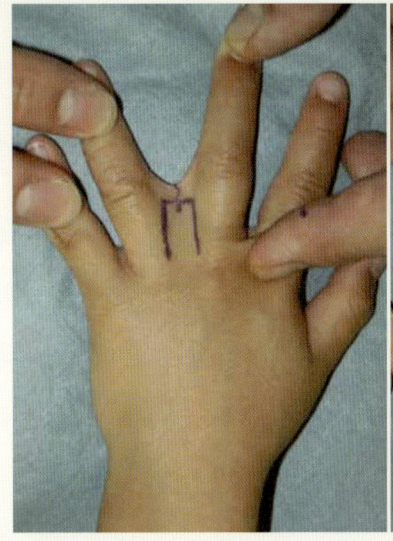

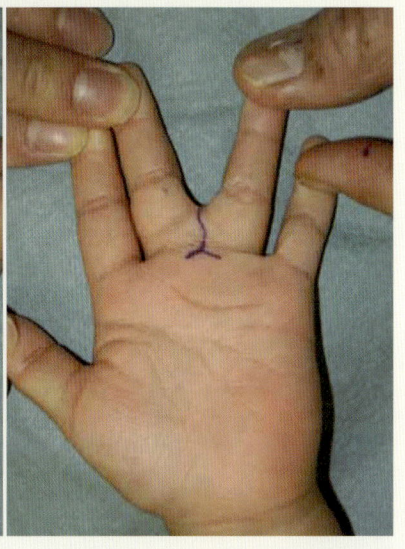

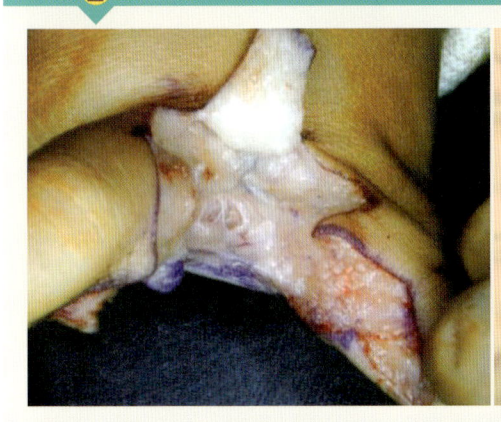

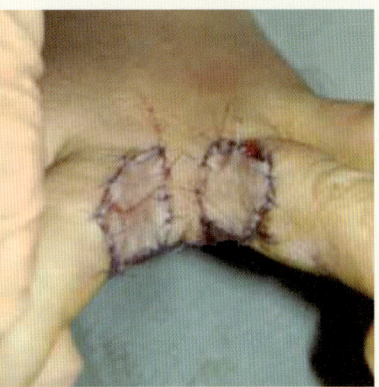

STEP ❷ 指分離

指分離時、硬い結合組織内の神経動脈束を損傷しないよう注意する。
分離後は背側矩形皮弁の皮下血管網を損傷しないよう脂肪組織を切除し、皮弁が緊張なく掌側に届くよう配慮する。
背側と掌側皮弁の縫合線がM字になる。皮膚不足に応じ、鼠径か足内果部から全層植皮を行う。植皮片は小型有鉤摂子で操作し、6-0 PDS2で縫合し、tie over固定した。

STEP ❸ 術後3年の状態

指軸偏位なく、指間も深い。

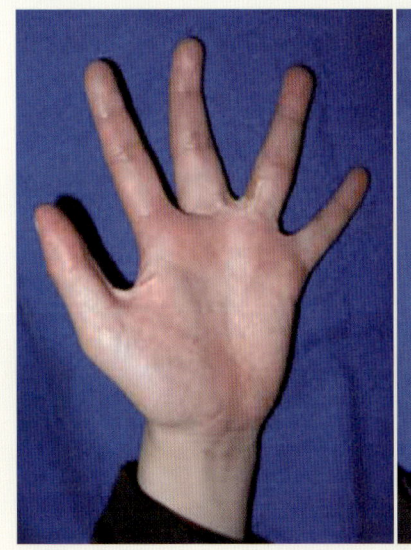

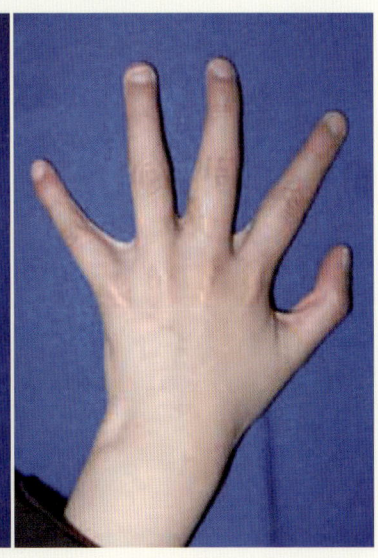

28 先天異常手 —合指症

私の手術法2：Four pulp flap法

STEP ❶ 術前
Apert症候群：示～環指の先端合指。術前に血管撮影を施行し、指動脈の分岐を確認する。

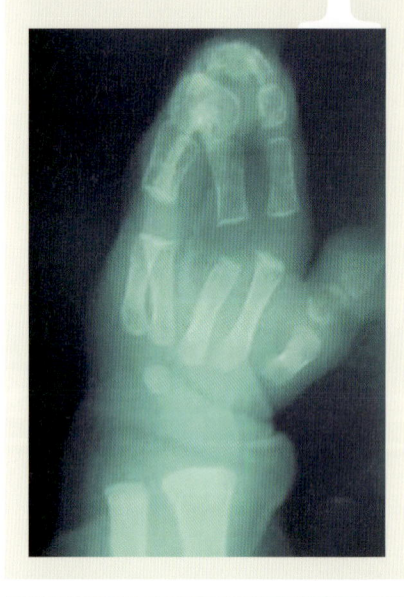

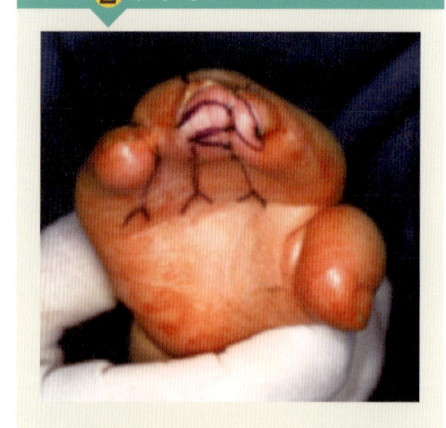

STEP ❷ デザイン
Four pulp flap法：中指両側の側爪郭を形成する皮弁、示指の尺側を覆う皮弁、環指の橈側を覆う皮弁を合指先端にデザインする。

STEP ❸ 手術直後
1つの指腹部皮弁は幅4mm、長さ15mmほどで、露出した末節骨を被覆し、側爪郭を形成できる長さとする。4つの皮弁は骨膜上で厚く挙上する。皮膚不足部には鼠径からの全層植皮を行う。

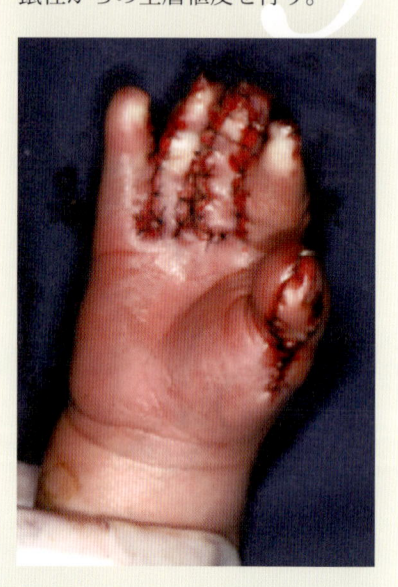

STEP ❹ 術後2年の状態
指の分離後、各指は外転傾向にある。爪指尖の状態は良好である。

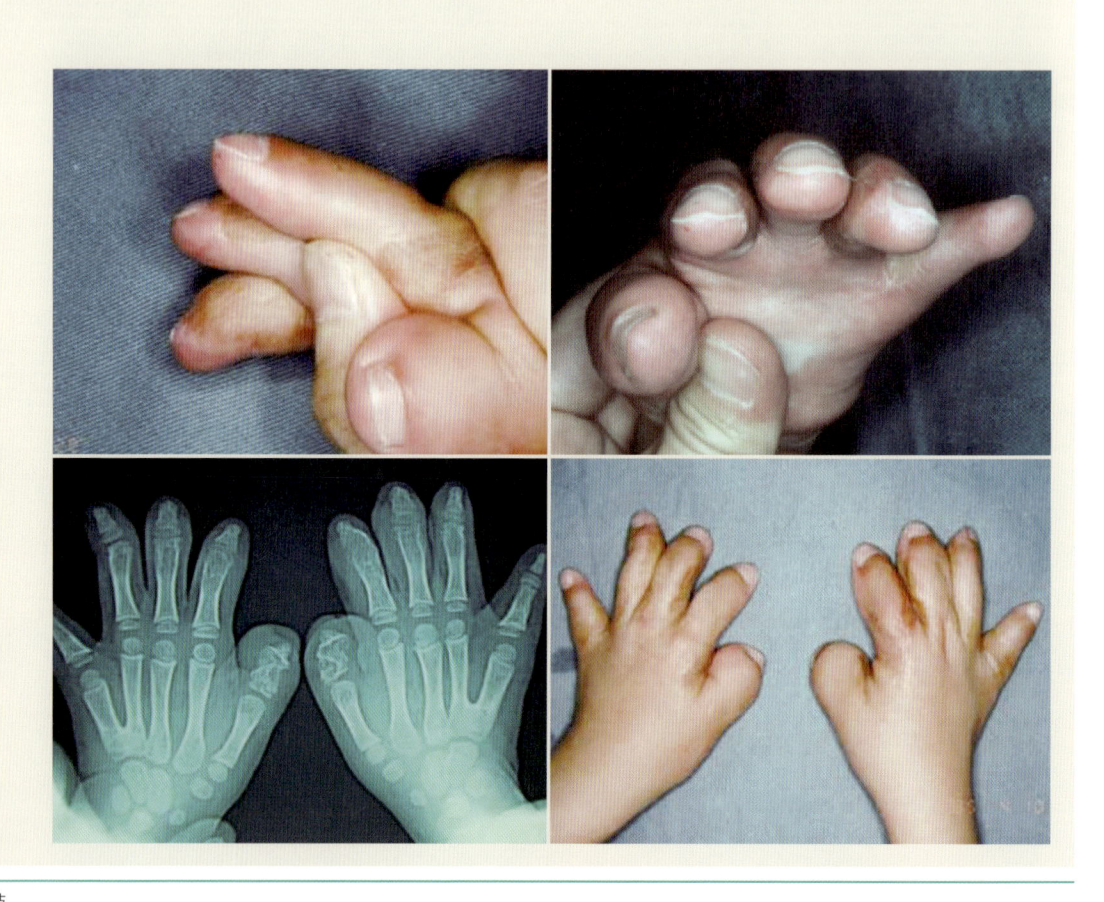

第1章 上　肢

私の手術法3：**手掌皮膚紋理テンプレート法（指の位置異常評価法）**

STEP ❶ 術前とデザイン

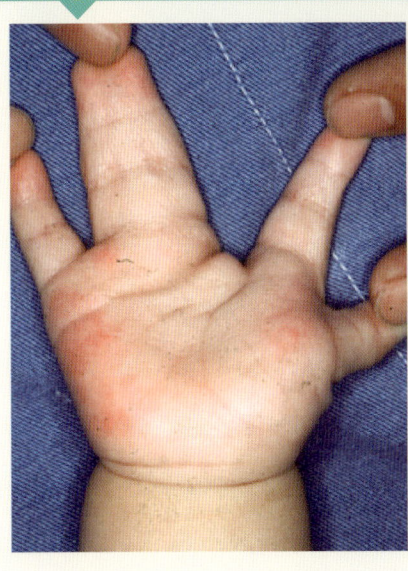

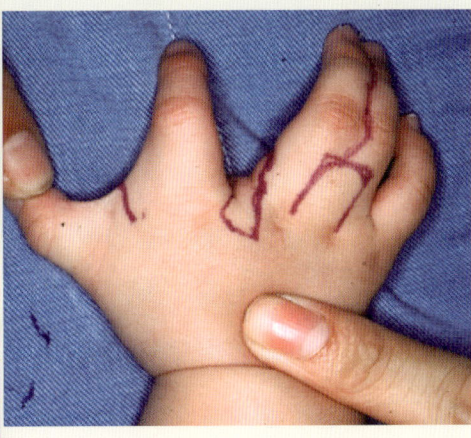

指列誘導障害：合指症、指の位置に異常を認める。遠位、近位手掌皺線と母指球皮線など手掌皮膚紋理にも異常走行を認める。

STEP ❷ 指分離

最大指外転位での健側手掌皮膚紋理をクリアーファイルに採取し、テンプレートとする。テンプレートを患手に重ね、正常位置となるよう指分離、示指や三角弁の大きさや移動距離をデザインする。指間形成と示指と三角弁の交換移動後、患手の皺線は正常紋理テンプレートと一致する。

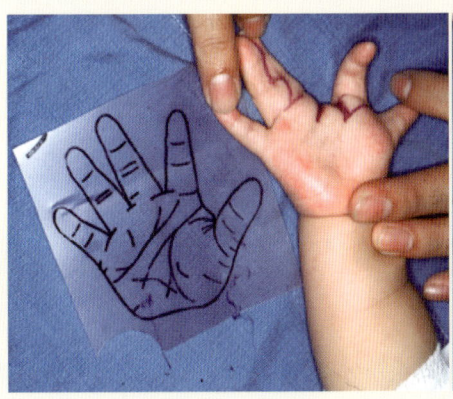

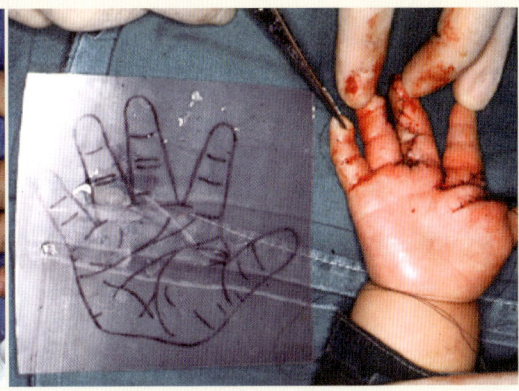

STEP ❸ 術後5年の状態

術後皮膚紋理が正常化し、示～環指の位置も左右差なく正常となった。

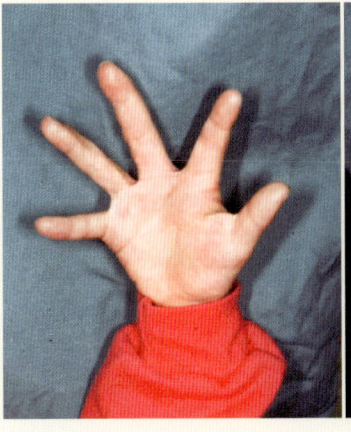

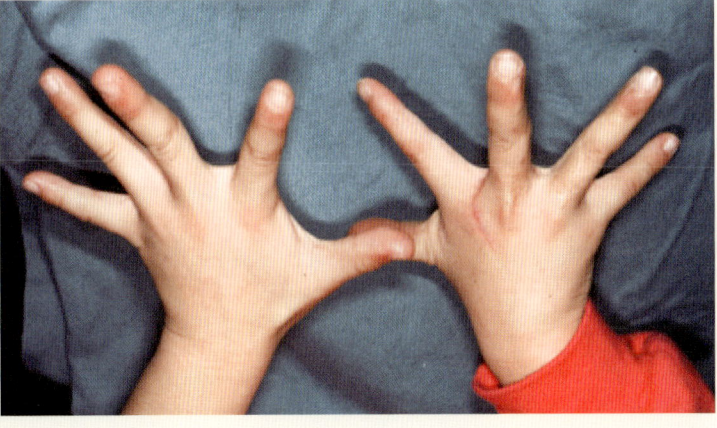

28 先天異常手―合指症

29 先天異常手 —母指多指症

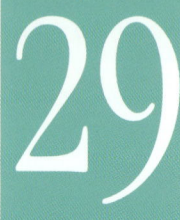

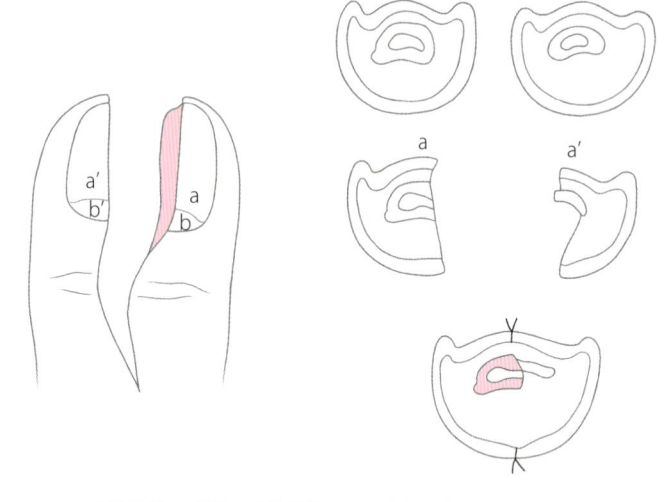

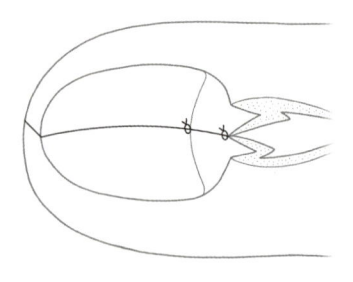

▶岩澤 幹直

a＋a'が健側の爪幅、爪半月幅b＝b'となる部分を合併点とする。

緊張をかけないようマイクロ下に8-0ナイロン糸で爪母・爪床さらに近位爪郭皮膚を4針ほど縫合すると、爪床と近位爪郭との癒着を生じない。また末節骨同士を固定しない。

治療原則と適応

母指多指症は1本の母指になるべき成分が2つの母指として発生したもので、2つの成分は低形成という宿命にある。母指多指の手術は、この2つの成分から、機能的にも整容的にも正常な1本の母指を再建することを目標としている。過剰指の単純切除ですむのは、浮遊型の特別なタイプに限られる。多くは尺側成分が優位なので、低形成の橈側指を切除しながら靱帯形成/腱移行など形成手術を行うことが多く、通常1歳頃までの手術が可能である。

一般的な治療法

尺側成分が優位な場合が多く、低形成の橈側指の切除を行う。末節骨分岐では、関節軟骨の成形による指軸の調整と側副靱帯の修復が重要である。基節骨部より中枢で分岐する場合、MP関節の形成と切除側からの短母指外転筋・伸筋・屈筋などの移行、骨軸偏位について矯正骨切り術が必要になる。中手骨分岐では、尺側優位でCM関節を共有しない場合が多く、橈側指の切除に短母指外転筋移行と矯正骨切り術を行う場合と、2本の指がともに低形成で、指列移行など特殊な手技が必要な場合がある。Bilhaut-Cloquet法は変形を生じやすいので、できるだけ避ける傾向がある。

私の選択

1. **骨皮質・爪付き骨抜き皮弁合併法**：橈尺側成分とも低形成だが優劣がある末節骨・基節骨型で、患側母指の爪幅が、健側爪の80％に満たない場合は、自然な弯曲と健側幅の爪を形成するため、橈側母指を皮質爪付き骨ぬき皮弁として尺側母指と合併する。健側の爪、爪半月を計測し、2つの爪成分がほぼ正中で健側サイズに合うようにデザインする。末節骨の固定はしない。2カ月ほどで爪が再生し、その後骨が癒合すると段差のない爪になる。

2. **骨皮質・爪付き部分指合併法**：橈尺側成分とも高度に低形成な場合は骨皮質・爪皮弁だけでなく、MP骨関節成分の合併も行う。Bilhaut-Cloquet法では指骨を縦切して1本の指骨に合併するが、私は指骨を縦切せず、MP関節温存し、関節含む指骨を、尺側成分と並列に5-0非吸収糸で縫合固定する。正常側よりやや太くなる傾向があるが、指軸が安定した母指を再建する。初回手術で利用できる組織が多種類あるので、可能なだけ温存合併する。成長後に修正の余地を残す。

【参考文献】
1. 堀井恵美子：手の先天異常；母指多指症．最新整形外科学大系 15B 手・手指Ⅱ，三浪明男編，pp256-262，中山書店，東京，2007
2. Iwasawa M, Noguchi M, Mishima Y, et al: Long-term results of nail fusion plasty of the duplicated thumb. J Plast Reconstr Aesthetic Surg 61: 1085-1089, 2008

私の手術法1：**末節骨型　骨皮質・爪付き骨ぬき皮弁合併法**

STEP ❶ 術前・デザイン

橈・尺側の指とも爪幅が健側の80％ほどで、爪合併の適応。爪甲除去後、近位爪郭を剥離すると爪半月全体が観察され正確に測定・デザインできる。No.11メスで爪床爪母部分を長軸方向に正確に切離する。末節骨はナイロン鋏でトリミングする。

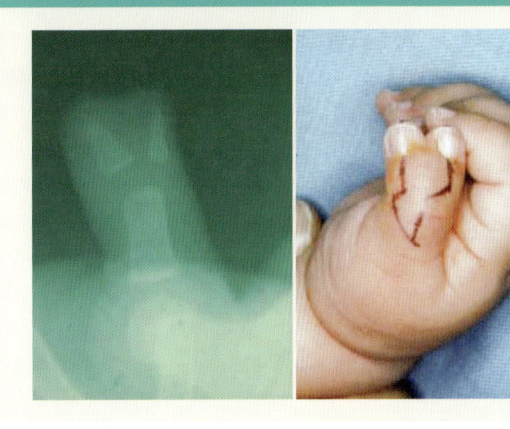

STEP ❷ 皮弁の挙上

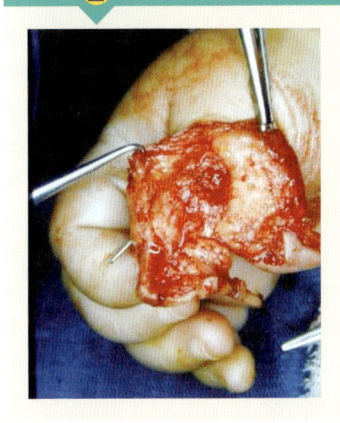

橈側母指から爪母・爪床と末節骨皮質の一部を含む骨ぬき皮弁として挙上する。残りの橈側末節骨は切除する。橈側側副靱帯を5-0ナイロン糸で修復する。
尺側末節骨も合併側は突出した余分な部分はトリミングし、爪床爪母縫合に緊張がかからないようにする。

STEP ❸ 縫合

両側の爪床・爪母部は骨から2mmほど剥離したのち8-0ナイロン糸で縫合する。近位爪郭皮膚も縫合する。骨から末節骨固定はしない。背側掌側の皮切は緩いS字状で、6-0 PDS2で縫合した。スムーズな太さの母指になった。

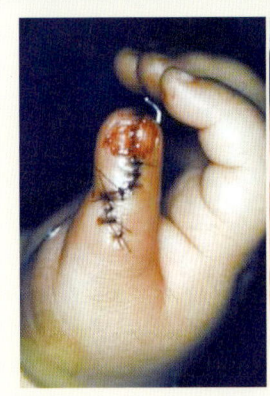

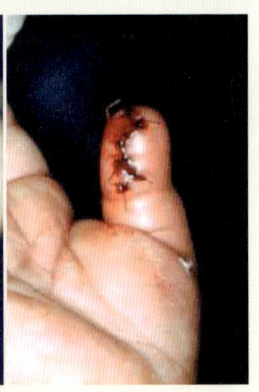

STEP ❹ 術後3年の状態

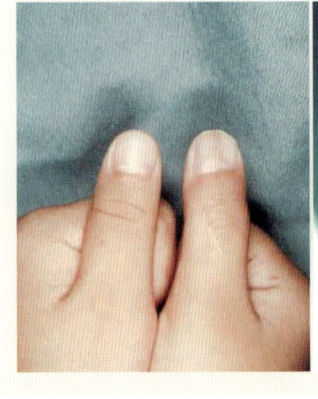

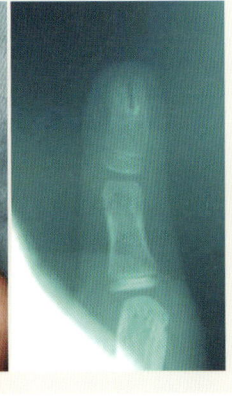

健側と比較しても自然な爪形態。末節骨を強固に固定しない方が爪弯曲は自然で、段差を生じない。

私の手術法2：基節骨型　骨皮質・爪付き骨ぬき皮弁合併法

STEP ❶ 術前・デザイン

カニ爪変形で橈側指は3指節。2つの成分は低形成だが尺側優位である。爪幅は健側の80％なく爪合併の適応である。

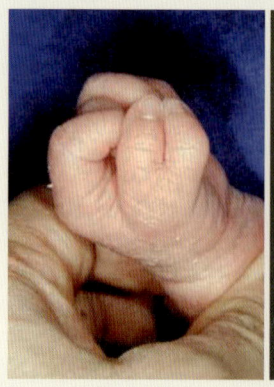

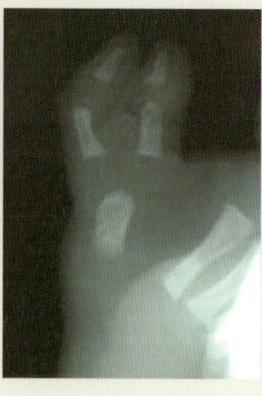

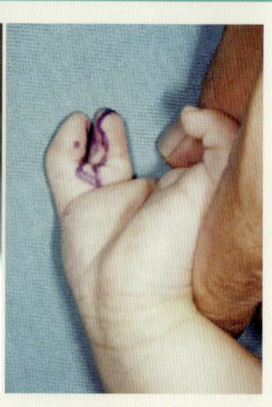

STEP ❷ 皮弁の挙上

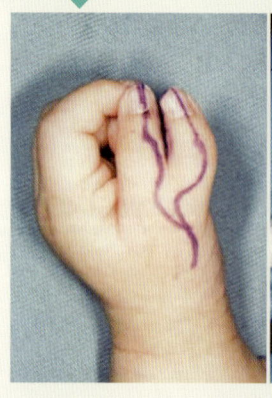

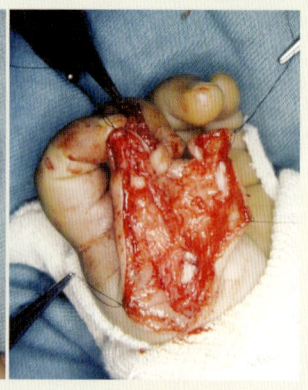

両母指の抜爪をしてから、爪母部までデザイン長軸に沿って切開し、母指剥離を進める。橈側母指から末節骨爪の一部を残し基節骨などを切除し骨抜き皮弁として挙上する。尺側母指骨格は残し、MP関節形成・短母指外転筋を移行し、指軸を整えたあと、尺側母指の末節骨基部もトリミングする。
緊張なく爪が寄るようにする。

STEP ❸ 縫合

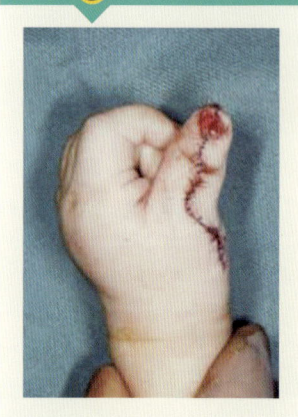

橈側母指爪部を尺側母指爪部に緊張がかからないように8-0ナイロン糸で縫合する。骨固定はしない。
皮膚は6-0 PDS2で縫合した。

STEP ❹ 最終像

MP関節にやや不安定性が残るが、母指形態・爪も形態は良好、左右差はない。合併した末節骨が骨癒合している。

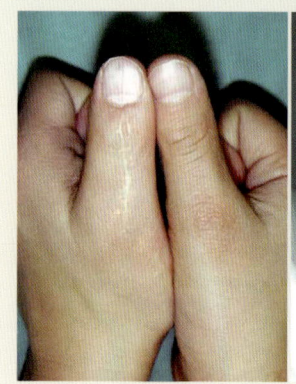

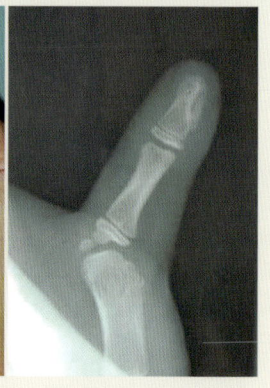

116　第1章　上肢

私の手術法3：**中手骨型　骨皮質爪付き部分指合併法**

STEP ❶ 術前・デザイン

橈・尺側成分とも低形成。橈側成分はCM関節があり、中手骨基節骨は尺側より優位だが、末節部は低形成。尺骨母指成分はCM関節なし、自動運動もない。爪や末節部は橈側より大きい。橈・尺側成分にドップラー血流計で動脈拍動を確認できる。赤のラインが指動脈である。

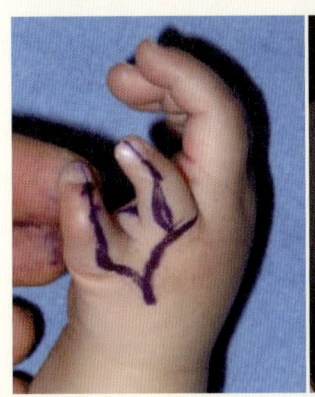

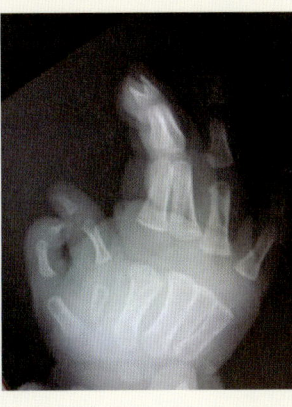

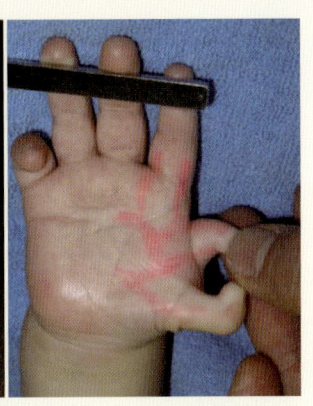

先天異常手の術前評価にドップラー血流計は非侵襲的で有用である。

STEP ❷ 皮弁の挙上

CM関節がある橈側の中手骨・基節骨に尺側母指のMP関節を含む中手骨と基節骨、また爪末節皮質を部分的に移行合併する。青テープは尺側母指の指動脈・神経束である。

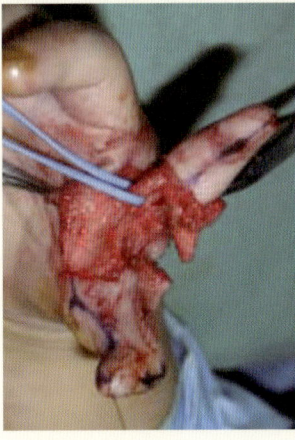

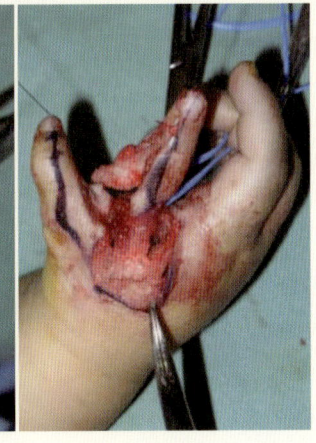

STEP ❸ 縫合

尺側MP関節を含む中手骨、基節骨と橈側母指中手骨、基節骨を、それぞれ5-0プロレン糸で4針で縫合固定する。また末節では皮質骨爪皮弁部を縫合し合併した。この時邪魔な指骨突出部分だけ剪刀でトリミングした。さらに皮膚余剰も切除しながら母指を形成した。

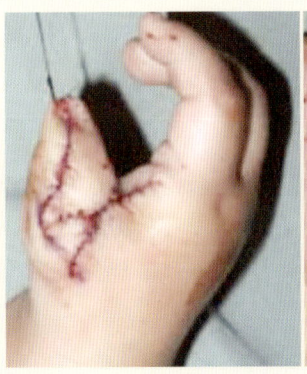

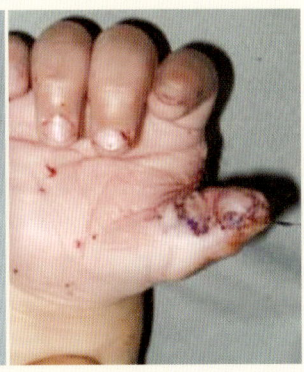

STEP ❹ 術後1年の状態

1つのCM関節、2つのMP関節、1つのIP関節をもつやや太い母指。関節安定性・可動性があり、握り動作が可能。爪は自然な形態である。

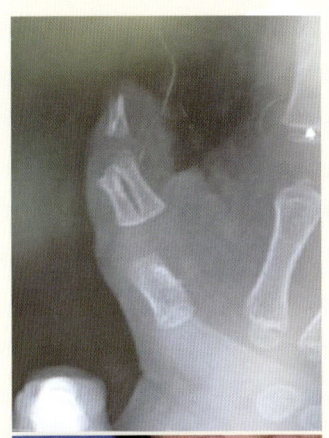

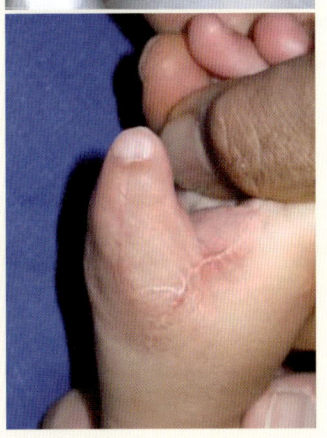

29　先天異常手 ―母指多指症

30 先天異常手 —母指形成不全

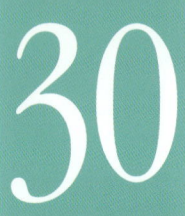

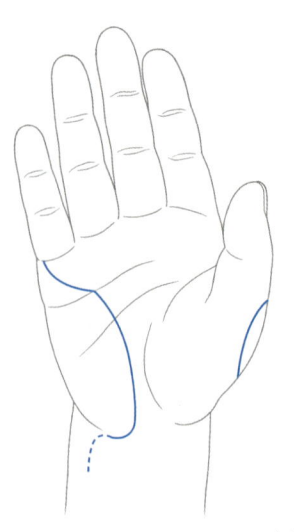

●岸 陽子

良好な母指対立機能を獲得する

治療原則と適応

母指は圧排、かぎさげ、つかみ、つまみ、握りという機能をにない、一部の霊長類を除き、他の動物にない働きにより人類の発展に寄与してきた重要な指である。形成不全という病態は母指の構成成分により機能損失の程度が異なるため、主にBlauthの分類によって、必要な治療を考えることが多い。5型に分けられており、母指球筋の低形成、母指球筋の低形成と母指内転拘縮、第1中手骨の近位の部分欠損、浮遊、母指欠損としているが、ManskeとMcCarrollは3型をCM関節の安定性でType AとBに分けている。Blauth 3型は欠損の程度に差があり、ManskeとMcCarrollの分類は有効であるが、不安定性はやや客観性を欠くため、著者は第1中手骨の長軸長によってaとbに分類し、術式の決定に役立てている。

一般的な治療法

1型：ほとんど手術になることはない。
2型（第1指間の狭小化と母指球筋の低形成が特徴）：第1指間の拡大にはZ形成術や皮弁、母指球筋の低形成に対してはLittler法、Camitz法
3a型（伸筋腱の低形成、中手骨の低形成、母指球筋の低形成が特徴）：伸筋腱移行、Littler法、Camitz法
3b型（CMC関節の不安定性と重度の中手骨低形成が特徴）：伸筋腱、屈筋腱、対立機能、中手骨の再建、CMC関節の再建を行わなければならない。
4型（浮遊母指、骨成分の低形成のみならず、伸筋腱、屈筋腱などの動源もない）：患指温存は機能的には極めて難しいが、温存を望む両親は多い。基本は母指化術を行う。
5型：母指化術

私の選択

2型：第1指間の狭小化に対してはZ形成術、あるいは示指橈側からの皮弁Brand法がよい。手背全体を移動させる皮弁は瘢痕の部分が多すぎるため適応は限定される。中手骨の低形成は患側の60%以内であれば延長の必要はない。MP関節の不安定性の見られる症例は、短母指屈筋および短母指外転筋、母指内転筋の低形成があり、示指固有伸筋腱の移行によって内転筋の再建を行った方がよい。また第1指間の狭小化が見られる症例で年長まで延長を行わないと、母・示指間で缶のようなものを把持する際にMP関節の橈屈が余儀なくされ、MP関節の橈側偏位が増強される。これは母指多指症

118 第1章 上肢

にも見られる。

3a型：伸筋腱の再建は環指FDSの移行、対立再建はLittler法やCamitz法がよい。Camitz法は、回内力がやや劣り、腱の走行が見えるためやや整容的な面でも不自然となる。重度な症例では、環・小指でのピンチが最も筋力があることがあり、Littler法を行うと手全体の機能低下を引き起こすことがあるため注意が必要である。

3b型：本来であれば機能低下に対する再建手術は、伸筋腱、屈筋腱、対立機能、中手骨の再建、CMC関節の再建を行わなければならないため、すべて揃っている母指化術が単純で、患者も1回の手術で済むため負担が少なく、瘢痕も少ないが、指の減数という日本ではかなり受け入れ難い結果となる。母指化術を行っても伸筋が弱いことがあり、その場合は環指FDSでの伸筋腱の再建が必要となる。3型の場合、母指化術を嫌がる両親に対し、足趾からの関節移植を行うこともあるが、ピンチ力、握力の面で母指化術に劣る。移植した足趾の骨端線は、ホルマリンで固定した骨でもX線上は開存して見えるため、X線での生着評価は難しい。採取部位の変形は外見上問題なくても半切した第4中手骨に第3中手骨が癒合することがあり、採取側の問題がある。

4型：母指を対立位に固定してはいけない。患児は手をつけなくなるが、使用して行くうちに掌側外転0°に変形する。

5型：母指欠損のため術式は母指化術しかないが、示指の硬直や低形成があり、示指が使えないことがある。

【参考文献】
1. Littler J, Cooley S: Opposition of the thumb and its restoration by abductor digiti quinti transfer. J Bone Joint Surg 45A: 1389-1396, 1963
2. Buck-Gramcko D: Pollicization of the index finger. J Bone Joint Surg 53A: 1605-1617, 1971

私の手術法：小指外転筋移行術

STEP ❶ 術前

Blauth2型（第1指間に拘縮がないタイプ）。中手骨の低形成は軽度であった。

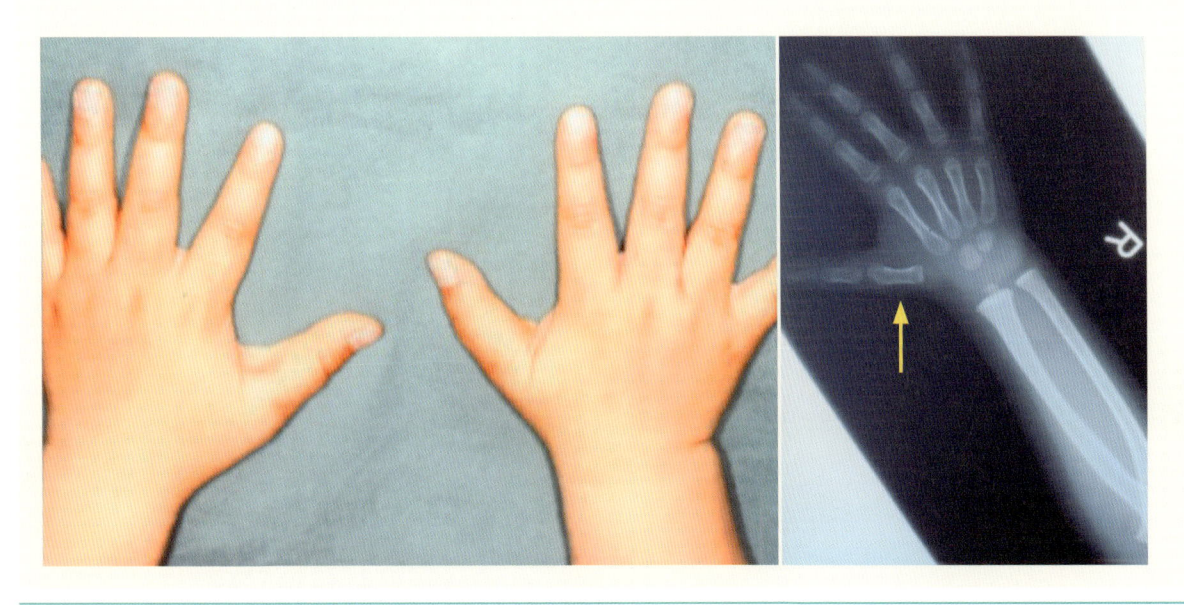

STEP ❷ 皮切デザイン

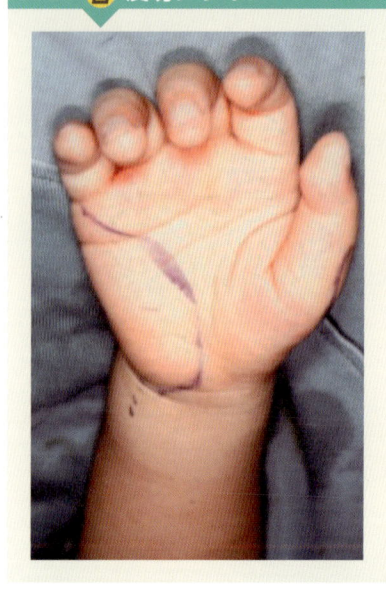

皮膚切開線は小指近位掌側指皮膚線から遠位手掌皮膚線を横切り、近位手掌皮膚線に接近するように弧を描き、遠位掌側手首皮膚線の部分で横走し、その後、横斜めに延長する。小指の遠位側は側正中部で遠位方向に中央掌側指皮膚線の手前まで延長する。母指は基節部橈側側正中部でMP関節をはさむように切開線を置く。

STEP ❸ 小指外転筋の露出

小指外転筋は停止腱が2本あり、1本は基節骨骨底尺側面、もう1本は指背側腱膜であるが、停止部を可能な限り腱成分を長く取り、中枢に向かって剥離を進める。
母指を対立位にし、豆状骨から基節骨までの長さをはかり、その長さより少し長くなるように小指外転筋の腱を剥離するとよい。

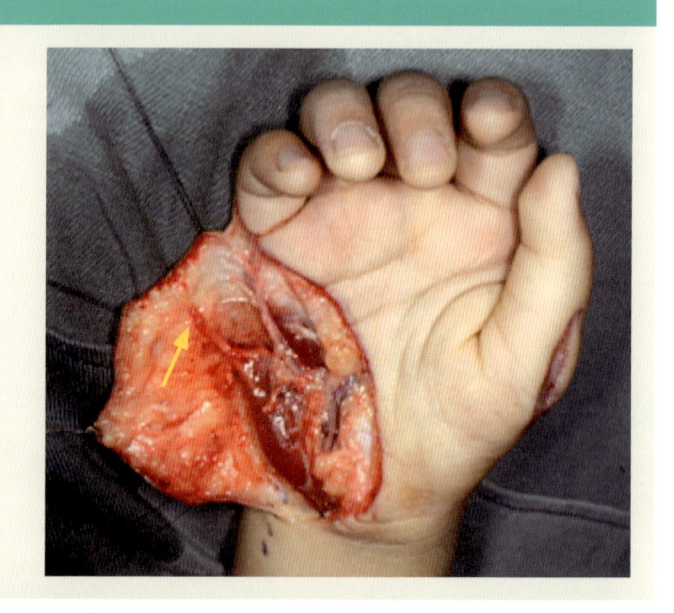

STEP ❹ 小指外転筋の剥離・移行

尺側動脈、神経から小指外転筋に入る枝は小指外転筋の裏側に存在するため、この近傍を剥離しなければならない時は、注意深く神経血管束を温存する。筋の起始部は豆状骨から剥離して筋をページをめくるように翻転し、母指基節部に届くまで豆状骨から剥離する。
小指外転筋を豆状骨から完全に剥離し、掌側手根靭帯に固定した方が自然な形態となる。

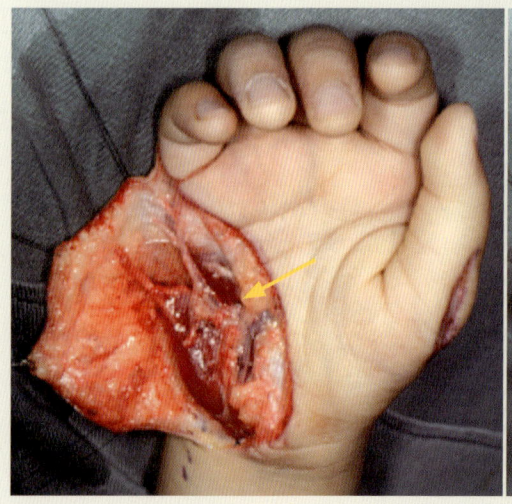

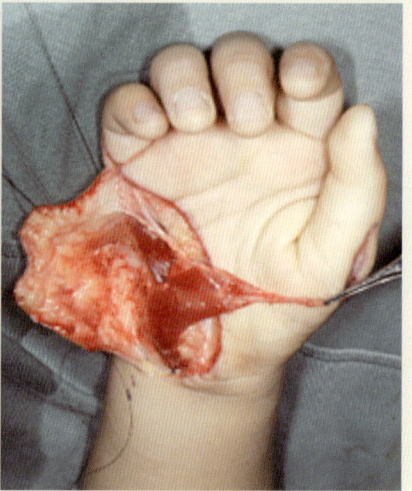

120 第1章 上 肢

STEP 5 縫合・固定

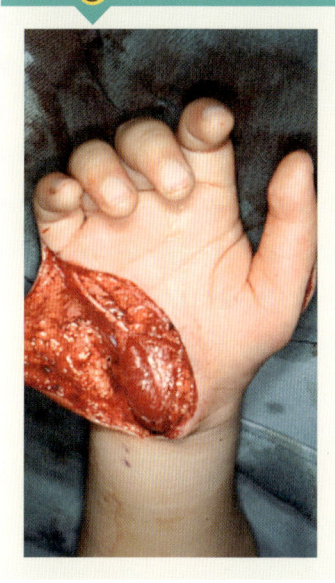

皮下トンネルを可能な限り母指橈側に作成し（このトンネルが手掌中央部に近いほど整容的には違和感が生じる）、小指外転筋の停止部を把持しながら皮下トンネルをくぐらせ、母指基節骨基部やや背側に固定する。豆状骨から剥離した小指外転筋の起始部を血管神経束に無理のない位置で横手根靱帯あるいは長掌筋腱付着部橈側に固定する。停止部は母指基節骨橈側基部の骨膜に固定する。

STEP 6 手術終了時

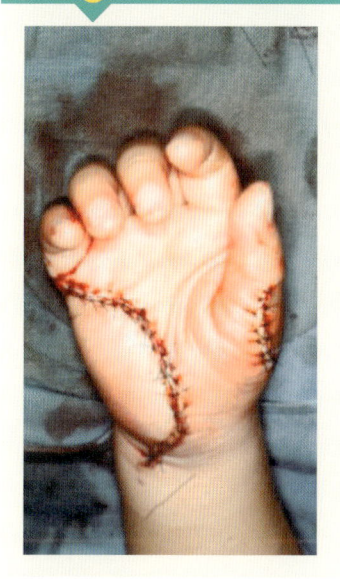

母指が対立位になるように移行筋の緊張度（tention）を決定する。

STEP 7 術後6カ月のピンチ動作

母指と中指間はside pinchではあるが、母指は小指まで到達可能である。

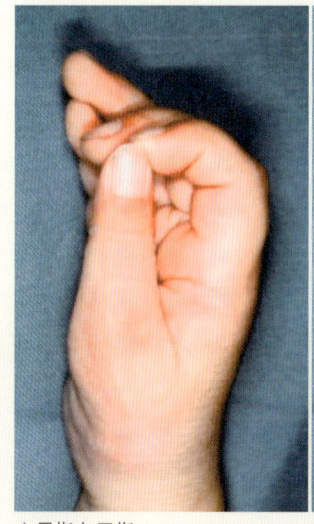

▲母指と示指 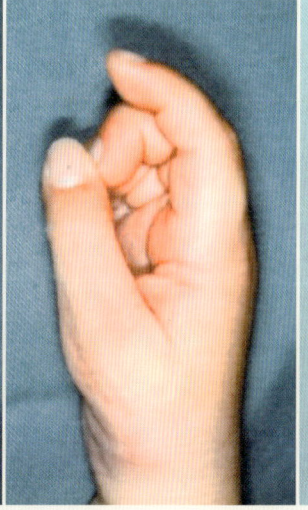　　▲母指と中指 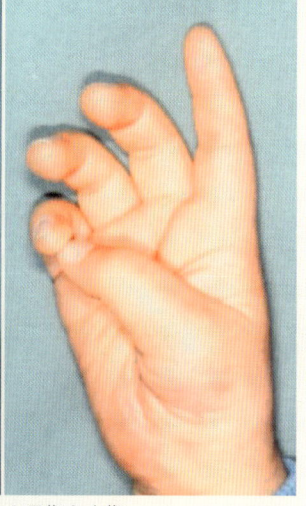　　▲母指と小指

31 横軸形成障害

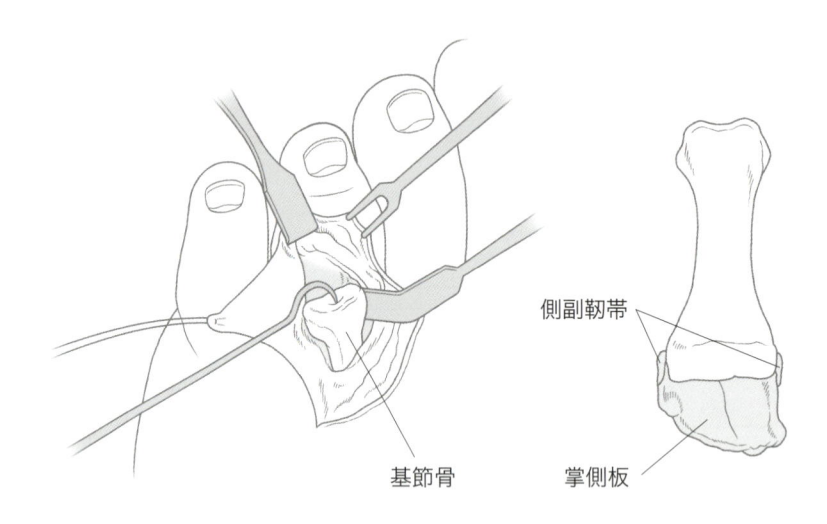

川端 秀彦、田村 太資

側副靱帯
基節骨　掌側板

足趾基節骨採取時は骨膜外で行い、側副靱帯と掌側板を付着させる。

治療原則と適応

骨の低形成が上肢を横断するように出現する手の先天異常で、手指に短縮と合指を呈する軽症例から、中手骨やより近位での先天性切断の形態をとるものまである。軽症例では機能障害がないため絶対的な治療適応はないが、整容的改善を目的に指間形成植皮術が行われる。重度になると手指の本数が減少し残存する指も低形成が強くなるため、整容的改善はあまり期待できなくなるが、把持動作やつまみ動作の再建を目的とした機能再建手術の適応となる。より重症例では手関節部、さらには前腕、肘関節、上腕部で切断されるため、外科的治療の適応はなくなり、義手装着を検討する。

一般的な治療法

1. 軽症例
    1) 指間形成植皮術：皮膚性合指症に準ずる。指自体が短いため若干深めに指間を形成する。
    2) 第1指間を開大する皮弁形成術：opposed Z-plasty、Brand法など。
    3) 腱移行術：母指対立再建術、手指屈筋腱再建術など。
    4) 骨延長術：学童期以降に適応あり。
2. 重症例
    1) 指間形成術：乏指症に準ずる。
    2) 指列移行術：第3中手骨への第2中手骨のon-top plasty。
    3) 腱移行術：軽症例に準ずる。
    4) 骨延長術：一期的延長＋腸骨移植、仮骨延長。
    5) 足趾骨移植術：血管吻合を行わないで足趾の基節骨を手に移す。2歳までに行えば移植骨は手で成長を続ける。
    6) 遊離血管柄付き足趾移植術：第Ⅱ趾が用いられる。

私の選択 この疾患は片側性であるので、健側の代償によって問題なく生活できていることも多いため、患者・家族とよく話し合って手術を行うかどうかを決定することが重要である。軽症例で整容面での改善を希望される場合は指間形成植皮術のみを行い、それ以上の侵襲を加えないことが多い。より重度の症例に対しては機能改善を目的とした手術を家族に勧めている。著者は指尖部の皮膚にゆとりがある症例では足趾骨移植術を選択し、家族が足部に侵襲を加えることを希望しない場合は骨延長術を選択している。

【参考文献】
1. Blauth W, Gekeler J: Symbrachydactylien. Beitrag zur Morphologie, Klassifikation und Therapie. Handchirurgie 5: 121-174, 1973
2. 川端秀彦：短指症・短合指症．新OS NOW 22：199-204，2004

私の手術法：足趾骨移植術 (free non-vascuralized toe phalanx transfer)

STEP ❶ 術前に残存する指機能の評価

手根中手関節に十分な可動域と自動運動があることが必要である。指尖部には足趾基節骨を移行できるだけの皮膚のゆとりがあることが必要である。

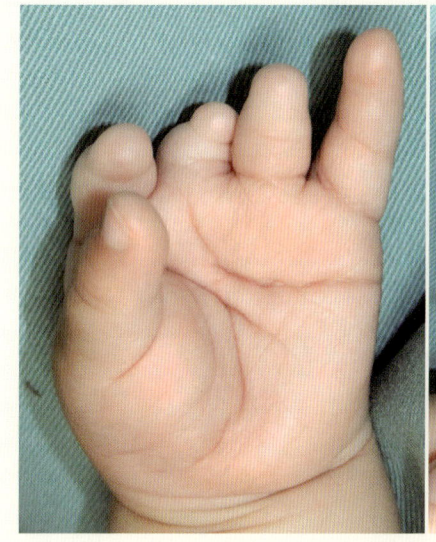

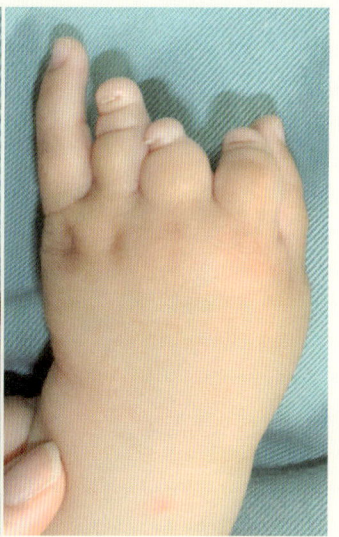

STEP ❷ 移植床の準備

趾節骨を挿入する部分の背側から進入し、移植すべき趾節骨がおさまるよう十分に皮下を剥離し、不要な脂肪組織を切除する。

通常、手指に相当する部分に小さな皮膚性の突起 (nibbins) が残存し、その部分で伸筋腱・屈筋腱がループを形成している。このループを切断し、両腱が十分滑動するように近位に向かって剥離する。

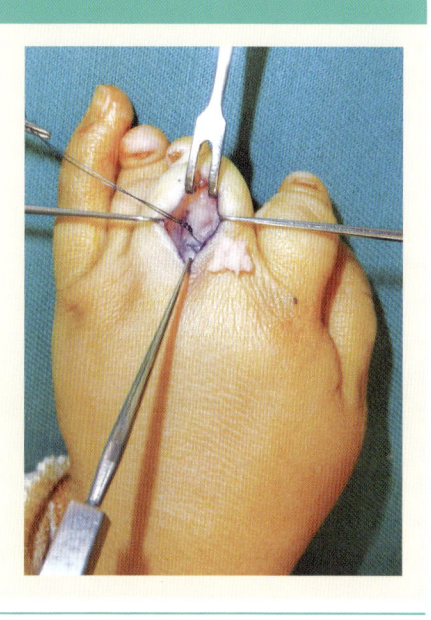

STEP ❸ 足からの基節骨採取

基節骨の採取は骨膜を損傷しないように骨膜外で行う。

近位趾節骨の背側から進入する。伸筋腱の両側に切開を入れ、中足骨趾節骨間関節と近位趾節骨間関節を確認する。近位趾節骨間関節の関節包、側副靱帯、掌側板を切離し、屈筋腱、骨膜を損傷しないように近位趾節骨を近位方向に向かって剥離する。最後に中足骨趾節骨間関節で関節離断する。

その際に移植骨に側副靱帯と掌側板を付着させることが重要である。

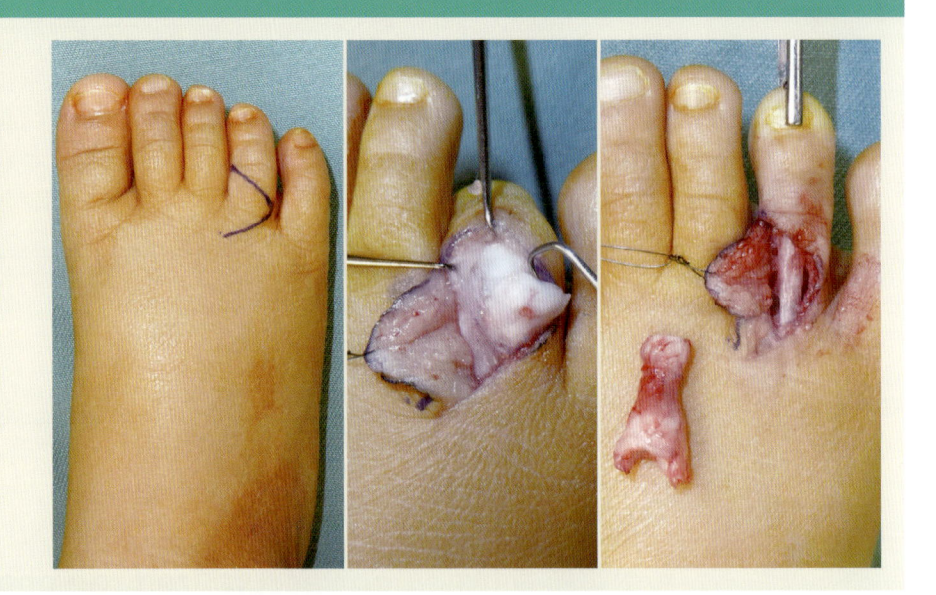

STEP ❹ 足趾骨移植

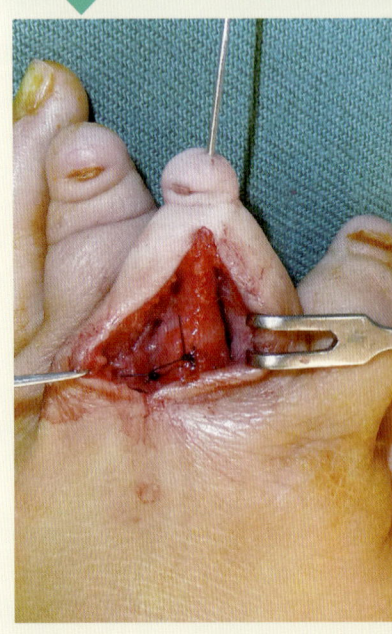

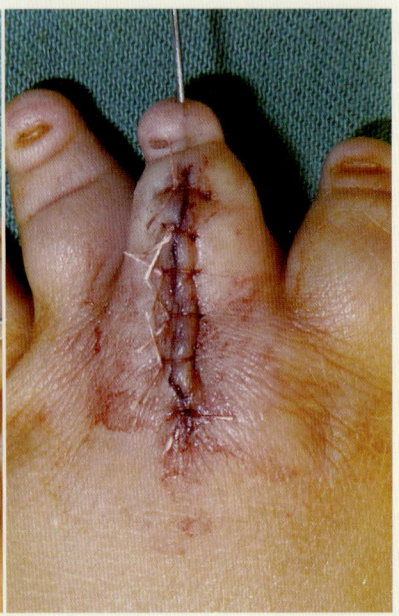

採取した趾節骨の基部から先端に向かって0.7mmキルシュナー鋼線を刺入し、手の指尖部となる皮膚に通してから趾節骨をポケットに納める。屈筋腱、側副靱帯、伸筋腱の順に縫着し、この時点で趾節骨が前額面でも矢状面でも均衡を保てているか確認する。最後にキルシュナー鋼線を逆行性に刺入し趾節骨と中手骨とを固定する。

STEP ❺ 腸骨採取

足の近位趾節骨を採取した部分を放置すると成長につれて足趾の短縮が目立ってくる。その予防のために腸骨翼よりapophysisを付けた骨軟骨片を移植する。腸骨内板を含む全幅の2/3を採取する。

腸骨の外板を温存することにより、採取後の腸骨が成長に伴って変形することを予防できる。

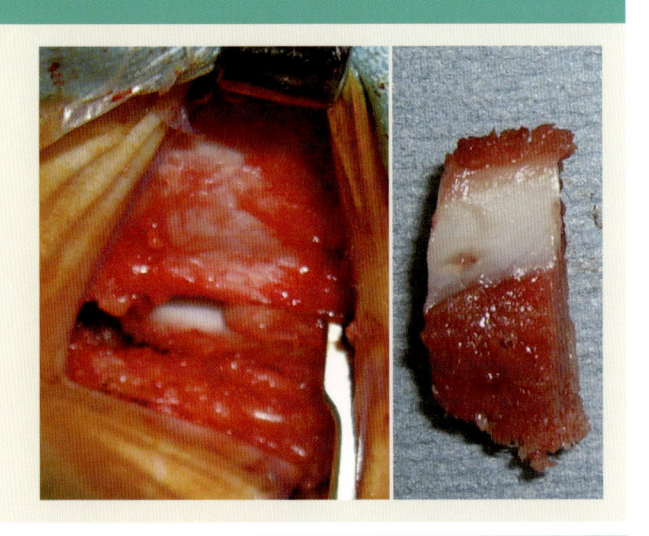

STEP 6 採取部の処理

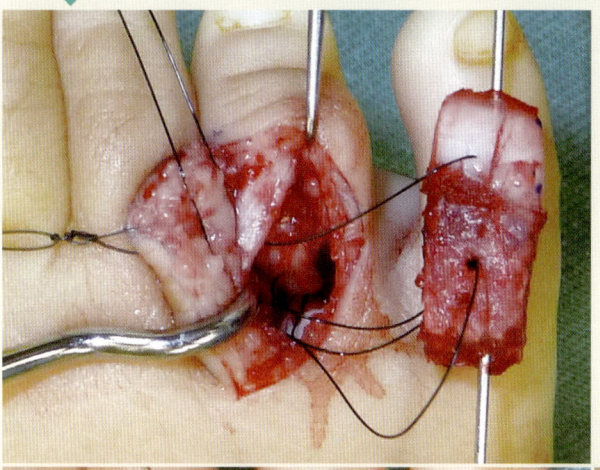

非吸収糸で伸筋腱、移植骨、屈筋腱を固定する。移植骨と中足骨・中節骨とを0.7mmキルシュナー鋼線で固定し、閉創する。

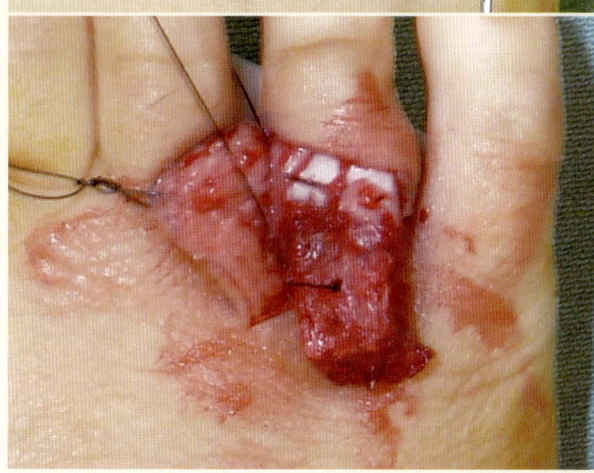

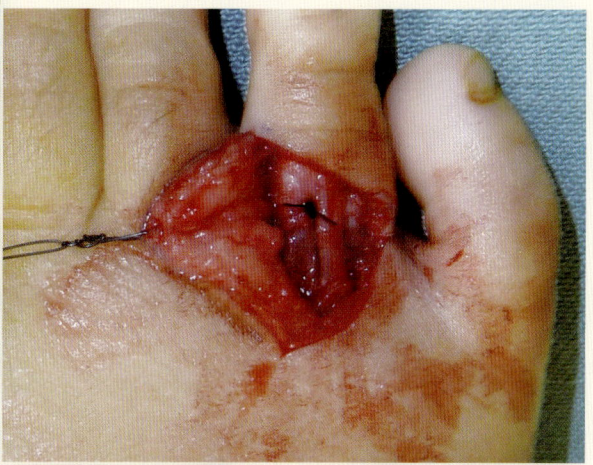

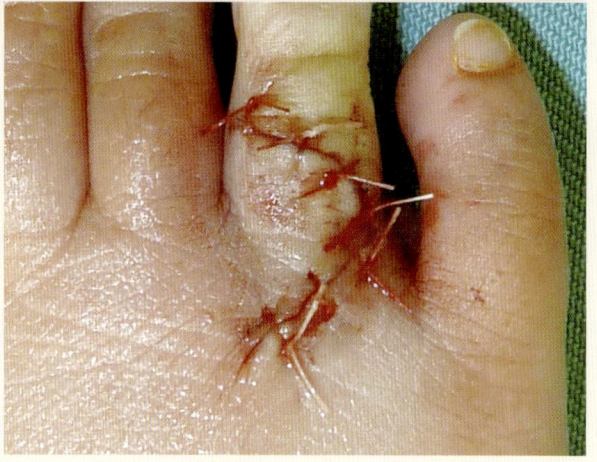

STEP 7 ギプス固定

固定期間は手は4週間、足は8週間である。

31 横軸形成障害

ORTHO PLASTIC SURGERY

第2章 下 肢

2

32 膝周囲再建

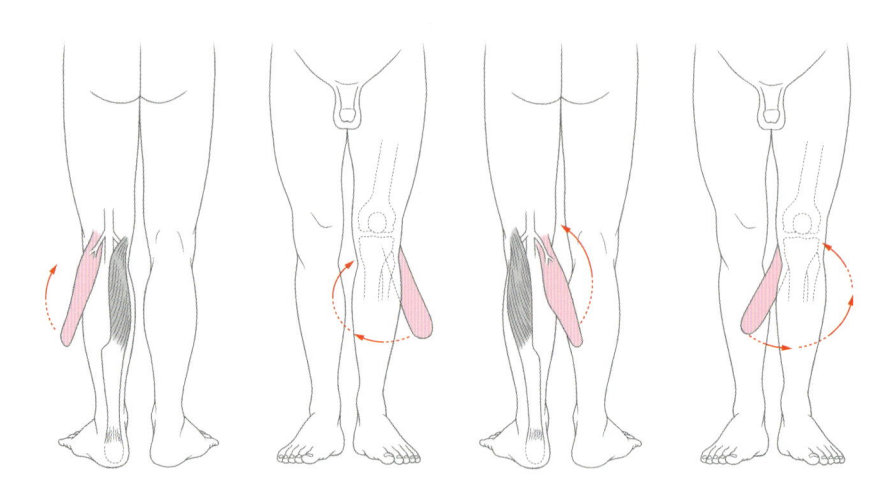

▶矢島 弘嗣

腓腹筋弁の移行方法

治療原則と適応

膝周辺の皮膚欠損に対して、膝蓋骨や膝蓋靱帯などが露出していない場合は全層植皮で対処するが、交通事故や労災事故の場合、皮弁による再建がしばしば必要になってくる。その際まず考慮すべきは、下腿や大腿からの有茎（島状）皮弁で対処できるか否かで、もしも対処できない場合は遊離皮弁を適応する。遊離皮弁の適応症例の大半は非常に広範囲の軟部組織再建が必要な場合で、最もよく使用されるのが広背筋皮弁である。島状皮弁は腓骨動脈皮弁や腓腹皮弁がよく使用されるが、昔から行われている腓腹筋弁＋遊離植皮は、マイクロサージャリーが苦手な術者でも、簡単に筋弁を挙上することが可能で、一般の外傷外科医には最も勧められる手術方法である。

一般的な治療法

使用される筋弁・皮弁
　筋弁：腓腹筋弁（内側頭・外側頭）
　有茎（島状）皮弁：腓骨動脈皮弁、腓腹皮弁、前脛骨皮弁、伏在皮弁
　遊離皮弁：広背筋皮弁、肩甲皮弁、前外側大腿皮弁

私の選択

治療原則でも述べたように、腓腹筋弁を好んで使用している。皮膚欠損が内側寄りにあるときは内側頭を用い、外側寄りにある時は外側頭を用いる。中心付近にある時は内側頭を用いる。通常は筋への栄養血管である腓腹動脈まで展開せずに筋弁を挙上して、皮下トンネルを通して皮膚欠損部に移行する。皮膚欠損部が膝蓋骨付近の時は、神経血管束を展開して、さらに筋の大腿骨起始部を切離して筋弁を移行する。筋弁上の皮膚を含めた筋皮弁として移行することもあるが、ほとんどの症例に対しては筋弁を移行し、その上に中間層の網状植皮あるいは全層植皮を行う。

【参考文献】
1. 光嶋勲：膝関節部の皮弁の実際．整・災外 39：535-544, 1996
2. Mathes SJ, Nahai F: Gastrocnemius. Clinical Atlas of Muscle and Musculocutaneous Flaps, Mosby, St. Louis, Toronto, London, pp141-155, 1979

私の手術法1：腓腹筋弁

STEP ① 術前

71歳、女性、左脛骨慢性骨髄炎。脛骨近位前面に瘻孔が存在しており、その周辺の皮膚は瘢痕化していた。X線では骨硬化像が見られる。

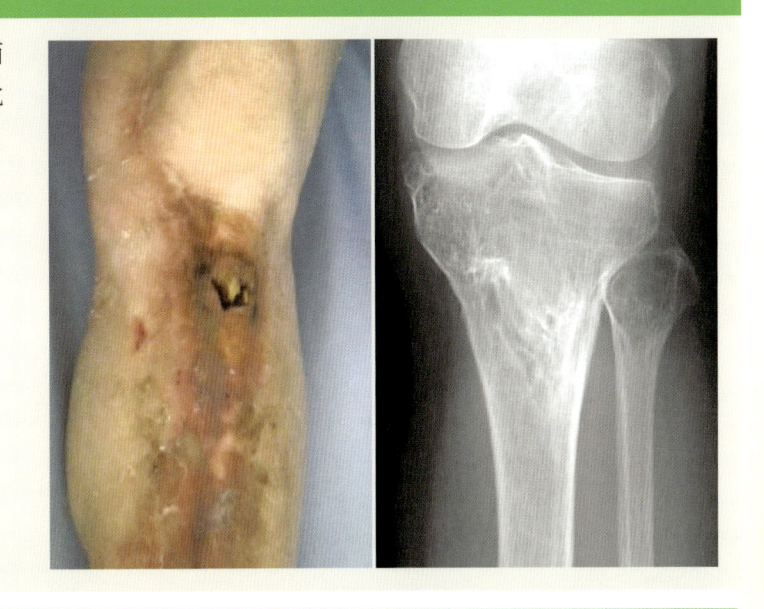

STEP ② 切開

下腿後面の内側に15cmの縦切開を入れる。皮膚を切開するとその下に腓腹筋内側頭が現れて、その筋膜を内側よりで切開する。

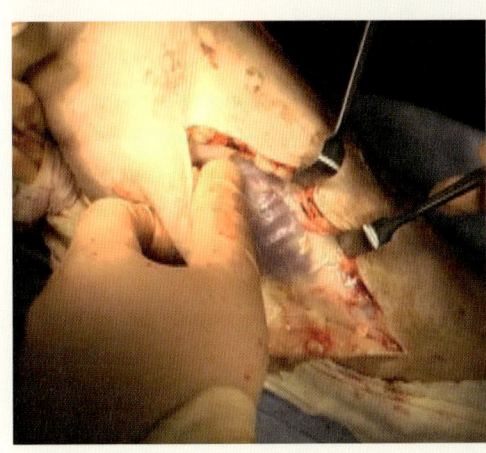

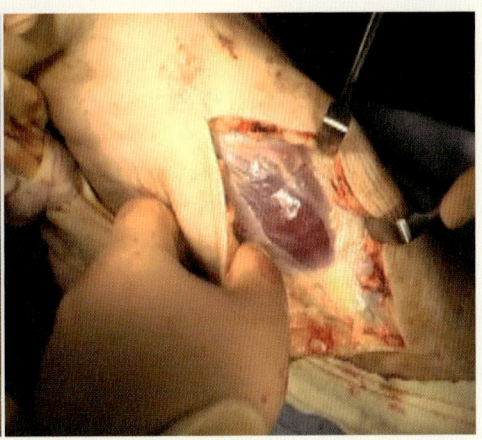

STEP ③ 筋弁の剥離

筋肉の内側および外側を剥離するが、ほぼ用手的に筋肉を挙上することができる。次に筋腱移行部をハサミで切離する。この際、少し腱を付けておくと、移行後に筋弁を固定するのに便利である。

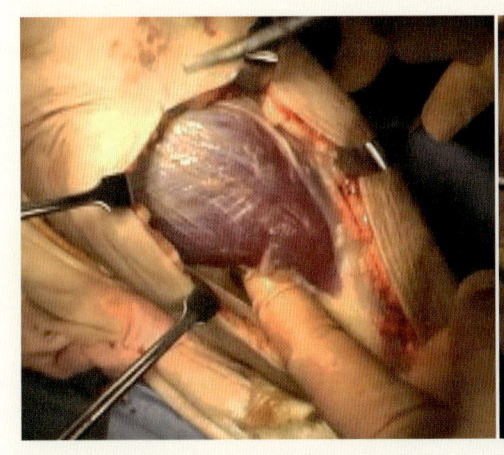

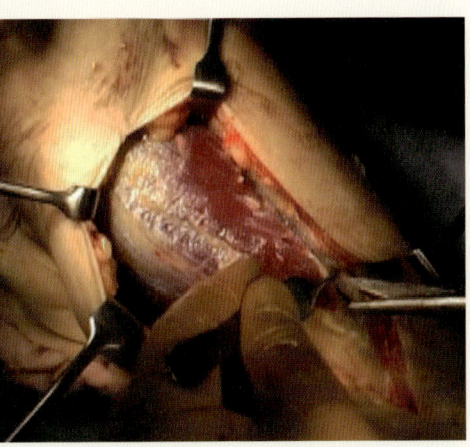

STEP ❹ 筋弁の挙上

筋腱移行部切離後は、末梢から持ち上げていくと筋弁が挙上できる。

筋弁を島状で挙上したい時は、先に血管束（腓腹動脈）を確認しておき、そこに向かって末梢から皮弁を挙上していく。筋弁の中枢端を切離して血管茎のみの島状皮弁とすると移動距離が十分とれる。

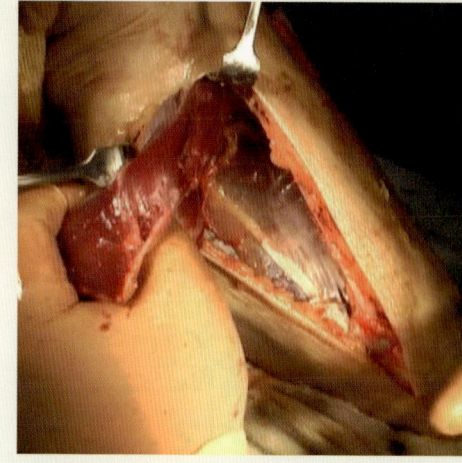

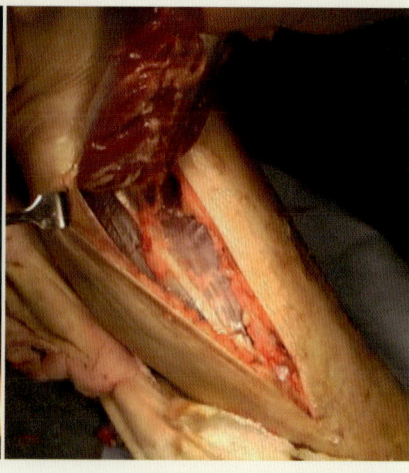

STEP ❺ 筋弁の移行

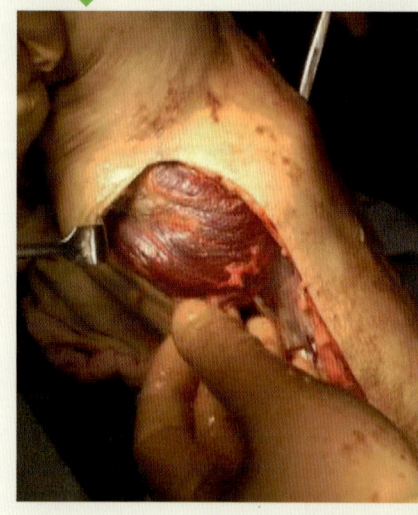

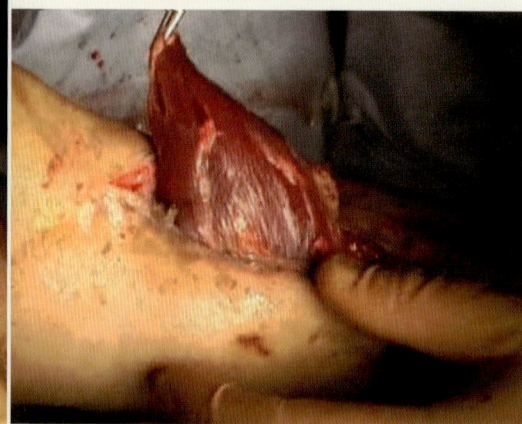

筋弁を脛骨前面に移行するために、ハサミを持ち上げて皮下トンネルを作成する。この際、止血はきっちりと行っておく。コッヘルで筋弁先端の腱部を把持して皮下トンネルを通し、脛骨前面の皮膚欠損部に移行する。

STEP ❻ 筋弁の固定、人工皮膚

筋弁移行後に皮膚欠損部を覆うように筋弁を縫合する。

皮膚欠損部の皮下を剥離して筋弁を皮下に滑り込ませるようする。少し離れたところからマットレス縫合を行い、筋弁を固定するのがコツである。

筋弁の上にメッシュグラフトを一期的に行うこともあるが、この症例では一時的に人工皮膚で被覆して、感染の再燃がないことを確かめて、2週後に全層植皮を行った。

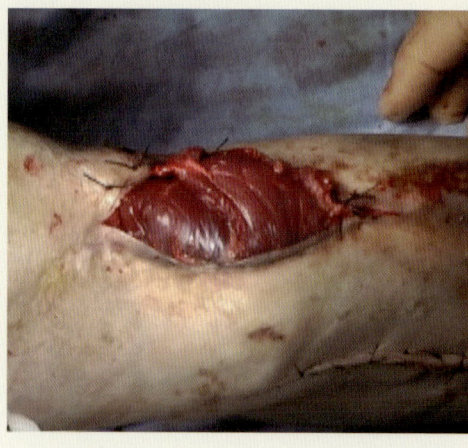

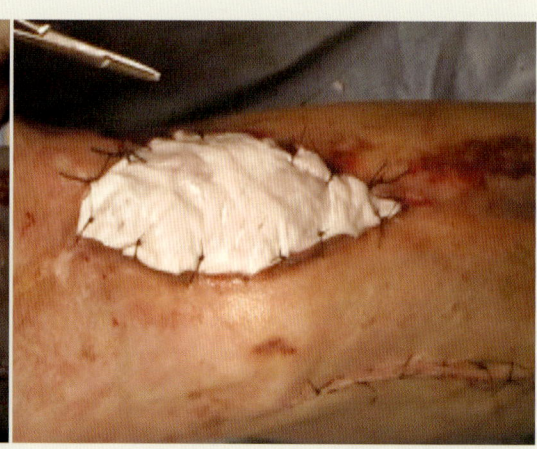

私の手術法2：**腓腹筋皮弁**

STEP ❶ 筋皮弁の挙上

筋皮弁の剥離および挙上後、移行距離をかせぐために腓腹動静脈を膝窩動脈まで剥離して、かつ腓腹筋大腿骨起始部を切離した。

膝蓋骨前面から大腿にかけての皮膚欠損に対しては、前述した方法（神経血管束を出さずに移行する）では届かないために、まず神経血管束を剥離して、それでも届かない場合は起始部を切離して移行する。

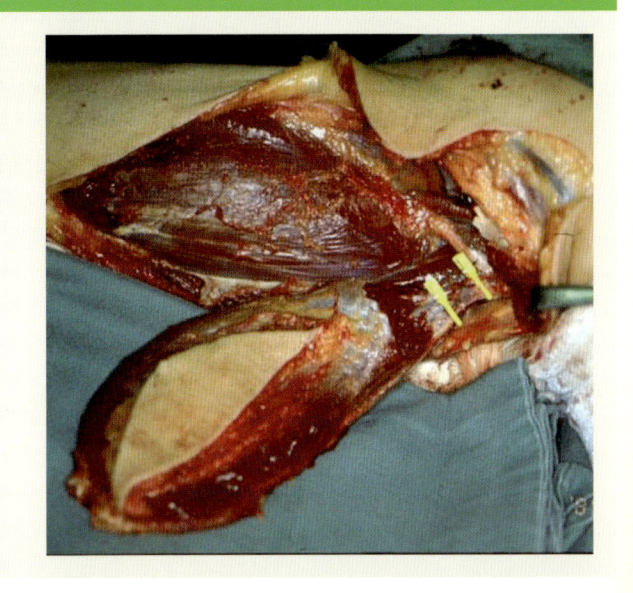

STEP ❷ 筋皮弁の移行

膝内側の皮下を通して大腿前面遠位部の皮膚欠損部に筋皮弁を施行した。

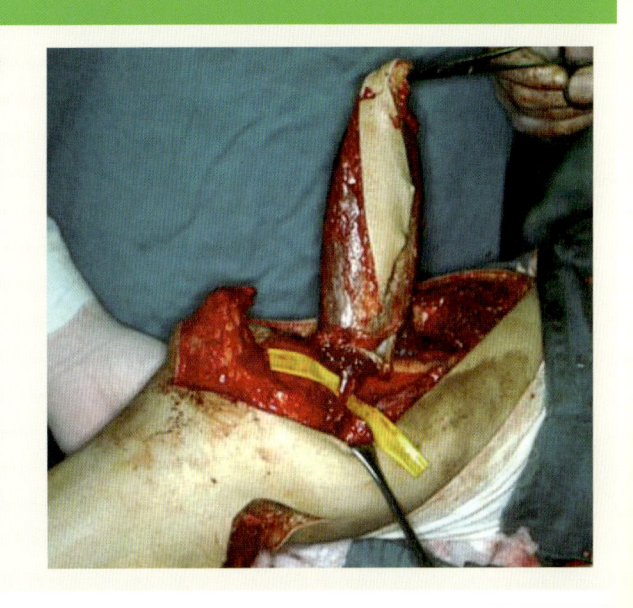

STEP ❸ 縫合

筋欠損部に腓腹筋を縫合し、皮膚欠損部に皮弁を縫合した。

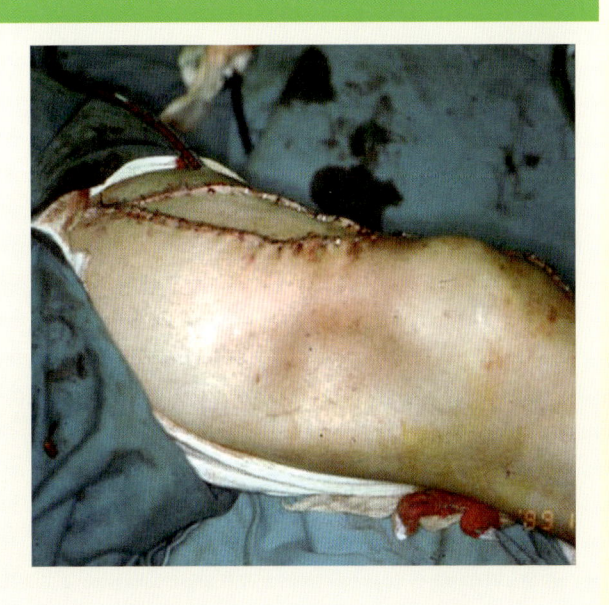

33 下腿前面再建

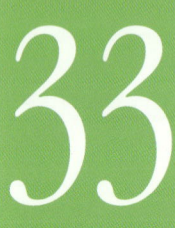

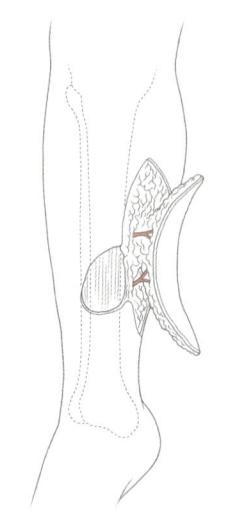

●田中 一郎、佐久間 恒

脛骨内側で2本の穿通枝血管を含み、後脛骨動脈穿通枝皮弁を挙上する。

治療原則と適応

再建術式としては、①欠損範囲が小さく周囲皮膚の状態が良好な場合は一次縫合閉鎖、②骨や腱などの露出がなく良好な移植床を有する場合は植皮術、③骨や腱などの露出があるが小範囲で周囲皮膚の状態が良好な場合は人工真皮を利用した二期的な植皮術や局所皮弁、④欠損範囲が中程度以上で骨や腱などの広範囲露出や損傷がある場合は有茎皮弁や遊離皮弁、を適応する。皮弁移植術では、局所皮弁や近傍の有茎皮弁が第1選択であるが、欠損範囲が大きい場合や血管柄付きの骨や腱移植を要する時は遊離皮弁が適応となる。

一般的な治療法

1. 局所皮弁・有茎皮弁

筋膜皮弁、筋膜脂肪弁（＋植皮）、穿通枝皮弁では、大腿・膝窩動脈の分岐血管を利用する伏在動脈皮弁、腓腹皮弁、腓腹筋穿通動脈皮弁、逆行性腓腹皮弁や、後脛骨動脈、前脛骨動脈、腓骨動脈おのおのの筋膜皮弁・穿通枝皮弁、また皮静脈、皮神経の伴走血管を利用するVAF、NAFがあり、欠損部位の大きさ、下腿の近・遠位側での位置、また皮弁を下腿周径のどの面に作成できるかなどにより選択する。筋弁（＋植皮）は、骨髄炎での腐骨除去後の充填などで感染防止に豊富な血流と死腔充填のボリュームを要する場合に用い、中～小欠損範囲では腓腹筋弁・筋皮弁、ヒラメ筋弁が、小欠損範囲では前脛骨筋弁、長趾伸筋弁、長母趾伸筋弁、長腓骨筋弁、短腓骨筋弁が用いられる。

2. 遊離皮弁

皮膚・軟部組織欠損の被覆が主体の場合—前外側大腿皮弁、鼠径皮弁、深下腹壁動脈穿通枝皮弁など
骨髄炎での腐骨除去後の充填—腹直筋皮弁、広背筋皮弁など
血管柄付き骨移植—肩甲骨付きの肩甲皮弁や広背筋皮弁など

私の選択

下腿下1/3遠位部の脛骨前面（私の手術法1）や腓骨外側（私の手術法2）の外傷性難治性潰瘍の再建症例では、骨直上の植皮は外傷に弱いため皮弁を選択する。欠損部位のサイズや局在を考慮し、後脛骨動脈穿通枝皮弁や腓骨動脈穿通枝皮弁を選択する。

【参考文献】
1. 柏 克彦, 小林誠一郎：下腿潰瘍. 形成外科 45：S203-S210, 2002
2. GG Hallock, A Hayashi, JFR Rocha, et al: Lower extremity reconstruction, Grabb's Encyclopedia of Flaps. Volume III. Torso, Pelvis, and Lower extremities, edited by Strauch B, et al, pp1359-1431, Lippincott Williams & Wilkins, Philadelphia, 2009

私の手術法1：後脛骨動脈穿通枝皮弁を用いた再建

STEP ❶ 術前の潰瘍切除と皮弁のデザイン

下腿下1/3遠位部の脛骨前面の外傷性難治性潰瘍の症例。外傷後潰瘍が瘢痕治癒したが、打撲などによりたびたび潰瘍形成を繰り返し、疼痛も訴えていたため、潰瘍を切除して再建する治療方針とした。

潰瘍切除後欠損に対する再建法としては、潰瘍切除後に脛骨が露出する可能性が高いこと、脛骨前面で植皮などでは外傷に弱いことにより皮弁再建を選択した。皮弁選択にあたっては、局所皮弁で閉鎖可能なこと、感染制御やボリューム充填のための筋肉は不要で薄い皮弁が適すること、皮弁は脛骨内側に作成するのが皮弁移行に適することなどを考慮し、後脛骨動脈穿通枝皮弁を選択した。

周囲の硬い瘢痕組織とともに外側部では一部骨膜を含んで脛骨の骨膜上で、約5×3cm大に潰瘍を切除した。超音波検査にて後脛骨動脈の2本の穿通枝血管とその走行（×マークと矢印）を検索し、これらの穿通枝血管を皮弁基部に含めるように、約5×15cmの紡錘状の皮弁を下腿内側にデザインした。

STEP ❷ 皮弁挙上

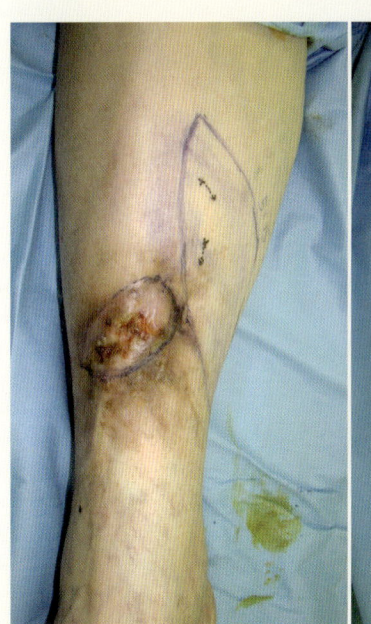

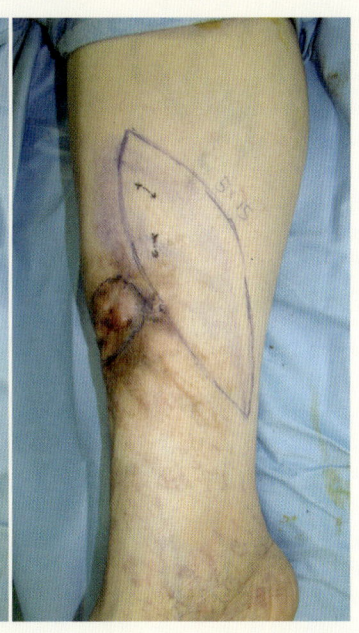

まず皮弁周辺では皮下脂肪織中層で挙上し、穿通枝血管近傍ではヒラメ筋の筋膜上で挙上する。次に穿通枝血管周囲を剥離して2本の穿通枝血管を同定し、これらの穿通枝血管を含んで挙上する。

皮下脂肪織中層で挙上したのは、皮弁を脛骨前面に移行した際に皮弁が厚くてbulkyとなるのを防ぐためである。穿通枝血管周囲の剥離は皮弁が欠損部へ到達する必要最小限とする。これは、細い穿通枝血管の損傷や血管攣縮を防止するためである。

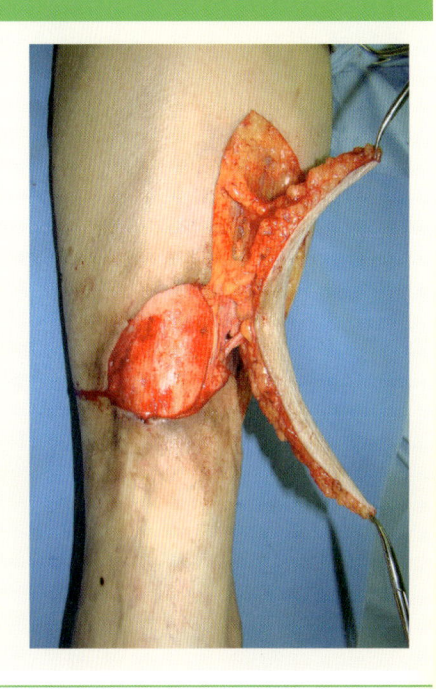

STEP ❸ 皮弁の移行・縫着と、網状植皮による皮弁採取部の閉鎖

皮弁の尾側は時計周りに約90°回転させ、潰瘍切除後の欠損部へ移行して欠損部周囲に縫着する。皮弁採取部中枢側は、皮弁をV-Y進展皮弁として末梢側へ移行して閉鎖する。皮弁採取部末梢側は、下腿最遠位部で縫縮のための皮膚の余裕が少ないため、一部を網状植皮により閉鎖した。

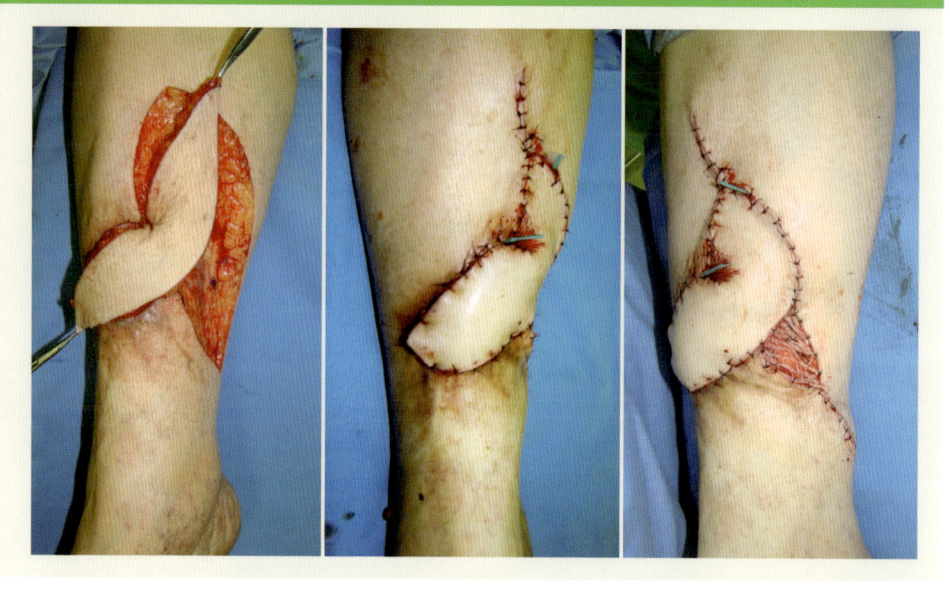

私の手術法2：腓骨動脈穿通枝脂肪筋膜弁を用いた再建

STEP ❶ 術前：脂肪筋膜弁のデザイン

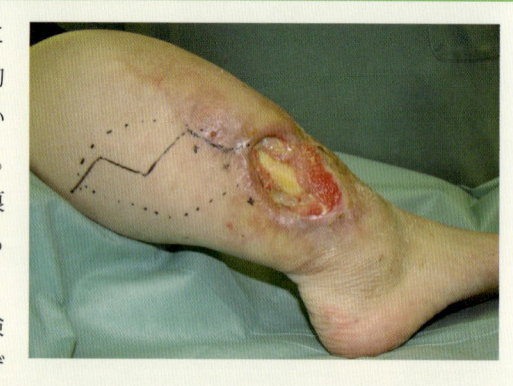

下腿下1/3遠位部の腓骨外側の外傷性骨露出潰瘍の症例。交通外傷による皮膚・軟部組織損傷で、骨折はないが経過中に腓骨が露出し、約4×6cm大の皮膚欠損となっている。周囲から肉芽形成は見られているが、骨露出があり保存的な閉鎖は難しいと判断し、再建手術を行った。再建法としては、欠損部位が下腿外側に存在し、また外傷による瘢痕が下腿外側で縦方向に長く存在している点を考慮して、下腿外側から後面に皮弁を作成する方針として腓骨動脈穿通枝皮弁を選択した。
まずドップラー血流計にて、腓骨後縁に沿った3本の穿通枝血管を検索した。外傷瘢痕が腓骨に沿って縦方向に長く存在したため皮弁デザインは制限され、また欠損部のすぐ近傍に存在する3本の穿通枝血管は可及的にすべて含めて皮弁を挙上するのが血流上は安全なため、腓骨動脈穿通枝皮弁はturn over脂肪筋膜弁として移行するデザインとした。穿通枝血管を基部に含んで、欠損部を十分に被覆できる大きさで、長軸を斜め上下方向とした脂肪筋膜弁を下腿後面にデザインした。

STEP ❷ 潰瘍部のデブリードマンと脂肪筋膜弁の挙上

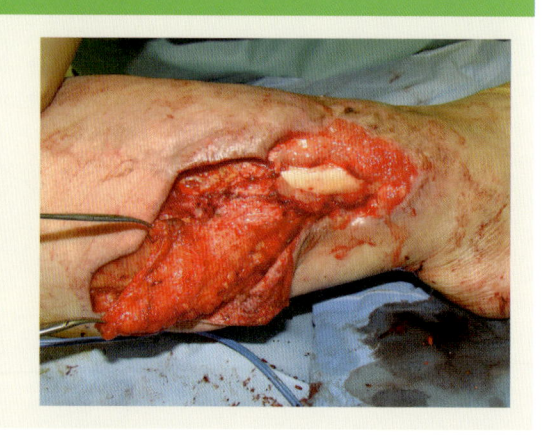

潰瘍部周囲の肉芽は鋭匙にてデブリードマンした。脂肪筋膜弁の挙上は、直上のジグザグ切開から皮下脂肪を露出した後、脂肪筋膜弁をヒラメ筋の筋膜上で皮弁末梢より挙上した。
皮下剥離は、直上皮膚が壊死しない程度に皮膚側にある程度の脂肪組織を残して行う。

134　第2章　下　肢

STEP 3 脂肪筋膜弁の挙上

脂肪筋膜弁の基部では、欠損部への移行に必要最小限な程度まで剝離を行ったが、穿通枝血管は露出していない。

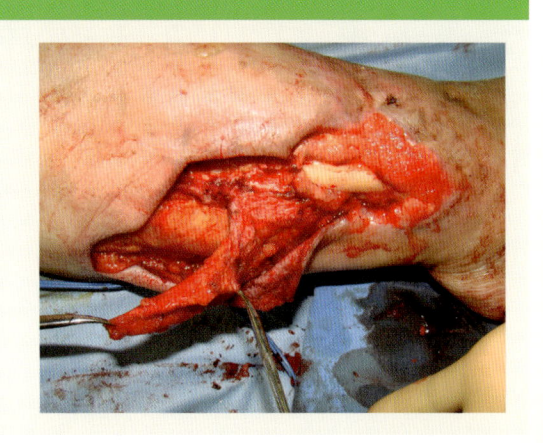

STEP 4 脂肪筋膜弁のturn overによる欠損部への移行

穿通枝血管周囲を茎として、脂肪筋膜弁を折り返して欠損部へ移行する。

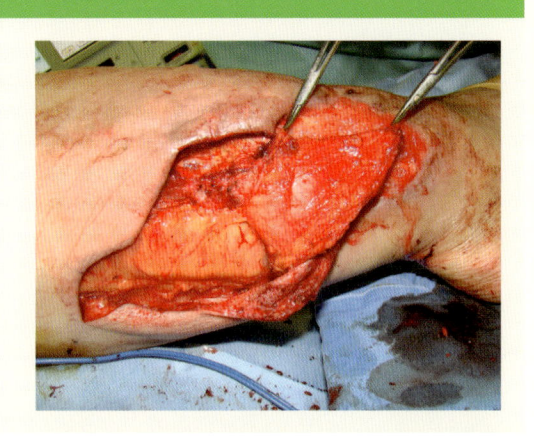

STEP 5 脂肪筋膜弁採取部の閉鎖と、脂肪筋膜弁の縫着・脂肪筋膜弁上への網状植皮

折り返した脂肪筋膜弁は、新鮮化した周囲肉芽組織に被せるように固定した。脂肪筋膜弁採取部のジグザグ切開は縫縮により一次縫合閉鎖する。

皮弁基部の穿通枝血管周囲部では縫縮の緊張による血管の圧迫を防ぐために開放とした。移行した脂肪筋膜弁と開放部の上に網状植皮を行って創閉鎖している。

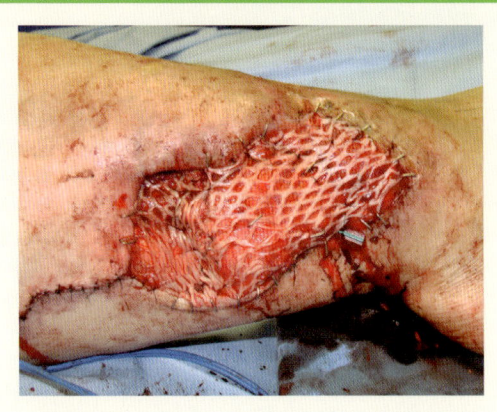

STEP 6 術後1年の状態

網状植皮は生着し、脂肪筋膜弁上全体は上皮化している。潰瘍再発は見られない。

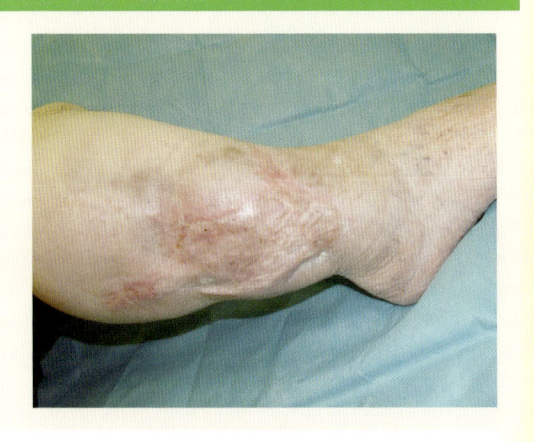

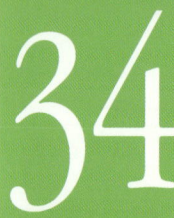

34 下腿末梢1/3再建

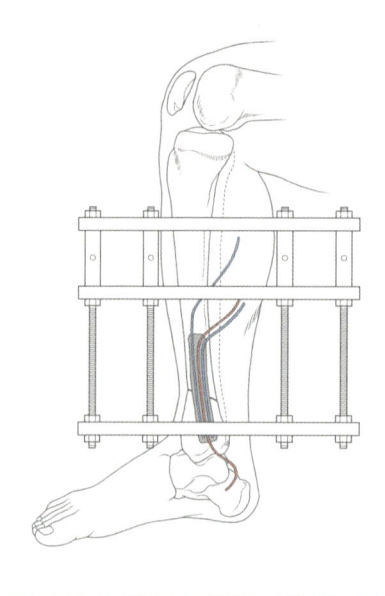

面川 庄平、清水 隆昌

広範囲の骨欠損に対して健側からの遊離血管柄付き腓骨移植術を行った。後脛骨動脈を用いてflow through typeで移植し、イリザロフ創外固定器で固定した。

治療原則と適応

下腿末梢1/3は骨折遷延治癒の好発部位であり、開放骨折や感染の併発により偽関節や軟部組織欠損を生じる。骨露出を伴う皮膚欠損や萎縮性偽関節に対しては、皮弁移植や血管柄付き骨移植を行う。深部感染を伴う場合には、十分なデブリードマンと化学療法による感染の鎮静化を行ったうえで、二期的再建を行う。正確な骨アライメントの整復位保持が術後の膝・足関節機能の向上に不可欠である。

一般的な治療法

1. 軟部組織欠損
1) 逆行性皮弁：腓骨動脈皮弁や浅腓腹動脈皮弁を用いる。血管縫合を要しない利点を有するが、うっ血に対して注意が必要であり、皮弁の採取幅に限界がある。
2) 遊離皮弁：前外側大腿皮弁などを用いる。

2. 骨欠損
感染性偽関節の骨欠損部には抗生剤入りセメントビーズを充填し、後日骨移植あるいはbone transportを行う。骨移植は、支柱の失われた偽関節や広範囲骨欠損に対して血管柄付き骨移植を行う。

1) 遊離血管柄付き骨移植：健側の腓骨、腸骨などを用いる。感染の合併がある場合には二期的手術が勧められる。
2) Bone transport：皮膚欠損がある場合は、遊離皮弁移植を併用する。年齢が高いと延長部に骨移植が必要であり、長期間の治療を要する。
3) 有茎血管柄付き腓骨移植：下腿末梢1/3に対しては逆行性に移行するが、手技的に困難である。また、皮膚欠損が大きい場合には皮弁を挙上しにくいという欠点がある。

私の選択

下腿末梢1/3の軟部組織再建について、必要な皮弁の幅が5〜6cm以内であれば逆行性浅腓腹動脈皮弁が簡便で有用である。骨支柱欠損に対する再建を要する場合、健側からの遊離血管柄付き腓骨移植を用いる。後脛骨動脈を用いたflow through typeの移植を行う。

【参考文献】
1. Yajima H, Tamai S, Kobata Y, et al : Vascularized composite tissue transfers or open fractures with massive soft-tissue defects in the lower extremities. Microsurgery 22: 114-121, 2002
2. 米原啓之,波利井清紀,山田敦ほか：下腿重度損傷に対する遊離皮弁再建術の検討. 日形会誌 12：171-179, 1992
3. Dolph JL: The superficial sural artery flap in distal lower third extremity reconstruction. Ann Plast Surg 40: 520-522, 1998

私の手術法1：**逆行性浅腓腹皮弁**

STEP ❶ 術前

左下腿開放性骨折後の下腿末梢1/3内側部の脛骨骨露出を伴う皮膚欠損例である。

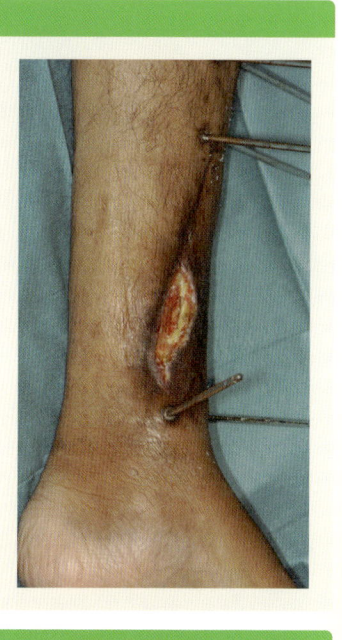

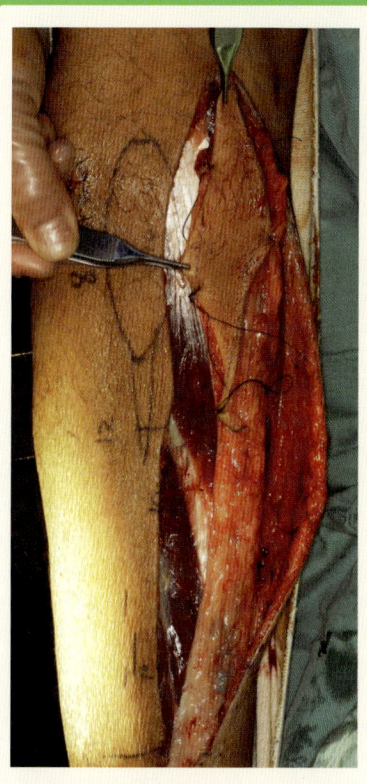

STEP ❷ 皮弁挙上

4×8cmの逆行性浅腓腹動脈皮弁を挙上した。皮弁は下腿三頭筋膜とともに挙上し、血管茎に筋膜脂肪組織を含めた。
皮弁の大きさは、欠損部よりそれぞれ5mm広く採取する。筋膜と皮弁が分離しないように縫合しておく。神経血管付き筋膜脂肪弁の幅は、皮弁と同じ幅を確保する。

STEP ❸ 伴走動静脈と神経

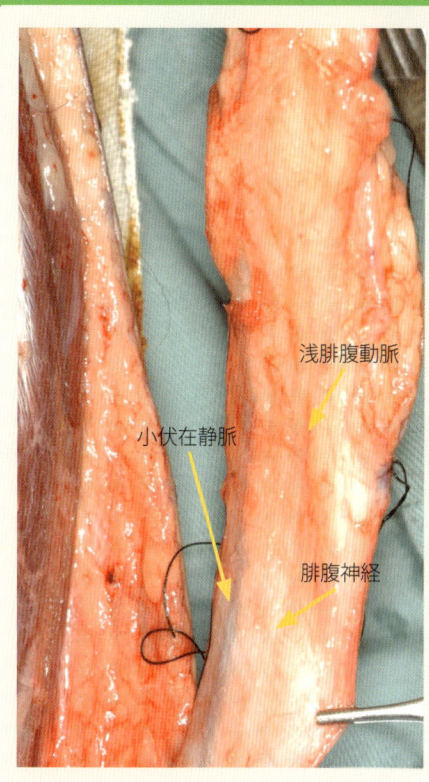

皮弁および血管茎の後面を示す。外側から小伏在静脈、浅腓腹動脈、腓腹神経が走行する。

34 下腿末梢1/3再建

STEP 4 皮弁の移行

皮下トンネルを通して、皮弁を前方の欠損部に引き出したところ。血管茎に過度の緊張やねじれがかからないように留意する。

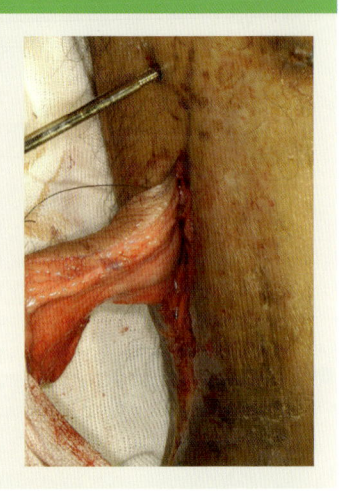

STEP 5 皮弁の固定

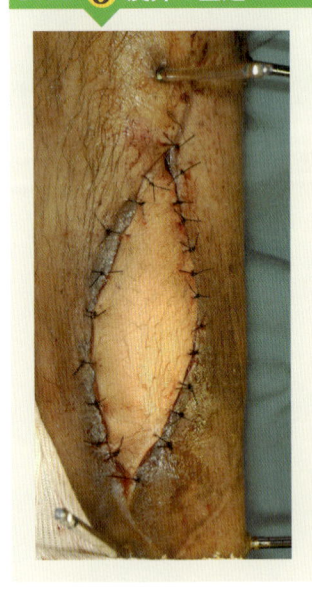

皮弁を欠損部に縫合固定した。皮弁の色調は良好である。患肢を挙上して、うっ血を防止した。

STEP 6 術後外観

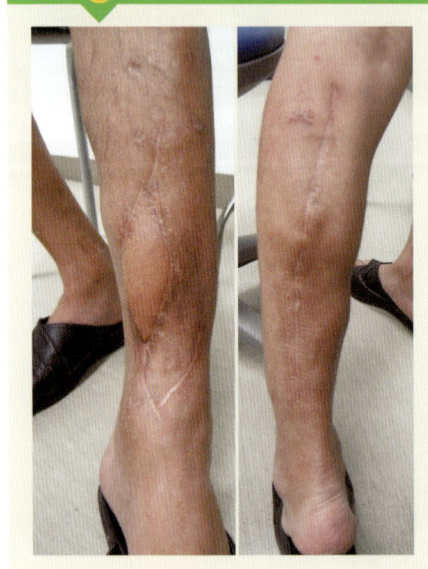

皮弁移行部と採取部の術後外観を示す。採取部は一次縫合により閉創した。

私の手術法2：皮弁付き腓骨移植

STEP 1 術前

他院で右下腿骨折に対し、ロッキングプレートを用いて観血的整復術が施行された。術後1カ月で下腿内側の皮膚が欠損し、プレートが露出、感染を併発している。X線所見では脛骨の感染性偽関節を呈しており、骨癒合は得られていない。

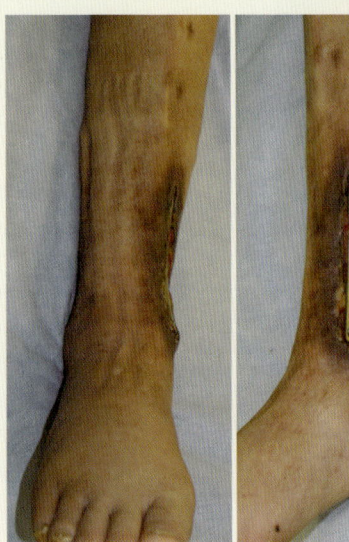

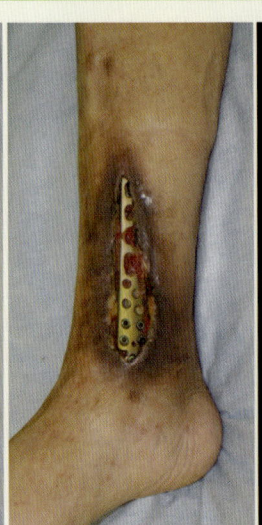

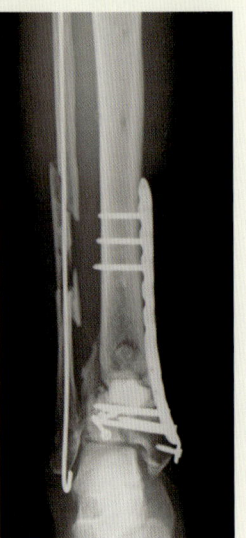

STEP ❷ デブリードマン施行

プレートおよび前回の手術で移植された人工骨をすべて除去し、欠損部にセメントビーズを充填した。

感染が鎮静化するまで内固定は避けるべきであり、創外固定を用いた固定が望ましい。

臨床所見および血液検査で感染が消退するまで、複数回のデブリードマンを要する場合がある。本症例ではVAC（vacuum assisted closure）療法を併用し、1回のデブリードマンで感染の鎮静化を得た。

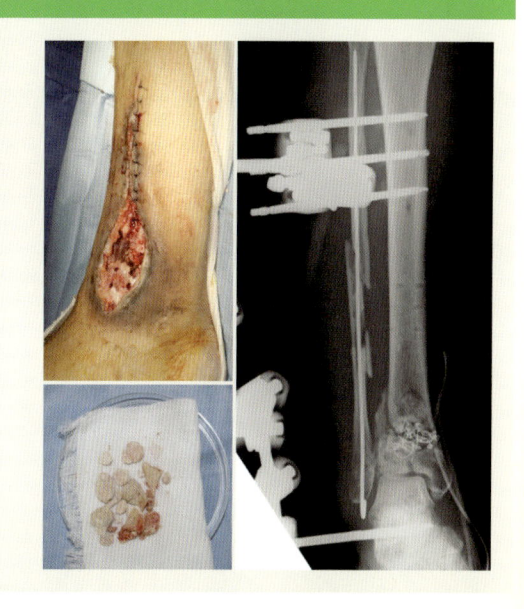

STEP ❸ 移植床の準備

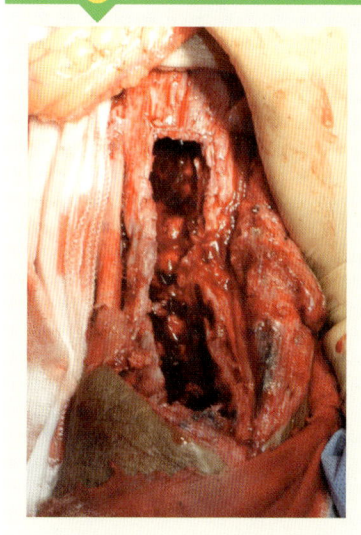

複数回の手術で下腿の皮膚および皮下組織は著しく損傷されていた。血行が悪く瘢痕化した組織は、血管柄付き組織（living tissue）で置換する必要がある。吻合血管の選択も考慮して皮膚切開のデザインを行う。骨皮質が欠損し支柱が失われた症例では、髄内に移植腓骨を挿入し固定を行う。本症例では、皮質骨を掘削し骨溝を作成したうえで、移植腓骨をin-onlayで挿入固定した。

移植床の骨欠損が大きい場合は、自家腸骨移植を併用する場合もある。

STEP ❹ 腓骨皮弁のデザイン

皮弁に皮膚穿通枝を含めてデザインするが、術中の血管損傷を回避するため、術前に血管超音波検査で穿通枝の走行を確認しておく。術中に皮弁のサイズや血管茎を変更できるように、複数の血管茎を含めてデザインする。

実際の皮膚欠損より5～10mm程度大きめの皮弁を採取する。腓骨動脈の皮膚穿通枝は、ほとんどが腓骨の長軸から約2cm後方の範囲に出現するため、皮膚切開をこの部位より後方で行う。

さらに後方を走行する腓腹神経に注意を要する。

本症例では2本の穿通枝が含まれるよう皮弁のデザインを行った。

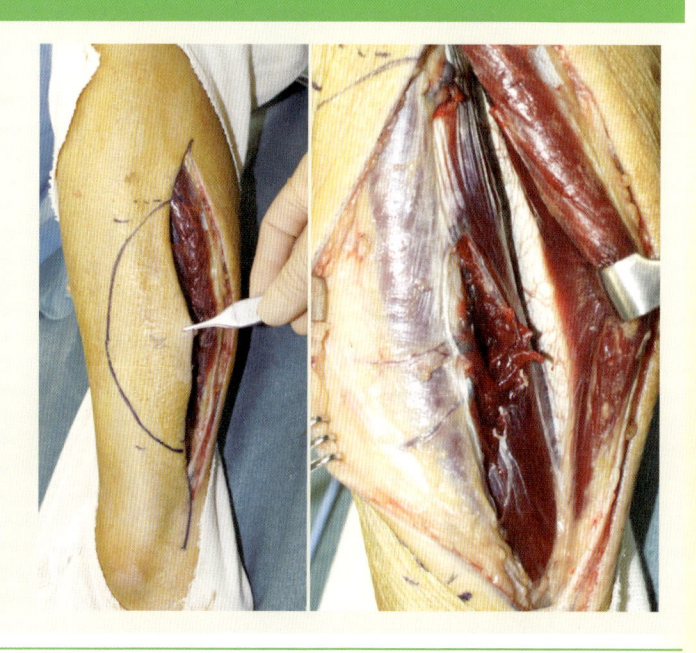

34 下腿末梢1/3再建

STEP 5 腓骨皮弁の挙上

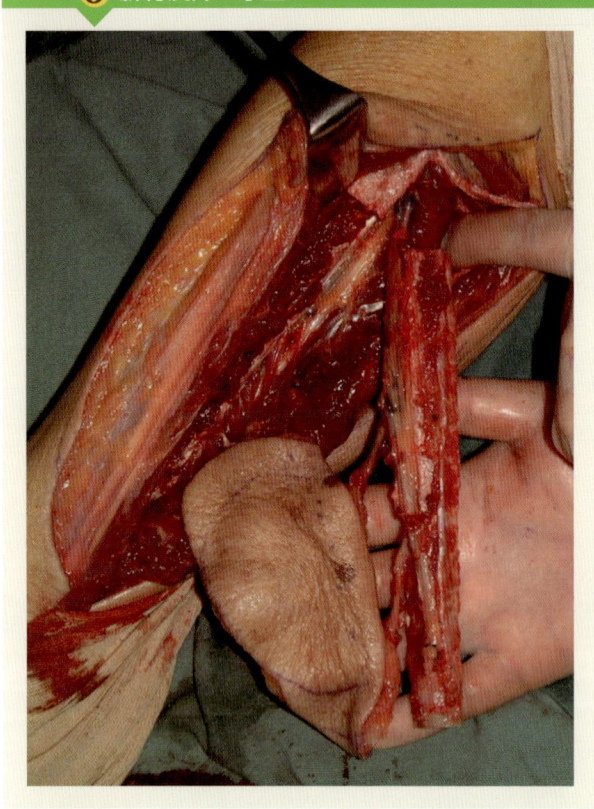

後方から皮下組織、ヒラメ筋の筋膜を切離し、ヒラメ筋を腓骨筋および長母趾屈筋から分離すると皮膚穿通枝が確認できる。

皮膚穿通枝の周囲のみ、筋間中隔と筋膜を含めて挙上すると安全である。中枢部で血管茎を切離する前に、一度ターニケットを開放して皮弁からの出血を確認する。皮弁への良好な再灌流を確認した後に、血管柄付き遊離組織として移行する。その際に、中枢および末梢側で腓骨動静脈が腓骨から離れる位置で腓骨を切離すると、手技が容易である。最終的な移植腓骨の長さの調整は、レシピエント側で操作可能である。

STEP 6 皮弁の固定および血管吻合

準備しておいた移植床に適切な長さの腓骨を挿入し固定した後、皮弁を縫合固定する。吻合血管は前脛骨動脈と伴走静脈および小伏在静脈、あるいは後脛骨動脈と伴走静脈および大伏在静脈を選択する。

下腿末梢1/3の外傷の場合、前脛骨動脈は損傷されていることが多く、術前に画像検査で確認を要する。全脛骨動脈閉塞症例で後脛骨動脈をドナー血管として用いる場合には、足部の血行を考慮し末梢側も動脈吻合(interpositional anastomosis)し、flow through typeの組織移植を行う。静脈吻合は、1本を表在静脈に他の1本を深部静脈に還流させると術後のトラブルが回避できる。

本症例では、前脛骨動脈損傷が術前の血管超音波検査で確認されたため、腓骨動脈を後脛骨動脈にinterpositional anastomosisし、腓骨静脈を大伏在静脈と後脛骨動脈の伴走静脈に吻合した。

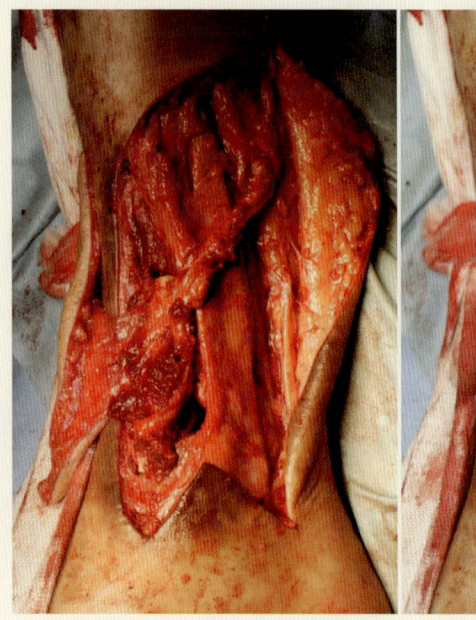

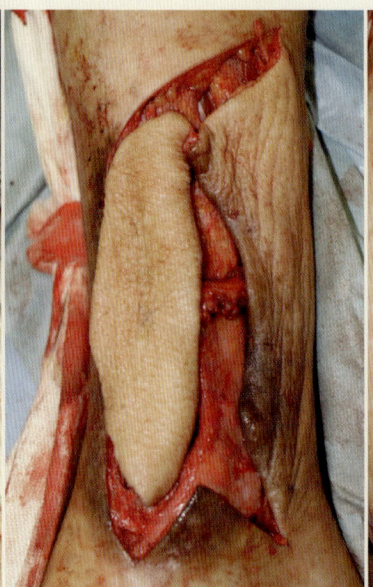

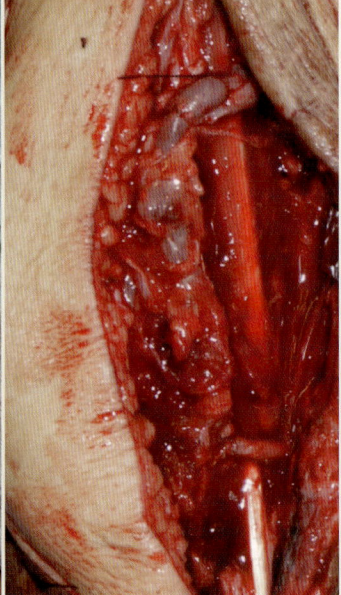

STEP 7 下腿の固定

下腿末梢1/3の再建では、皮膚に余裕がないことや、関節近傍の固定を要することが多く、創外固定が有用である。イリザロフ型創外固定器のようなリング式創外固定は、ワイヤーを多用することにより、関節近傍であっても強固な固定が可能である。早期荷重の実施や足関節拘縮の予防に有用な固定法である。本症例では部分荷重を6週で開始した。約6カ月後のX線で骨癒合を確認し、創外固定を除去した。

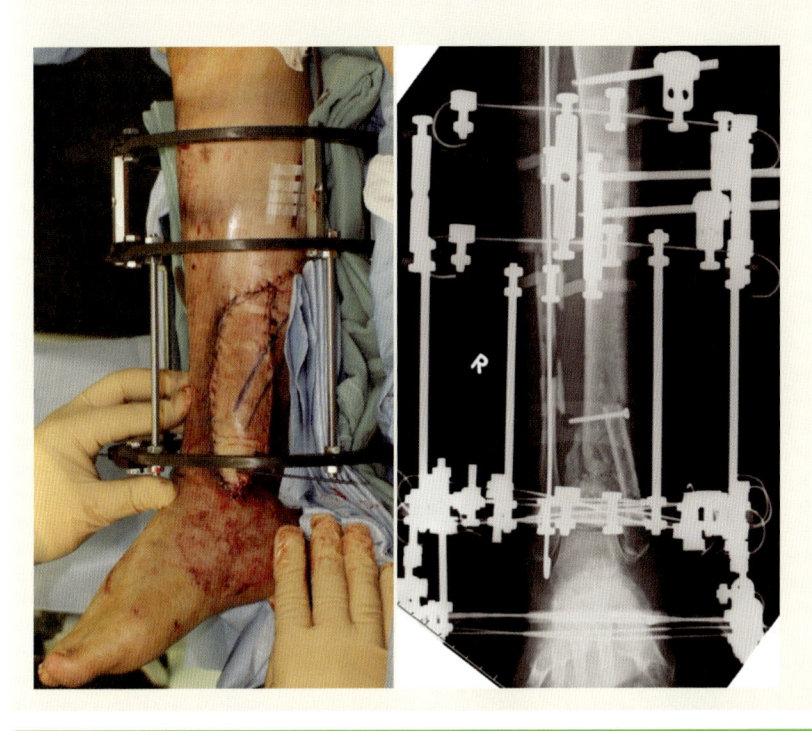

STEP 8 術後1年の状態

足関節に関節症性変化を認めるが、足関節拘縮は軽度で疼痛の訴えはない。移植腓骨は骨癒合が得られ、内側支柱として機能している。独歩歩行が可能である。

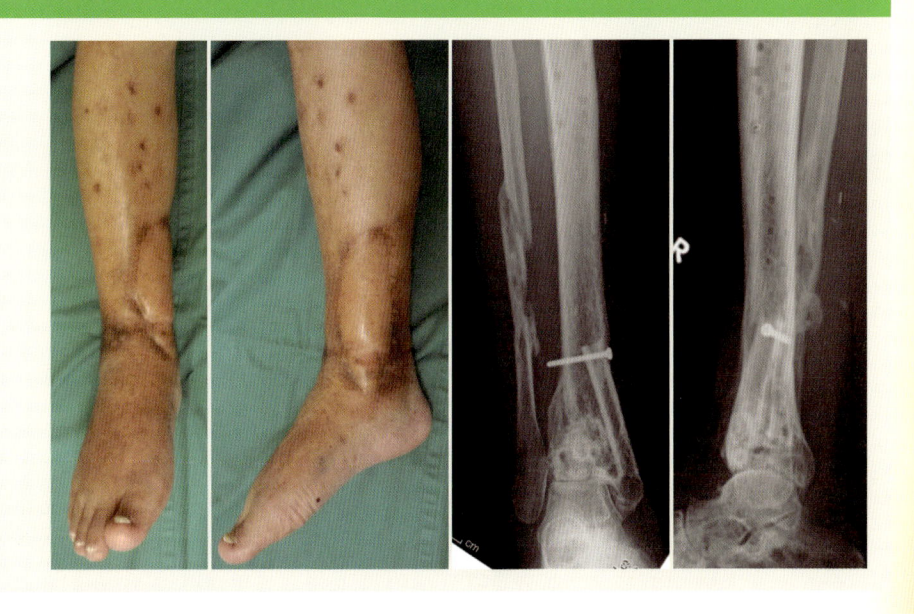

34 下腿末梢1/3再建

35 アキレス腱部再建

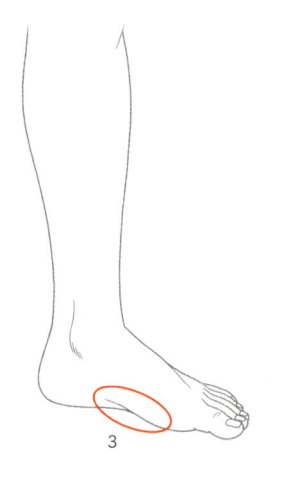

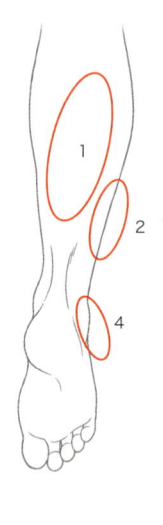

●田中 克己、平野 明喜

有茎皮弁
1. 遠位茎腓腹皮弁
2. 逆行性腓骨皮弁
3. 内側足底皮弁
4. 外側踵骨皮弁

遊離皮弁
5. 遊離鼠径皮弁
6. 遊離前外側大腿皮弁
7. 遊離大腿筋膜張筋皮弁

治療原則と適応

アキレス腱部の再建に関しては、皮膚軟部組織のみの欠損の場合とアキレス腱の欠損を伴う場合で治療法が異なる。靴を履き、良質な歩行を回復するためには、皮膚軟部組織は薄く、伸展性に富み、荷重に耐え得る組織が理想である。欠損周囲に損傷がなく、中等度までの場合には局所からの皮弁が適応となるが、欠損周囲の組織の損傷があったり、広範囲の欠損では、遊離皮弁の適応となる。皮弁が厚い場合には、靴による摩擦で胼胝・潰瘍の形成が予想されるため注意が必要である。アキレス腱の欠損を伴っている場合には、大腿筋膜を含めた遊離皮弁の適応が検討される。

一般的な治療法

有茎皮弁
1. 遠位茎腓腹皮弁
2. 逆行性腓骨皮弁
3. 内側足底皮弁
4. 外側踵骨皮弁

遊離皮弁
5. 遊離鼠径皮弁
6. 遊離前外側大腿皮弁（大腿筋膜によるアキレス腱の再建）
7. 遊離大腿筋膜張筋皮弁（大腿筋膜によるアキレス腱の再建）

私の選択

1. 遠位茎腓腹皮弁
本皮弁は下腿屈側に腓腹筋筋膜を含めて挙上される皮弁である。皮弁茎は下腿遠位の外側付近に位置し、小伏在静脈および腓腹神経の伴行動脈が栄養血管となる。皮弁の挙上は容易であるが、神経を温存する場合には手技がやや煩雑となる。皮弁採取部は小範囲のもの以外は遊離植皮術による閉鎖を行う。

2. 遊離鼠径皮弁
本皮弁は外傷例など、欠損周囲に損傷がある場合に適応となる。皮弁は比較的薄く、柔軟性に富み、皮弁採取部の犠牲が少ない。

【参考文献】
1. Donski P, Donski PK, Fogdestam I, et al: Distally based fasciocutaneous flap from the sural region. Scand J Plast Reconstr Surg 17: 191-196, 1983
2. Daniel RK, Taylor GI: Distant transfer of an island flap by microvascular anastmosis. Plast Reconstr Surg 52: 111-117, 1973

私の手術法1：**遠位茎腓腹皮弁**

STEP ① 術前

ウェルナー症候群に伴うアキレス腱部の潰瘍例。創傷被覆材や軟膏による保存的治療を行ったが奏効しなかった。左アキレス腱部には石灰化を伴う潰瘍が認められ、アキレス腱が一部露出している。

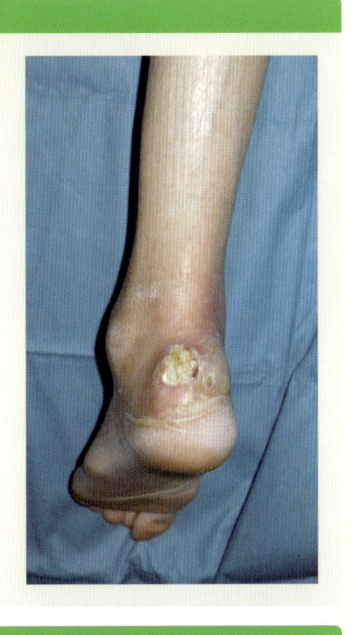

STEP ② デブリードマンの施行

石灰化の部分を含めて、潰瘍を切除した。アキレス腱は部分的に切除となった。

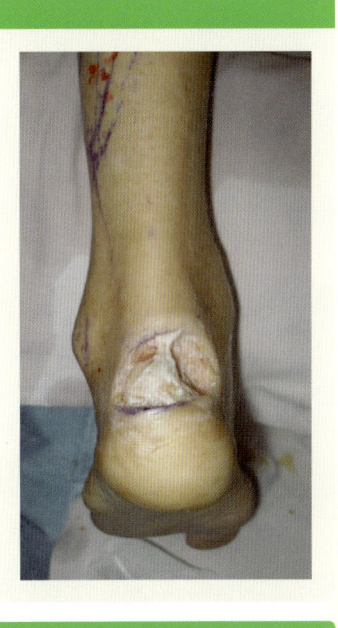

STEP ③ 皮弁のデザイン

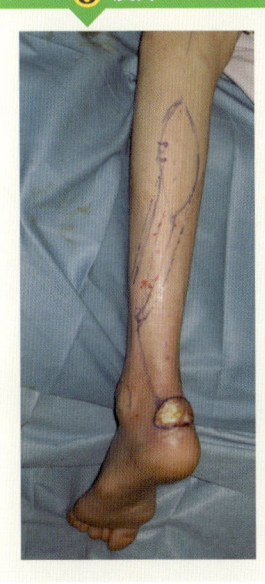

遠位茎腓腹皮弁を左下腿にデザインした（デブリードマン前の状態）。皮弁の中心が腓腹筋の内・外側頭の中央に位置するように行う。

あらかじめ、小伏在静脈の走行に沿った形で血管茎を想定して作図を行う。本症例では、原疾患に伴う下肢の血行の不安定性が危惧されたため、超音波血流計で腓骨動脈からの穿通枝を含めておいた。

STEP ❹ 皮弁の挙上

ターニケット下に皮弁を腓腹筋筋膜下に小伏在静脈と腓腹神経を含めて挙上する。血管内に血液を残しておくと同定が容易となるため、エスマルヒ駆血帯は使用せずに数分間の下肢の挙上後にターニケットを使用する。

本症例では、皮弁血行の安定を図るため、腓腹神経を含めて挙上した。腓腹神経を含めない場合には、より近位で神経と静脈が離れている部位で神経を皮弁から剥離することで、皮弁に神経を含まないようにすることが可能となる。

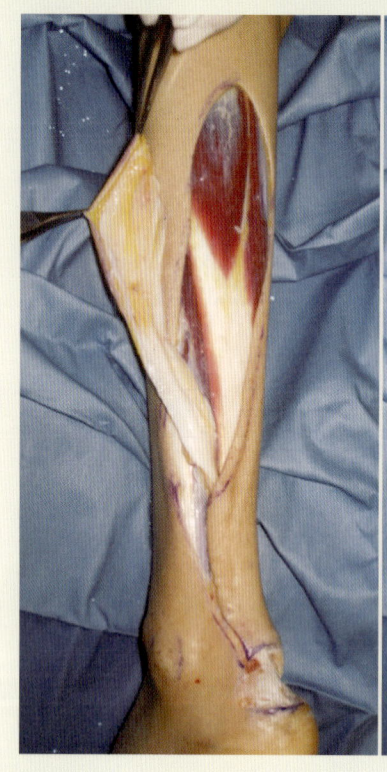

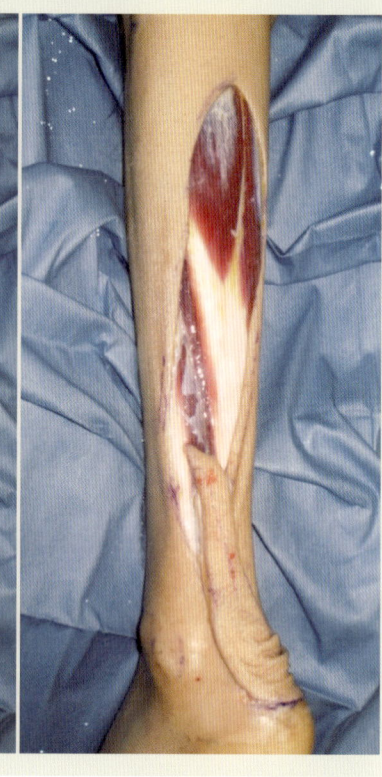

STEP ❺ 皮弁の縫着と採取部の被覆

皮弁を欠損部に縫着し、皮弁採取部は遊離植皮術により閉鎖した。

皮弁の採取部は幅数cm程度は縫縮可能であるが、緊張が強い場合には無理せずに遊離植皮を行う。その場合には露出部に目立つ瘢痕が残るため、適応には注意が必要である。

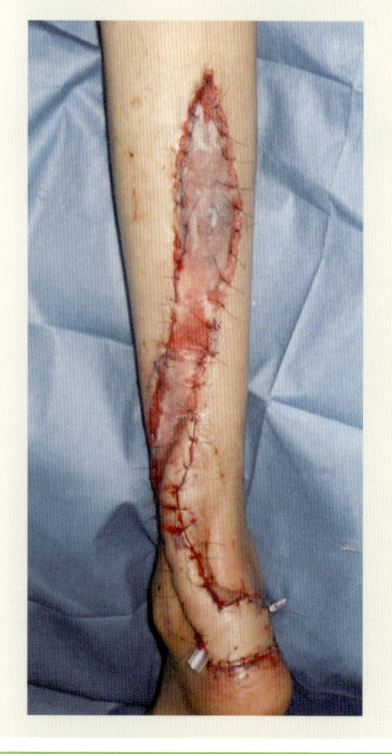

STEP ❻ 術後4年6カ月の状態

皮弁および植皮部は完全に生着した。再建部は周囲との段差もなく、靴を履く際にも問題を認めず、歩行にも支障がない。腓腹神経領域の感覚障害を残すが、まったく気にならない。

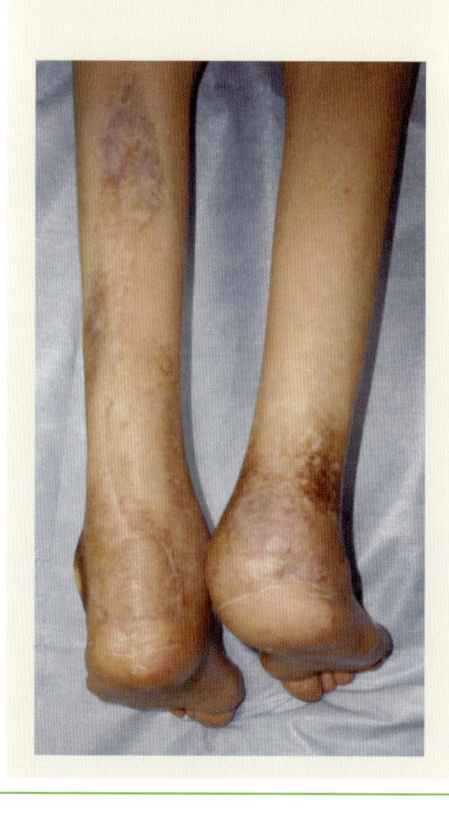

私の手術法2：**遊離鼠径皮弁**

STEP ❶ 術前・デブリードマン

小児の交通事故による剥脱損傷例。剥脱された皮弁を元に戻して縫着したが、左踵を中心にアキレス腱部の皮膚軟部組織の壊死を生じた。デブリードマンを行うと広範囲の欠損が認められた。

小児例、外傷例、広範囲欠損例などでは、欠損周囲に再建組織を求めると、採取部の犠牲の割に再建部が不十分なものとなりやすい。また、皮弁の栄養血管が傷害されていることもあるため、遊離皮弁が望ましい。

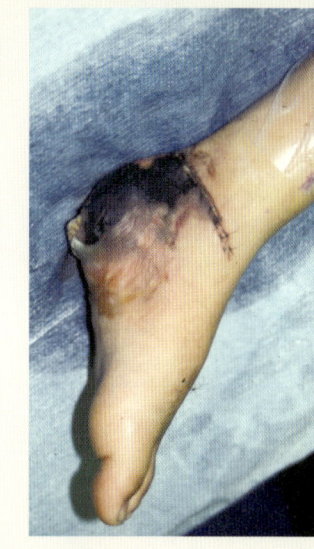

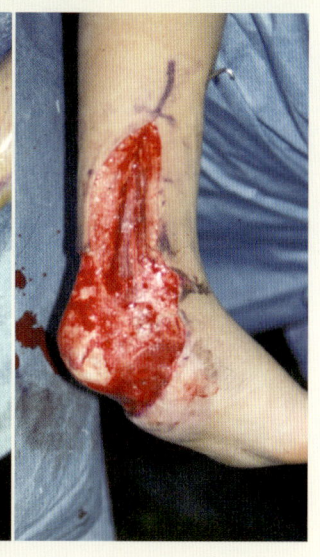

STEP ❷ 皮弁の挙上と縫着

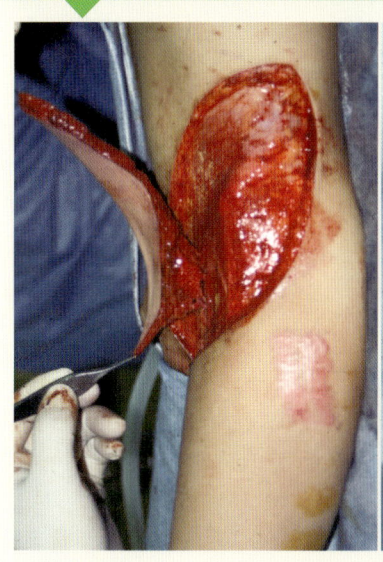

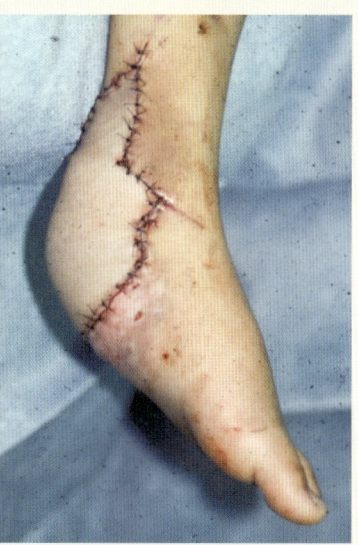

遊離鼠径皮弁を移植した。皮弁は血管茎周囲を残して薄層化した。浅腸骨回旋動脈と浅下腹壁動脈を後脛骨動脈に端側吻合し、静脈は2本を端々吻合した。皮弁採取部は縫縮した。

STEP ❸ 術後5年の状態

皮弁は完全生着した。皮弁は中央部がやや厚いものの、靴を履いた際にも問題なく、歩行や運動にもまったく支障を認めない。

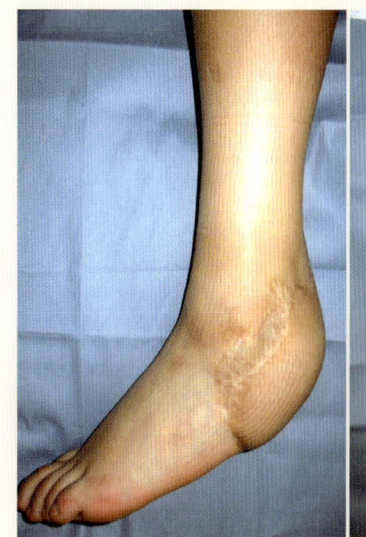

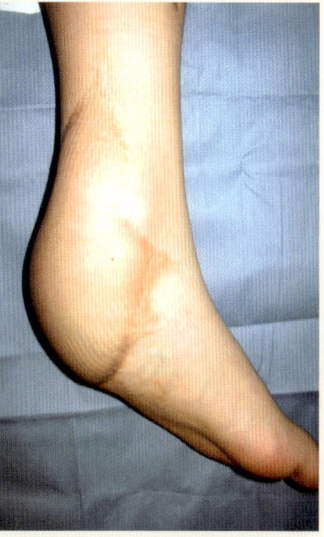

35 アキレス腱部再建

36 踵部再建

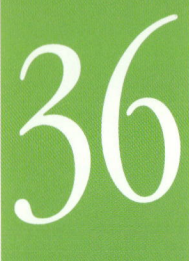

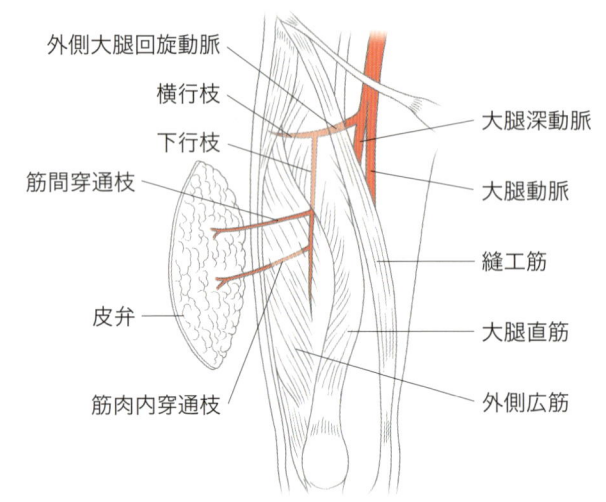

●村田景一

広範囲の踵部荷重部の軟部組織欠損の再建には、前外側大腿皮弁が有用である。本皮弁は筋膜皮弁として移植するため、荷重や剪断力に対して強い特長を有する。

治療原則と適応

踵部の再建は荷重部と非荷重部に分けて考える必要がある。今回はより治療が困難な荷重部の再建について述べる。荷重部に用いる組織移植は荷重に耐える耐久性と深部組織との剪断力（ずれ）に対する強さを要する。荷重を認識するprotective sensationの獲得は褥瘡などの発症予防に重要であるが、術後長期では周囲から皮弁への神経再生も認められるため、必ずしも知覚皮弁が必要ではないとの報告がある。欠損範囲の比較的小さな症例では局所皮弁や島状皮弁の適応となるが、広範囲の組織欠損例では遊離筋膜皮弁の適応となる。

一般的な治療法

1. 小範囲の組織欠損
V-Y前進皮弁や局所回転皮弁が使用可能だが、周囲組織まで損傷されていることが多く適応は少ない。

2. 中程度までの組織欠損
島状皮弁としての内側足底皮弁が同質の皮膚による再建で耐久性、剪断力に対する強さ、整容性に優れ、第1選択となる。しかしながら糖尿病性関節症、足部外傷後などで、できる限り患側足底に損傷を加えたくない症例では、遊離組織移植を考慮する。その他、症例により有茎逆行性peroneal flapも使用可能である。

3. 広範囲の組織欠損
荷重に対する耐久性や深部組織との剪断力に対する強さが必要なため、前外側大腿皮弁などの筋膜皮弁を選択する。広背筋皮弁や腹直筋皮弁などの筋皮弁ではボリュームが大きくなり靴の使用が困難となる。

私の選択

前外側大腿皮弁による糖尿病性踵部（荷重部）の再建例を示す。前外側大腿皮弁は皮膚穿通枝のバリエーションが豊富で皮弁挙上時に注意を要するものの、手技は比較的容易である。大腿筋膜を含めて挙上することにより皮弁は耐久性が高く、皮弁のずれにも強い。糖尿病やperipheral arterial disease（PAD）の合併症例では外側大腿回旋動脈横行枝のT字を利用し、後脛骨動脈にinterpositionで吻合することにより、主要動脈を犠牲にしない再建を行うことが重要である。

【参考文献】
1. 矢島弘嗣，高倉義典：踵骨骨折診断・治療マニュアル；踵部軟部組織欠損に対する治療. Orthopaedics 16：76-82, 2003
2. 田中克己，上村隆一，平野明喜：遊離皮弁による四肢再建のコツ；遊離皮弁を用いた足底荷重部再建の実際. PEPARS 17：33-42, 2007

私の手術法：**前外側大腿皮弁による再建**

STEP ❶ 術前

糖尿病性末梢神経障害に伴う右踵部荷重部潰瘍。潰瘍周囲の皮膚角化とポケット形成を伴う。

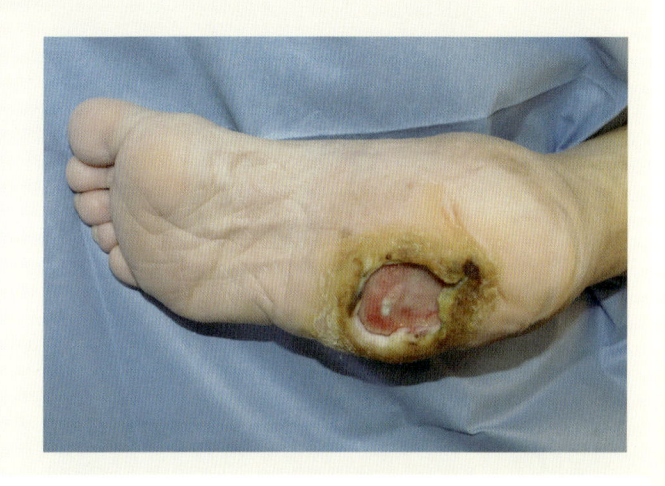

STEP ❷ デブリードマンの施行

潰瘍周囲の角化皮膚を切除した結果10×6cmの皮膚欠損となり、血流の乏しい踵骨骨膜が露出している。

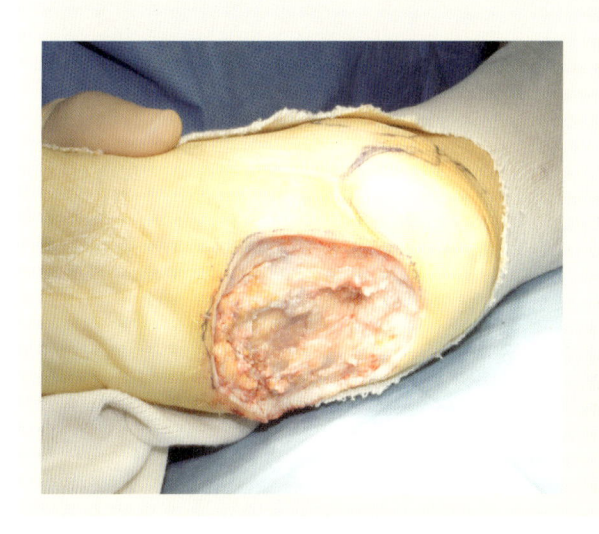

STEP ❸ 皮弁のデザイン

術前に超音波ドップラにて皮膚穿通枝の局在を確認した後、同側大腿外側に皮弁をデザインした。
皮弁採取部は幅が8cm程度であれば一期的に閉鎖可能である。

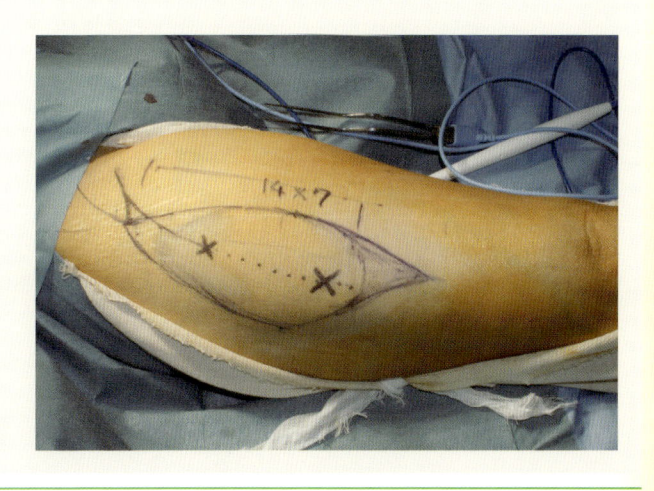

36 踵部再建

STEP 4 皮弁の採取

中枢 — 大腿直筋　外側大腿回旋動静脈下行枝 — 末梢

外側大腿回旋動静脈下行枝

大腿筋膜

◀ 採取した前外側大腿皮弁

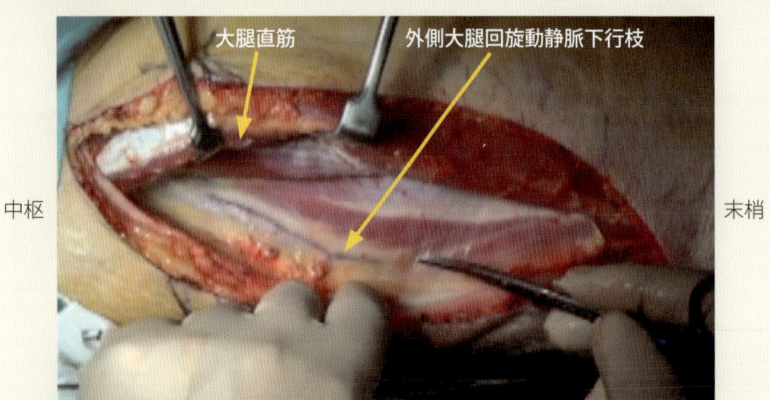

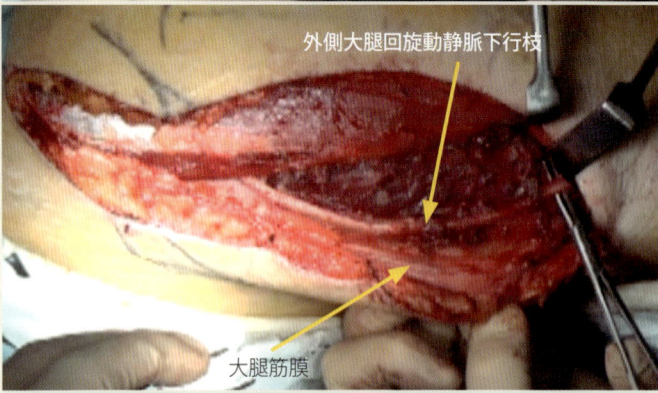

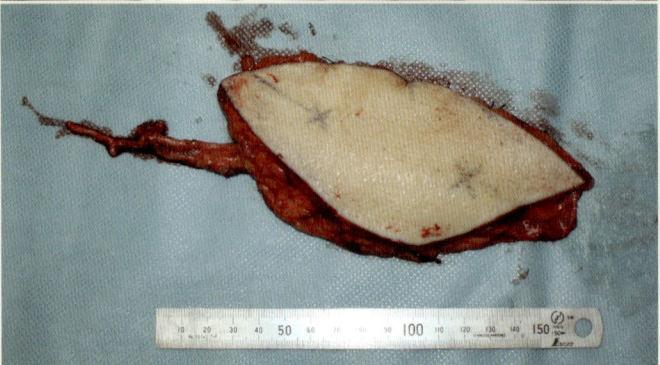

皮弁内側皮切から侵入し、大腿筋膜を切離後に大腿直筋を内側に牽引すると深層の筋膜を通して外側大腿回旋動静脈下行枝が縦走するのが確認できる。筋膜下から皮弁への穿通枝が大腿筋膜を貫いている位置を確認したうえで、外側大腿回旋動静脈下行枝を末梢で結紮・切離する。皮弁外側皮切を加えて、皮弁を大腿筋膜と血管を含めて挙上する。移植先の血管吻合部に合わせて、採取する血管茎の中枢側への剥離範囲を決定する。

血管茎は外側大腿回旋動脈横行枝を利用したT字で採取すると、皮弁移植と主要動脈再建を同時にできるので有用である。

注意点：皮弁の血管茎である外側大腿回旋動脈下行枝から皮弁への皮膚穿通枝の走行にはバリエーションがある。筋間中隔穿通枝が約15％、外側広筋内穿通枝が約85％と報告されている。また、外側大腿回旋動脈下行枝の欠損例もあり、術前にドップラエコーなどを用いて使用する血管茎を評価しておくことが重要である。

STEP 5 血管吻合

皮弁栄養血管のT字部を切離した後脛骨動脈にはめ込み interposition として行い、主要動脈の血行を温存する。

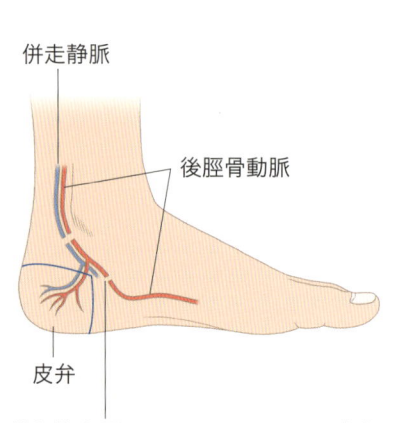

併走静脈　後脛骨動脈　皮弁　横行枝を用いて interposition で吻合

148　第2章　下肢

STEP 6 皮弁の固定

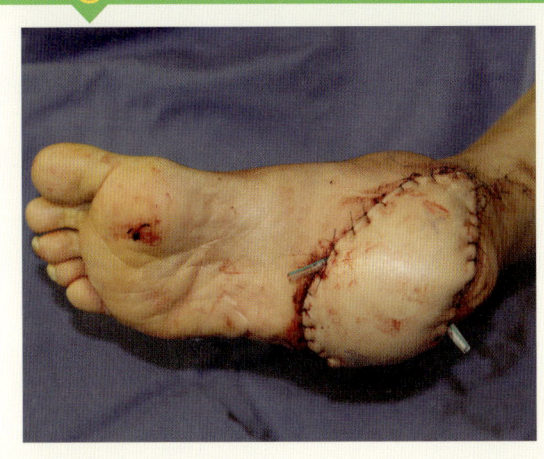

血管茎の圧迫を予防する目的で皮弁基部を紡錘形として欠損部にはめ込む。

STEP 7 術後6カ月の状態

踵部の荷重が可能となり、潰瘍の再発や皮弁縫合部の角化などの問題も生じていない。

糖尿病や二分脊椎などによる足部の知覚障害が要因となっている症例では、足底の圧分散目的でインソールを併用して踵部潰瘍の再発を予防する。

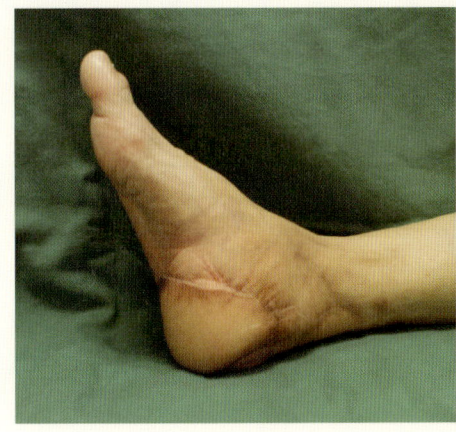

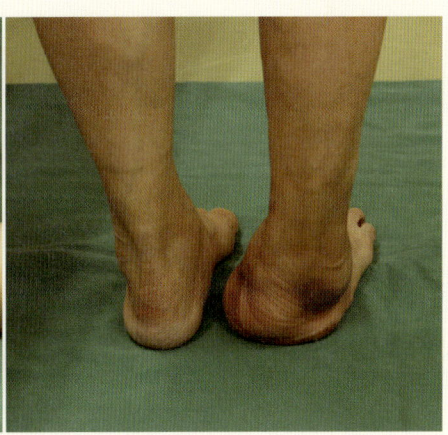

36 踵部再建　*149*

37 足底再建

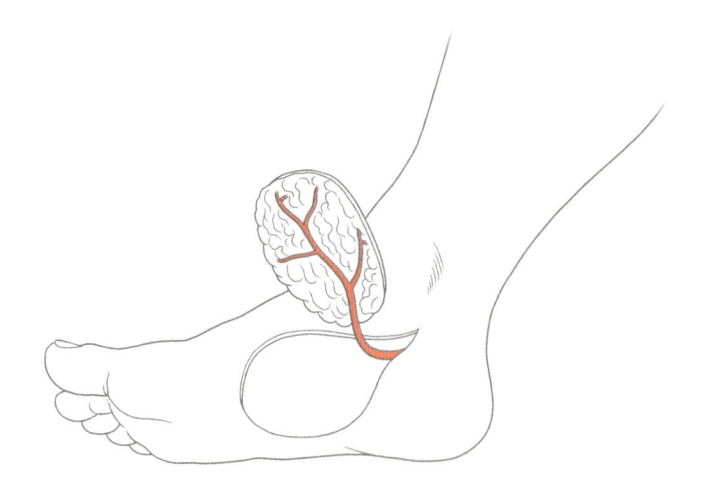

→根本 充

内側足底動静脈を栄養血管とする内側足底皮弁は機能性・整容性に優れ、足底再建の第1選択となる皮弁である。

治療原則と適応

足底再建は靴を履くための足底形態と歩行時の荷重、剪断力に対する耐久性を保持できる組織で再建する必要がある。中等度以上の欠損では防御知覚が得られる組織での再建が望ましいが、必須ではない。足底遠位荷重部（前足部）では内側足底皮弁、短趾筋弁＋植皮、遊離皮弁、遊離筋弁＋植皮などがある。足底近位の踵部では内側足底皮弁、逆行性腓腹皮弁、遊離皮弁、遊離筋弁＋植皮などがある。荷重部に手術瘢痕が一致すると潰瘍や過角化を起こしやすいので術後ケアが重要である。

一般的な治療法

1. 小範囲欠損
   1) VY前進皮弁
   2) 回転皮弁
2. 中等度欠損
   1) 内側足底皮弁：防御知覚が得られ、第1選択である。遊離皮弁としても利用できる
   2) 逆行性腓腹皮弁：術後うっ血に注意する。
3. 広範な欠損
   1) 遊離皮弁（前外側大腿皮弁、鼠径皮弁、腹壁穿通枝皮弁、胸背動脈穿通枝皮弁など）：欠損部に合わせて薄い皮弁を選択するか薄層化して用いる。
   2) 遊離筋弁（広背筋弁）＋植皮：筋皮弁は剪断力によりずれを生じやすいので筋弁に植皮を併用する。

私の選択

足底再建は知覚皮弁にすることが可能で機能性・整容性に優れている内側足底皮弁を第1選択としている。内側足底皮弁が適応できない広範な欠損には遊離皮弁または遊離筋弁＋植皮で再建を行っている。遊離皮弁は筋膜を含めることができる前外側大腿皮弁を選択している。遊離筋弁は組織量の調整しやすい広背筋弁を選択し植皮を行っている。足底腱膜構造を有していない遊離皮弁や遊離筋弁＋植皮による再建は皮膚潰瘍や過角化を起こしやすいので、皮弁修正や足底板による足底荷重面の保持などの術後ケアが大切である。

【参考文献】
1. Hidalgo DA, Shaw WW: Reconstruction of foot injuries. Clin Plast Surg 13: 663-680, 1986
2. Baker GL, Newton ED, Franklin JD: Fasciocutaneous island flap based on the medial planter artery; Clinical applications for leg, ankle, and forefoot. Plast Reconstr Surg 85:47-58, 1990

私の手術法1：**内側足底皮弁**

STEP ❶ 術前、拡大切除後

右踵部の悪性黒色腫。皮膚は踵骨骨膜上で拡大切除され、大きさ75×60mmの欠損が生じた。

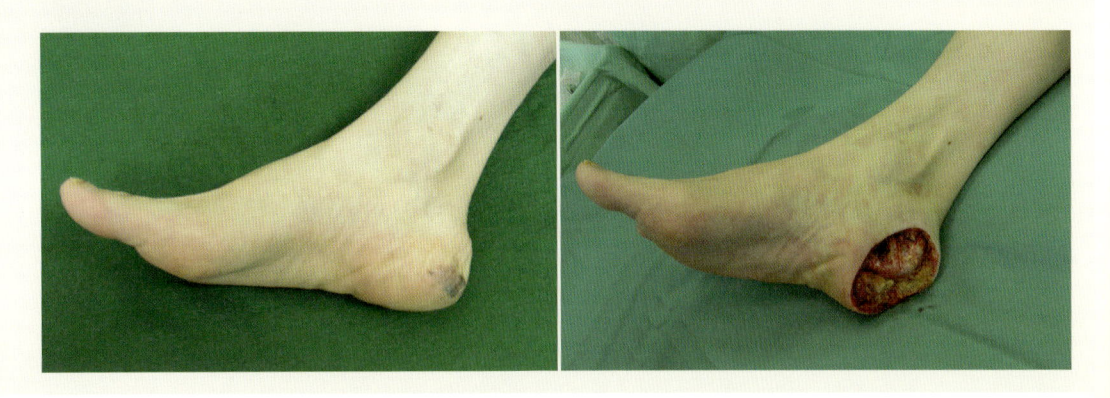

STEP ❷ 皮弁のデザインと挙上

内側足底動脈の走行を確認しておき、土踏まずに内側足底動脈が皮弁の中央を走行するようにしてデザインする。
皮弁は術後腫脹による過緊張を防ぐために欠損サイズよりやや大きめにデザインする。

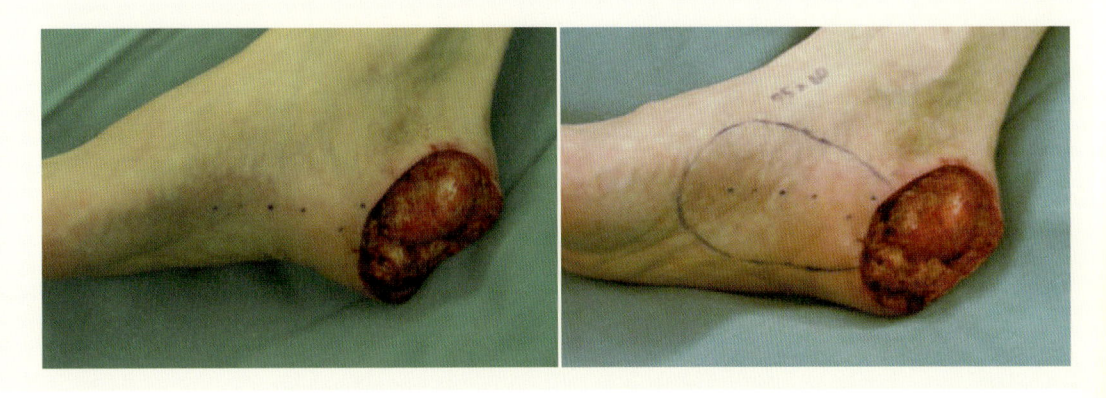

STEP ❸ 皮弁の固定と皮弁採取部の閉鎖

内側足底皮弁は剪断力に耐えられるように踵骨骨膜にナイロン糸で縫合した。皮弁採取部は鼠径部からの全層植皮で閉創した。
皮弁採取部は死腔を作らないように縫合してから植皮を行い、タイオーバー法で固定する。

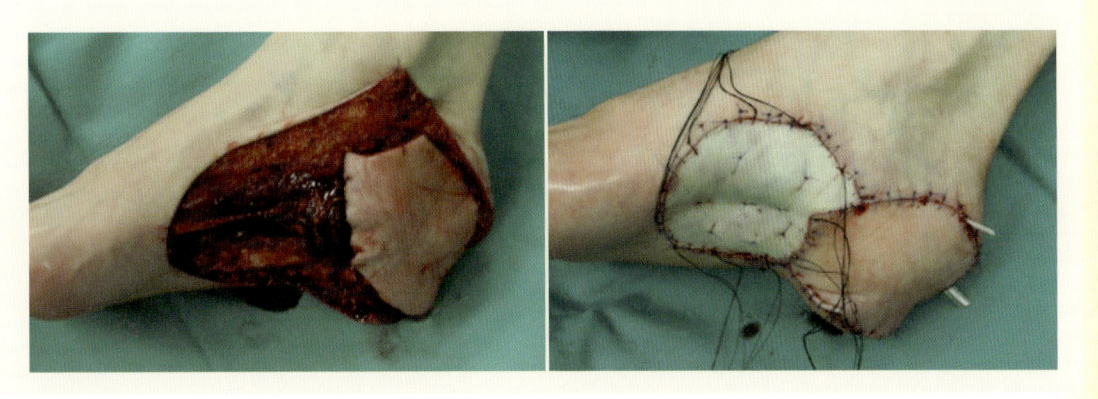

37 足底再建

STEP ❹ 術後2年2カ月の状態

靴の制限や歩行障害は認められず、踵部は機能的・整容的にも良好に再建されている。全層植皮で被覆した皮弁採取部を含め、潰瘍形成や過角化は認められない。

足底腱膜を含んでいる内側足底皮弁は歩行時の荷重や剪断力に耐性を有しているので、形態的に良好な再建ができていれば補装具を要することは少ない。

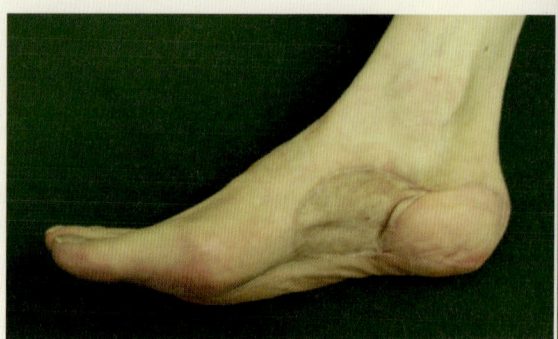

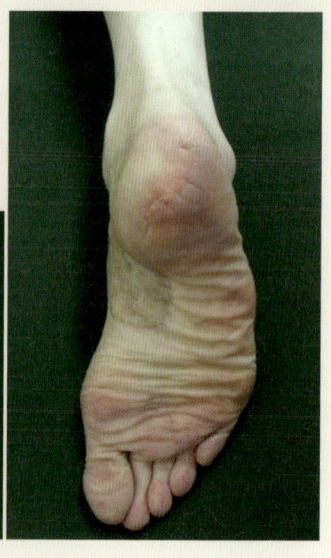

私の手術法2：**遊離筋弁＋植皮**

STEP ❶ 術前、拡大切除後

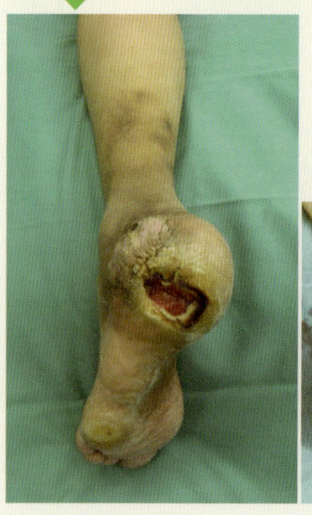

左踵部の扁平上皮癌。潰瘍底は踵骨に達しており、踵骨の一部を含めて拡大切除し、大きさ21×12cmの欠損が生じた。

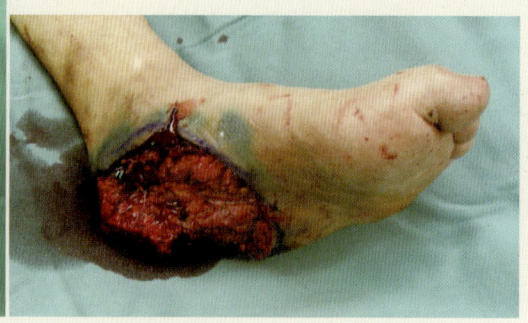

152　第2章　下　肢

STEP ❷ 皮弁の採取と植皮

胸背動静脈を栄養血管とする広背筋皮弁を採取し、欠損部に適合した組織量にするため広背筋弁と皮膚に分割し、分けた皮膚は分層植皮として広背筋弁を被覆した。
広背筋皮弁による再建は欠損部の形態に合わせた組織量の調整が難しいので、広背筋弁で踵骨断端を被覆して分層植皮を行った。植皮は血管吻合部が過圧迫にならないようにタイオーバー法による固定は行っていない。

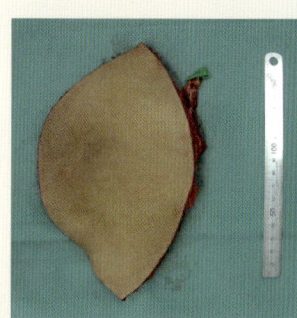

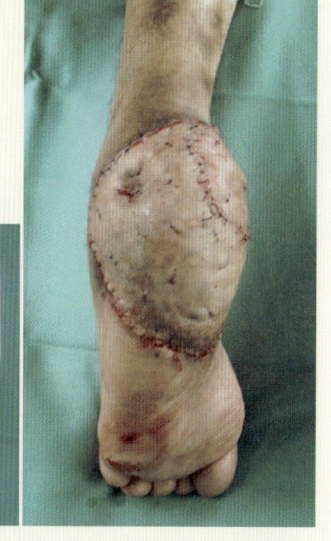

STEP ❸ 術後1年5カ月、皮弁修正

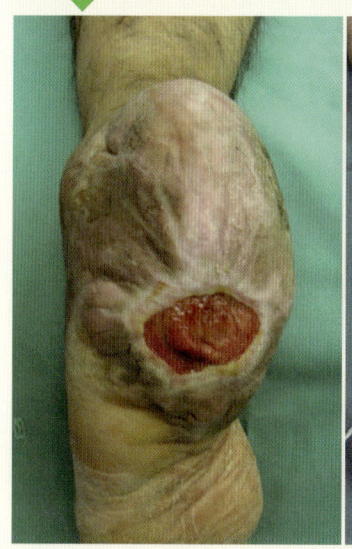

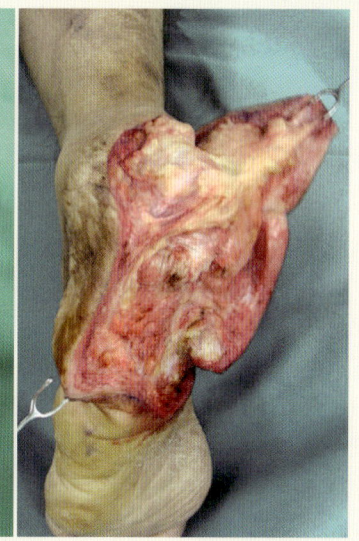

仕事上、安全靴を履くようになってから踵骨荷重部に一致して潰瘍形成を繰り返すようになった。皮膚潰瘍の切除後、踵骨突出部の断端形成を追加し荷重部の組織に厚みが出るように筋弁を移動させ被覆した。
術後経過に伴い広背筋の萎縮が進み、歩行時の剪断力による荷重部のずれと踵骨断端による圧迫で皮膚潰瘍を形成した。萎縮して余剰となった広背筋弁を安全靴に合わせて減量するとともに、歩行時の剪断力により広背筋弁がずれないように踵骨に筋弁を再固定した。

STEP ❹ 皮弁修正術後1年2カ月の状態

わずかな過角化が存在するが皮膚潰瘍は再発せず、復職している。
靴の用途に合わせた足底板を作り、歩行時の荷重面を分散させることで皮膚潰瘍の再発はなくなった。

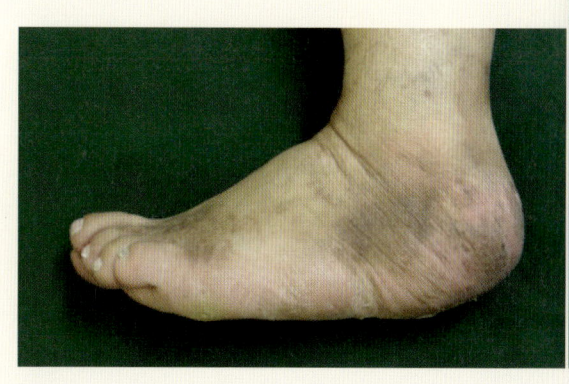

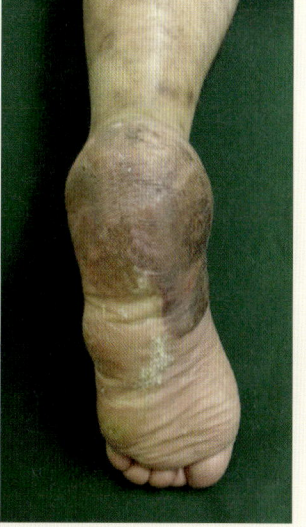

→ 稲見 浩平、平瀬 雄一

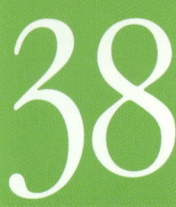

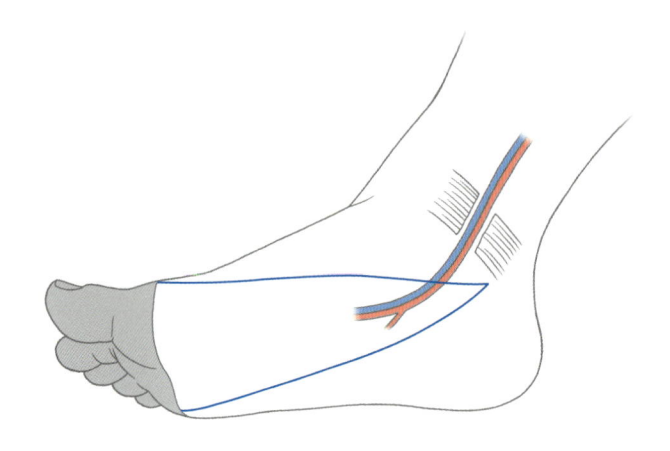

38 足切断端再建

足根管を開放し、血管茎を足底の上方へ移行した同側内側足底皮弁のデザイン

治療原則と適応

足趾切断における再接着の生着率は低く、広範囲にわたり挫滅を受けている症例も多いため、単なる断端形成ではなく機能的な断端の再建が望まれる。そのためには断端部を何らかの皮弁で再建することがよい。しかし、遊離皮弁は下肢では成績が悪く、知覚皮弁の移行は難しい。荷重部ではできる限り知覚皮弁を用いて行うことが重要であり、内側足底皮弁が最も適している。しかし、その移動距離には制限を伴い、特に前足荷重部では従来の同法では対応することが難しいことも多い。そこで足根管や母趾外転筋を開放して、血管茎を足底（instep region）の上方へ移行させることで皮弁の移行距離を延長させる方法を選択している。

一般的な治療法

1. 小欠損
   1) 植皮：潰瘍ができやすい、知覚はない。
   2) 局所皮弁：被覆範囲が限られる。
2. 中～大欠損
   1) 内側足底皮弁：従来法であると前足荷重部への移動距離が不足することがある。足底皮膚構造を保持した知覚再建が可能。
   2) Cross foot：術後長期にわたる肢位の問題、知覚はない。
   3) 逆行性内側足底皮弁：皮弁のうっ血を来たしやすい。
   4) 遊離内側足底皮弁：足底皮膚構造を保持した知覚再建であるが、健側への侵襲が大きい。
   5) 腹壁穿通枝皮弁：bulkyとなりやすい。知覚皮弁ではない。
   6) 肩甲皮弁：比較的薄い皮弁であるが術中体位変換を要する。
   7) 前外側大腿皮弁：薄く良好な皮弁であるが皮弁挙上の際に血行のバリエーションがある。知覚皮弁ではない。

私の選択

足切断後の再建ではできる限り類似した、荷重可能な厚みのある組織、靴を履いて生活することなどを考慮すると内側足底皮弁による再建が重要と考える。従来法に加え足根管および母趾外転筋を開放することで、より長い移動距離を得ることができ、前足荷重部に対しても適応が可能となる。われわ

れの再建方針は、原則として足根管を開放し、血管を前方に移行した同側内側足底皮弁を第1選択とし選択している。

【参考文献】
1. 平瀬雄一：やさしい皮弁；皮弁手術のベーシックテクニック．pp342-353，克誠堂出版，東京，2009
2. Harrison DH, Morgan BD: The instep island flap to resurface plantar defects. Br J Plast Surg 34: 315-318, 1981
3. 柏克彦，小林誠一郎：足底の局所皮弁．MB Orthop 5：61-68, 2008

私の手術法：足切断端再建術

STEP ❶ 術前

30歳、男性、仕事中重量機に挟まれ受傷し、足趾の再接着術施行も生着しなかった。

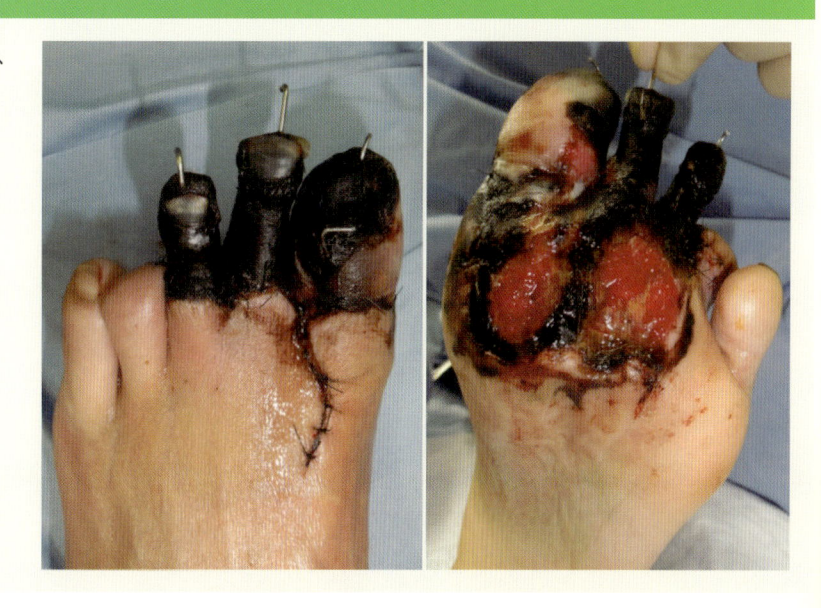

STEP ❷ 皮弁のデザイン

デブリードマン施行後、内側足底皮弁をデザインした。

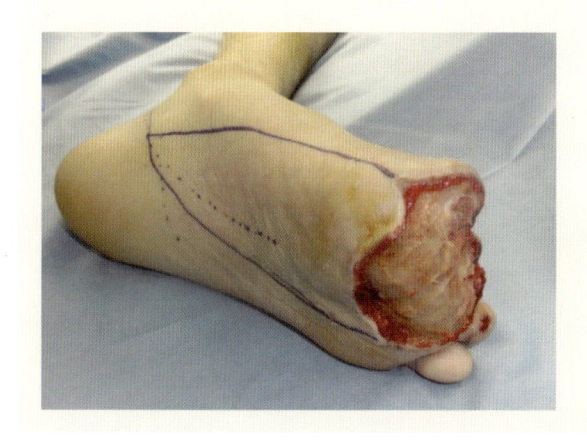

STEP ❸ 皮弁の挙上

通常の内側足底皮弁と同様に皮弁を挙上する。
この際、足内側皮下をより幅広く剥離する。皮弁移行時の血管神経束のスペースとなる。

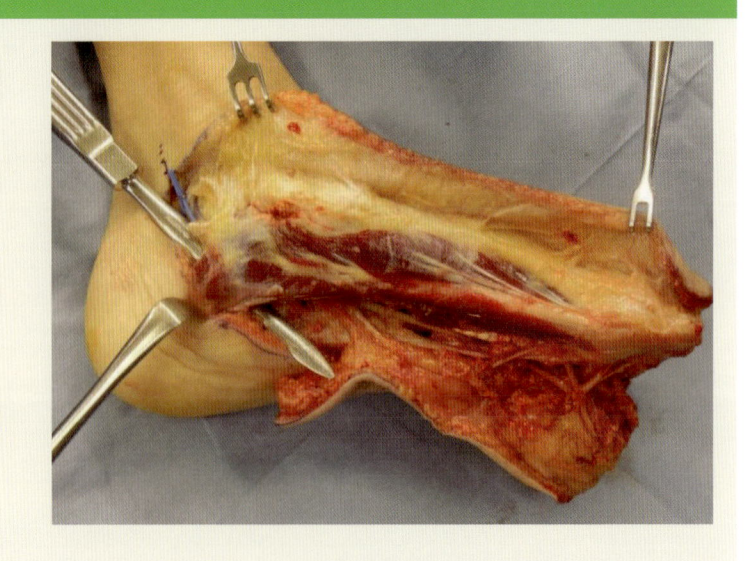

STEP ❹ 神経血管束の剥離

母趾外転筋付着部近傍で切離し、足根管を開放して神経血管束を中枢まで長く剥離する。
母趾外転筋の支配神経および踵骨枝を損傷しないように注意する。
血管神経束を足内側皮下に移行し、切離した母趾外転筋を再度縫着する。

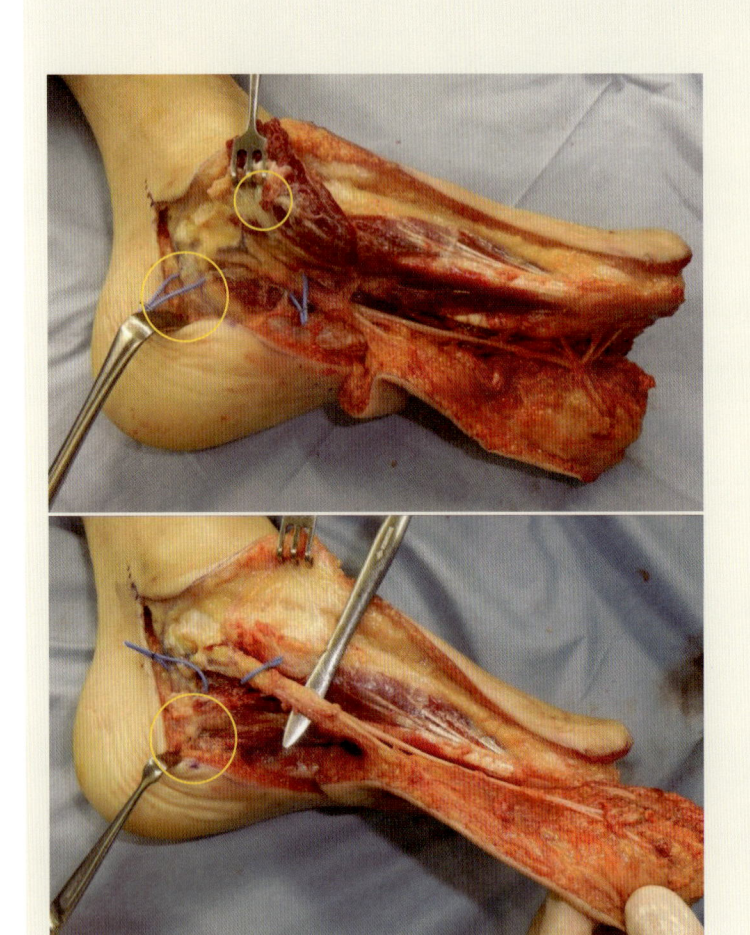

STEP 5 皮弁の移行

皮弁移行時。
同法により約4〜5cmの移動が可能となる。

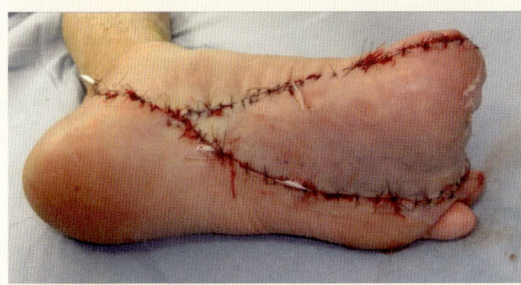

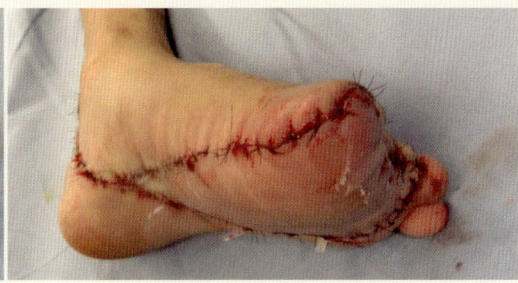

STEP 6 術後7カ月の状態

荷重および歩行の制限は認めていない。

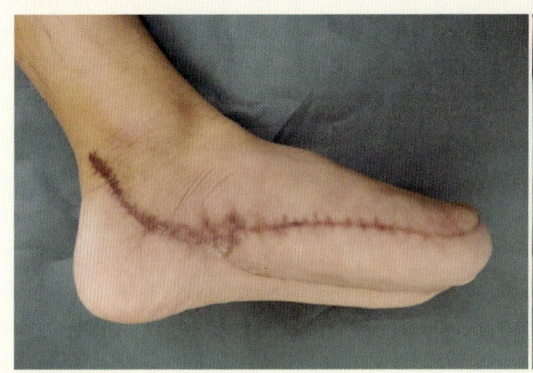

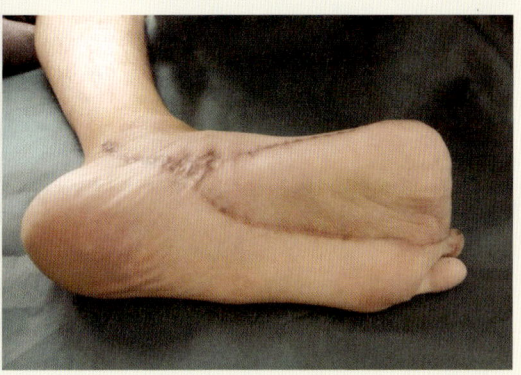

STEP 7 知覚の回復

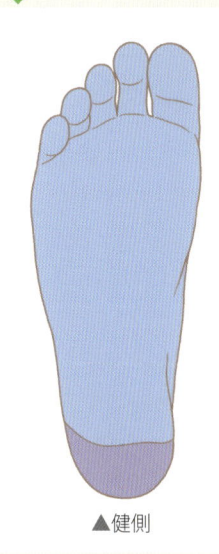

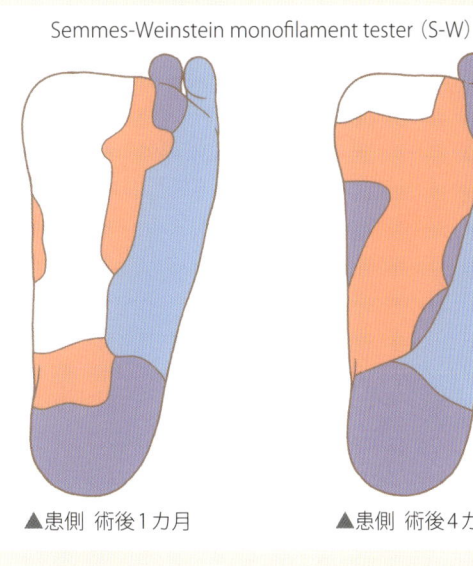

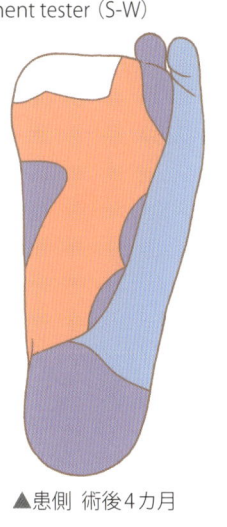

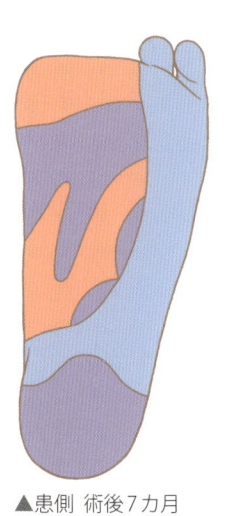

Semmes-Weinstein monofilament tester（S-W）

▲健側　　▲患側 術後1カ月　　▲患側 術後4カ月　　▲患側 術後7カ月

術直後に一時的な知覚脱失を認めるが、徐々に回復し、約半年で知覚の改善を認める。

38 足切断端再建

39 下肢骨髄炎

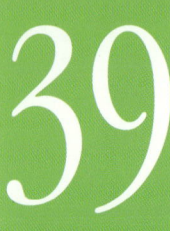

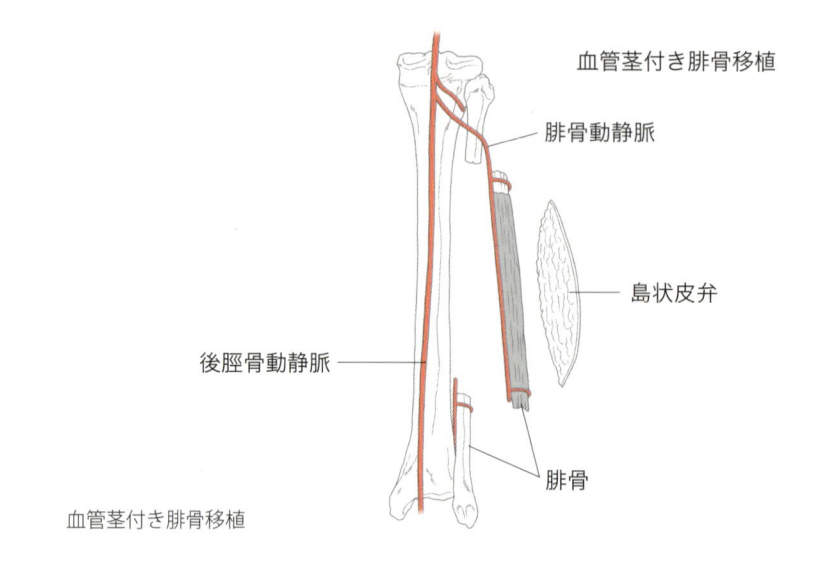

土田 芳彦

血管茎付き腓骨移植
腓骨動静脈
島状皮弁
後脛骨動静脈
腓骨
血管茎付き腓骨移植

治療原則と適応

開放骨折後の深部感染を伴う骨・軟部組織欠損（骨髄炎）は治療に難渋する。治療の原則は病巣部位の掻爬と健常な軟部組織による病巣部被覆である。しかし病巣を徹底的に掻爬することは、組織欠損を拡大化させ再建を困難にする。そして再建の困難さが病巣掻爬の程度を不十分とする。逆にいえば再建の手法に困難さがなければ骨髄炎の治療は難しくないと言える。

一般的な治療法

1. 起因菌を同定し適切な抗生剤を投与する。
2. 繰り返すデブリードマンにより感染巣を根絶する。
3. 骨の安定化と死腔の管理。
4. 骨組織の再建と軟部組織の再建。

私の選択

病巣の完全掻爬が原則であり、どのような組織欠損となってもためらわず掻爬を行うことを前提とする。その欠損の大きさによって治療方針を若干変更する。まず第1に軟部組織欠損は皮弁形成術によって再建する。通常は遊離組織移植術が必要となることが多い。骨欠損治療には血管柄付き骨移植術や仮骨延長術、Masquelet法の3通りが存在する。骨欠損が部分骨欠損である場合にはMasquelet法を選択、分節状の骨欠損が6cm程度以下であれば仮骨延長術を選択、そして分節状の骨欠損が6cm以上であれば血管柄付き組織移植術を選択する。

Masquelet法：まず骨欠損部を骨セメントで充填し、軟部組織欠損は皮弁形成術によって被覆する。6週間後に骨セメントを取り除き、同部位に自家海綿骨を移植する。骨セメントの周囲に形成された膜は骨形成因子などを生産するので骨形成に有利であるとされている。

【参考文献】
1. Heitmenn C, Patzakis MJ, Tetsworth KD, et al: Musculoskeletal sepsis: Principles of treatment. Instr Course Lec 52: 733-743, 2003

私の手術法：創外固定、広背筋皮弁、血管柄付き腓骨移植術による再建

STEP ⓪ 紹介時までの経過

28歳、男性、交通事故により右大腿骨開放骨折を受傷し、数回の骨再建の後にMRSA感染症を呈し、受傷8週後に紹介された。

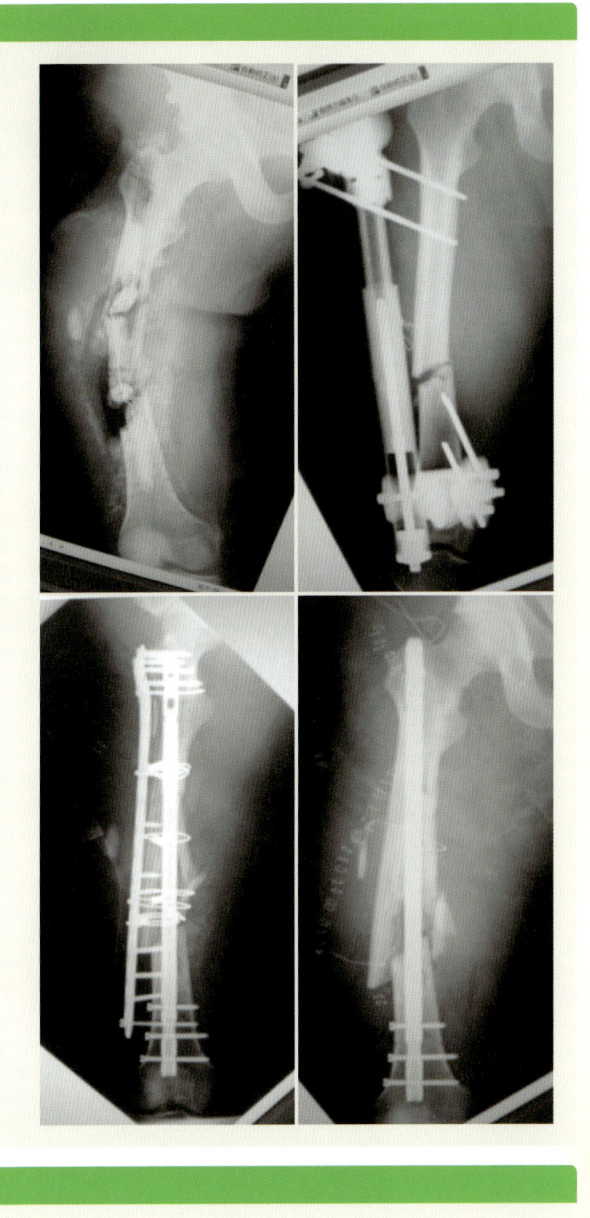

STEP ① 初診時所見

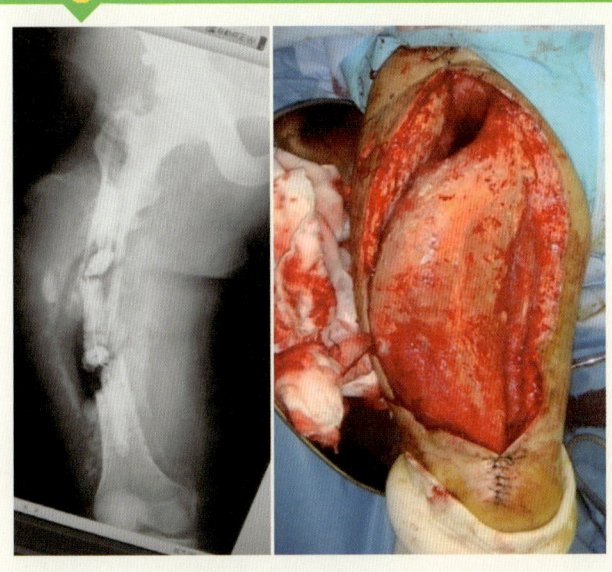

右大腿骨は約5cmの短縮変形と10cm程度の骨欠損、20°の内反屈曲変形および20°の外旋変形を呈していた。さらに右大腿前面の広範囲な軟部組織欠損とMRSA感染が持続していた。

39 下肢骨髄炎

STEP ❷ Tayler Spatial frameによる変形矯正

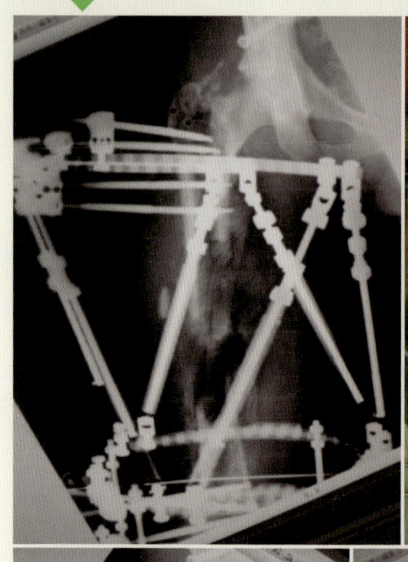

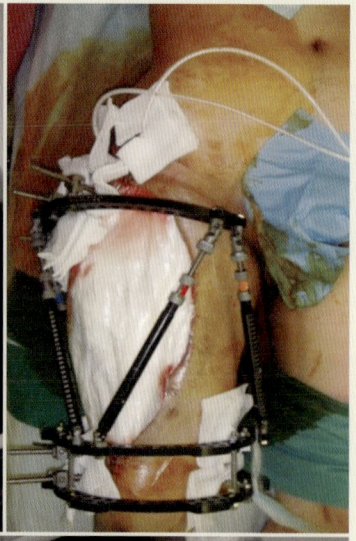

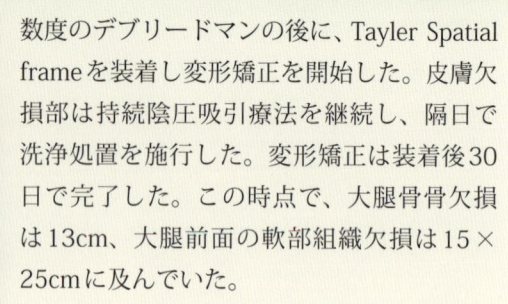

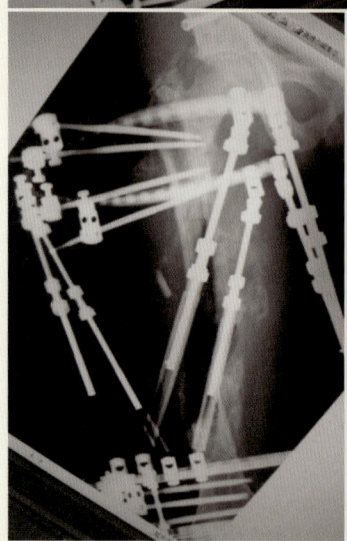

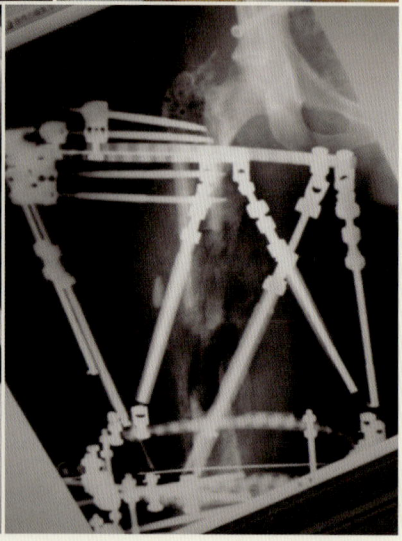

数度のデブリードマンの後に、Tayler Spatial frameを装着し変形矯正を開始した。皮膚欠損部は持続陰圧吸引療法を継続し、隔日で洗浄処置を施行した。変形矯正は装着後30日で完了した。この時点で、大腿骨骨欠損は13cm、大腿前面の軟部組織欠損は15×25cmに及んでいた。

STEP ❸ 再建手術

感染の鎮静化がおおむね得られたところで、遊離組織移植による再建に移行した。下腹壁動静脈を遠位側へ翻転しレシピエント血管として用いた。同側の広背筋皮弁と15cmの遊離腓骨皮弁を採取した。レシピエント血管に胸背動静脈を吻合し、さらに前鋸筋枝に腓骨動静脈を吻合した。

レシピエント血管は炎症の波及しない健常なものを選択する必要がある。本症例の場合は大腿部には健常なレシピエント血管が存在しなかったため、腹壁の血管を用いた。血管吻合部の緊張は危険であるが、過度な余裕も同様に危険である。余裕により蛇行すると、吻合部で折れ曲がりやすく血栓形成を惹起することとなる。また創閉鎖時の吻合血管の状態を予想し、直線上に配置するようにする。筆者は血管吻合後に早い段階で創を仮閉鎖し、その後30分程経過してから再度創を展開し吻合部の状態を観察するようにしている。こうすることで、創閉鎖時の血管の状態を知ることができる。

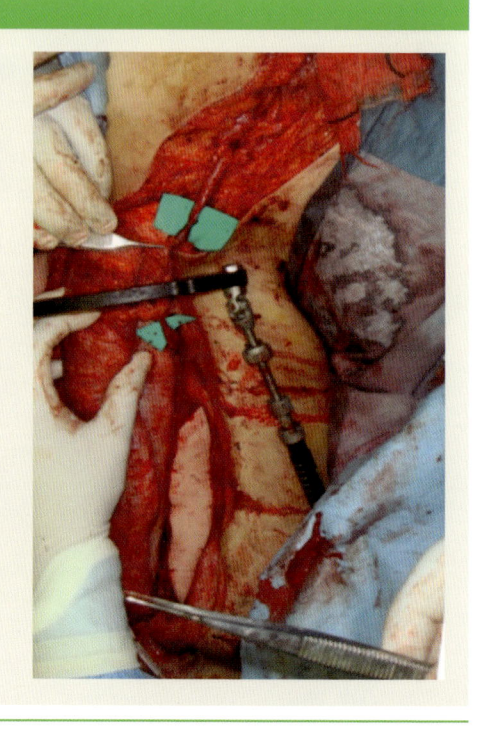

160　第2章　下 肢

STEP ❹ 術直後

大腿骨のアライメントはほぼ正常に復元された。
組織移植は術後血行のトラブルなく生着した。

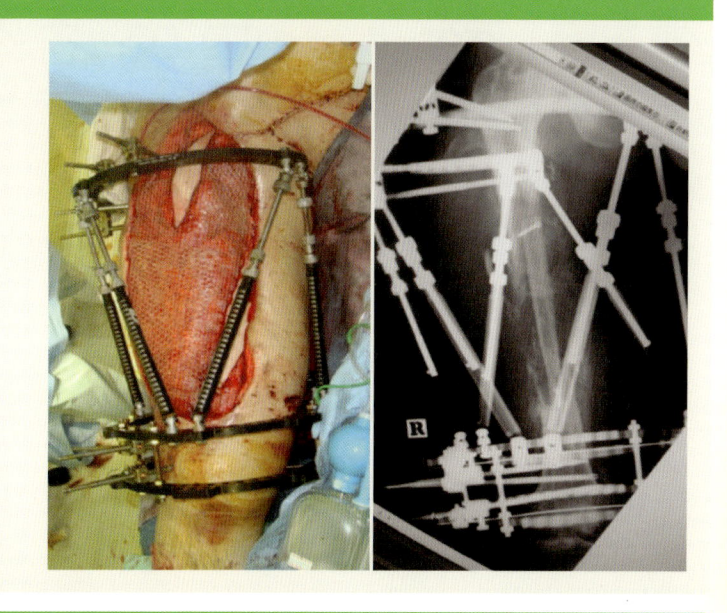

STEP ❺ 術後2カ月の状態

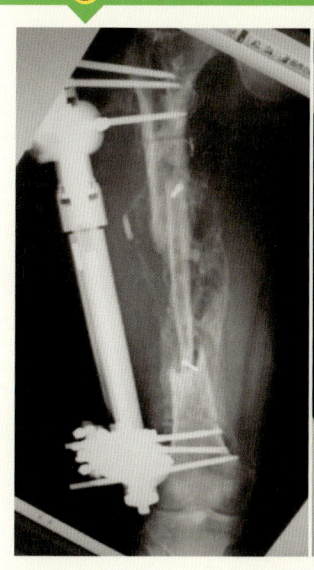

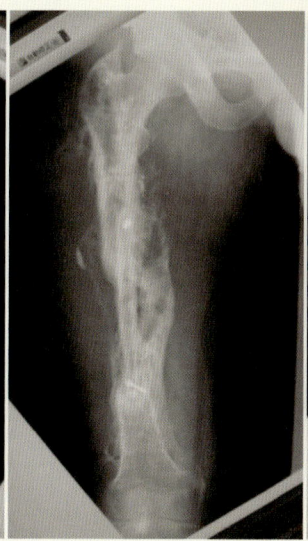

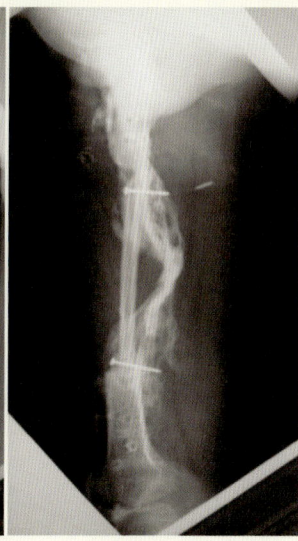

仮骨形成が十分に認められたところで、Tayler Spatial frameを片側の創外固定に変換した。さらに2カ月後に創外固定器をすべて除去した。
創外固定器の除去時期の判定は、やや難しい。X線画像上骨癒合が進行した際に、いったん創外固定器を緩め、骨接合部の異常可動性がまったくないことを確認したうえで除去を決定する。

STEP ❻ 腓骨移植術後7カ月の状態

右膝関節は高度伸展拘縮しているが、独歩可能である。

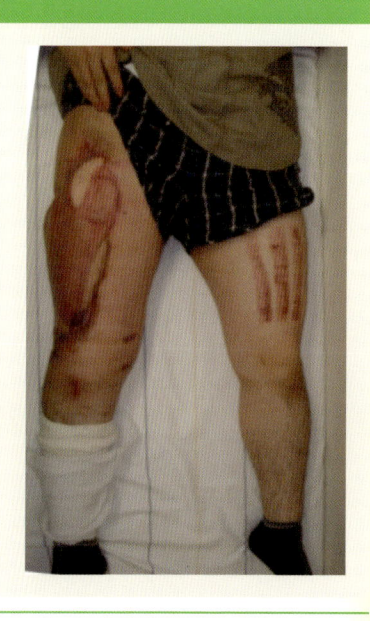

40 第4中足骨短縮症

●小平 聡、福本 恵三

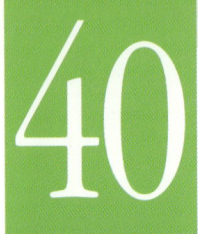

①皮切と骨切り　②骨延長後　③骨移植

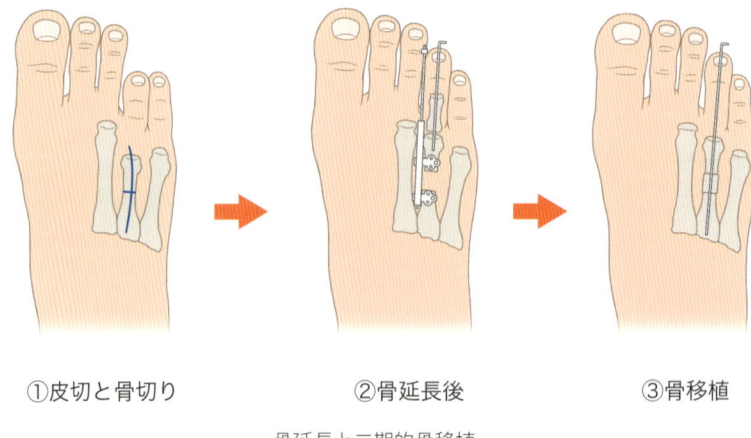

骨延長と二期的骨移植

治療原則と適応

第4中足骨短縮症は、中足骨骨端線の早期閉鎖に起因していると考えられている。機能的な障害はほとんどないため、整容的改善が治療の目的となる。手術により中足骨の延長を図るが、その時期は骨の成長が停止した思春期以降が一般的である。

一般的な治療法

1. 一期的骨移植：一般的には15mm以内で可能である。
　1）中足骨骨幹部での骨切りと骨移植
　2）MTP関節の切除と骨移植（神中法）
　　MTP関節固定に伴う歩行障害と偽関節の頻度が高いことから、現在は一般的ではない
2. 骨延長器の利用：治療期間が長い。
　1）骨延長と二期的骨移植
　2）仮骨延長法

私の選択

必要な延長量が15mm以内であれば中足骨骨幹部での骨切りと骨移植を行う。一期的骨移植で目標延長量が達成できない場合には骨延長器を利用する。骨延長器装着に伴う感染の危険性や、日常生活の不自由さを考慮し、二期的骨移植を勧めているが、骨移植を希望されない場合には、仮骨延長法を選択している。

【参考文献】
1. 政田和洋, 藤田悟, 富士武史ほか：第4中足骨短縮症に対する仮骨延長. 臨整外 33：1287-1292, 1988
2. 楢崎和人, 南郷明徳, 仁木久照ほか：中足骨短縮症の治療経験；一期的骨延長法と仮骨延長法を比較して. 日足外会誌 14：13-17, 1993

私の手術法：**骨延長と二期的骨移植**

STEP ❶ 初診時

両側第4中足骨短縮症の症例。必要な延長量は右16mm、左14mmであり、それぞれ中足骨の39%、33%であった。一期的骨移植を選択した。

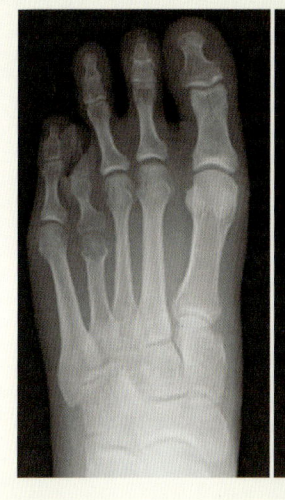

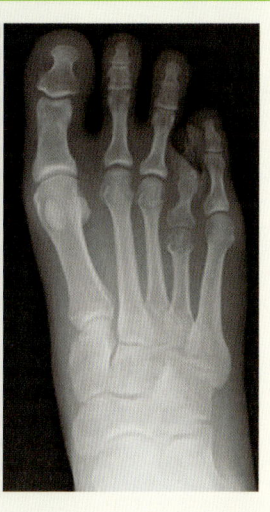

STEP ❷ 一期的骨移植術後1年6カ月の状態

第4中足骨背側に縦切開を加え、中足骨骨幹部で横方向の骨切りを行った。骨切り部を開大し、腸骨を移植し、鋼線にて固定した。長趾伸筋腱の延長、短趾伸筋腱や深横中足靱帯の切離などの、軟部組織の処置は行わなかった。
左側は予定の延長量が得られたが、右側は術中血流不全を生じたため、移植骨を短縮する必要があった。右側は10mmのさらなる延長を行うため、骨延長器の装着を計画した。

一期的骨移植では血流不全に注意する必要がある。

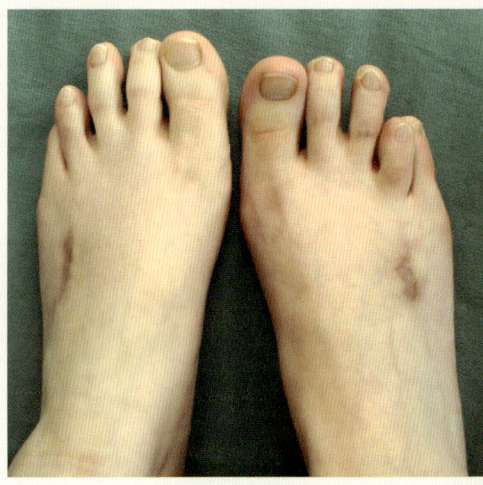

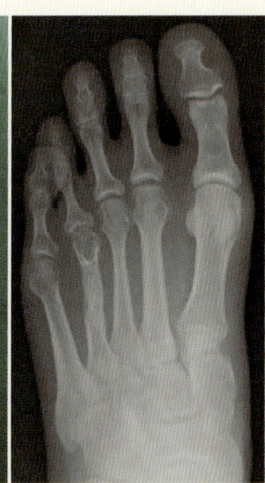

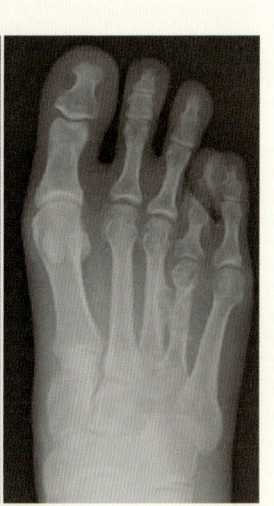

STEP ❸ 骨延長器装着のイメージ

創外固定ピンによる瘢痕を避けるため、マーチン社製の創内型骨延長器を使用した。

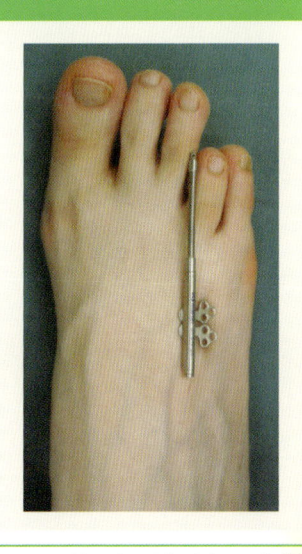

40 第4中足骨短縮症

STEP ❹ 骨切り

長趾伸筋腱を尺側によけて展開した。移植骨部での骨切りと、第3中足骨との骨癒合部の切離をボーンソーにて行った。
通常は骨膜の連続性を保つため、ノミや鋼線で行っている。

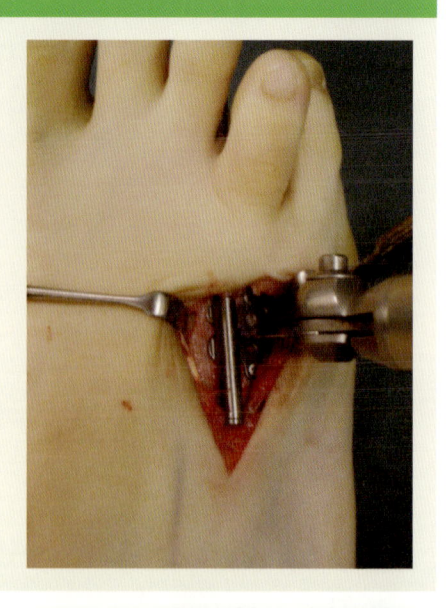

STEP ❺ 延長器装着

中枢末梢2カ所ずつにピンを挿入して骨延長器を装着した。骨延長器の軸を骨軸に一致させ、延長器の先端は趾間より皮膚外に出しておく。
MTP関節の偏位を予防するために、伸展位で鋼線による仮固定を行った。

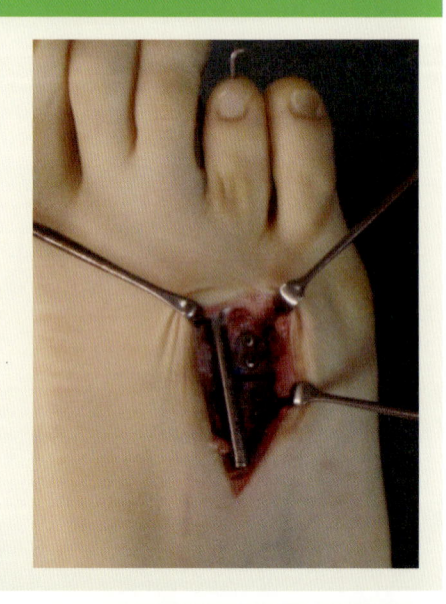

STEP ❻ 術直後

2mm延長した状態で骨延長器を装着した。

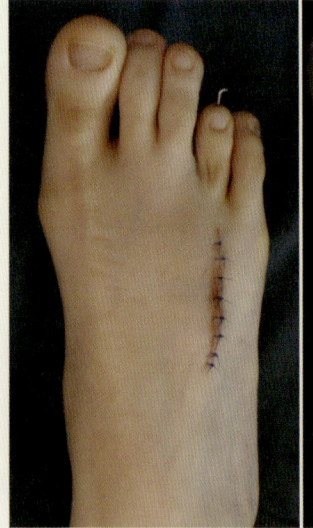

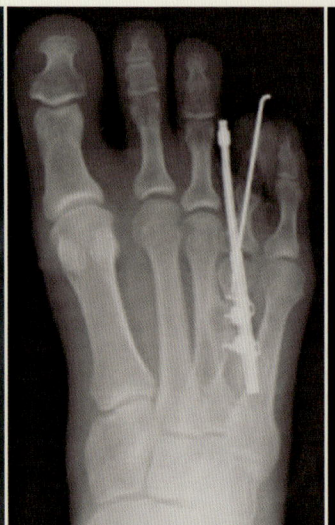

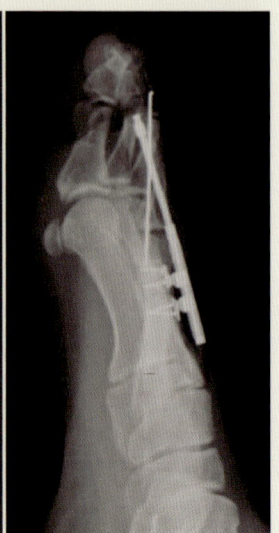

164　第2章　下　肢

STEP 7 骨延長終了時

10日間の待機期間を置き、0.5mm/日、1回/日の延長を開始した。43日間で予定の延長量が得られた。骨切り部での軽度の掌屈変形を生じた。
骨延長器装着側の凸変形を生じやすいため注意する。

STEP 8 二期的骨移植

再手術症例であるため、仮骨の形成が不良であることが予想された。骨軸の矯正を行えることも考慮し、仮骨延長法ではなく、二期的骨移植を選択した。12mmの腸骨を移植し、鋼線で固定した。術後4週で骨癒合を確認し、足底板を装着して歩行を開始した。

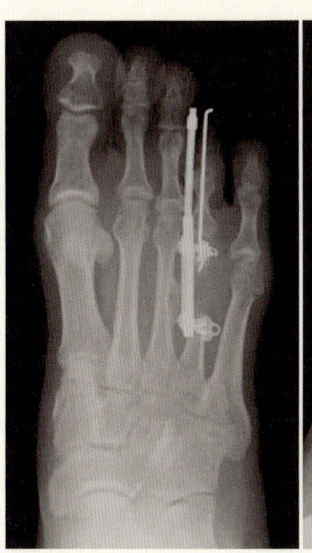

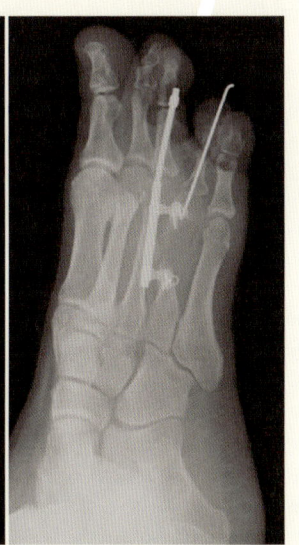

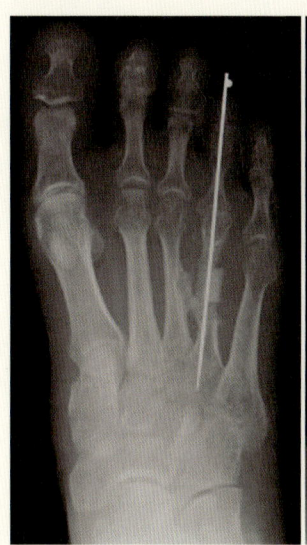

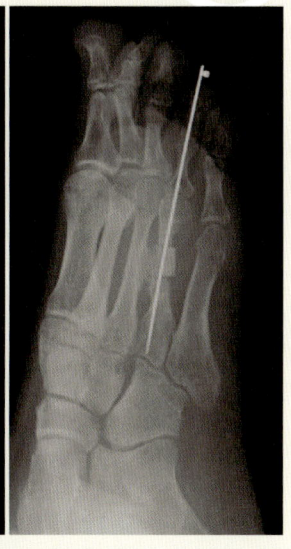

STEP 9 術後3年の状態

骨延長器を装着した右側は2mmの短縮が残存しているが、術後の瘢痕は目立たず、整容的改善が得られている。MTP関節の可動域制限を認めるが、歩行障害や疼痛はない。

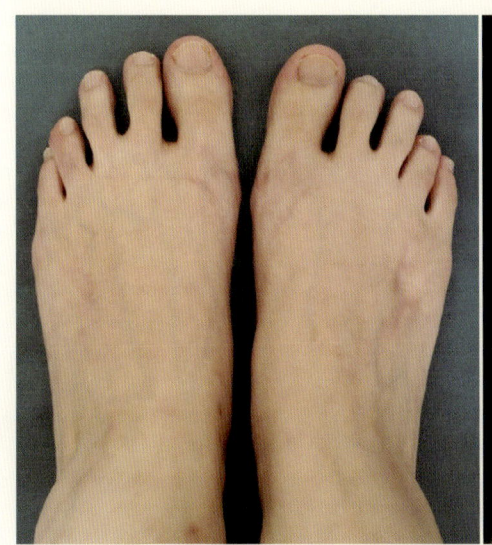

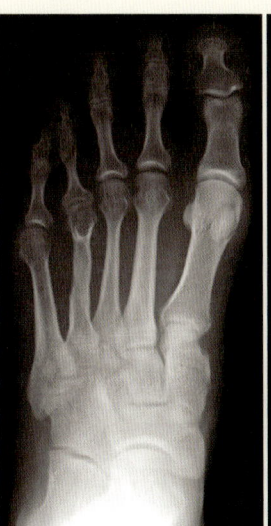

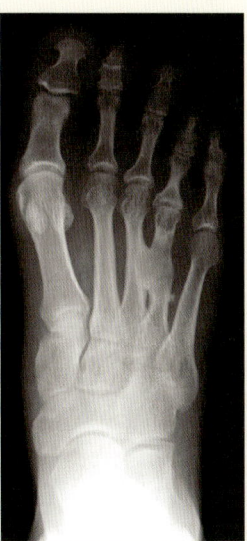

40 第4中足骨短縮症

41 足趾陥入爪

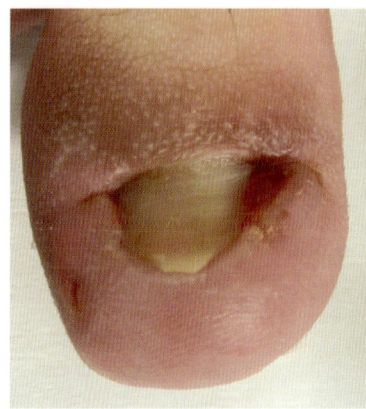

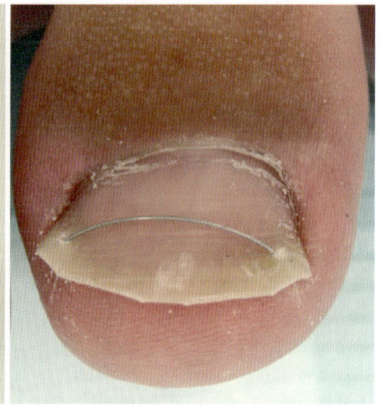

●塩之谷 香

術前　　　　　　　治療開始後8カ月の状態

治療原則と適応

陥入爪は爪甲周囲の皮膚が炎症を起こした状態であり、爪の曲率は軽度から重度までさまざまである。炎症を伴っていない単なる爪の曲率異常の「巻き爪」と区別し、治療方法を変える必要がある。炎症性肉芽はほとんどの場合、細菌感染ではなく爪が側爪郭に食い込む刺激で起きる。曲率が高い場合は減じ、炎症を鎮静化させることによりほとんどの場合治癒に導くことができる。爪母に対する侵襲を加え爪の幅を狭くする手術は爪甲の永続的変形や疼痛を残す可能性があり、第1適応とするべきではない。治療期間をかけてもなるべく患者の元の爪の形態に近づける努力をすることが原則である。

一般的な治療法

1. 保存的治療
    1) 消毒、軟膏外用、抗生物質内服：ほぼ無効。外用薬は爪を脆くするので避ける。
    2) テーピング：側爪郭と爪を離す方向にテープを貼る。軽度の場合有効。
    3) コットンパッキング：爪の下に小さく丸めた綿を詰める方法。軽度の場合有効なことがある。
    4) 部分切除：食い込んでいる部分を切っても伸びてくると再び足趾の皮膚に食い込み、炎症が再燃する。
2. 手術的治療
    1) 抜爪：炎症は一時的に治まるが、伸びてくると再発する。爪の変形を起こす可能性がある。
    2) フェノール法、爪郭爪母形成術：爪の幅が狭くなる。取り残した爪母から小さな爪が生えることがある。爪が皮膚に固定されなくなり、変形を起こす。

私の選択

炎症性肉芽には硝酸銀結晶または水溶液を塗布し痂皮化させる。炎症性肉芽が大きい場合には切除するか、Gutter法（tubing）を行い爪を保護し側爪郭から離す。爪甲が欠損している場合は人工爪を作成し、爪が伸びるのを待つ。爪の曲率が高い場合には細めの形状記憶合金ワイヤー（マチワイヤ、0.3～0.4mm径）を用いて矯正する。疼痛が強い場合は伝達麻酔下に行う。治癒後は再発しないように深爪を避けるよう指導し、適切な靴選びと履き方を指導することが重要である。

【参考文献】
1. Wallece WA, Milne DD, Andrew T: Gutter treatment for ingrowing toenails. Br Med J 21: 168-171, 1979
2. 塩之谷香：巻爪・陥入爪の治療指針．運動器診療最新ガイドライン、中村耕三編、pp744-746、総合医学社、東京、2012

私の手術法：**形状記憶合金ワイヤー、tubingを用いた治療**

STEP ① 処置前

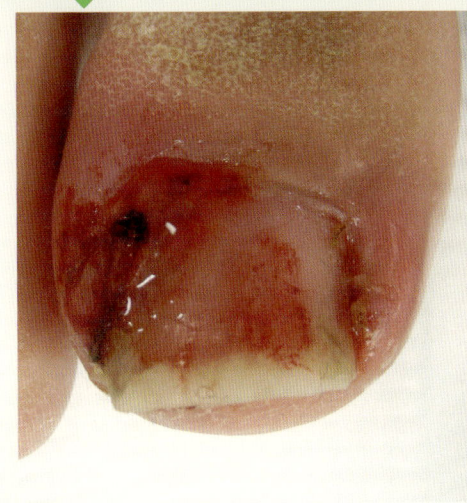

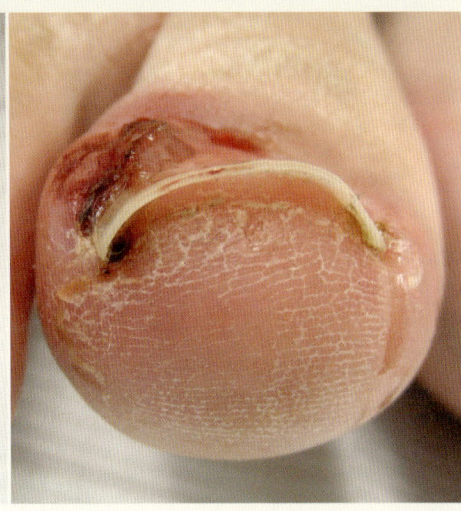

肉芽を伴う陥入爪。疼痛が強い場合、また肉芽の切除を行う時は母趾の基部に局所麻酔薬を注入して伝達麻酔を行う。

STEP ② 爪を皮膚と同じ長さにカットする

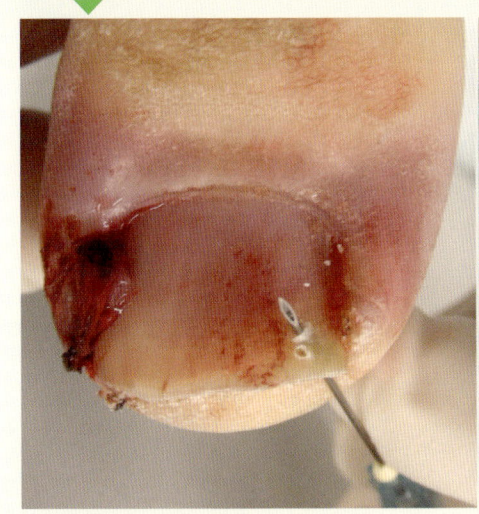

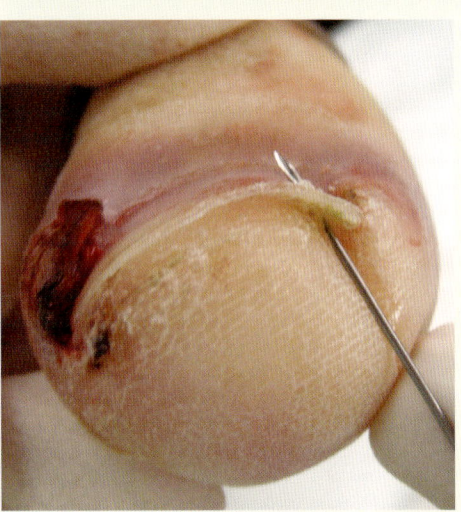

爪の裏から23G程度の細い注射針で穴を開ける。
爪の脆くなっているところを避け、なるべく健常な硬い部分を狙う。

STEP ③ ワイヤーを通す

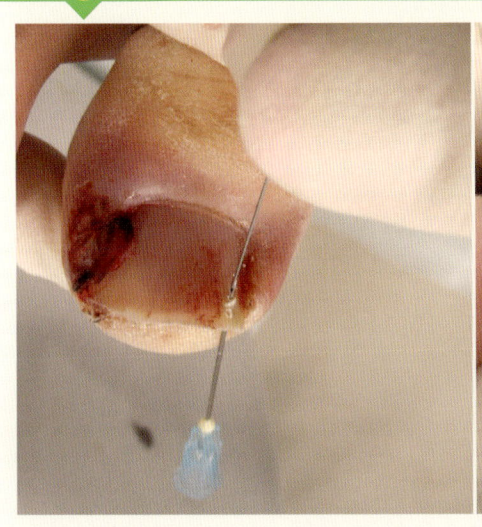

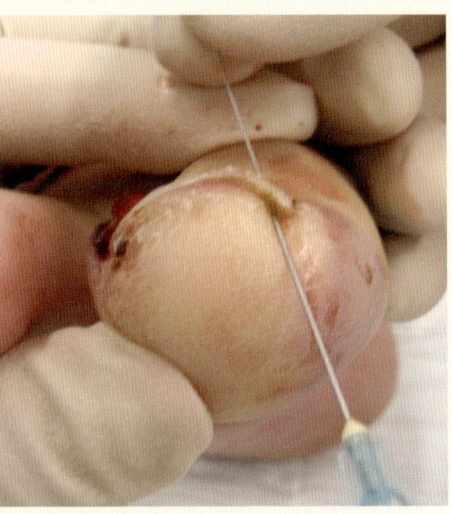

注射針に直径0.35mm程度の細めのワイヤーを通す。
針をガイドに用いると、皮膚や肉芽にワイヤーが刺さるのを避けることができる。

41 足趾陥入爪

STEP ❹ 対側にワイヤーを通す

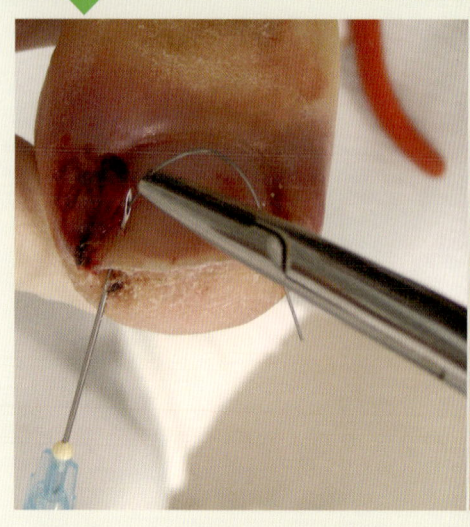

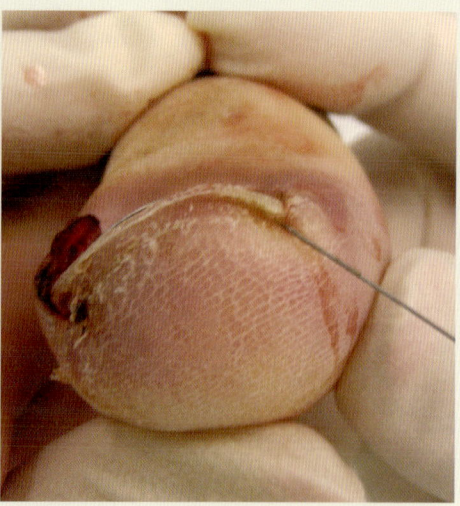

対側も爪の裏から穴を開け同様にワイヤーを通す。爪にワイヤーをfixさせてなるべく短く切る。
爪の裏からはみ出さず、皮膚に刺さらないような位置と長さを心がける。

STEP ❺ チューブを差し込む

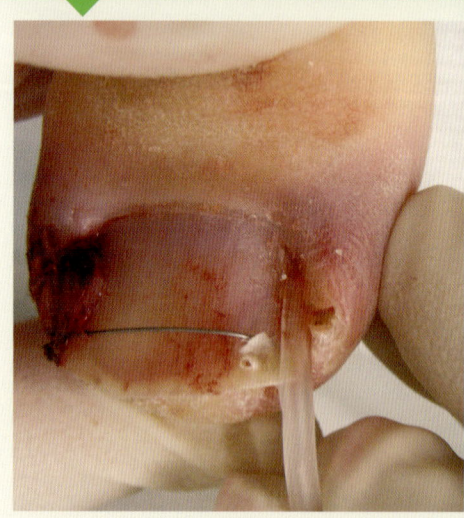

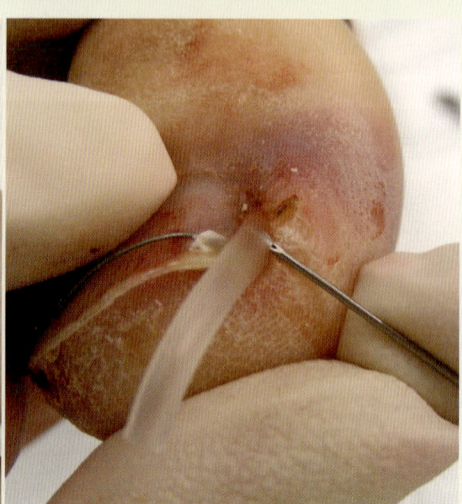

翼状針のチューブを短く切り、縦割して側爪郭と爪の間に差し込む。チューブを通して爪に針で穴を開ける。爪が浸軟している場合、健常部を狙う。

STEP ❻ チューブを固定する

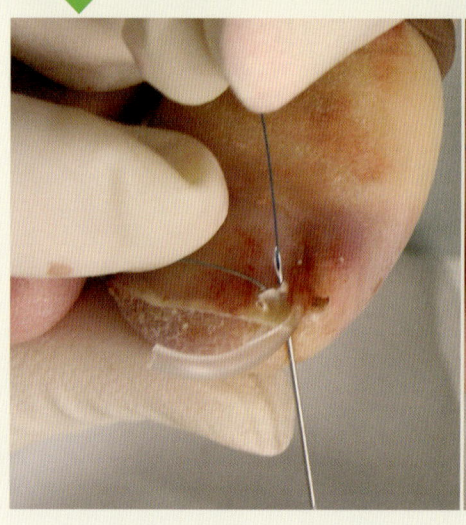

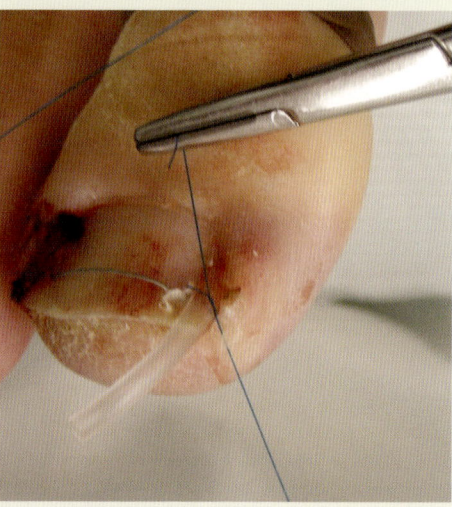

針の穴に縫合糸を通し、針を引き抜く。糸を結んで爪にチューブを固定した後、外科用瞬間接着剤で補強する。針の穴が爪のdebrisで詰まってしまった場合は、細いワイヤーを通して除去する。

STEP 7 硝酸銀を塗布する

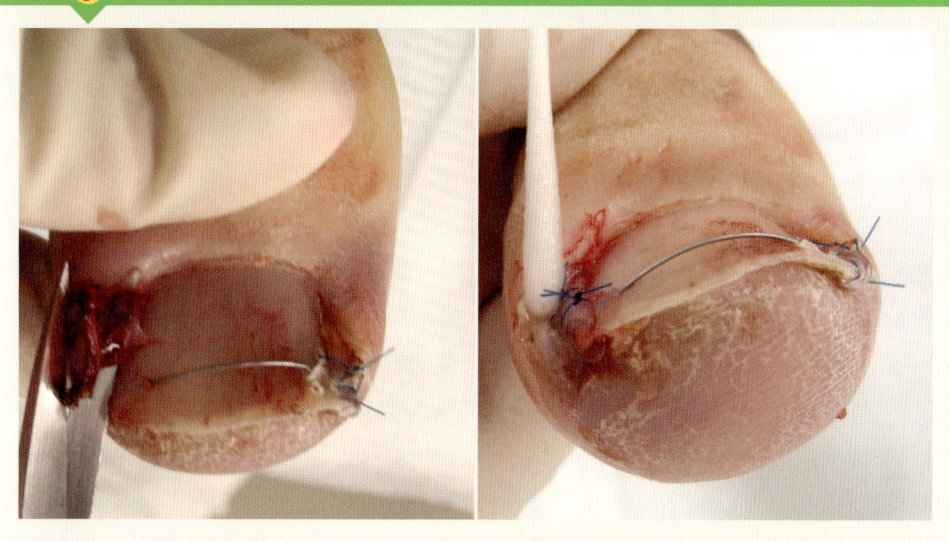

肉芽が大きい場合切除してもよい。同様にチューブを固定した後、肉芽に硝酸銀の水溶液を塗布する。
爪に硝酸銀がつくと黒くなるので注意する。

STEP 8 術直後

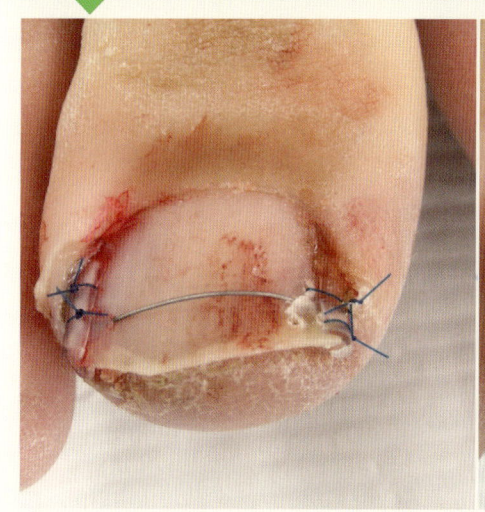

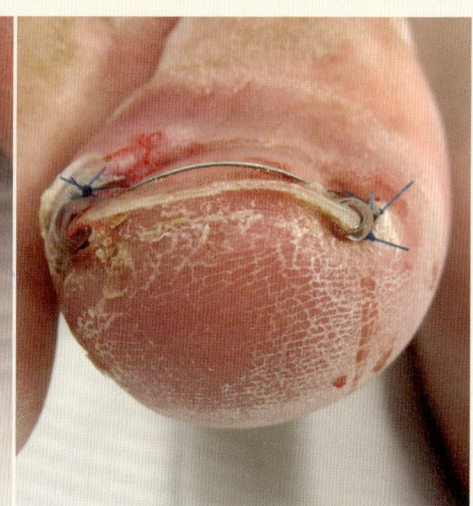

2週間から1カ月ごとに再診させ、必要に応じて治療を行う。
治療期間は個人差が大きく、一度でかなり改善が認められることもあれば、1年以上かかることがある。

CASES 18歳、男性、曲率が高い陥入爪

同様の方法で治癒に至った。

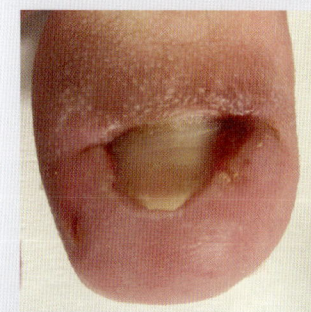

▲初診時
炎症肉芽を伴っていた。

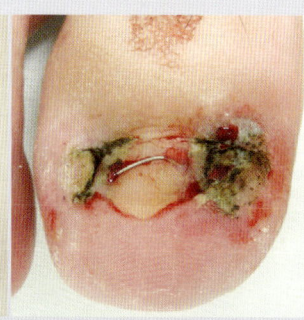

▲同日
ワイヤー刺入と硝酸銀による肉芽処置後。

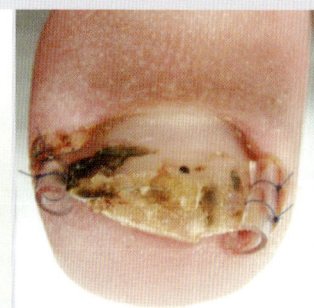

▲2カ月後
曲率は改善し、ガター法のみ施行した。

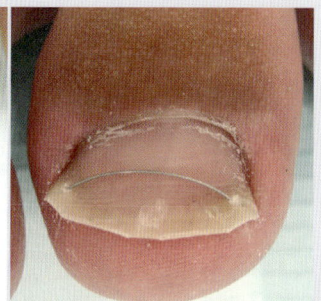

▲8カ月後
希望によりワイヤーを再度刺入した。約10カ月で治療を終了した。

41 足趾陥入爪

42 足趾巻き爪手術

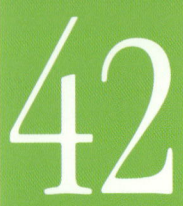

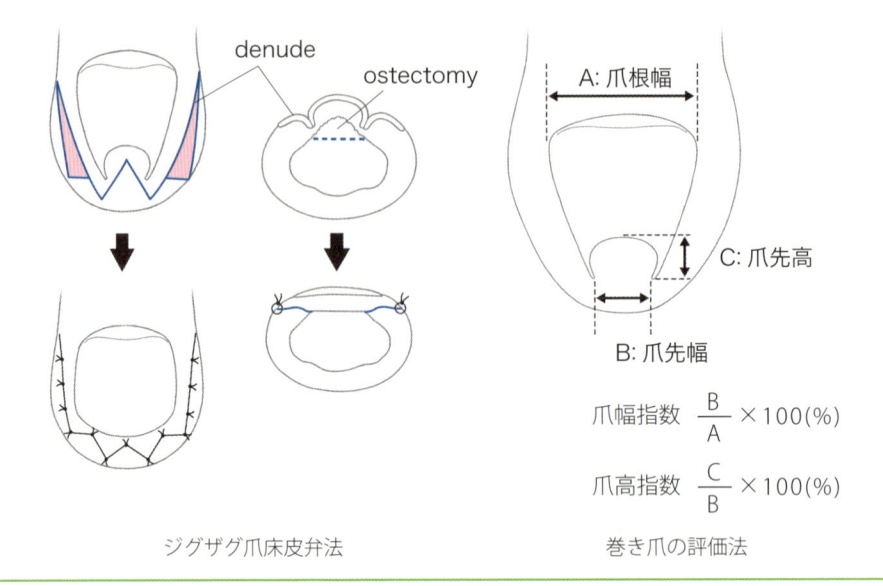

●小坂 正明

ジグザグ爪床皮弁法　　　　　巻き爪の評価法

爪幅指数 $\dfrac{B}{A} \times 100(\%)$

爪高指数 $\dfrac{C}{B} \times 100(\%)$

治療原則と適応

巻き爪の評価方法：弯曲の形や程度は多様であるため弯曲度を単純に数値化し比較できるようにした。
1) 爪幅指数：爪先の幅／爪根の幅×100（％）
　⇒100％に近いほど幅広、0％に近いほど先細りを意味する。
＊爪甲の先端の狭小化について
巻き爪爪甲を計測すると、爪は遠位ほど横に狭くなっているのではなく、"紙を丸めたように収束"していた。爪床前縁を拡大することが筒状に丸まった巻き爪変形の解決策と考えている。
2) 爪高指数：爪先の高さ／爪先の幅×100（％）
　⇒0％に近いほど平坦で、高値ほど爪の背面への突出（すなわち弯曲）が強い。
＊骨棘部の処理
巻き爪における末節骨先端部の骨棘は古くから指摘されている。爪高指数が示すとおり爪甲先端は背面に向かって反り上がり、背面の骨棘と一致している。

一般的な治療法

保存療法として、ワイヤー、クリップなどさまざまな器具が用いられるようになり、軽症例には良い適応となっている。高度の変形例に対する手術の重要性はいまだ変わりはない。

私の選択

ジグザグ爪床皮弁法と名付けた本法の特徴として、下記のものがある。
①全抜爪により爪床の十分な拡張処理が可能。
②魚口状切開でアプローチし、不要な爪母切除を回避する。
③骨棘を削除することで爪床を平坦化する一助とする。
④瘢痕拘縮が強い爪床遠位部を3カ所で楔状切除して爪床を効果的に拡張する。
⑤側爪郭皮膚をdenudeして皮弁の直下に土台として敷くことで爪洞を持ち上げ、新生爪甲の弯曲を予防する。
これらを満たすことで爪床遠位部の瘢痕拘縮を解除し、爪床を拡張することができ、再発を予防できる。

【参考文献】
1. 小坂正明, 上石弘：巻き爪に対する新しい術式と評価法. 日形会誌 19：676-681, 1999
2. Kosaka M, Asamura S, Wada Y, et al: Pincer nails treated using zigzag nail bed flap method; Results of 71 toenails. Dermatol Surg 36: 506-511, 2010

私の手術法：ジグザグ爪床皮弁法

STEP ❶ デザイン〜抜爪

爪縁から5〜6mm離して魚口状切開線を作図し、趾尖には背面凸の三角弁（1辺5〜6mm）を設ける。爪床を損傷しないようにエレバトリウムで丁寧に爪甲下を剥離し、抜爪する。抜爪後、爪洞内をピオクタニン・ブルーなどの色素で着色しておく。

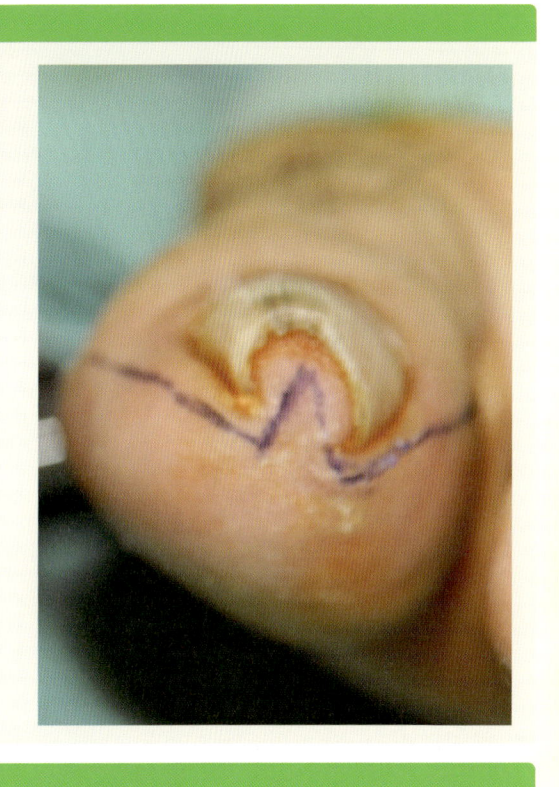

STEP ❷ 切開〜爪床皮弁挙上

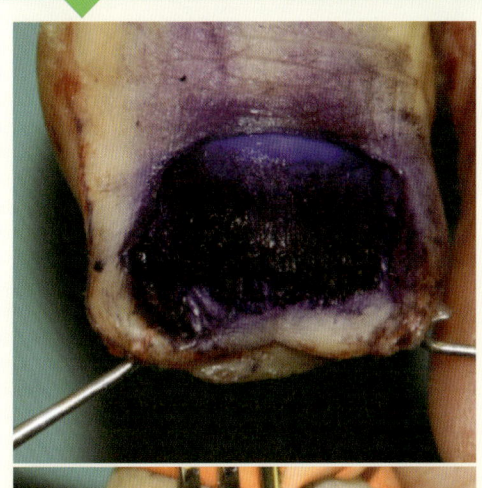

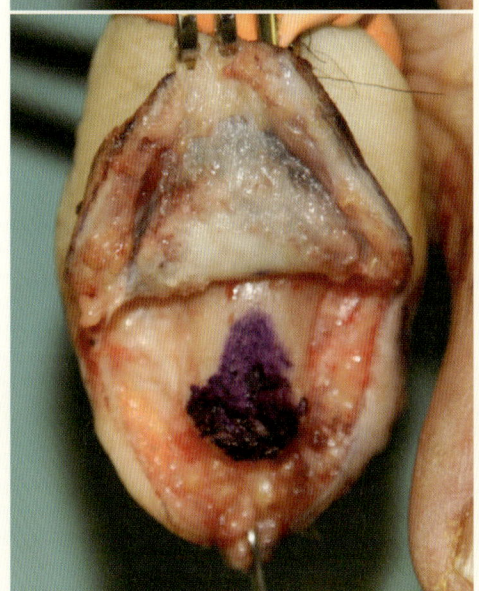

三角弁からメスを入れ、末節骨先端まで達する。側面は外側骨間靱帯を損傷しないように切開は皮下脂肪層までにする。次に趾尖から皮弁を挙上する。末節骨の骨膜下を鋭的に剥離すると側面に光沢のある外側骨間靱帯が確認できるので靱帯上を丁寧に切離する。
爪床に塗った色素が皮弁の裏から透見できるので爪洞損傷は回避しやすい。
末節骨背面の骨棘付近には明らかな骨膜がなく、メス先を使って微細に切離する。いったん骨棘を越えれば骨膜下に末節骨基部までスムーズに剥離できる。

42 足趾巻き爪手術　171

STEP ❸ 骨と皮弁の処理

1) 末節骨背面の骨突出を骨ヤスリで水平に削る。
術前X線で明らかな骨棘がなくてもほぼ全例に術中に骨棘を認める。
2) 皮弁先端部の拡大：爪床皮弁先端の硬い爪下皮の正中と両角の計3カ所を楔状に切除する（▼）。この際「皮膚・爪床移行部」まで切離すると横方向の拘縮が緩み、爪床が横方向に楽に広がる。
爪床自体は軟らかいので硬く縮んだ部分を切除すれば、裏面に割を入れなくとも容易に広がる。

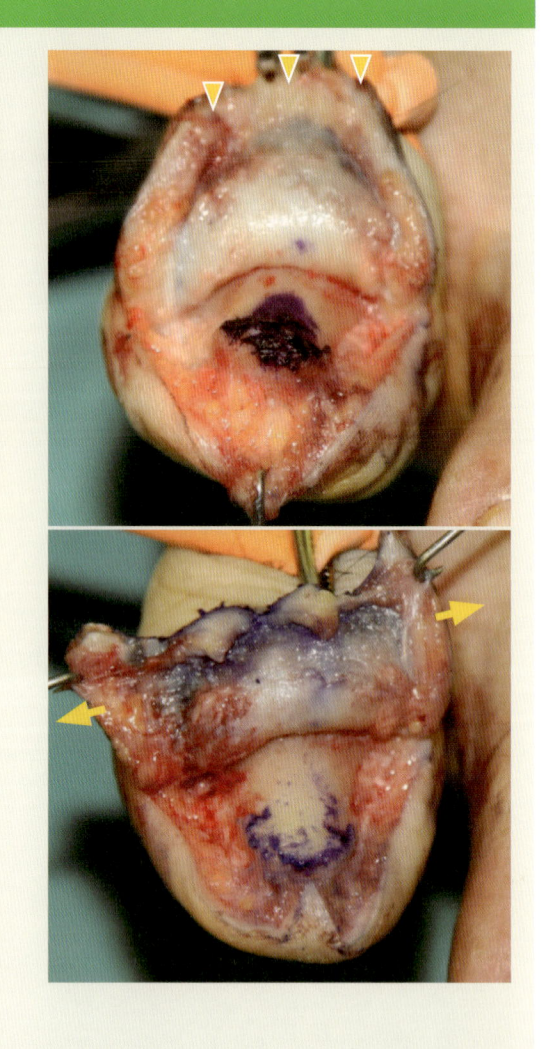

STEP ❹ 側爪郭の処理

トリミングして拡張した皮弁先端の形状に合わせて側爪郭部分に相対する皮膚縁を切開するが、皮弁の側爪郭を何度か縫着する部分に当ててみて位置を決め、denudeだけにとどめておく。真皮以下を残しておけば側爪郭を縫合した後に皮弁の土台になり術後の再陥没が予防できる。

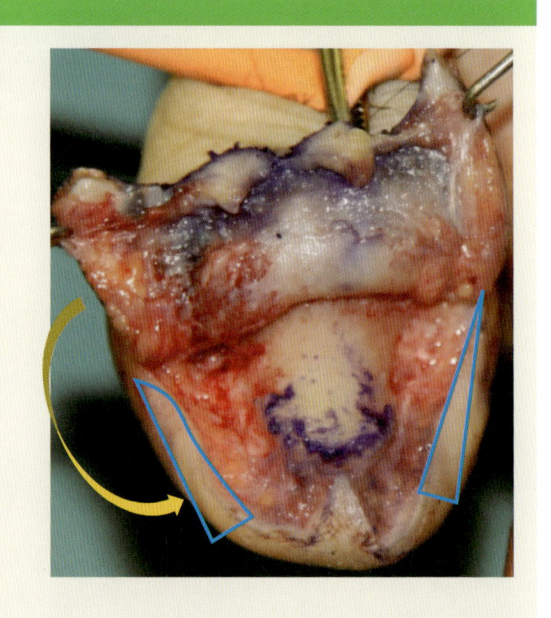

172　第2章　下　肢

STEP 5 閉創

最後に皮弁を被せ縫合する。ジグザグ部は頂点だけの縫合でよい。

この時、側爪郭部分が盛り上がっていることがわかる。

ドレッシングは爪床表面に創傷被覆材を置き、血腫防止用に軽い圧迫包帯を行う。包帯後に駆血を解除し手術を終了する。フォローアップの頻度は再生爪甲の伸長速度を1mm/20日程度を目安にする。

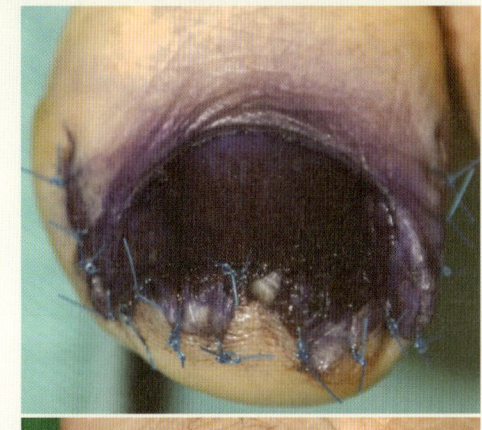

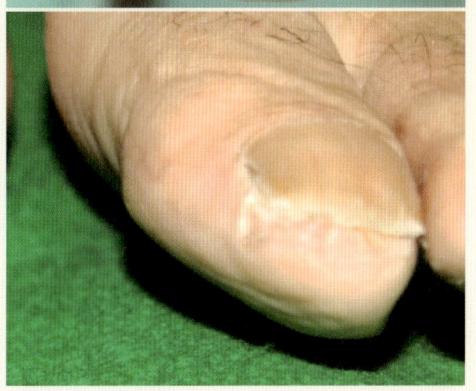

▲術後1年の状態

43 足多合趾症

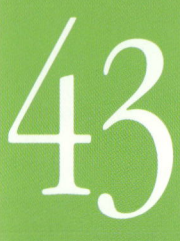

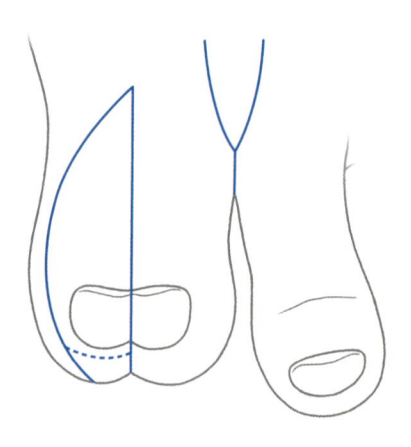

鳥谷部 荘八、牛尾 茂子

外側趾切除（二期法）：外側趾を切除し、約6カ月後に合趾症手術・植皮術を行う。

治療原則と適応

足多合趾症は外側趾列（小趾列）に多く見られるため、ここでは外側趾列多合趾症について扱う。裸足になる機会の多いわが国では、機能的側面以上に整容的側面より手術を行うことが多い。通常1歳前後に行われることが多いが、術後創部の安定性を考慮すると完全歩行や走行可能になる前に行う方がよいと考える。

一般的な治療法

通常、児島分類などによる外観やX線画像を参照し、以下の項目により切除趾を決定する。

1. 外観上の趾の長さ
2. 趾の形態
3. 爪の大きさと形態
4. X線上の骨の長さ
5. X線上の骨のアライメント
6. 術後瘢痕の位置と形態

1. 内側趾切除
同時に行う合趾症手術・全層植皮術も同一皮切で行うことが可能で瘢痕も少なくて済むが、術後変形で最も目立つ外転変形を来たす可能性が高い。

2. 外側趾切除
同時に合趾症手術・全層植皮術を行う場合には第Ⅴ趾の血流障害に留意する必要がある。また同時合趾症手術を行う場合、術後比較的太い趾になる傾向にある。いずれも趾軸が正常に近い足趾で外側趾（第Ⅴ趾）を再建すべきであると考える。

私の選択

外側列多合趾症の術後変形は外転変形、太い趾、短い趾、術後瘢痕があり、最も目立つものは外転変形である。これは術後、靴やテーピングなどの矯正により修正できるものは多くない。この外転変形を来たさないように趾軸に注意して切除趾を決定する。たいていの症例ではX線画像に依存せず外側趾切除となることが多い。また太い趾変形を避けるため、合趾症手術を後に行う二期的手術を行っている。手術は2回にわたるものの、術後の血流障害を心配することなく趾をより細く形成することが可能であり、創部にtensionがあまりかからないため肥厚性瘢痕も少ない傾向にある。

【参考文献】
1. 中村純次，久保英一，前沢尚美：足小趾列多合趾症の治療；とくに外側趾切除の問題点．形成外科 34：1071-1079, 1991
2. 今野みどり，平瀬雄一：足多趾症の臨床像および小趾多趾症の術後成績と手術法の検討．日形会誌 17：211-225, 1997
3. 平井浩気，富樫真二，中山凱夫：小趾列多合趾症手術の検討．日形会誌 30：544-549, 2010

私の手術法：**外側趾切除**

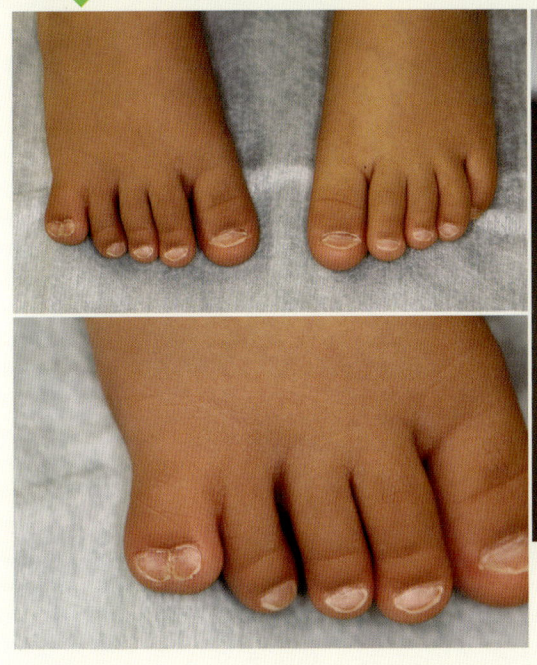

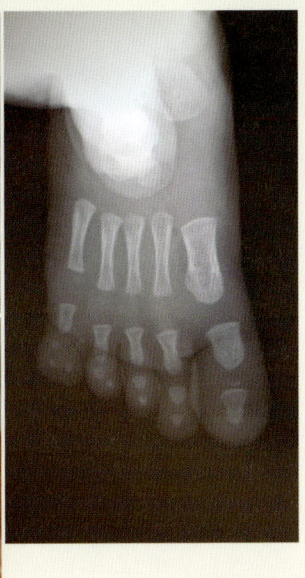

STEP ❶ 術前

右外側趾列多合趾症。児島分類 type B-2。第Ⅳ-第Ⅴ趾間、第Ⅴ-第Ⅵ趾間いずれにも合趾症を認める。必ず両足を消毒して術野に置き、左右を比較しながらデザインや手術に臨む。

STEP ❷ 多趾症手術のデザイン

外観上の趾軸形態により外側趾切除を行う場合のデザイン。基節骨は共有し中節骨より分岐しているため、PIP関節を確実に処理できるように皮切を近位まで置く。

足底側のデザインは術後瘢痕が長くならないように最小限とする。

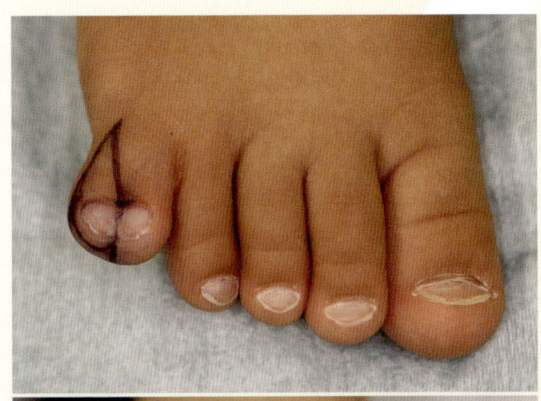

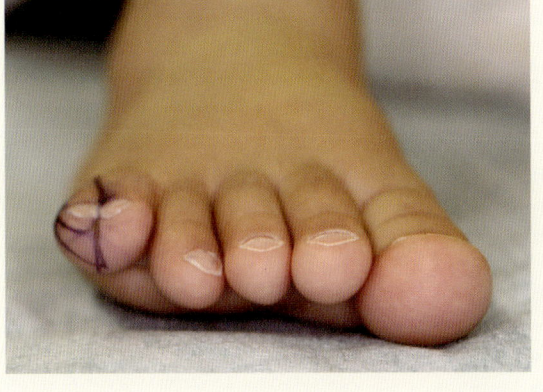

STEP ❸ 関節面の処理

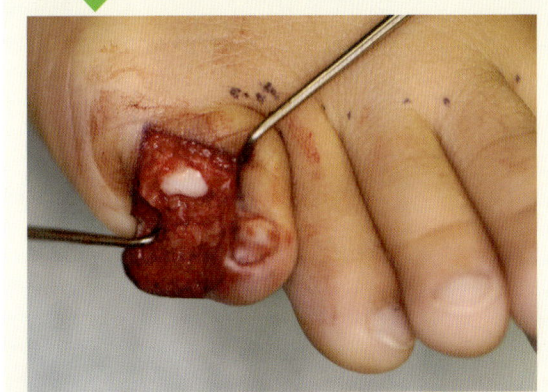

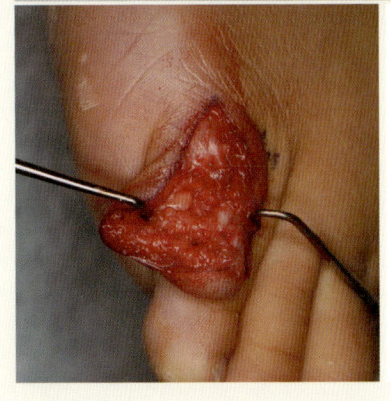

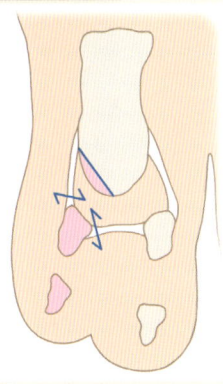

再建される趾軸が直線状で、骨突出部が目立たないように関節面を整える。基節骨骨頭を15番メスにて斜めにshavingする。残存骨膜および関節靱帯にて開放されたPIP関節を修復する。

15番メスで骨膜を丁寧に剥離して温存する。比較的足底側の靱帯や骨膜は残しやすいので、関節閉鎖のためになるべく多めに温存する。

43 足多合趾症 175

STEP ❹ 外側趾の形成（縫合）

太い趾にならないように、なるべくシャープな趾をめざした縫合とする。外旋変形は残存しているが、外転は目立たない。足関節0°として下腿遠位1/2～足趾までをギプスシーネ固定を行う。シーネは10～14日間で除去する。また、合趾症手術は約6カ月後に行う。

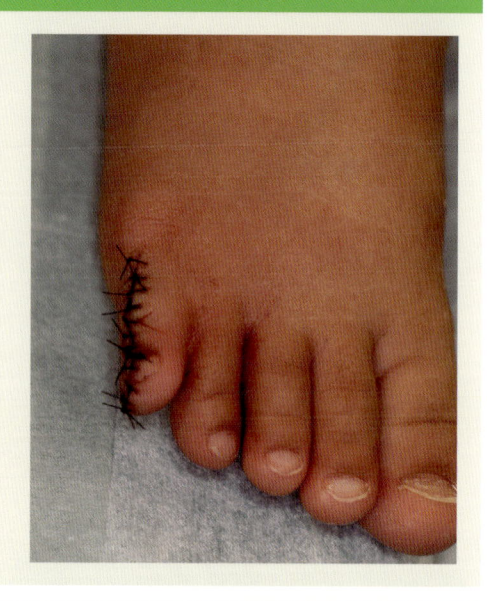

STEP ❺ 合趾症手術術前

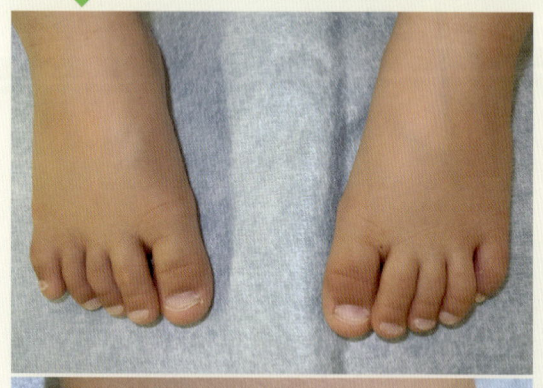

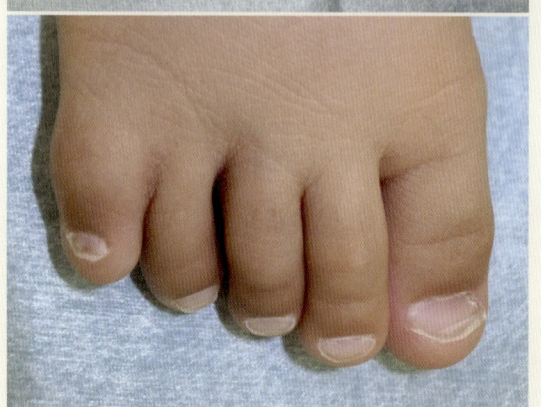

第Ⅳ-第Ⅴ趾間に皮膚性合趾を認める。右第Ⅴ趾はやや太く、外旋傾向を示しているが、健常側もやや太い。左右を比較しながら合趾症手術を行う。二期的手術では創にtensionがかからないため外側趾切除の瘢痕は比較的目立たないことが多い。

STEP ❻ 合趾症手術のデザイン

MTP関節に点を打ち、各趾間に趾間の立ち上がりを底辺とした三角形を書いて第Ⅳ-第Ⅴ趾間分離のための目安とする。
第Ⅳ-第Ⅴ趾間に足背：底辺6mm、高さ10～12mm、足底：底辺6mm、高さ6mm程度の三角弁をデザインする。
足背の三角弁は二等辺三角形ではなく、第Ⅴ趾側の辺を長めにする。外旋の矯正と皮膚などの組織切除することにより細い趾となるようにデザインする。また、趾間を7mm以上にすると趾間の不自然な拡大と外転変形につながる。狭い方がよい。

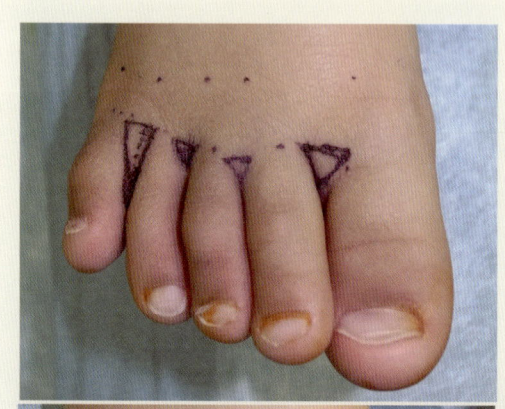

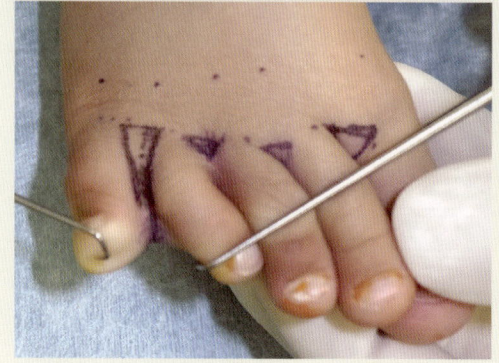

STEP 7 趾間形成とタイオーバー固定

足背、足底の三角弁を挙上（脂肪はあまり付けない）した後、趾間をバイポーラにて止血しつつ分離する。趾先端より1.0mmキルシュナー鋼線にてMTP関節まで固定する。同側内顆下方より全層植皮を採取し、趾間部に縫合固定する。ギプスシーネ固定、鋼線はともに術後2週間をめどに除去する。

ピンニングやタイオーバーは不要であるという意見もあるが、全層植皮を部分壊死なしで100％生着させるためには必要である。びらんのない100％の植皮片生着が術後瘢痕を予防する。また、第V趾のピンニングはやや趾間を開けるようにすると植皮片の縫合固定が容易である。

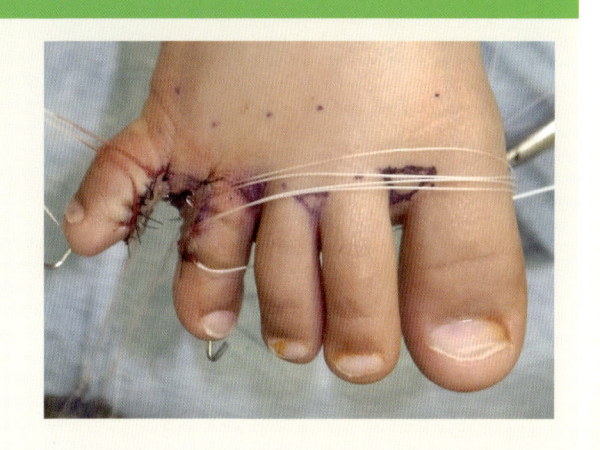

STEP 8 術後1年の状態

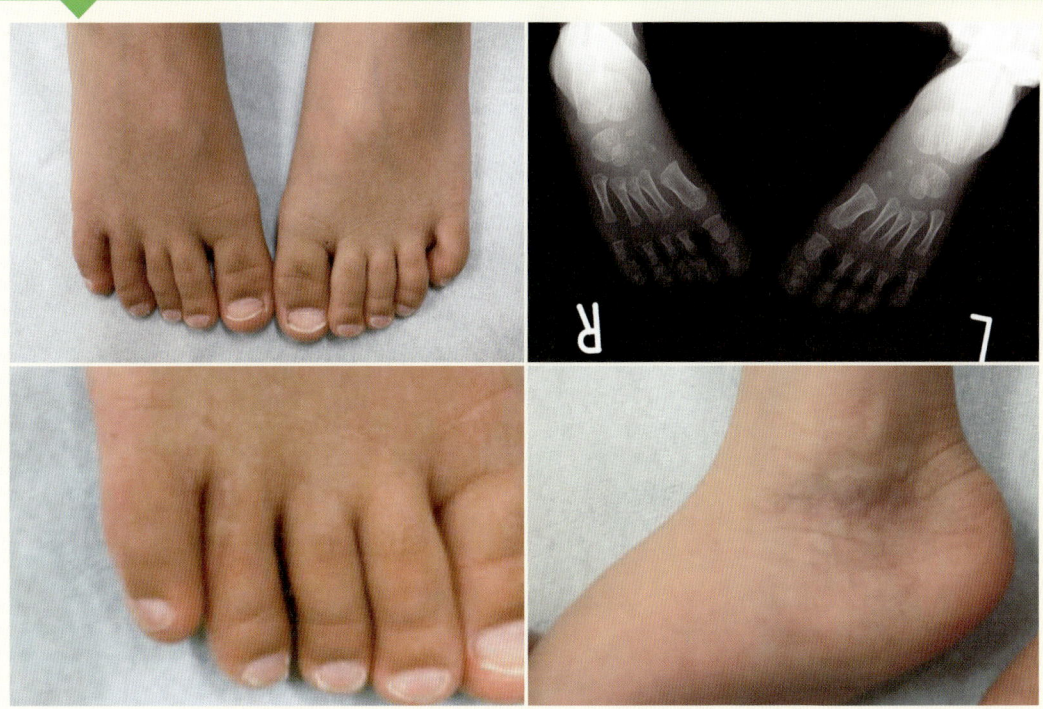

瘢痕は目立たず、胼胝形成などはない。また、植皮片の色素沈着や趾間の上昇もない。第V趾は若干外旋しているものの外転変形は認めず、左右の太さもほぼ同じである。X線上、第V趾内側の中節骨は突出しておらず、歩行機能障害や疼痛などは生じていない。内顆下方の瘢痕も目立たない。

術後の絆創膏固定（マイクロポアテープ®など）は3～6カ月程度継続する必要があり、特に第Ⅳ・第Ⅴ趾のbuddy tapingを行う。

44 外反母趾

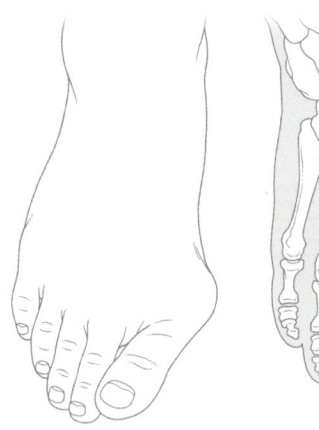

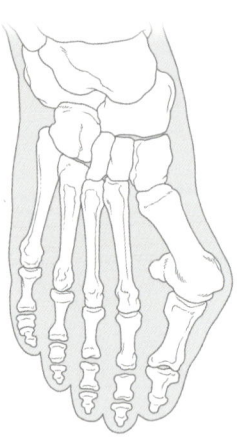

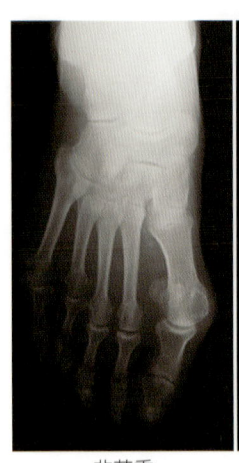

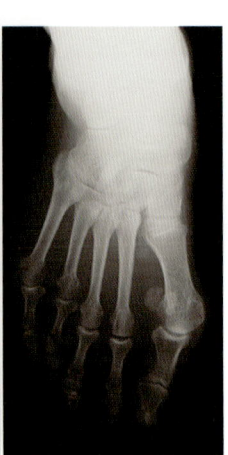

●松浦 愼太郎

非荷重　　　荷重

治療原則と適応

第1中足趾節関節滑膜炎、足底角化症、母趾の外反変形、足趾のoverlapなどによる歩行時の痛みや靴装用が困難になるなどの障害を訴える。画像では、第1、2中足骨間角（M1-M2角）や外反母趾角（HV角）、母趾軸写像による種子骨偏位などを重症度の指標とする。M1-M2角15°以上、HV角20°以上の画像所見に加え、歩行時疼痛、有痛性bunion、足趾overlapなどが著明で保存療法により改善を得ない例を手術適応としている。

一般的な治療法

1. 保存療法

足内在筋力運動による足アーチ形成促進やHohmann運動、足アーチ回復を目的としたアーチサポートなどの装具療法を3〜6カ月間行う。疼痛の改善は得られる場合もある。

2. 手術療法

1) 基節骨骨切り術：Akin法が代表的手術法で、外反変形がIP関節に生じMTP関節が亜脱臼していない例が適応。
2) 中足骨骨切り術：比較的安定した成績が報告されている。遠位骨切り術はMitchell法、chevron法、Hohmann法、中間部骨切りはWilson法に代表され、軽度から中等度に適応。近位部骨切り術は中足骨基部で三日月状骨切りを行い、遠位骨片を外側に回転するMann法が代表的で、McBride法と併用し重度の外反母趾に適応。
3) DLMO（distal linear metatarsal osteotomy）手術：第1中足骨遠位部で骨切りを行う局所麻酔で可能な術式。軽度から中等度の外反母趾に適応。

私の選択

中足骨近位三日月状骨切り術であるMann法は、第1中足骨の短縮が少なく骨癒合が良好で、M1-M2角の十分な矯正が可能であるため好んで選択している。骨切り部をプレートで強固に内固定し、術後2週から硬性アーチサポートを使用して荷重を開始する。3週からMTP関節可動域訓練を開始し関節拘縮を回避する。手術は、手術用ルーペを使用しatraumaticな手技を心がける。特に第1趾間切開で深腓骨神経損傷に注意する。静脈は可能な限り温存し、術中の皮膚の扱いに注意する。

【参考文献】
1. Mann RA, Coughlin MJ: Surgery of the foot and ankle (6th ed). pp167-296. Mosby-Year Book, St Louis, 1993
2. 木下行洋，松浦慎太郎，飯塚雄久ほか：ミニプレート固定を用いた外反母趾手術（Mann法）の成績．形成外科 40：133-141，1997

私の手術法：Mann法

STEP 1 第1切開

第1趾間に約2.5cmの縦切開を加える。皮下組織を剥離し、皮切内に深腓骨神経が存在する場合は神経を同定・温存する必要がある。母趾内転筋を基節骨付着部で切離し、第1MTP関節外側関節包を切開し拘縮を解除する。

STEP 2 第2切開

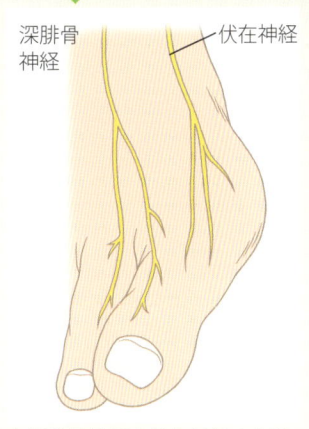

MTP関節内側の側正中に皮膚切開を加える。第1MTP関節内側関節包を、側副靱帯を含めて末梢基部としたV字状に翻転する。Bunion形成例ではその深部を切除する。第1中足骨内側の骨隆起部はsagittal sulcus内側で切除する。

伏在神経の枝が皮切内に同定する場合は温存する。

▲深腓骨神経と伏在神経の走行

STEP 3 第3切開

第1足根中足関節の末梢に約2.5cmの縦切開。第1中足骨基部を骨膜下に剥離し、curved osteotomy saw bladeを使用し骨切りを行う。中足骨末梢を最大位に外反矯正し、プレート固定する。

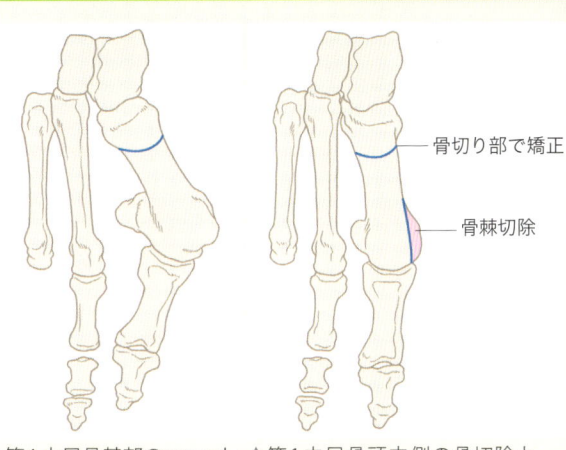

▲第1中足骨基部のcurved osteotomyのデザイン（青線は骨切り線を示す）

▲第1中足骨頭内側の骨切除と骨切り後の矯正

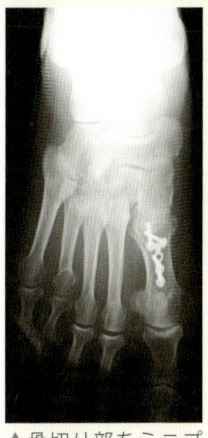

▲骨切り部をミニプレートを用いて内固定する。

STEP 4 縫合

切離した母趾内転筋腱を第1中足骨頸部骨膜に縫合する。V字に翻転した内側関節包は第1MTP関節外反0°、回旋0°位に矯正し縫合する。足底側に転位した母趾内転筋腱を背側へ引き上げ内側関節包に縫合する。皮膚は丁寧に縫合する。矯正位を保持するためテーピングを行いギプスシーネで外固定する。

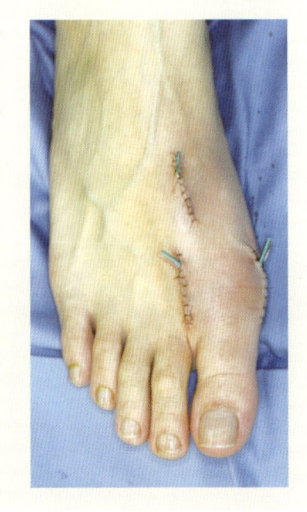

STEP 5 術後2年の状態

術後2週で硬性足底板を装用して部分荷重歩行を開始。術後3週からMTP関節の自他動運動を、術後4週でアーチサポートを装用して全荷重とする。

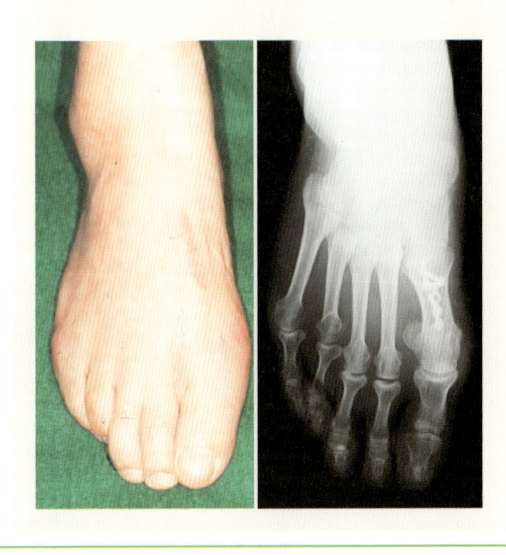

44 外反母趾

45 下腿開放骨折

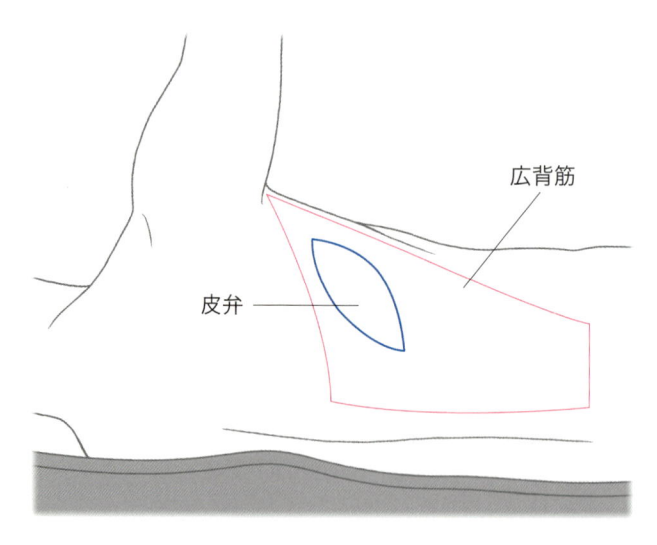

● 土田 芳彦

遊離広背筋皮弁

治療原則と適応

下腿開放骨折の治療目的は、感染を回避し骨癒合と四肢関節機能を再獲得することである。治療法の選択とその結果を左右するのは軟部組織損傷の程度である。損傷程度が軽いGustilo grade Ⅰ、Ⅱの開放骨折であれば治療は容易であるが、程度の重いⅢB、Cの開放骨折であれば治療は極めて困難となる。しかし、その治療原則は1980年代よりおおむね決まっている。それは①デブリードマン、②抗生剤治療、③骨固定、④軟部組織再建の4つである。問題はこの4つの施行時期と手法である。

一般的な治療法

搬入後に速やかな外傷初期治療を行い全身状態を安定化させ、その後速やかに開放骨折の治療を開始する。

第1段階（受傷当日）
受傷後速やかな抗生剤投与
緊急デブリードマンと大量洗浄
骨折部の創外固定と軟部組織損傷の開放処置

第2段階
24〜48時間ごとに繰り返すデブリードマン

第3段階
1週〜10日後に形成外科医による軟部組織再建
同時あるいは後日の骨再建

私の選択

治療の原則は一般的治療とほぼ同様であるが、時期と手法が若干異なる。

第1段階（受傷当日）
緊急時の拡大デブリードマンと大量洗浄（繰り返すデブリードマンを不要とする）
骨折部の創外固定と軟部組織損傷の開放処置

第2段階
受傷72時間後に骨、軟部同時再建

【参考文献】
1. 土田芳彦：開放骨折治療マニュアル；下肢の開放骨折に対する軟部組織の再建法．Orthopaedics 22：39-44, 2009
2. 土田芳彦, 浅井康文, 斎藤丈太：皮弁形成術による重度下腿開放骨折の治療結果の検討．日救会誌 15：537-545, 2004

私の手術法：骨・軟部同時再建

STEP ① 受傷時

20歳、男性、交通事故受傷の右下腿開放骨折 Gustilo type ⅢB である。下腿内側後方に25cm長の開放創があり筋体の挫滅も高度である。足背動脈、後脛骨動脈は触知不良であり、足部の血行も良好ではない。足底の知覚はS1まで低下している。

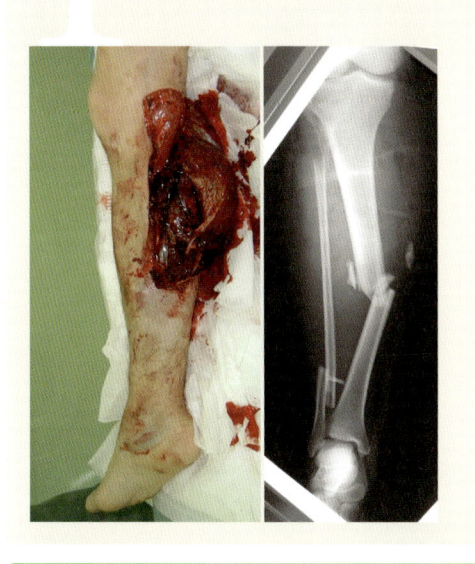

STEP ② 初回緊急手術

大量洗浄および壊死組織を可及的全切除する拡大デブリードマンを施行した。その後に骨折部を創外固定器にて固定した。術中所見としては腓腹筋以外の筋体は強く挫滅していた。後脛骨動脈は疎通性があり足部の血行は手術後半には良好に回復した。また後脛骨神経は連続性があり回復が期待された。前脛骨動静脈は強く挫滅されており修復は困難であり、遊離皮弁のレシピエント血管に用いることは不可能な状態であった。

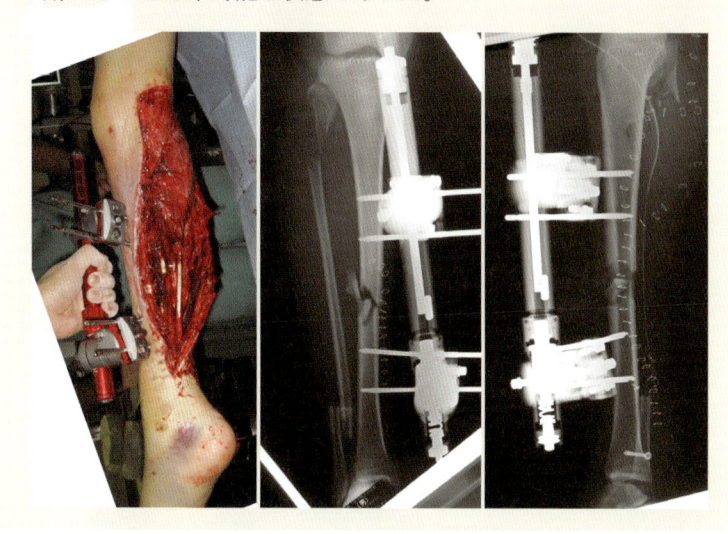

STEP ③ 72時間後の確定的手術

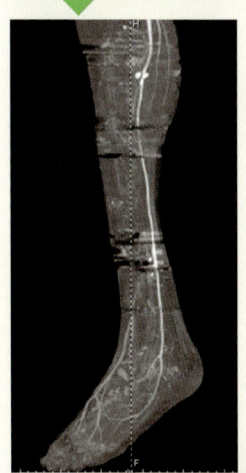

初回手術後に血管造影を施行したところ、後脛骨動脈のみが存在することが判明した。筋体は腓腹筋以外は挫滅され存在せず患肢温存が強く危ぶまれた。しかし、後脛骨動静脈にflow-throughで吻合した遊離広背筋で骨を被覆し、骨を髄内釘で固定した。

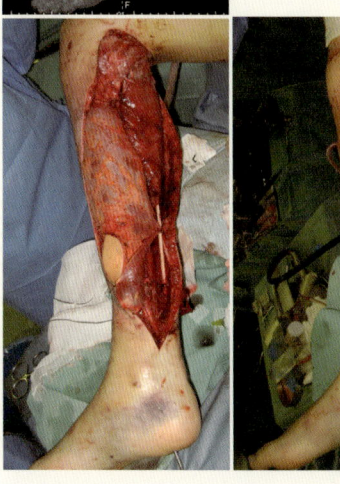

STEP ④ 術後6カ月の状態

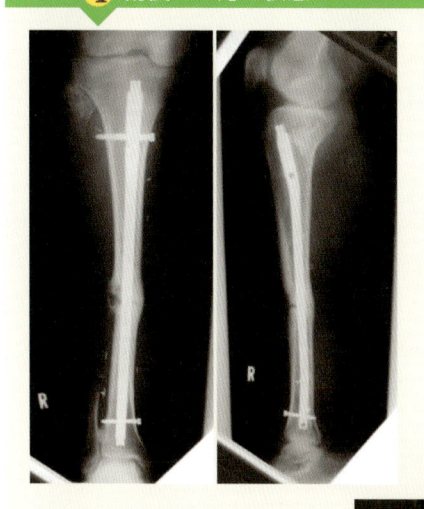

感染症なく創治癒と骨癒合が得られ、受傷6カ月後に独歩が可能となった。当初著しく低下していた足底の知覚もS4まで回復した。

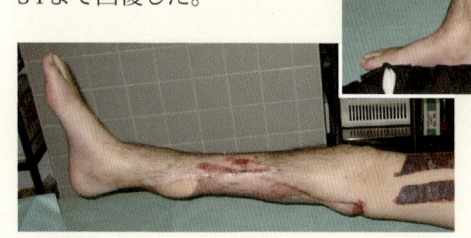

45 下腿開放骨折 *181*

46 下腿吻合血管の展開

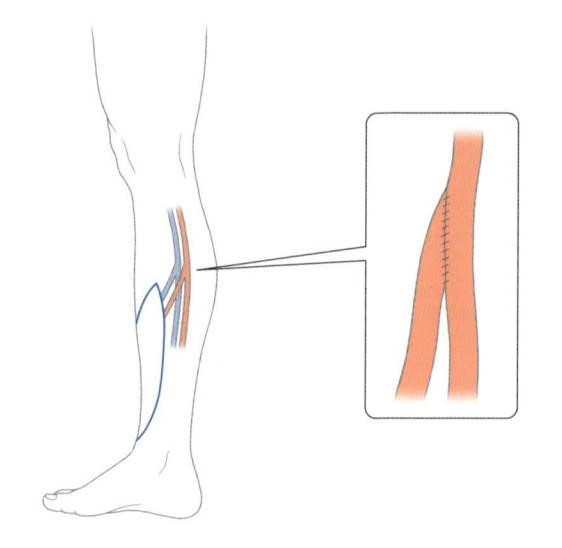

●勝村 哲、平瀬 雄一

下腿の組織再建では後脛骨動脈にend-to-sideで吻合するGodina法が有用である。

治療原則と適応

遊離皮弁による下腿、骨軟部組織再建時の移植床吻合血管には、前脛骨動脈、後脛骨動脈があるが、Gustilo ⅢBなどの開放骨折後は、後脛骨動脈のみのsingle artery extremityのことも多い。その際、recipientの血管温存が必須となるため、後脛骨動脈にend-to-sideで吻合するか、donorの動脈をinterpositionし、flow-through型の筋皮弁として2カ所で端々吻合することが必要である。後脛骨動脈へのend-to-sideでの吻合は、Godina法と脛骨内果部で行う2通りがあり、攣縮も少なく術後の血行トラブルも少ない有用な方法である。

一般的な治療法

single artery extremityの再建時、後脛骨動脈への血管吻合法
①Donor側の動脈をT-shapeとし後脛骨動脈にinterpositionし、その近位、遠位で2カ所のend-to-end吻合し、flow-through型の筋皮弁として用いる：recipient血管との口径差、必要とされる血管茎の長さ、血管を通すルートに計画が厳密で慣れを要する。
②Godina法による後脛骨動脈へのend-to-side：後脛骨動脈へのend-to-sideは、口径差や必要とされる血管茎の長さ、血管のルートに自由度がある。

私の選択

前脛骨動脈は、外膜が厚く実際の血管内腔は小さいものも多く、donorの血管径との口径差が生じることもある。血管径の異なるもの同士の端々吻合は、術後の血管攣縮、血栓形成が問題となる。また、前脛骨動脈は骨膜上の深部を走行することが多く周囲からの圧迫を受けやすいため、recipient血管は後脛骨動脈を第1選択としている。下腿前面の再建の場合、donor-後脛骨動脈への血管ルートは以下の3通りがあり、術前に計画を立てておく。
1. 膝窩部：腓腹筋とヒラメ筋の筋間を広く剥離し、その間を通す。
2. 下腿中央：腓骨と脛骨の間の骨間膜を開窓し、その間を通す。
3. 脛骨内果部（足関節部）：皮下を通す。
   血管吻合はend-to-side吻合は血管の口径を拡大し、side-to-side様に吻合を行っている（後述）。

【参考文献】
1. Godina M, Arnez ZM, Lister GD: Preferential use of the posterior approach to blood vessels of the lower leg in microvascular surgery. Plast Reconstr Surg 88: 287-291, 1991
2. 平瀬雄一：やさしい皮弁. pp310-313, 克誠堂出版, 東京, 2009

私の手術法：Godina法による血管吻合法

STEP ① 術前

GustiloⅢの下腿開放骨折後、single artery extremityの下腿後面広範囲皮膚欠損例で、前医で植皮施行されたが骨の露出を認めた。遊離広背筋皮弁による被覆を計画し、下腿中央でGodina法により後脛骨動脈に血管吻合は施行することとした。

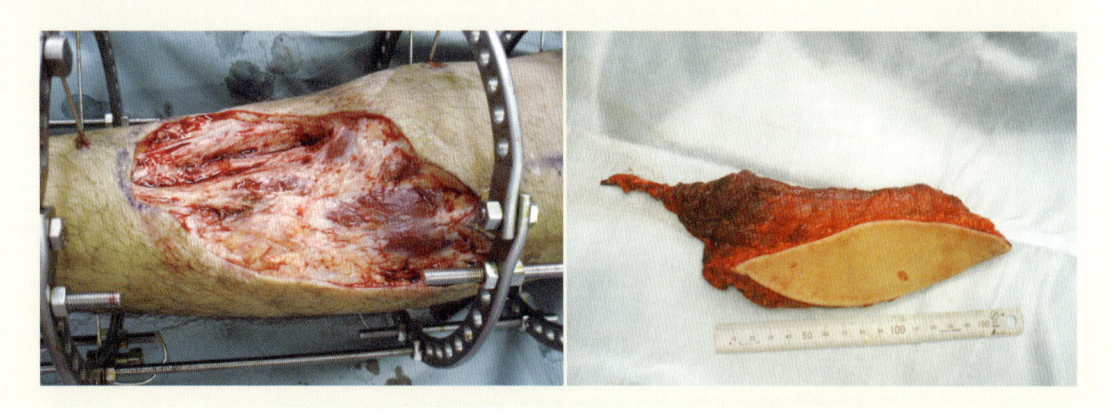

STEP ② Godina法

下腿後面正中に縦切開、筋膜切開、腓腹筋とヒラメ筋は鈍的に筋線維方向に縦に分けると後脛骨神経（矢印）が確認できる（写真は右が近位側）。
この際、静脈吻合用の皮静脈も確保しておくとよい。

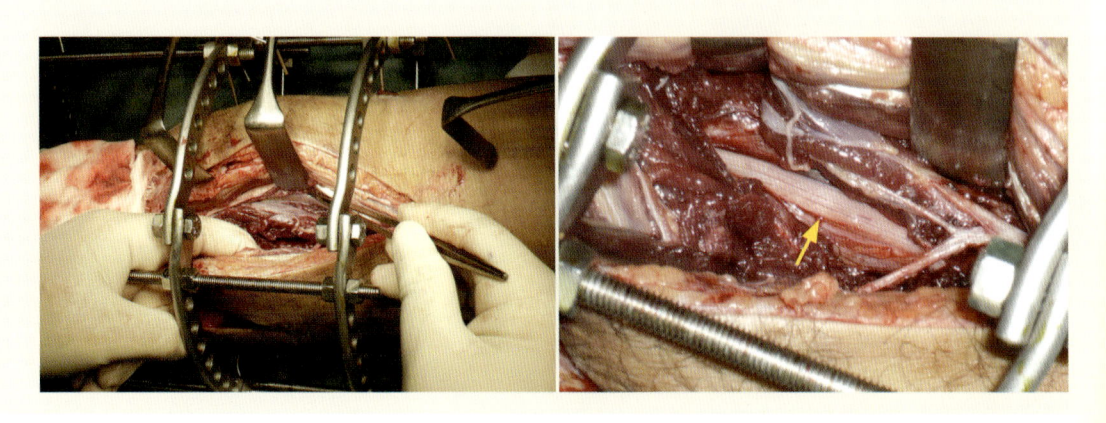

STEP ③ 後脛骨動静脈の確認

脛骨神経をよけると、すぐに確認できる。

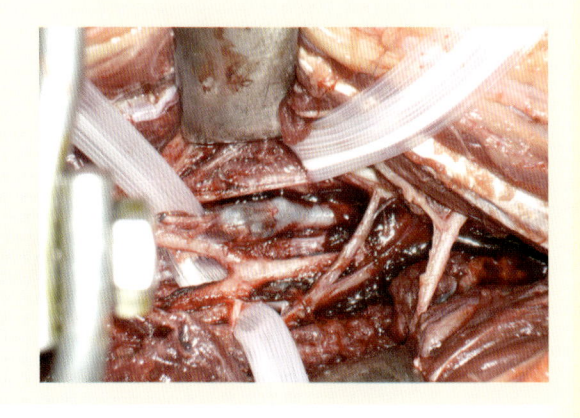

STEP 4 動脈吻合（end-to-side）

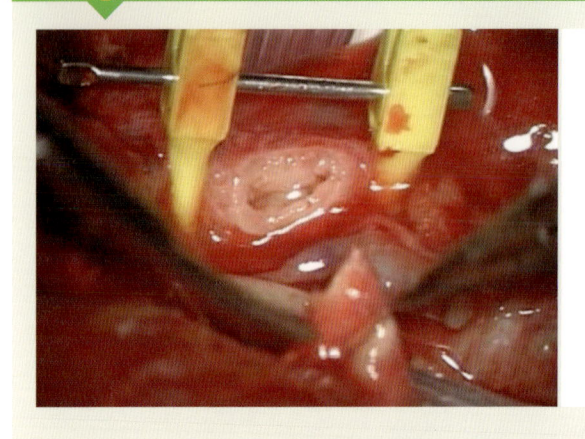

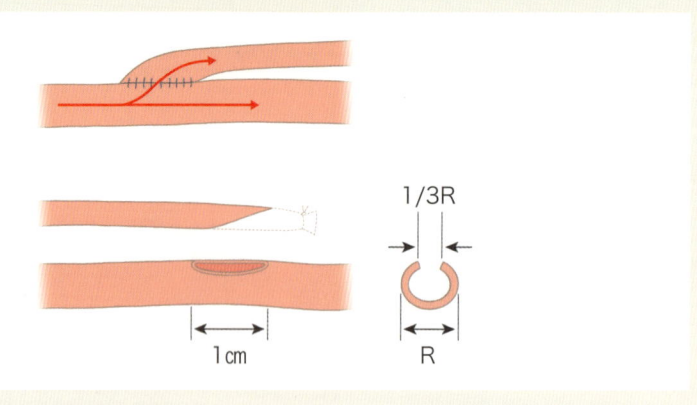

1) Arteriotomy
　Recipient（後脛骨動脈）血管に長さ1cm、幅は血管径（R）の1/3R程度の大きな穴を作成する。

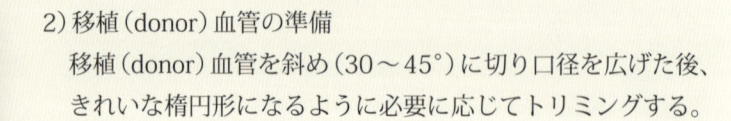

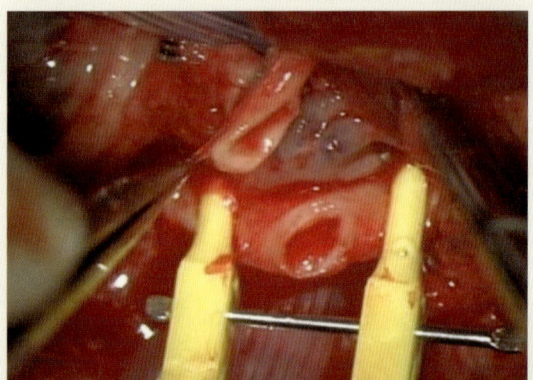

2) 移植（donor）血管の準備
　移植（donor）血管を斜め（30〜45°）に切り口径を広げた後、きれいな楕円形になるように必要に応じてトリミングする。

3) 後壁から縫合する

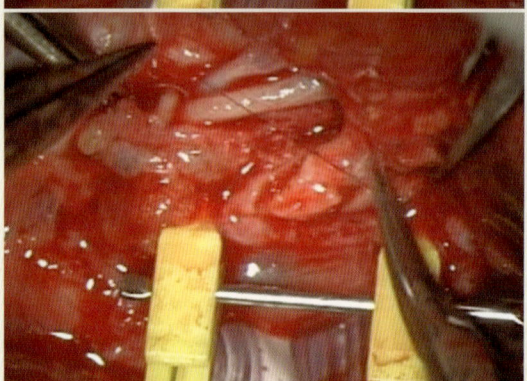

4) 前壁を縫合する

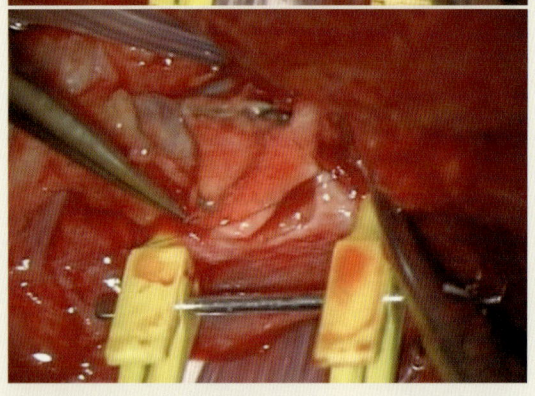

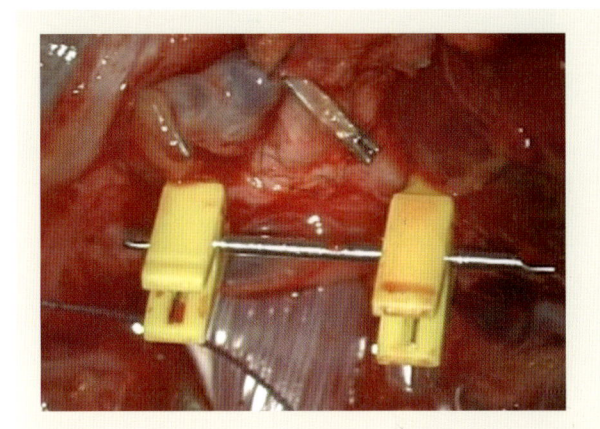

5）吻合完了

血管吻合はすべて結節縫合でも、後壁は連続縫合、前壁は結節縫合でもよい。静脈は後脛骨動脈の伴走静脈または皮静脈に端々吻合することになる。伴走静脈は十分に太いため end to side でもよいが、膝窩部での静脈吻合が近位すぎると伴走静脈から皮弁内に逆流するので注意を要する。

STEP 5 遊離広背筋移植術後

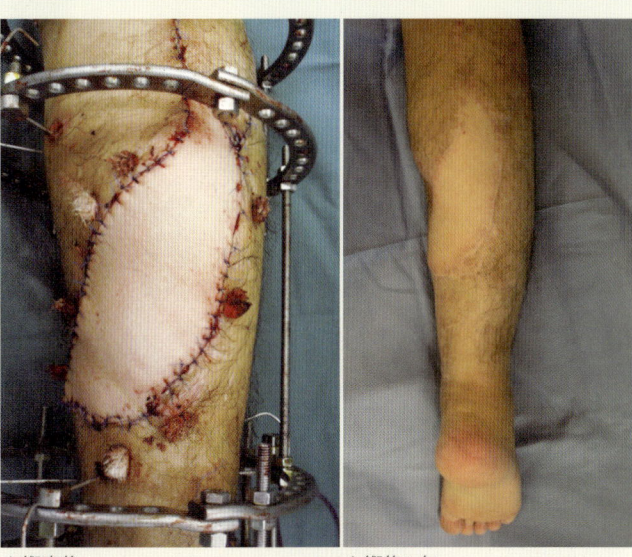

▲術直後　　　　　　▲術後1年

CASES 脛骨内果（足関節部）のアプローチ

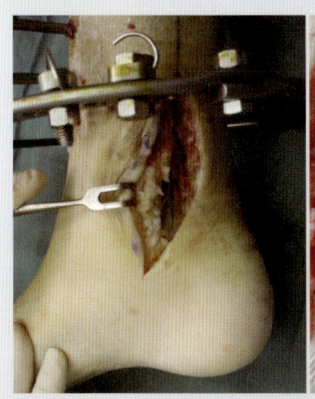

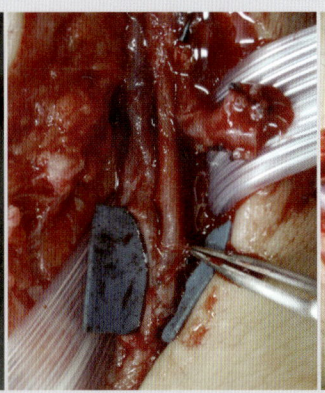

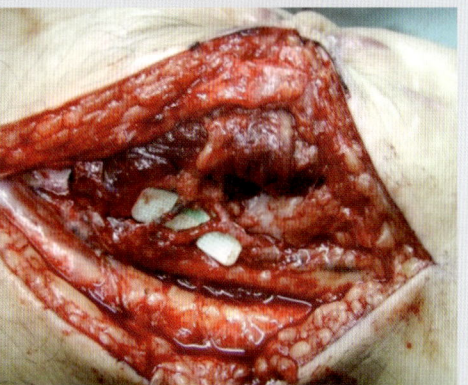

足関節部で後脛骨動脈が攣縮により血行が乏しい時は、donor血管との吻合部位を膝窩部に術中に変更することが可能である。血管吻合は足関節部で血管がカーブする位置より3cm位近位で吻合する。吻合血管に圧迫がかかる時は、無理に閉創せず、分層植皮を行う。

47 下肢血行障害

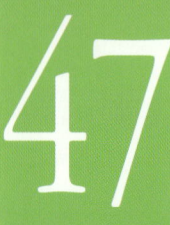

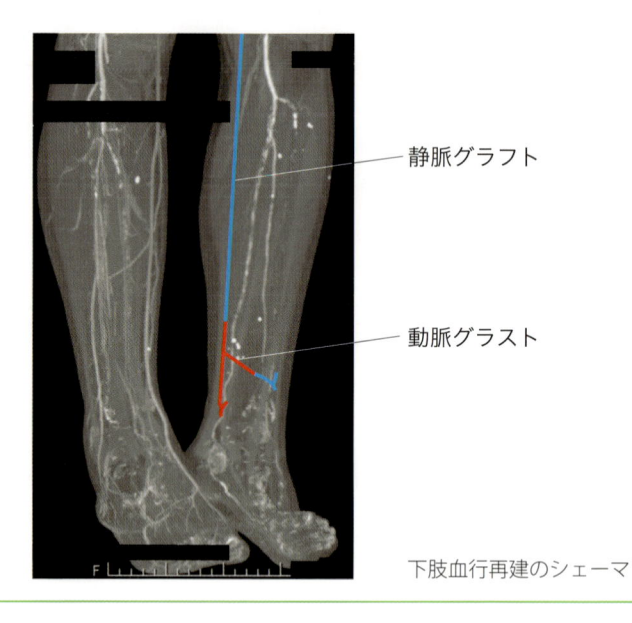

● 田中 嘉雄

- 静脈グラフト
- 動脈グラスト

下肢血行再建のシェーマ

治療原則と適応

下肢血行障害、特に重症下肢虚血では血行再建が第1選択である。治療目的は、機能的な下肢の温存、疼痛の除去、創傷治癒、QOLの維持・改善である。血行再建には、血管内治療と血行再建手術とがある。いずれの治療法を選択するかは、患者の術前評価（歩行機能、QOL、虚血の重症度、長期予後、周術期のリスク）をもとに決める。バイパス手術は長期開存性で血管内治療に優り、周術期死亡率も血管内治療とほとんど変わらないので、可能であれば選択することが多い。マイクロサージャリーの手技を用いることで、開存率の向上と適応の拡大が可能となる。

一般的な治療法

1. 薬物療法
    1) プロスタノイド（PGE1製剤）　　2) 抗血小板薬
2. 血管内治療
    1) 閉塞部位が短い場合に適応　　2) 膝下の病変では、長期開存性が劣る。
    3) 侵襲が少なく、全身状態が悪くても行うことができる利点がある。
3. 血行再建手術
    1) 病変部が長い場合に適応　　2) 膝下の病変でも、長期開存性に優れる。
    3) 手術侵襲を伴うが、周術期死亡率は約2〜5%と少ない。
4. 下肢切断術

血行再建が不可能で治癒の可能性がなく、安静時疼痛が管理できない場合や歩行不能の高齢者に適応される。

私の選択

マイクロサージャリーを用いた遠位血行再建術（distal bypass）は、病変血管や小口径血管との吻合がより確実性をもって行えるため適応の拡大と開存率・救肢率の向上をもたらす。肩甲下動脈系をバイパス移植静脈と併用すると2枝の血行再建も同時に行うことができる利点がある。

【参考文献】
1. TASC II Working Group/日本脈管学会訳：下肢閉塞性動脈硬化症の診断・治療指針II Inter-Society Consensus for the Management of PAD（TASC II）第1版. メディカルトリビューン，東京，2007
2. Conte MS: Challenges of distal bypass surgery in patients with diabetes; Patient selection, techniques, and outcomes. J Am Podiatr Med Assoc 100: 429-438, 2010

私の手術法：**遠位血行再建術**

STEP ❶ 術前

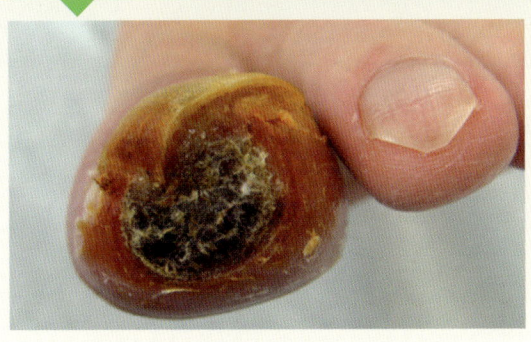

糖尿病歴21年、透析歴2年。左母趾に壊死が見られ、足趾皮膚は虚血性色調を呈している。安静時疼痛が強い。

STEP ❷ 術前検査

1）皮膚灌流圧（skin perfusion pressure: SPP）
足背52mmHg、足底74mmHgと比較的保たれていたが、虚血性症状が強いため、血管造影を行った。

2）血管造影
浅大腿動脈から膝窩動脈まで血流は温存されている。下腿では腓骨動脈（→）だけが末梢までかろうじて描出され、交通枝（→）を介して足背・足底動脈に流入している。足背・足底の血管網は比較的温存されているが、中足骨以遠では乏しい（⇒）。

下腿3分枝と足趾の血管病変が進行している症例。足背・足底の血管網が温存されてSPP値は保たれているため診断を誤りやすい。デブリードマンを先行すると壊死が拡大するので血行再建を優先する。しかし、この症例のように足趾末梢の血管病変に対する血行再建は行えない。本症例では、残っている足関節部の前・後脛骨動脈をoutflowとして血行再建し、足部血流の底上げを行うことで末梢部の血流を改善することができた。

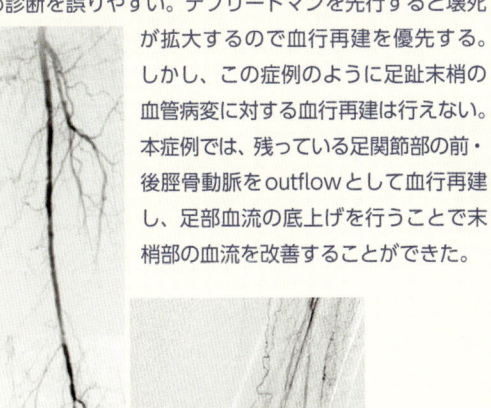

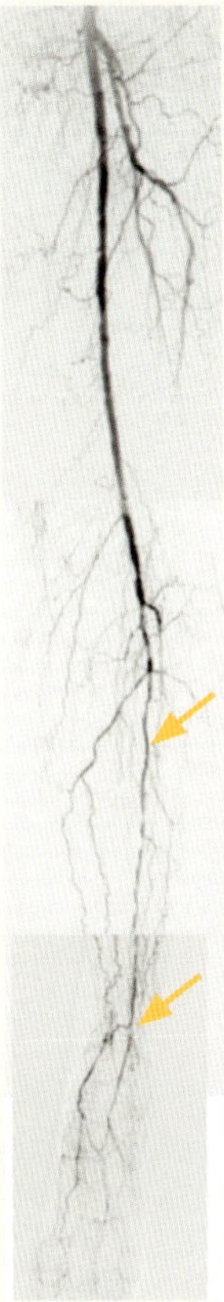

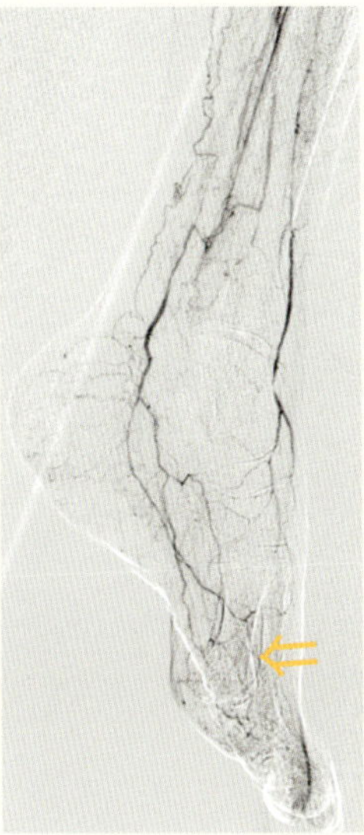

STEP ❸ バイパス移植血管の作成 (1)

1. 原則として同側から大伏在静脈を採取し、末梢側にカニューレを装着してヘパリン加生理食塩水を注入する。血管を拡張させて漏れ・ねじれ・屈曲を修復・修正する。
2. 解剖学的狭小部や瘤は切除する。
3. 1本で使える場合はそのまま反転して用いる。狭小部を切除した場合には、大腿部と下腿部でそれぞれを反転し、吻合して1本のバイパス移植血管とする。

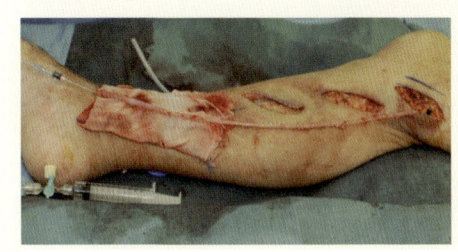

下腿は血行障害のため創傷遅延を招きやすい。大伏在静脈を採取する皮膚切開は、下腿では数カ所に分割して創傷遅延を防ぐ。

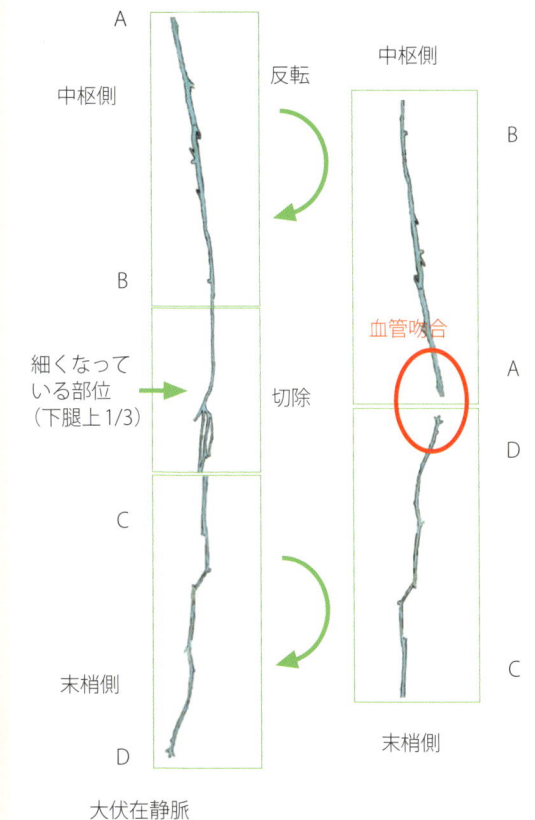

47 下肢血行障害 *187*

STEP 4 バイパス移植血管の作成②

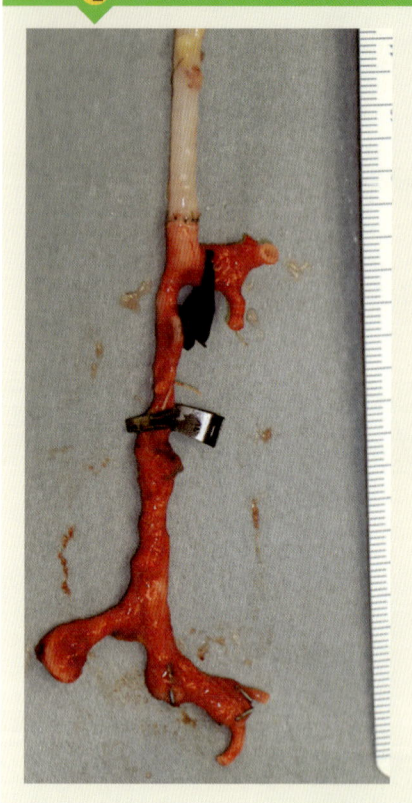

肩甲下動脈-肩甲回旋動脈-胸背動脈-前鋸筋枝を1本の動脈グラフトとして採取して大伏在静脈の末梢端につなげる。血管吻合には7-0血管縫合糸を用いる。半側臥位で患肢と反対側の肩甲下動脈系を採取すると、術中の体位変換は要しない。

STEP 5 末梢側血管吻合

後脛骨動脈の病変部（石灰化）をvein graftで置き換え、vein graftに肩甲回旋動脈を端側吻合した。前脛骨動脈は内膜肥厚が強く端側吻合は困難と判断し、前鋸筋枝を中枢側と胸背動脈を末梢側と端々吻合した。

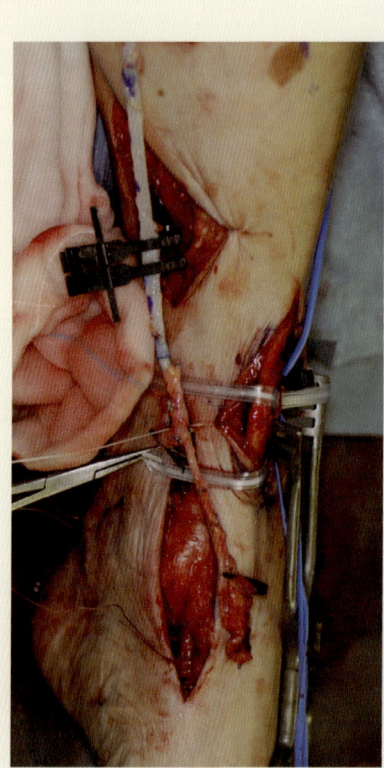

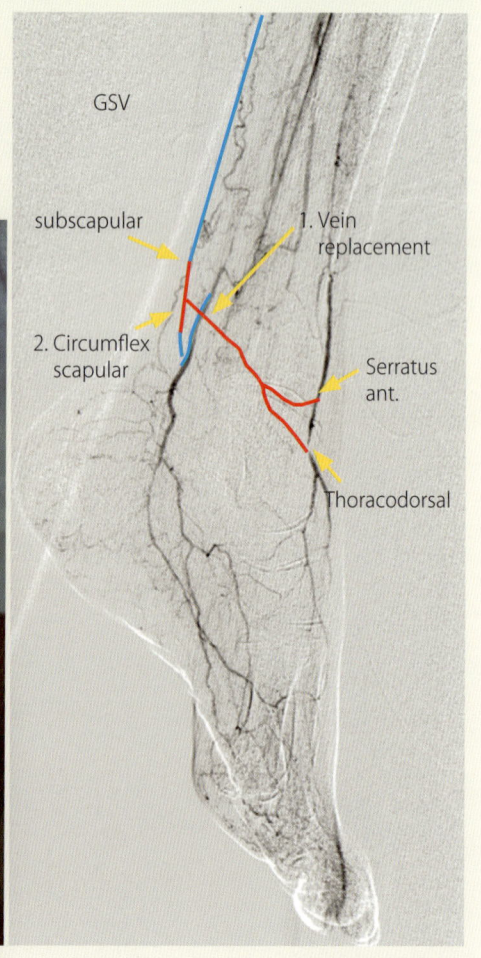

GSV
subscapular
1. Vein replacement
2. Circumflex scapular
Serratus ant.
Thoracodorsal

STEP ❻ 中枢側血管吻合

1. バイパス移植血管（大伏在静脈）の中枢端を斜めに形成して口径が約2cmになるようにする。
2. （浅）大腿動脈に小切開を加え、オクルージョン・カテーテル（3Fr）を中枢と末梢側に挿入して血流を遮断する。
3. 6-0ナイロン糸でバイパス移植血管と（浅）大腿動脈とを端側吻合する。Heelとtoeの部位が縫合しにくいので、先に3〜4針untied suture法を用いながら結節縫合する。前壁、後壁縫合は結節あるいは連続で縫合する。
4. 吻合が終了したら、ヘパリン1000〜2000単位を静脈内投与し、末梢側、中枢側の順に血流遮断を解除する。出血が見られれば、縫合を追加する。

この吻合部からの術後出血は、大出血となる。このため縫合糸は抗張力から6-0が適している。また、内膜剥離を防ぐため運針は内腔側から行うことを原則としている。市販の6-0血管縫合糸は350μmと太いので、300μmの両端針（8mm）の6-0血管縫合糸を作製して用いている。

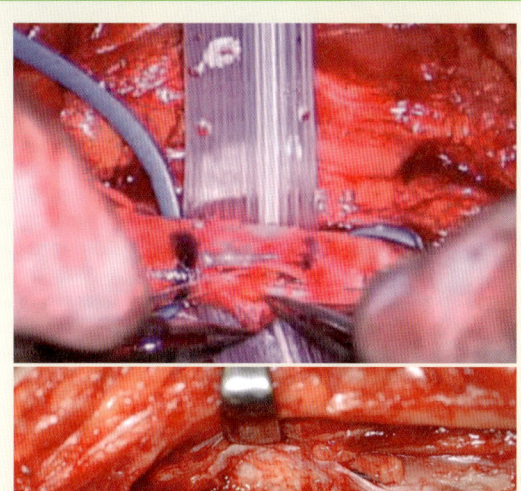

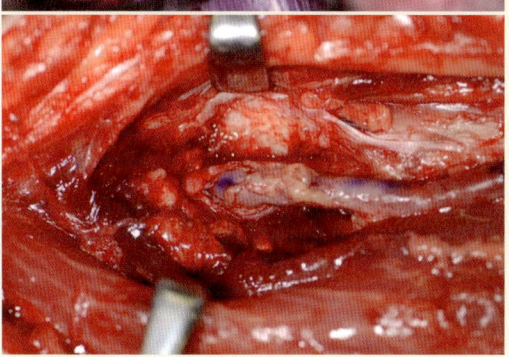

STEP ❼ デブリードマン

血流改善を確認後、壊死部のみを切除し開放創として肉芽増生を待つ。創部は、FGF-2、プロスタンディン軟膏などで処置する。壊死の進行はとまり、3カ月後には瘢痕治癒した。

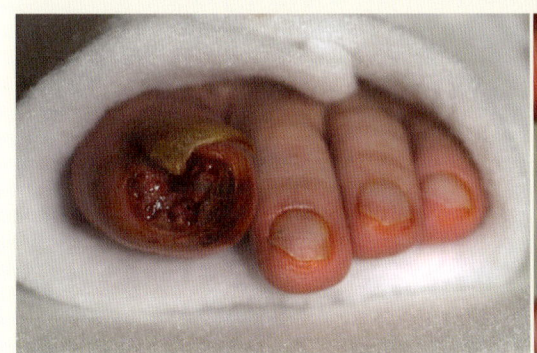

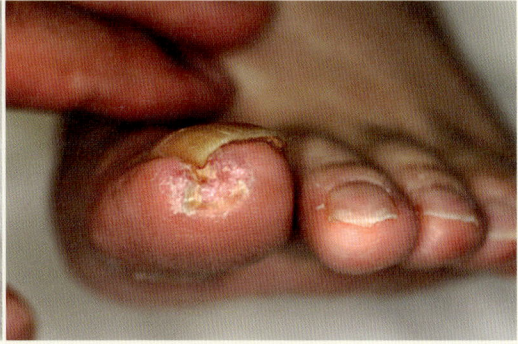

STEP ❽ 術後1年の状態

足趾は温存でき、疼痛も消失した。3カ月ごとに外来通院させ、超音波ドプラー検査でバイパス移植血管の開存と血流量を確認する。抗血小板薬の内服は続行する。

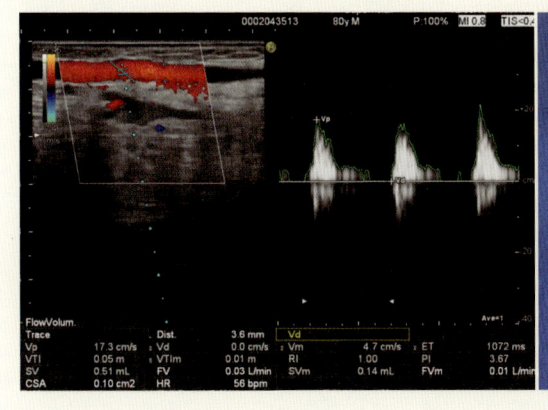

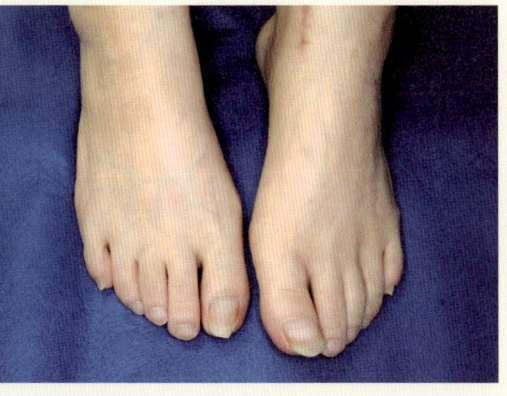

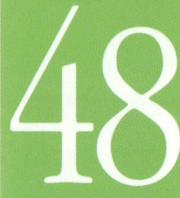

48 リンパ管静脈吻合

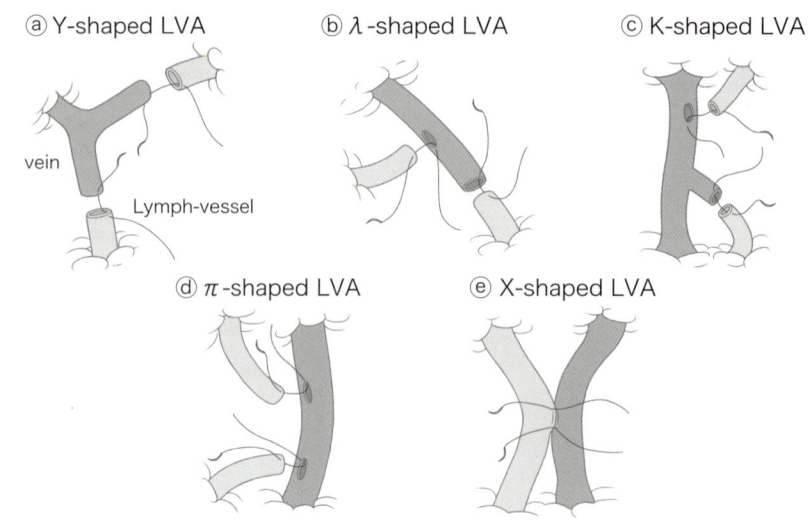

●原 尚子、三原 誠

再建術式の代表的シェーマ
ⓐ Y-shaped LVA　ⓑ λ-shaped LVA　ⓒ K-shaped LVA
ⓓ π-shaped LVA　ⓔ X-shaped LVA

治療原則と適応

婦人科癌などで骨盤内リンパ節郭清を行われると、下肢にリンパ液のうっ滞が起こり、リンパ浮腫を発症することがある。心不全、腎不全、肝不全などの内科的疾患や、静脈性浮腫の有無について精査を行い、これらが除外された場合にリンパ浮腫を疑う。リンパ浮腫の確定診断には、リンパシンチグラフィやインドシアニングリーン（ICG）蛍光リンパ管造影法が用いられる。保存的治療を行っても増悪する症例に対しては、リンパ管静脈吻合術（lymphatico-venous anastomosis：LVA）を行い、上昇したリンパ管内圧を低下させることが有用である。皮下組織の線維化やリンパ管硬化が起こる前に手術を行った方が、効果が期待できる。

一般的な治療法

1. 複合的理学療法
    1) 弾性ストッキングや弾性包帯による圧迫療法　2) リンパドレナージ（マッサージ）
    3) スキンケア　4) 圧迫下での運動療法
2. 外科的治療
    1) LVA　2) 血管付きリンパ節移植　3) 余剰組織切除術：長い瘢痕が残る。
    4) 脂肪吸引術：瘢痕は小さいが、残存するリンパ管を損傷する可能性がある。

私の選択

LVAは、皮下組織にあるリンパ管と細静脈を吻合することで、リンパ管にうっ滞したリンパ液を静脈に向かってドレナージする、バイパスを作成する手術である。下肢の数カ所で、1～3cm程度の皮膚切開で行うが、局所麻酔下4時間程度の手術であり、低侵襲である。欠点は、慣れるまでリンパ管の同定が困難であることと、supermicrosurgeryの技術が必要なことであるが、さまざまな補助器具を使うことで施行可能である。LVAは乳癌術後の上肢リンパ浮腫、婦人科癌などの術後のリンパ嚢胞、陰部リンパ浮腫にも有効である。蜂窩織炎を頻発する場合、リンパ管皮膚瘻やリンパ液うっ滞による皮膚潰瘍を合併したリンパ浮腫に対しても、よい適応である。

【参考文献】
1. Mihara M, Hara H, Kikuchi K, et al: Scarless lymphatic venous anastomosis for latent and early-stage lymphoedema using indocyanine green lymphography and non-invasive instruments for visualising subcutaneous vein. J Plast Reconstr Aesthet Surg; 65: 1551-1558, 2012
2. Rockson SG: Lymphedema. Am J Med 110:288-295, Review. 2001
3. Maegawa J, Yabuki Y, Tomoeda H, et al: Outcomes of lymphaticovenous side-to-end anastomosis in peripheral lymphedema. J Vasc Surg; 55: 753-760, 2012

私の手術法：LVA

STEP ① リンパ管と静脈のマーキング

ICGを皮下または皮内に注射し、Photodynamic Eye（PDE；浜松ホトニクス社製、日本）で観察し、リンパ管をマーキングする（図左）。Statvein（テクノメディカ社製、日本）を用いて静脈をマーキングする（図右）。リンパ管と静脈のマーキングが交叉する部位に皮膚切開線をデザインする。

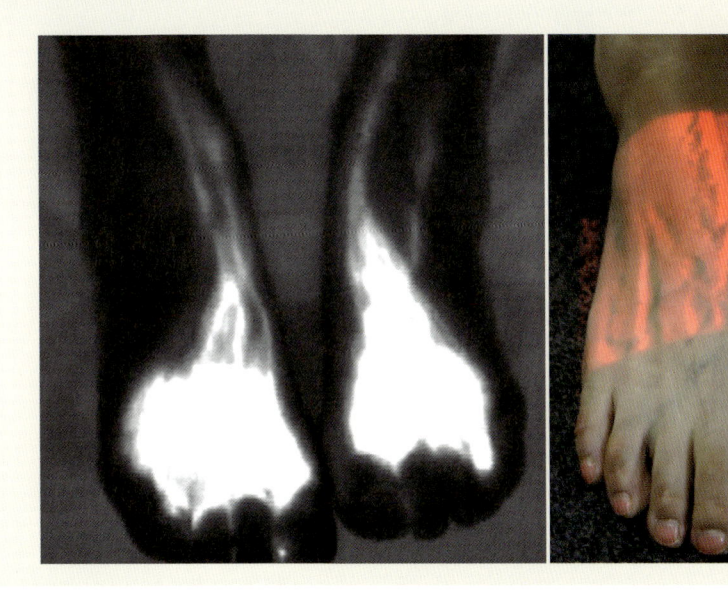

STEP ② 局所麻酔、皮膚切開

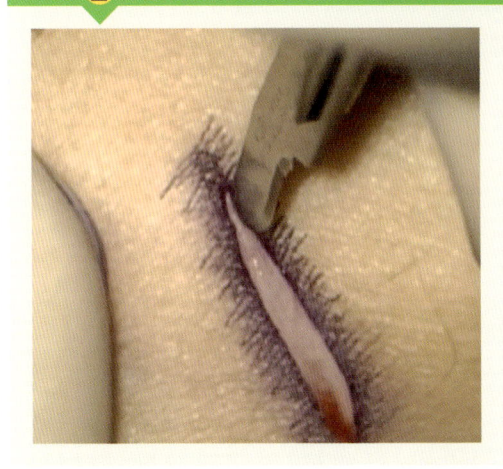

エピネフリン加リドカインを皮内注射する。5分程度待つと、エピネフリンによる血管収縮作用で、皮膚切開を加えてもほとんど出血しない。真皮直下の静脈を切断しないよう気をつけて皮膚切開を加える。皮下注射しないのは、皮膚直下にある静脈を不用意に損傷しないためである。

STEP ③ リンパ管と静脈の同定

静脈は皮膚直下から浅筋膜（いわゆる「筋膜」ではなく、皮下脂肪層にある膜状構造物）の間に、リンパ管は浅筋膜直下にある。浅筋膜上を広く剥離したあと浅筋膜を割ると、直下にリンパ管を認める（図は、皮下脂肪層の下にある浅筋膜。手前に静脈）。

慣れるまでは、皮膚切開部より5cm程度遠位の皮内に3カ所程度、パテントブルーを皮内注射すると創内のリンパ管が青染され、見つけやすくなる。PDEを用いた観察も有用である。

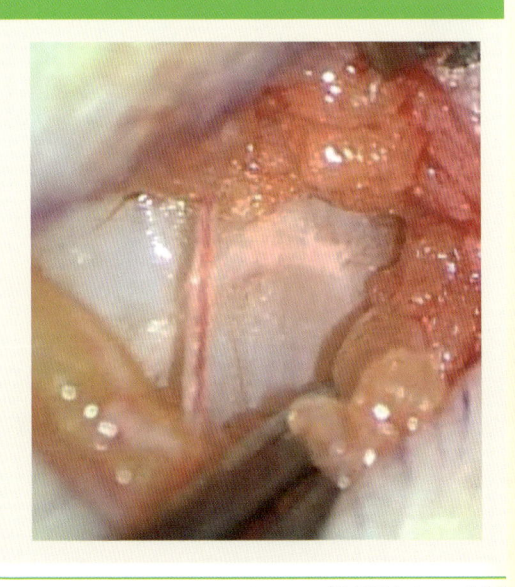

48 リンパ管静脈吻合

STEP 4 リンパ管と静脈の吻合

リンパ管、静脈の太さに応じて、10-0〜12-0ナイロン糸で吻合する。吻合の様式は、冒頭のシェーマにあるとおりである。吻合後、リンパ管（右下）から静脈（左上）にリンパ液が流入しているのを目視できる。

慣れるまではintravascular stenting (IVaS)を使い、確実に内腔を確認しながら、リンパ管に針を刺す感覚を身につけるとよい。吻合部開存の確認には、PDEによる観察も有用である。

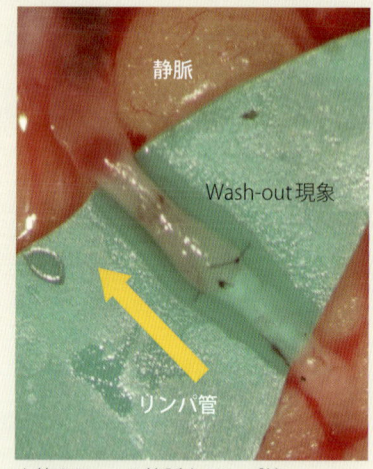

▲約0.5mmの静脈とリンパ管

STEP 5 閉創

4-0のモノフィラメント吸収糸で真皮縫合、5-0または6-0のナイロン糸で表皮縫合を行う。

STEP 6 術前および術後1年の状態（重症例）

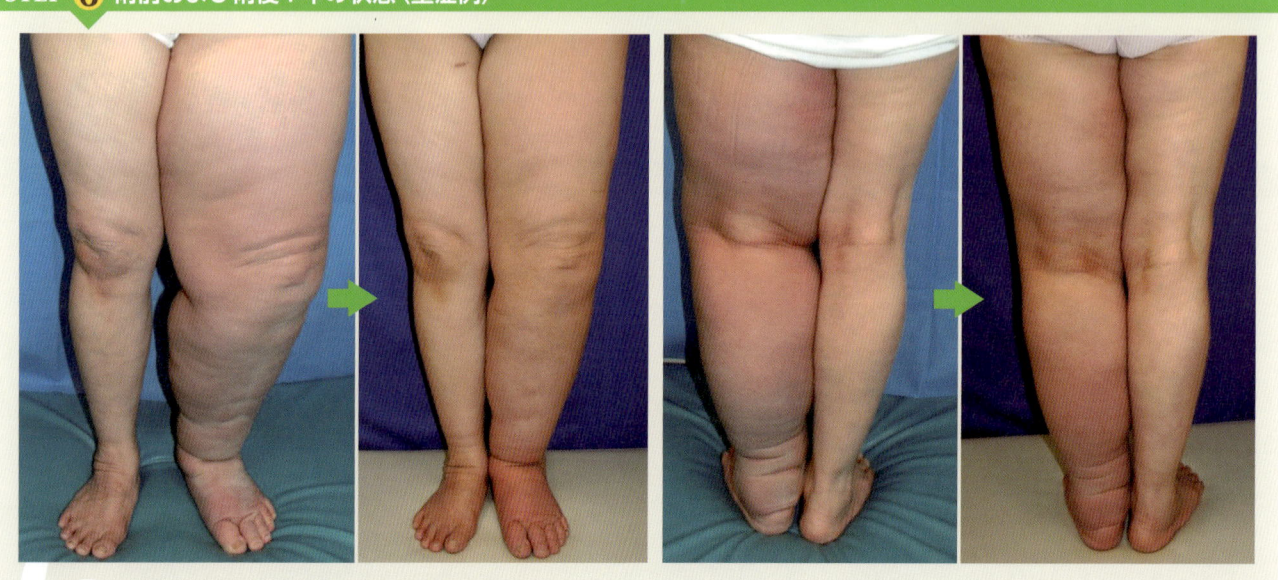

左大腿、下腿、足関節部などに浮腫の改善を認める。手術瘢痕はほとんど目立たない。

CASES　軽症例：術前および術後1年の状態

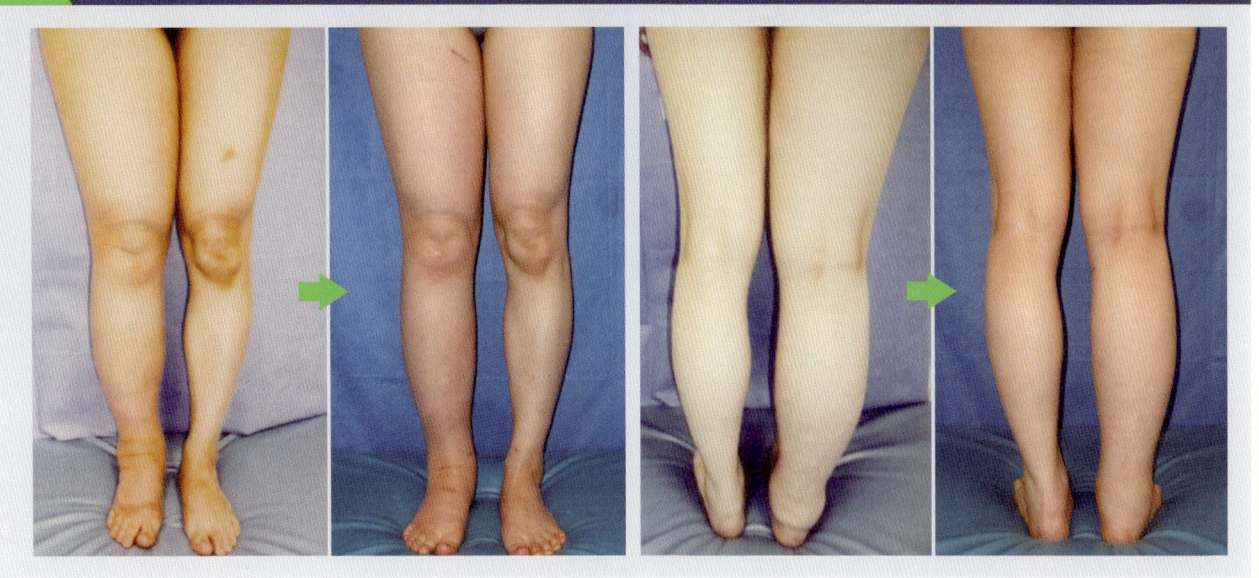

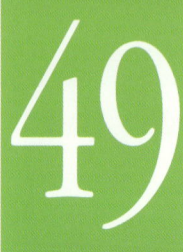

49 大転子部仙骨部褥瘡

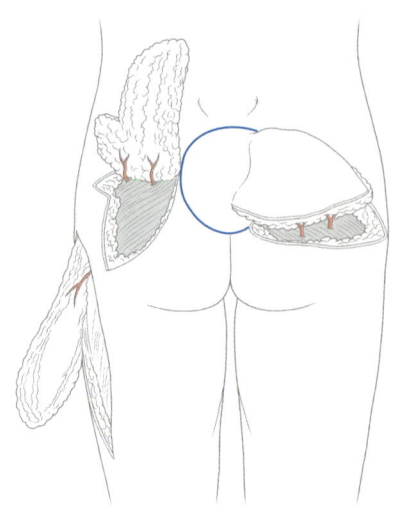

▶大西 文夫、三鍋 俊春

殿部は穿通枝が豊富であり、これらを含む筋膜皮弁、穿通枝皮弁が有効である。

治療原則と適応

褥瘡は潰瘍部のデブリードマンに続く組織欠損を十分な血行を有する組織で被覆するのが原則である。組織欠損が深く死腔を有する場合などは大殿筋皮弁などが有効であるが、筋膜皮弁や穿通枝皮弁で対応可能であれば大殿筋採取による機能障害を軽減できる。また、褥瘡患者は貧血や低栄養状態で創傷治癒に影響を及ぼすこともあり、寝たきりであることも多いため再発防止のための工夫が不可欠である。骨突出部の削除や死腔の充填などに十分注意を払い、また貧血や栄養状態など可能であれば術前に改善しておくことが望ましい。

一般的な治療法

仙骨周囲、大転子周囲ともに各種の皮弁が利用可能である。
1. **筋弁**：大殿筋皮弁・大腿筋膜張筋皮弁など。大殿筋皮弁はかなりbulkyとなる。
2. **筋膜皮弁**：しなやかで比較的平坦な欠損に適している。
3. **穿通枝皮弁**：上殿・下殿、外側仙骨、内陰部、内側大腿回旋、深大腿動脈穿通枝
移動方法もさまざまな形態が可能である。
A. VY前進皮弁：筋膜皮膚茎を有するrotation VY前進皮弁なども有用である。
B. 横転皮弁：双葉状皮弁・プロペラ皮弁なども可能である。
C. 回転皮弁

私の選択

筋膜皮弁・穿通枝皮弁は大殿筋の犠牲がなく、機能障害も最小限である。死腔の充填など筋体が必要になる場合は、筋弁を独立して挙上することも可能であるが、筋膜皮弁・穿通枝皮弁の皮島の一部を脱上皮化して充填することで足りる場合もある。筋膜皮弁は横転皮弁・双葉状皮弁やVY皮弁の形で用いやすいが、dufourmental flapなどコンベンショナルな形でも作成しやすい。殿部は穿通枝動脈が豊富でありさまざまな方向性をもつ皮弁を作成可能である。良好な拍動の視認できる穿通枝を含めれば島状皮弁として挙上することも可能であり、プロペラ皮弁として利用できる可能性も広がる。

【参考文献】
1. 三鍋俊春, 中島英雄, 尾郷賢：Lateral Sacral Bilobed Fasciocutaneous Flapによる仙骨部褥瘡の修復. 褥瘡会誌3：280-286, 2001
2. 三鍋俊春, 福積聡：大殿筋plication法による仙骨部褥瘡手術の経験. 褥瘡会誌6：621-626, 2004
3. Hyakusoku H, Yamamoto T, Fumiiri M, et al: The propeller flap method. Br J Plast Surg 44: 53-54, 1991

私の手術法1：仙骨部褥瘡の手術

STEP ❶ デブリードマンおよび皮弁のデザイン

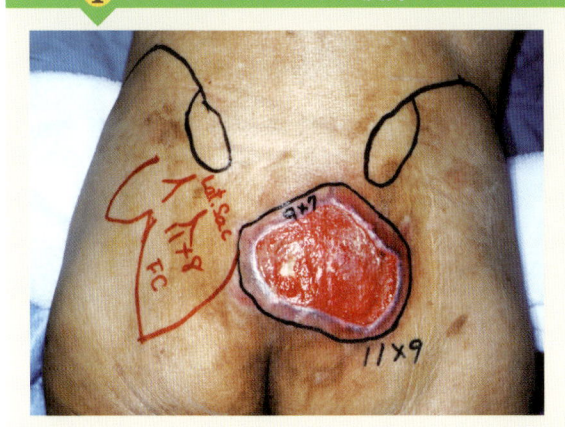

仙骨部に骨露出を伴う褥瘡を認める。皮島の大きさは欠損部を被覆するのに十分な大きさをもってデザインする。また、荷重部である殿部では皮弁採取部は縫合閉鎖できることが基本であり、VY前進皮弁や、双葉状皮弁はこれを容易にする。十分な移動距離が得られること、欠損部の十分な被覆および採取部の縫合閉鎖を容易にする組織量を有する位置にデザインすることが重要である。欠損部近傍に穿通枝が含まれていることが望ましい。

STEP ❷ デブリードマンの施行

不良肉芽やbursaを可及的に切除し、骨突出を認める場合はこれをノミなどで削っておく。必要に応じ、大殿筋の起始部を挙上し、正中に前進させて縫合することで骨露出部の被覆を行う。
大殿筋のplicationにより皮弁の欠損部への移動も容易にすることが可能である。

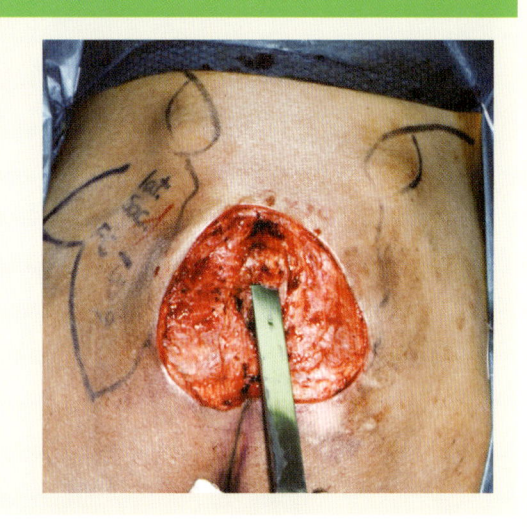

STEP ❸ 皮弁の挙上

皮弁のデザインに沿って筋膜まで切開し、筋膜下で皮弁を挙上する。皮膚筋膜茎（皮弁基部）に穿通枝が含まれるのが理想である。
穿通枝茎の島状筋膜皮弁を挙上する場合には見出した筋肉穿通枝はなるべくすべて温存し、マーキングしておくとよい。優位な穿通枝を茎とするプロペラ皮弁などの島状皮弁の作成も可能である。

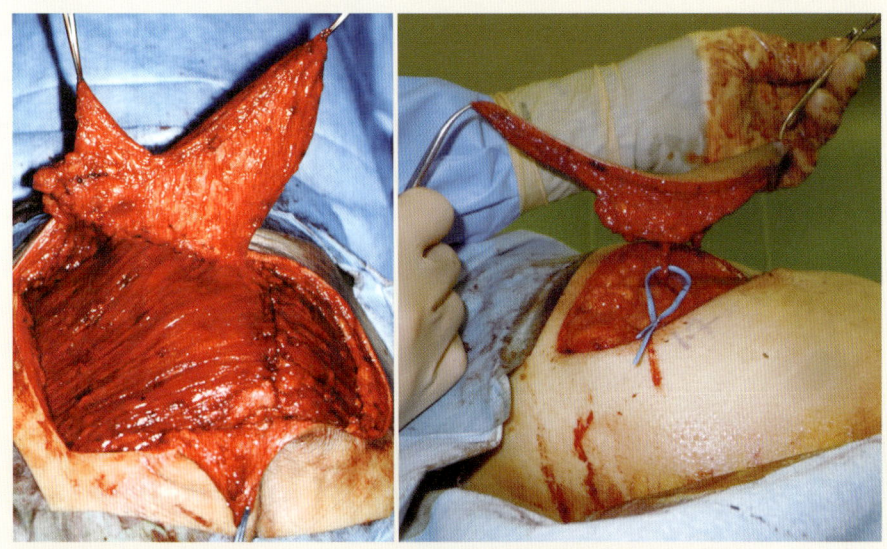

▲仙骨露出部は大殿筋のplicationにより被覆されている　　▲穿通枝茎の島状皮弁（プロペラ皮弁）

STEP 4 皮弁の移動・固定

皮弁を欠損部に緊張なく縫合できることがコツである。また、術後の荷重によるずれなどが生じると再発の原因となる。これを防止するために皮弁の骨への固定も有効である。

穿通枝茎の島状皮弁とする場合は、なるべく優位な穿通枝を残し、皮弁の移動の妨げとなる穿通枝は切離する。

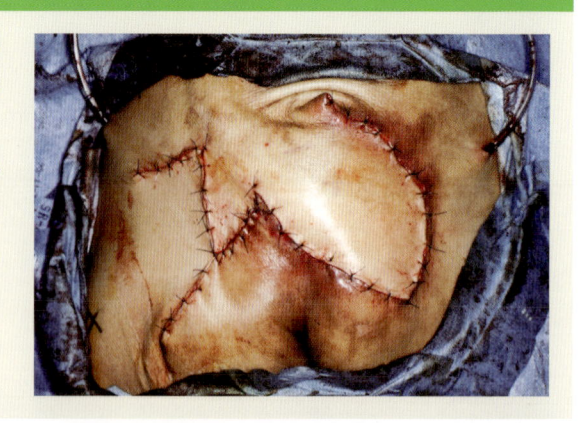

CASES　VY前進皮弁の移動

筋膜下の剥離は皮弁の移動に必要な最小限とする。皮弁の移動の妨げとなる筋肉穿通枝は切離する。十分な授動が得られない場合は穿通枝茎筋膜弁とし、穿通枝を筋内に剥離を進めることで移動距離を稼ぐことができる。

大殿筋のplicationを行うと皮弁の移動が容易になる。筋膜下の剥離は授動が十分であれば、穿通枝をskeltonizationする必要はない。

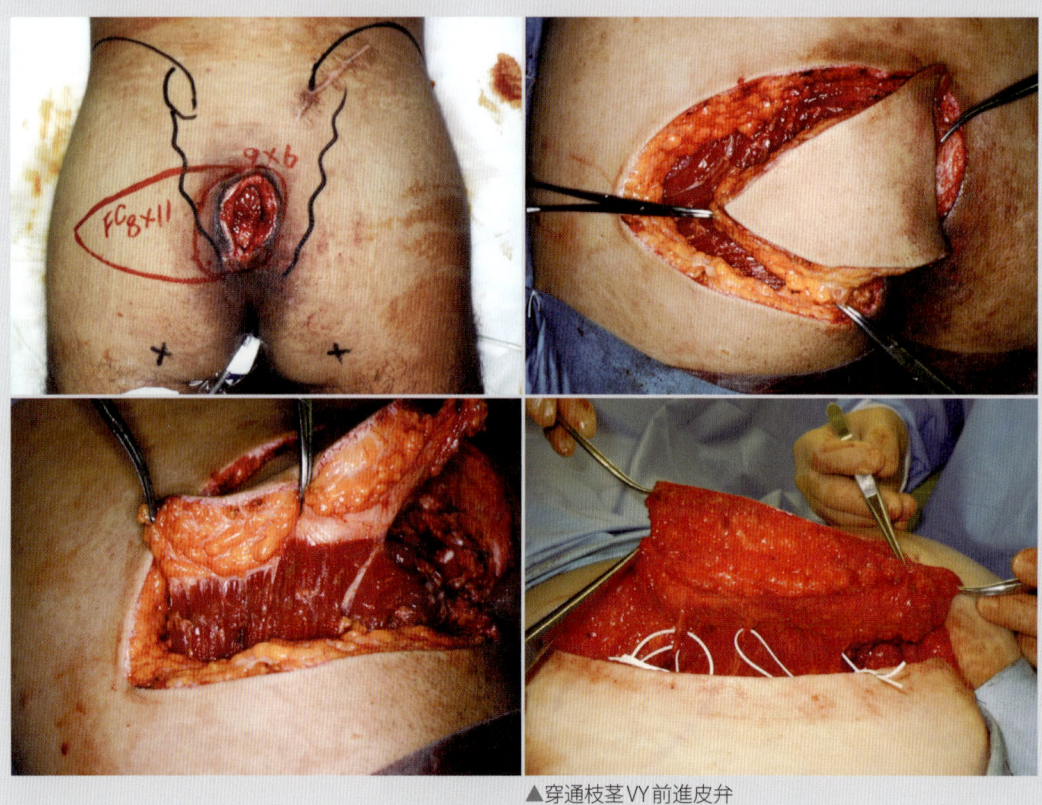

▲穿通枝茎VY前進皮弁

196　第2章　下肢

私の手術法2：**大転子部褥瘡の手術**

STEP ❶ デブリードマンおよび大腿筋膜張筋皮弁のデザイン

bursaを切除する。骨突出は可及的に削除する。大転子部近傍に栄養血管（外側大腿回旋動脈上行枝）をもつため、大転子部褥瘡などの再建に有用である。Pivot pointは上前腸骨棘と膝蓋骨外側縁を結ぶ線上で上前腸骨棘から約8cmの部位に位置する。大きな皮弁が挙上でき横転皮弁のデザインが用いやすい。
VY前進皮弁やrotation VY前進皮弁などのデザインも有用である。

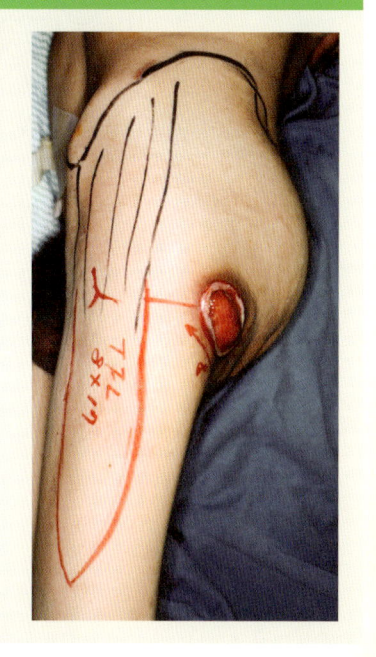

STEP ❷ 大腿筋膜張筋皮弁の挙上

末梢から大腿筋膜下で挙上する。中枢側で血管茎が筋体に入るのが確認できる。島状皮弁とする場合は大腿筋膜張筋の中枢側を切離する。
栄養血管は大腿直筋と外側広筋の間に確認できる。

STEP ❸ 皮弁の固定、皮弁採取部の縫縮

皮島に緊張がかかることなく縫合できるよう、デザインには余裕をもたせる。しかし幅10cm以上では一次縫縮が困難となり植皮を要する。

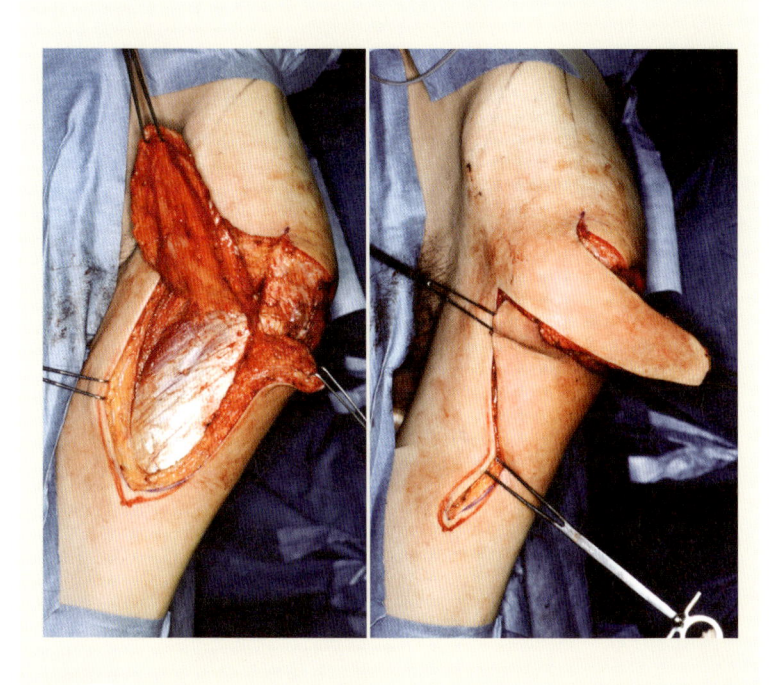

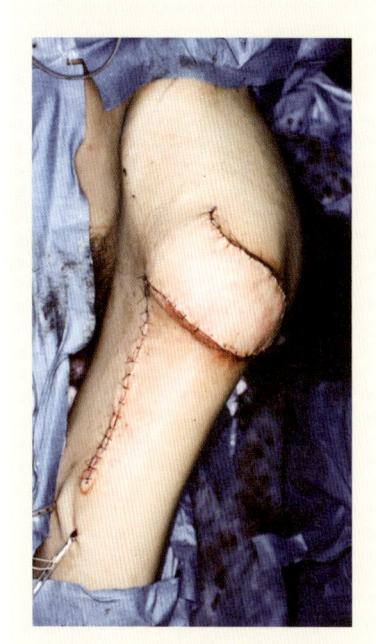

49 大転子部仙骨部褥瘡

50 糖尿病性足部潰瘍

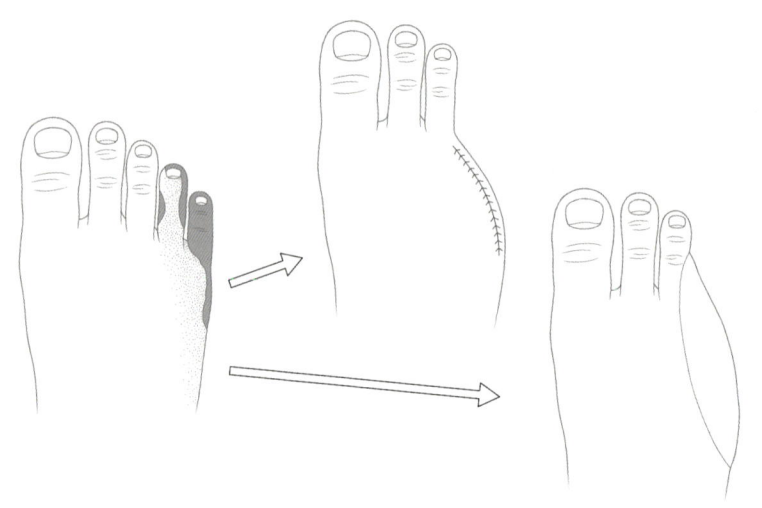

▶松井 瑞子

足だけでなく全身状態をみて治療方針を決める。
さまざまな方法を組み合わせて、患肢温存、早期離床を目指す。

治療原則と適応

潰瘍の原因が糖尿病によるか血流障害が併存しているかを確認する。患者は透析を行っている場合も多く、関連各科と連絡をとり、治療方針を全員が把握することが非常に必要である。感染がコントロールされて血流改善が行われたら、手術を検討する。手術は、①デブリードマンを行い、open woundとする。その後、順次持続吸引療法などによる創閉鎖を行い、状況により皮弁形成や植皮を追加、②血流が問題なく遊離皮弁での再建が可能であれば行い、血流障害があればバイパス手術と同時に末梢に遊離皮弁移植を行い再建、の両者で検討する。

一般的な治療法

1. 保存的治療
    1) 持続陰圧吸引療法（negative pressure wound therapy：NPWT）
    2) 自家幹細胞移植（骨髄幹細胞、末梢血幹細胞、脂肪幹細胞）
    3) マゴットセラピー（maggot debridement therapy：MDT、医療用無菌ウジを使用）
2. 外科的治療
    1) デブリードマン　　2) 切断（minor, major）　　3) 皮弁形成（局所、遊離）、皮膚移植
3. 超保存的ケア
    Dry necrosisでの安定（感染防御と創保護）
    患者の全身状態、QOLを考え、感染をコントロールして現状維持を選択する場合もある。

私の選択

糖尿病のコントロール状況、透析の有無、血流障害の程度などから総合的に考える。本人の加療前のADL状態、筋力や意欲の程度も大きな検討項目に入る。もちろん、患肢温存が基本的な目標であるが、そのために異常に変形し、歩行ですぐに潰瘍ができるような変形足を作成して満足するようなことは避けるべきである。入院期間を短くし、早期リハビリテーションが開始できる皮弁での再建は状況が許せば積極的に行うべきであると考える。NPWTはタイミングと症例を選べば非常に有用な治療方法である。

【参考文献】
1. 門傳昌己, 森信好, 古川恵一ほか：Q53 糖尿病の足病変はなぜ起こるの？〜Q62 糖尿病足病変-6 PRPはどうやるの？フットケア実践Q&A, 松井瑞子ほか編, pp114-135, 全日本病院出版会, 東京, 2010
2. 黒川正人, 寺師浩人：本邦における局所陰圧閉鎖療法の変遷. 褥瘡会誌 14：43-48, 2012

私の手術法1：minor amputation ＋ NPWT法

STEP ❶ 術前

右第Ⅴ趾壊疽のため外来通院加療を行っていた透析患者。感染を起こし、打撲により中足骨骨折受傷。デブリードマンを行う目的で入院。

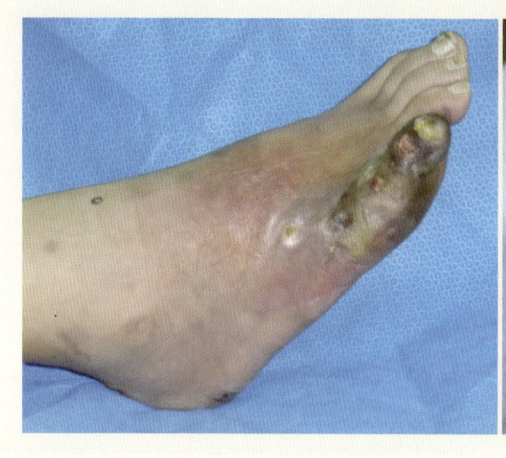

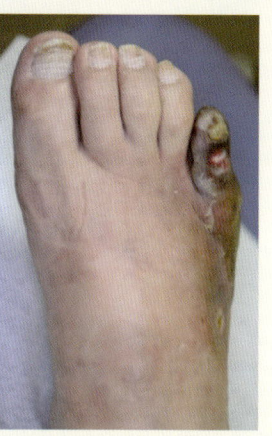

STEP ❷ 初回デブリードマン

血流障害があり、まずは感染コントロールのため中足骨レベルでの切断を施行した。本来は壊死している腱に沿ってデブリードマンを行うべきであるが、血流障害がある場合はデブリードマンは最低限にとどめる。

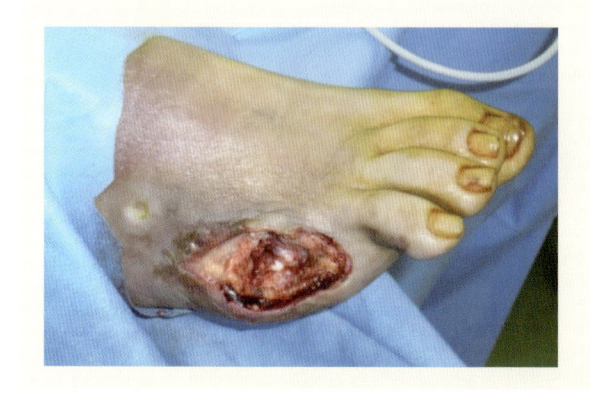

STEP ❸ 2回目デブリードマン

初回手術から2週間後、追加切除を施行、入院の安静による浮腫の改善と抗菌剤投与による感染コントロールにより創部が安定してきたため追加デブリードマンを施行した。
前回よりも創縁が収縮し壊死範囲の拡大が認められないことが2回目のデブリードマンを行う判断になる。
出血をある程度認めるまでデブリードマンを行う。ほとんど出血がなかったため循環器科に連絡し、この手術後 distal bypass（膝窩〜後脛骨）を行った。

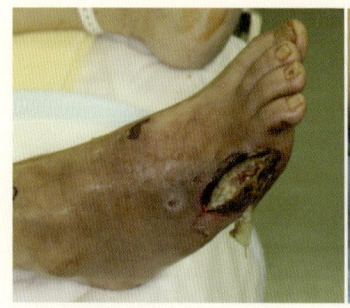

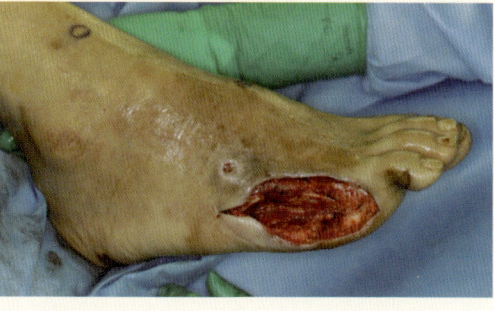

STEP ❹ NPWT開始

デブリードマンを行ってすぐにNPWTは開始しない。この症例では翌日創部は出血もなく創辺縁の状態も良好であったためNPWTを開始した。

吸引圧は当初75mmHgで、1週間後に100mmHgに変更しながら行った。血流障害のある場合には通常の125mmHgでは創部がdryになりすぎるため低い吸引圧で行う。

今回は交換時にヒトbFGF製剤（フィブラストスプレー®）を使用した。

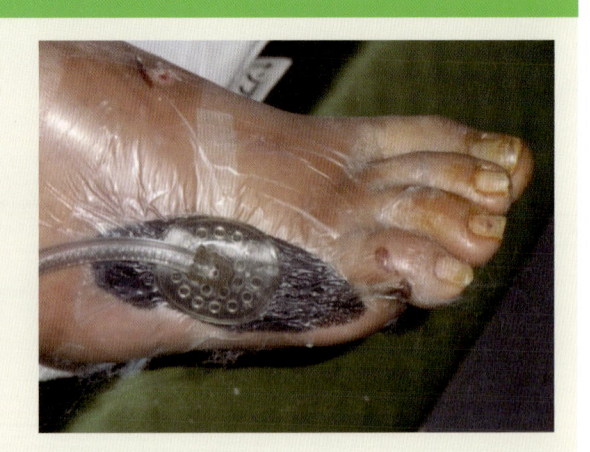

STEP ❺ 術後

出血が落ち着いたらNPWTを行いながらリハビリテーションを行う。上皮化が認められ、荷重による創部の悪化が認められなければ退院を検討する。完全治癒での退院が望ましいが、上記の治療にはかなりの日数がかかっているため適時判断を行う。本症例は左図時点で退院し、通院加療とした。退院後は浮腫が出て、創部が悪化することも多いので頻回にチェックを行う。本症例も2カ月目にほぼ上皮化した（右図）。

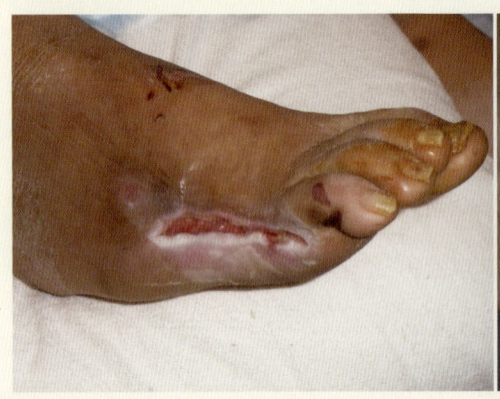

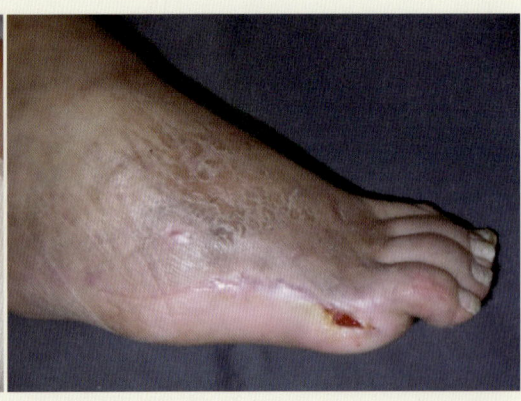

第2章 下肢

私の手術法2：デブリードマン＋(free) flap法

STEP ❶ 術前＋デブリードマン

血糖コントロール不良の糖尿病患者。靴ずれからの感染を起こし皮下膿瘍で高熱で入院。入院当日に切開排膿を施行。皮膚はできるだけ温存して十分な排膿が行われることを重点にして行う。

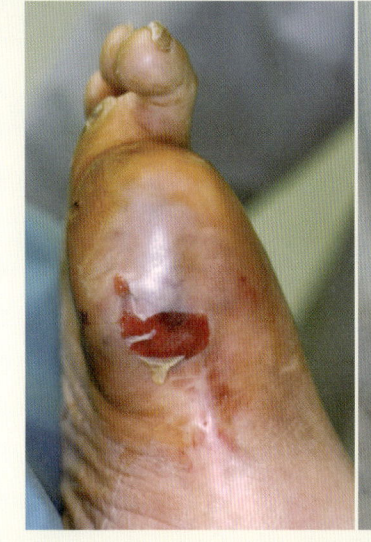

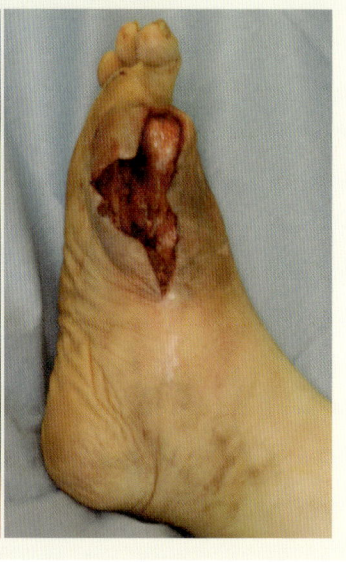

STEP ❷ free flap施行

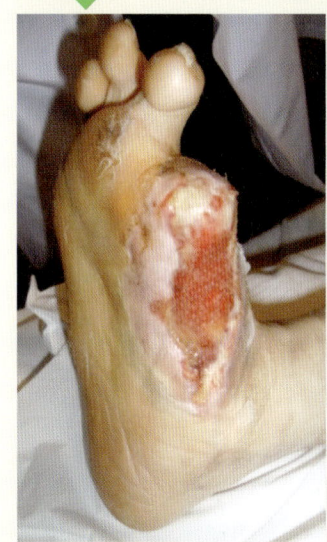

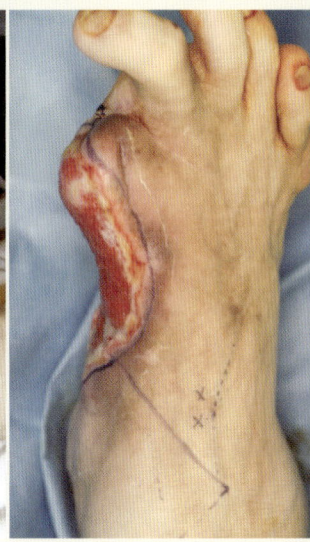

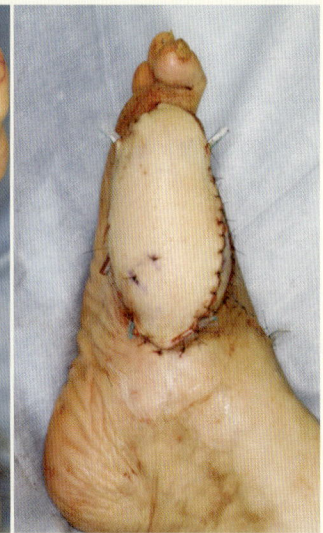

糖尿病と感染のコントロールがつき、血行に問題がなかったため、デブリードマンから3週間後に前外側大腿皮弁による再建施行。

STEP ❸ 術後

free flap翌日に静脈血栓によるうっ血が生じ、血栓除去を行ったが、その後は順調に経過し、リハビリテーションと靴作成を行い再建術後3週で退院となった。

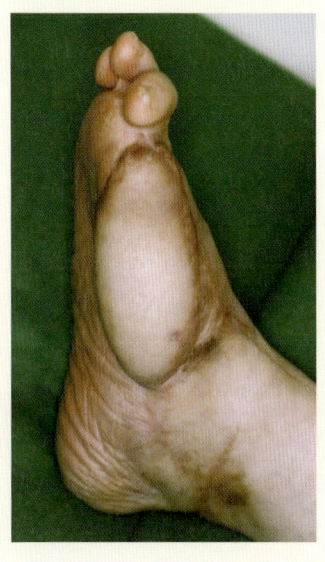

▶術後9カ月の状態

ര # 第3章　代表的術式

51 薄筋移植による前腕屈筋再建術

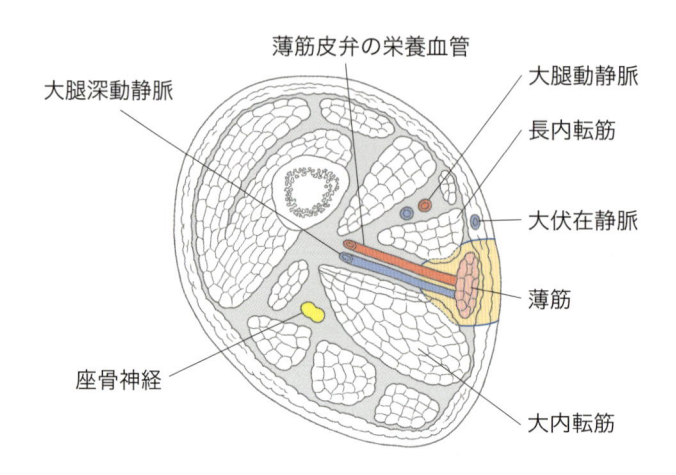

▶服部 泰典

薄筋採取に必要な大腿近位の横断面の解剖

特徴・利点・欠点

薄筋皮弁は、四肢の軟部組織欠損の再建にも有用であるが、長い滑走距離、単一の運動神経による支配、単純な血管解剖、筋肉採取後の機能欠損がほとんどないことより、現在では主として機能的筋肉移植のドナー筋肉として利用されている。筋線維が筋肉の走行に対して平行に配置されているため、約12cmの長い滑走距離を得ることができる。筋肉に対する血行は、MathesとNahaiの分類のⅡ型であり、筋肉の中枢に主栄養血管が存在し、末梢にも数本の補助栄養血管が存在する。薄筋を筋皮弁として採取する際の皮弁の血行は、大腿の中枢1/2では、薄筋への主栄養血管から長内転筋と薄筋の筋間中隔を通る数本の筋膜穿通枝により栄養される。

一般的な適応病態

前腕屈筋群の麻痺があり、神経再建や腱移行術による再建が不可能な症例が適応となる。また、関節拘縮がないこと、手指の知覚再建が可能であること、皮膚欠損がないことなども重要な適応を決める因子である。具体的には、以下のような症例での前腕屈筋群の麻痺が適応となる。

1. 全型腕神経叢損傷
2. フォルクマン拘縮
3. 外傷性の筋肉欠損
4. 上腕切断再接着後

私のこだわり

薄筋移植による前腕屈筋の機能再建術を成功させるためには多くの要因が必要である。その中でも最も重要であるのが、運動線維を豊富に含む健常な運動神経を作動神経として使用することである。フォルクマン拘縮や前腕の筋肉欠損などでは前骨間神経が使用できることがあるが、腕神経叢損傷や上腕切断再接着後などでは、中枢にある運動神経を選択する必要がある。腕神経叢損傷では副神経や肋間神経が使用可能である。上腕切断再接着後などでは、このほかに筋皮神経や胸背神経なども使用可能であり、術中に電気刺激などを用いて最適な運動神経を選択する。

【参考文献】
1. Doi K, Muramatsu K, Hattori Y, et al: Restoration of prehension with the double free muscle technique following complete avulsion of the brachial plexus. J Bone Joint Surg 82A: 652-666, 2000
2. Hattori Y, Doi K, Abe Y, et al: Surgical approach to the vascular pedicle of the gracilis muscle flap. J Hand Surg 27A: 534-536, 2002

STEP ❶ 移植床の準備

上腕中枢での不全切断の再接着後9カ月で、正中神経と尺骨神経に広範な欠損があり再建不可能であった症例。腋窩部の切開にて、胸背動静脈を剥離して、作動神経として胸背神経を準備した。第3肋骨に骨孔を穿ち、サージロン糸を通して薄筋の中枢側の固定のために準備した。前腕部で、深指屈筋腱を筋腱移行部で切離した。
胸背神経の電気刺激により良好な広背筋の収縮が得られることを、必ず確認しておく必要がある。

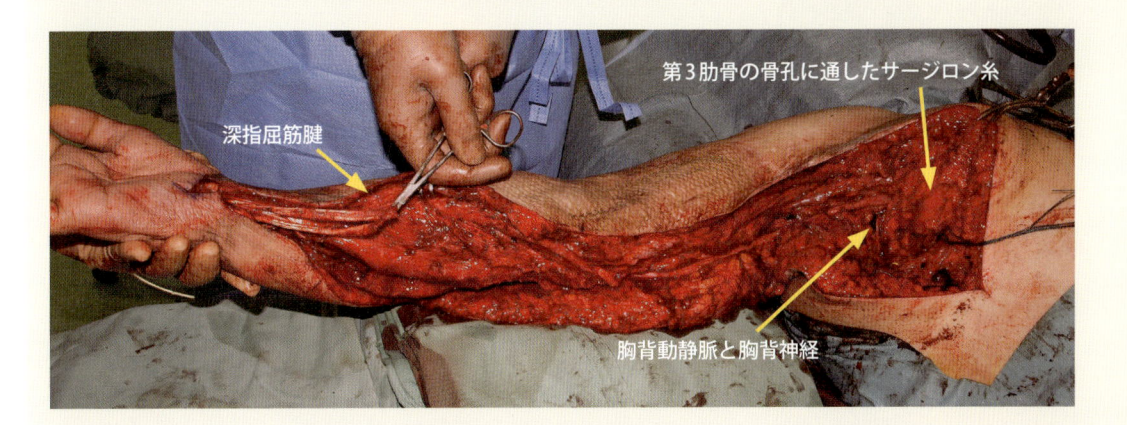

STEP ❷ 薄筋皮弁のデザイン

大腿内側の薄筋の上に必要な大きさの皮弁をデザインする。この症例では8×26cmの皮弁をデザインした。
薄筋皮弁において、信頼できる皮弁の血行を得るためには、薄筋と長内転筋の筋間中隔を十分含める必要がある。

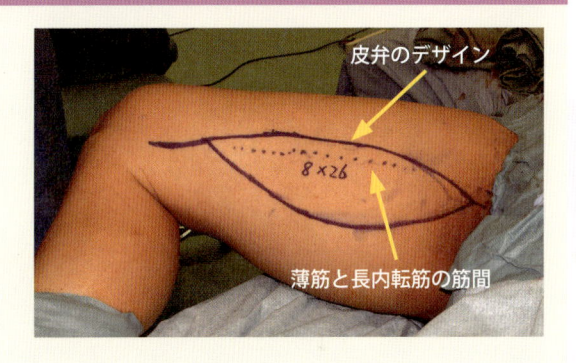

STEP ❸ 薄筋の栄養血管と運動神経の剥離

1) 長内転筋の筋膜を切離していくと、長内転筋と薄筋の筋間中隔の中に薄筋の栄養血管と運動神経が確認できる。栄養血管は長内転筋を前方に持ち上げるようにして、長内転筋や短内転筋へ入る枝を結紮しながら、大腿深動静脈に向かい丁寧に剥離を進めていく。運動神経は、長内転筋を外側に避けて閉鎖孔まで採取する。
2) 血管の中枢側の剥離を行う際は、長内転筋を内側に避けるようにすると、大腿深動静脈の分岐部まで剥離を行うことができる。

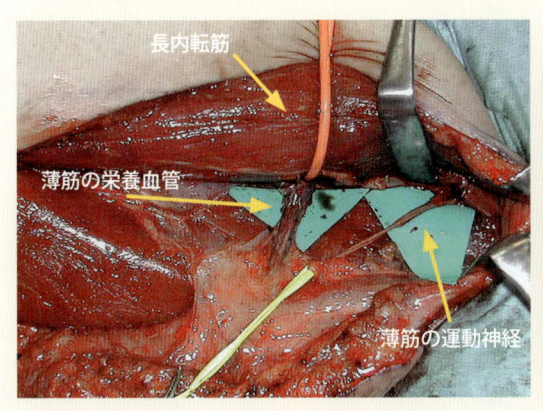

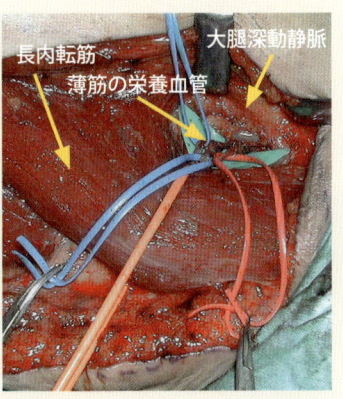

STEP ❹ 採取した薄筋皮弁

大きな皮弁を付けた薄筋皮弁を採取する際には、周囲の筋膜を広範に薄筋に付けて採取すると、良好な皮弁の血流が得られる。

薄筋の栄養血管
薄筋の運動神経

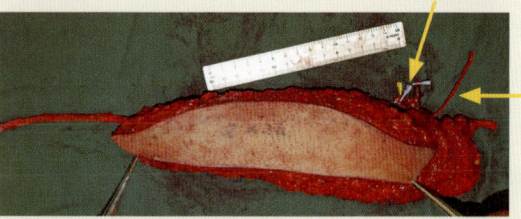

▲皮弁側からみた図

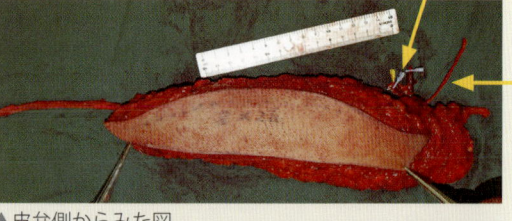

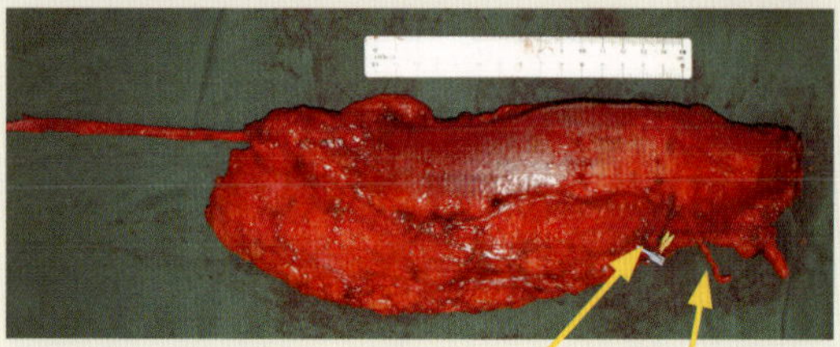

▲筋肉側からみた図
薄筋の栄養血管　薄筋の運動神経

STEP ❺ 薄筋皮弁の肋骨への固定

採取した薄筋皮弁の中枢側を第3肋骨へ固定した。

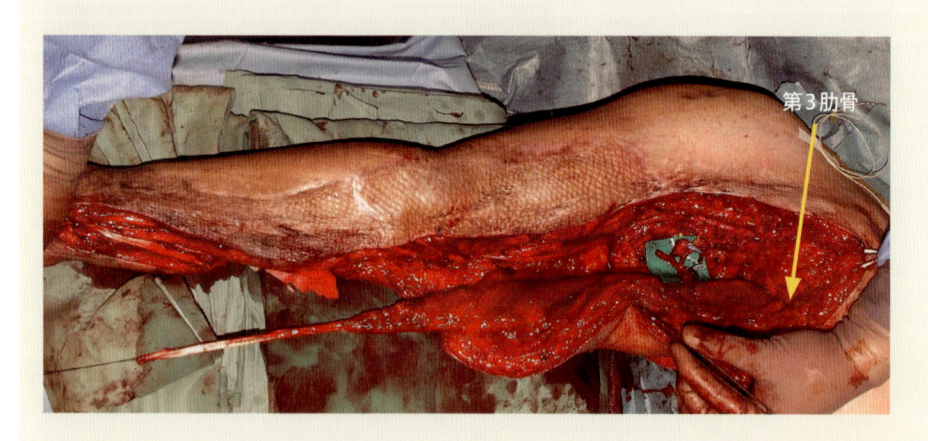

第3肋骨

STEP ❻ 血管吻合と神経縫合

腋窩部で薄筋の栄養血管と胸背動静脈を吻合、薄筋の運動神経と胸背神経を縫合した。

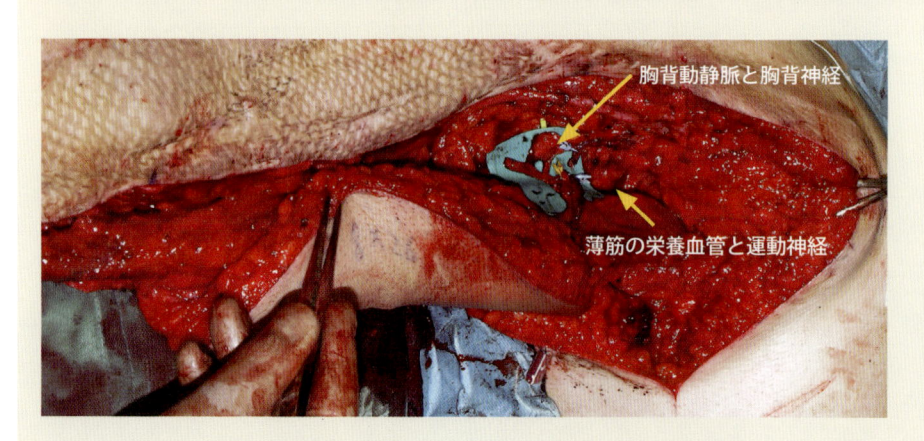

胸背動静脈と胸背神経
薄筋の栄養血管と運動神経

206　第3章　代表的術式

STEP 7 薄筋腱と深指屈筋腱の縫合

弓弦現象を予防するために薄筋腱を円回内筋の下をくぐらせた後に、深指屈筋腱と double interlacing suture を行った。
腱縫合の緊張の決定は、術後の可動域に大きく影響してくる。屈筋群の再建では、肘関節45°伸展位、手関節中間位で手指の完全屈曲が得られるように縫合部位を決定する。

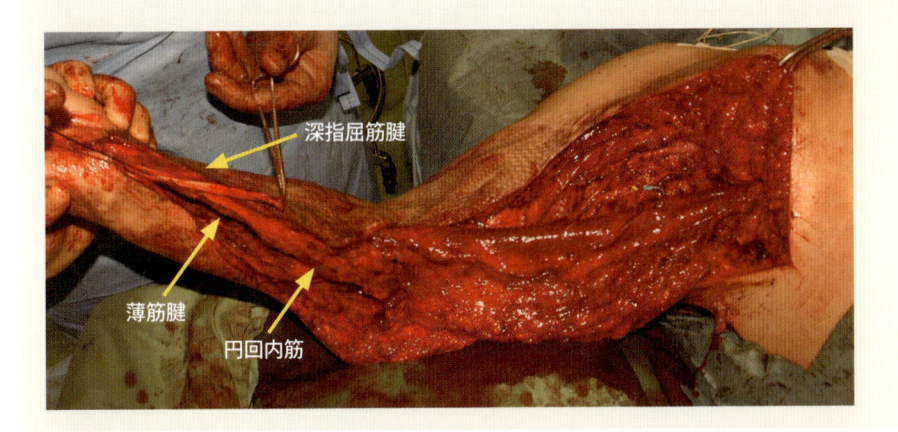

深指屈筋腱
薄筋腱
円回内筋

STEP 8 手術終了時の状態

皮弁が上腕内側に位置し、創は一次閉鎖可能であった。
血腫の貯留を防ぐために、十分な数のドレーンを留置しておくことが重要である。

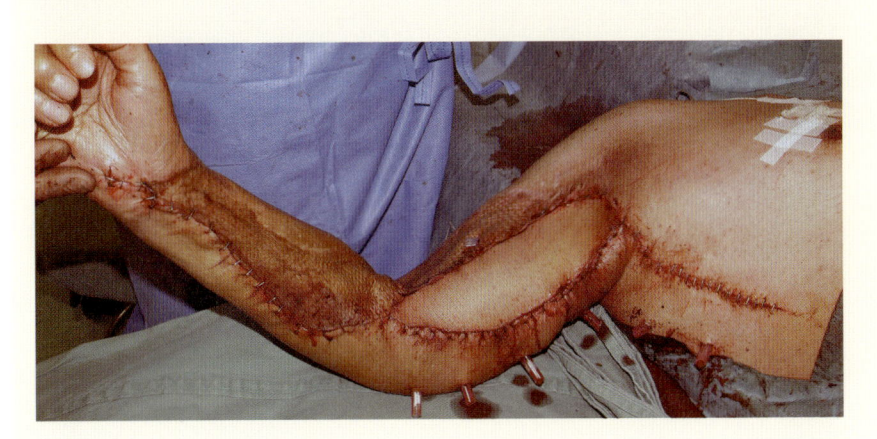

51 薄筋移植による前腕屈筋再建術　*207*

52 血管柄付き尺骨神経移植術

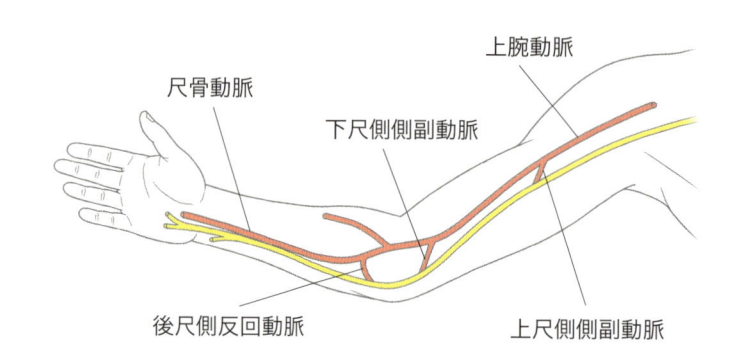

▶服部 泰典

尺骨神経の栄養血管

特徴・利点・欠点

尺骨神経は、上腕部で上腕動脈の枝である上尺側側副動脈と下尺側側副動脈、前腕部では尺骨動脈の枝である後尺側反回動脈と尺骨動脈からの血流を受けている。このうち、上尺側側副動脈のみにより尺骨神経の全長が栄養される。上腕動脈分岐部の外径は1mm前後であり、Lebertonらによると94%の症例で存在しているとされ、解剖学的にも安定した血管である。静脈は1もしくは2本の伴走静脈が存在する。血管柄付き尺骨神経移植では、この上尺側側副動脈を用いて有茎もしくは遊離で行うのが一般的であるが、外傷などにより損傷している際には、下尺側側副動脈や尺骨動脈を用いても移植できる。

一般的な適応病態

血管柄付き尺骨神経移植が適応されるのは、尺骨神経が損傷されており、その修復を行っても有用な機能回復が期待できない場合のみである。よって、適応は以下の場合のみに限定される。

1. C8根とT1根が節前損傷である全型腕神経叢損傷。健側C7根と正中神経の間の架橋、節後損傷であるC5根やC6根と再建する後神経束や外神経束の間の架橋のために適応される。
2. 上腕切断の再接着後など上腕部の高度外傷で、尺骨神経を含む正中神経や橈骨神経の広範囲な欠損がある症例。尺骨神経を再建しても有用な機能回復が期待できないと考えられる際に、尺骨神経を用いて正中神経や橈骨神経の再建が適応される。

私のこだわり

腕神経叢損傷の再建に使用する際には、上尺側側副動脈が損傷されていることはなく、この血管を栄養血管にした移植が第1選択とされる。有茎で移植する方法もあるが、長い神経移植が必要となるため、遊離移植で行う方が好まれる。上腕部の高度外傷の再建に使用する際には、上尺側側副動脈が損傷されていることが多く、下尺側側副動脈や後尺側反回動脈を栄養血管にした有茎移植で、正中神経や橈骨神経の再建を行うことが可能である。

【参考文献】
1. Leberton E, Bourgeon Y, Lascombes P, et al: Systemization of the vascularization of the ulnar nerve in its upper arm. Ann Chir Main 2: 211-218, 1983
2. Hattori Y, Doi K, Ikeda K, et al: Vascularized ulnar nerve graft for reconstruction of a large defect of the median or radial nerves after severe trauma of the upper extremity. J Hand Surg 30A: 986-989, 2005

STEP ❶ 肘内側での尺骨神経の展開 (1)

上腕中枢での不全切断の再接着後9カ月の症例。正中神経と尺骨神経が損傷されており、両神経とも腋窩から上腕末梢まで約20cmの欠損があった。尺骨神経を用いて、正中神経の再建を行った。上尺側側副動脈が損傷されていたため、肘部管を展開して、尺骨神経と栄養血管である下尺側側副動脈と後尺側反回動脈を剥離した。

上尺側側副動脈が外傷の影響で使用できない際には、下尺側側副動脈や後尺側反回動脈を使用し、有茎での移植が可能である。

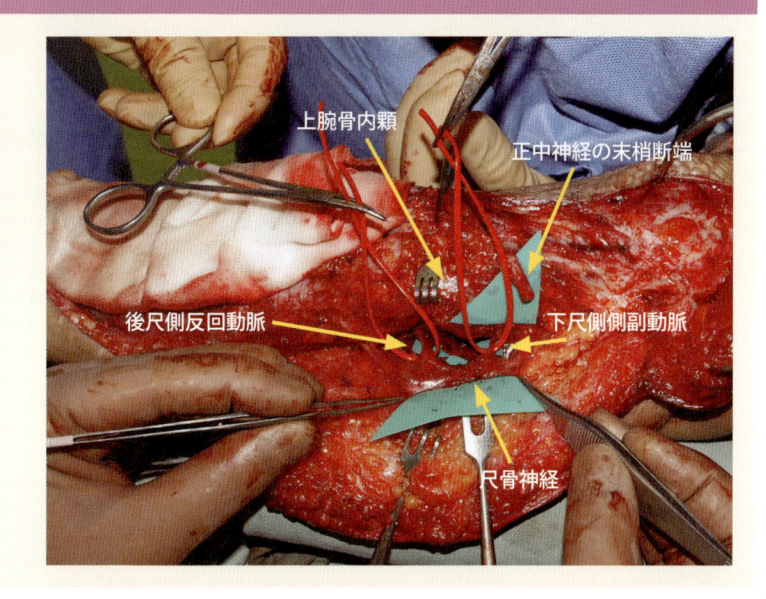

STEP ❷ 肘内側での尺骨神経の展開 (2)

尺骨神経を前腕まで剥離して尺骨動脈を展開した。

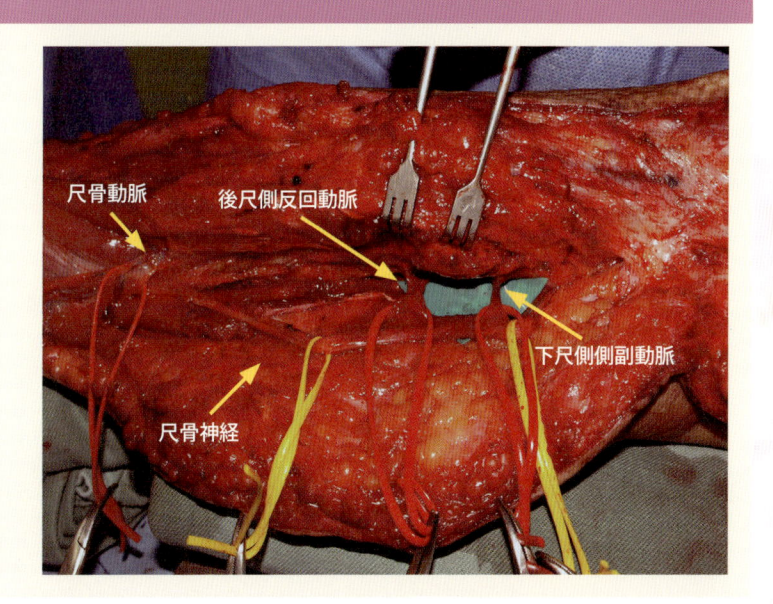

STEP ❸ 尺骨神経全長の展開

尺骨神経全長とその栄養血管を展開した。

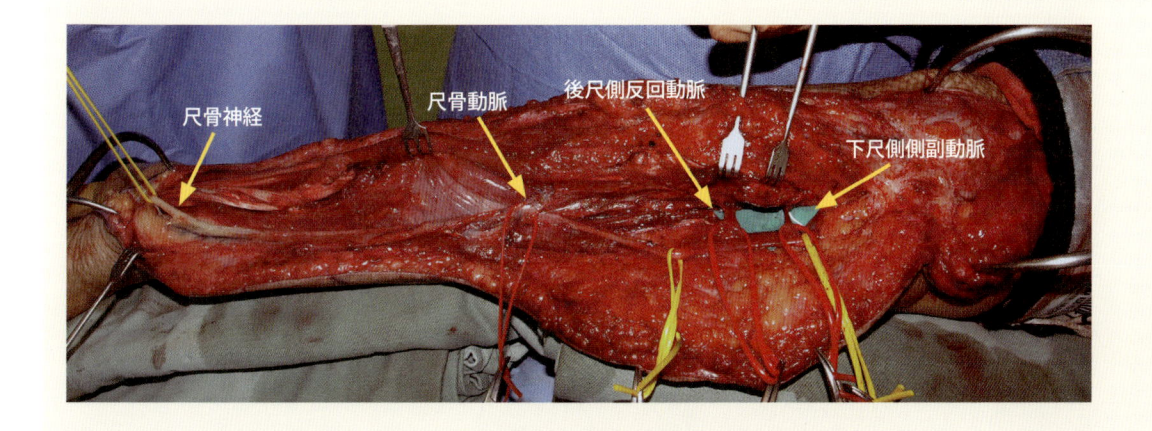

52 血管柄付き尺骨神経移植術

STEP ❹ 血管柄付き尺骨神経の挙上

尺骨動脈を尺骨神経から分離して、下尺側側副動脈と後尺側反回動脈の有茎血管柄付き尺骨神経の挙上が終了した。挙上が終了した段階で駆血帯を解除し、尺骨神経の末梢断端からの出血の有無を確認する。

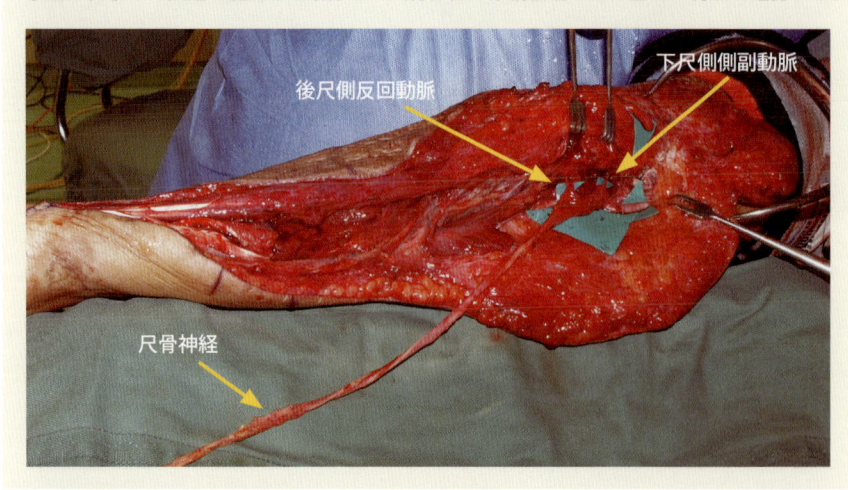

STEP ❺ 血管柄付き尺骨神経移植を末梢側に反転

下尺側側副動脈と後尺側反回動脈の血管茎をpivot pointとして血管柄付き尺骨神経を中枢側に反転させた。

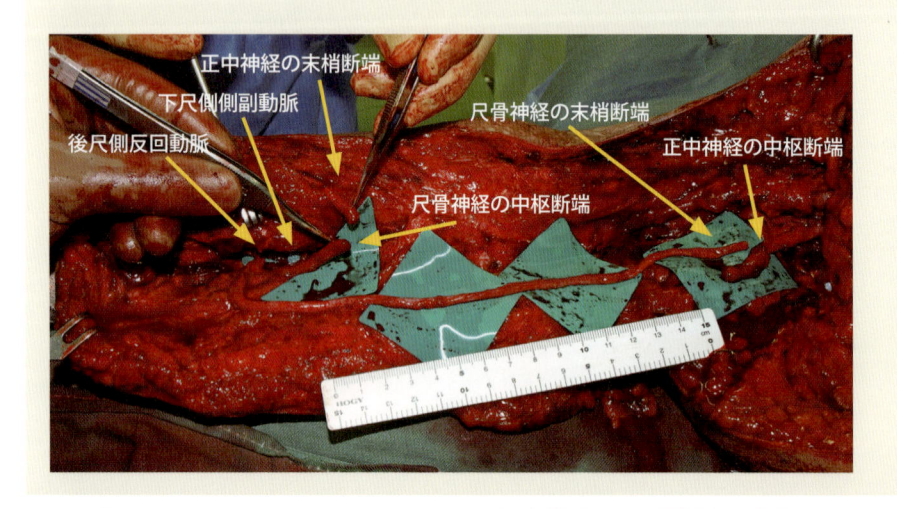

STEP ❻ 神経縫合の終了後

尺骨神経と正中神経は、9-0ナイロン糸で神経外膜縫合を行った。移植した尺骨神経の長さは23cmであった。

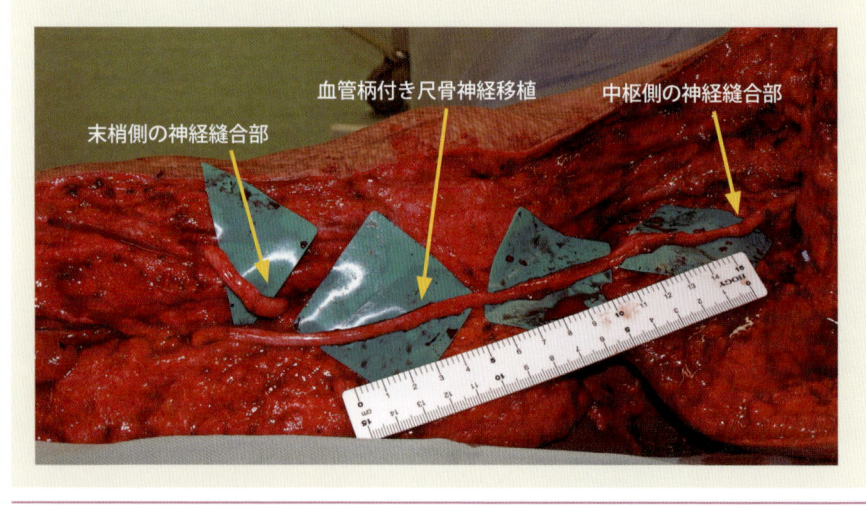

53 血管柄付き腓骨移植術

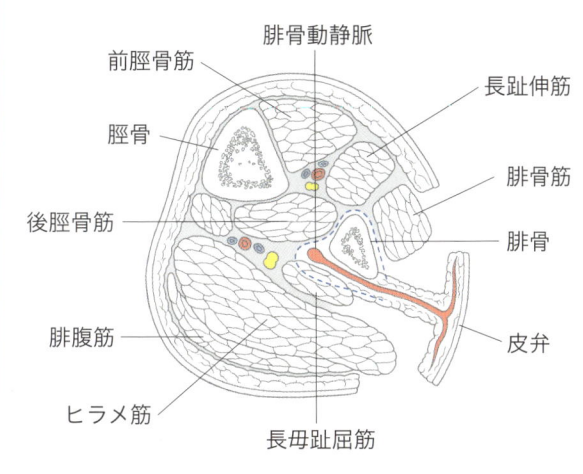

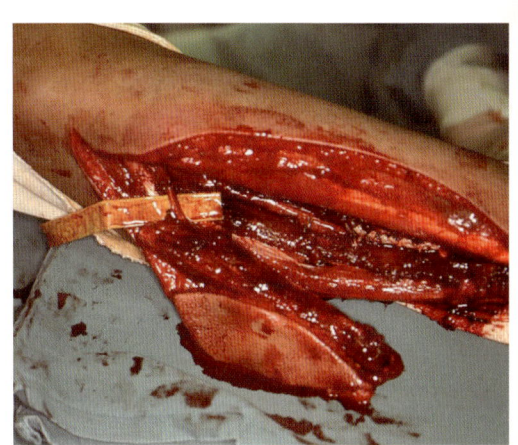

▶矢島 弘嗣

腓骨弁採取における下腿の断面解剖図

挙上した皮弁付き腓骨

特徴・利点・欠点

血管柄付き骨移植術のドナーとして種々の骨弁が用いられているが、腓骨は最大24cm採取可能であり、長管骨の再建に最も適したドナーである。皮弁や筋弁を同時に採取でき、腓骨動脈をflow throughとすることにより主幹動脈の再建にも用いることができる。採取後の機能的な問題はほとんどなく、腓骨動脈を犠牲にすることによる足部への血行障害も通常はない。

一般的な適応疾患

1. 外傷ならびに腫瘍切除後の広範囲（6cm以上）骨欠損
2. 軟部組織欠損を伴う中等度（3～6cm程度）以上の骨欠損
3. 四肢の難治性偽関節（感染性、先天性偽関節など）
4. 大関節の固定（膝、足、手関節など）
5. 大腿骨頭壊死
6. 下顎骨再建（腫瘍、骨髄炎）
7. 脊椎の多椎間固定
8. 手関節、肩関節の再建（腓骨頭移植）

私のこだわり

まず術前に必ず患側の血管造影を行い、血管吻合部のプランニングを立てておく。採取に際して体位はできれば側臥位が勧められる。皮弁は下腿1/3より遠位の穿通枝を含むようにデザインし、皮弁の下方から切開を始める。ヒラメ筋の筋膜を腓骨筋よりで切開し、筋膜を剥くように剥離して皮膚穿通枝を確認する。長母趾屈筋の筋膜を切離した後は前方からの進入に切り替える。腓骨の骨切りは早い段階で行い、遠位部で腓骨動静脈を結紮切離した後は、腓骨を手前に引きながら後脛骨筋を腓骨からはずし、最後に長母趾屈筋を一部腓骨に付着させた状態で切離していくと、血管柄だけを残した腓骨が挙上される。できればヒラメ筋への主栄養血管より末梢で血管柄を確保した方がよく、血管柄の近位端は2～3cmほど動脈と静脈を分離してから結紮、切離する。

【参考文献】
1. Beppu M, Hanel DP, Johnston GH, et al: The osteocutaneous fibula flap; An anatomic study. J Reconstr Microsurg 8: 215-223, 1992
2. 矢島弘嗣，吉田淳：血管柄付き腓骨移植術．整形外科医のための新マイクロサージャリー，別府諸兄編，pp186-200，メジカルビュー社，東京，2008

STEP ❶ 術前準備

外傷例と腫瘍例においては必ず患側の血管造影を行い、吻合血管を確認しておく。腓骨採取側は動脈硬化などの血管疾患を有している症例や過去に骨折などの既往があるもののみ血管造影を行う。最近ではCT angioをもって血管造影に代える。また血管超音波検査を行えば、腓骨動脈はもちろんのこと、皮膚穿通枝までもその走行が確認できる。骨固定に関してプレートやスクリューの用意を行う。創外固定を用いる場合も多く、その準備をしておくのはいうまでもない。

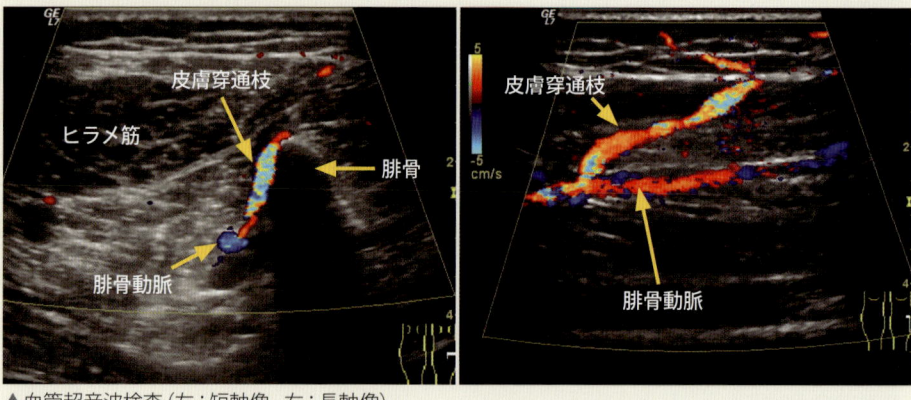

▲血管超音波検査（左：短軸像、右：長軸像）

STEP ❷ 体位および皮切のデザイン

同側に移植する場合や、上肢に移植する場合は、側臥位での採取が勧められる。もしも反対側への移植や大腿骨頭壊死例に対する腓骨採取の場合は、仰臥位でドナーとレシピエントの同時進行を行うことにより手術時間の短縮を図れる。この場合、腓骨採取側の殿部に枕を入れて股関節を内旋させ、膝関節を屈曲位とする。最終的な皮膚穿通枝の確認はドプラー聴診器で行い、皮弁をデザインしておく。

手術を始める直前に駆血を行い、ターニケットをONにするが、駆血はエスマルヒを使用せず、下肢を挙上して手で圧迫する程度にしておく（皮膚穿通枝の確認を容易にするために）。

STEP ❸ 皮膚穿通枝について

腓骨のみを採取するよりも、皮弁とともに採取する方が煩雑である。下腿外側の皮膚は腓骨動脈と後脛骨動脈からの皮膚穿通枝によって栄養されている。腓骨動脈からの皮膚穿通枝は、ヒラメ筋の筋肉内を通過して皮膚に出てくるもの（Type A）、筋間中隔を通って皮下に出てくるもの（Type C）、Type Cのうち途中ヒラメ筋に枝を出すもの（Type B）の3種類に分類できる。Type Aは下腿中央1/3に多く見られ、Type B、Cは下腿遠位1/3に多く見られる。

ヒラメ筋内でこの血管を剥離するのは技術的にも難しく、皮弁の栄養血管として用いるのはType B、Cの枝が勧められる。すなわち皮弁をデザインするのは下腿中央より遠位で行うことがポイントである。

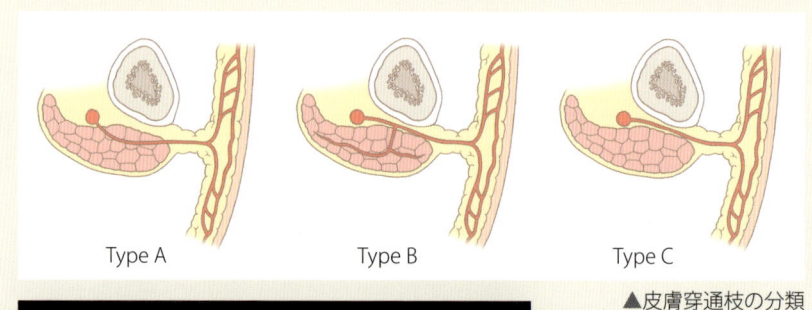

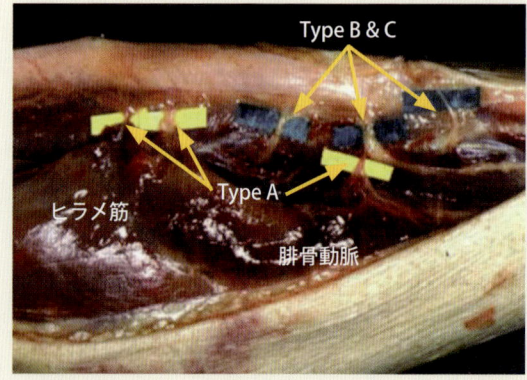

▲皮膚穿通枝の分類

STEP ❹ 皮切および皮膚穿通枝の確認

腓骨の後縁に沿って切開を入れるが、皮弁のところでは後方から切開を行う。皮膚、皮下組織を切開して、ヒラメ筋の筋膜上で前方に向かい剥離を進める。ドプラー聴診器による皮膚穿通枝のマーク付近では、この枝を傷つけないようにヒラメ筋の筋膜を切離して、筋膜を腓骨筋との筋間中隔に向かって筋膜下で剥離を行う（4-1）。そうすると皮膚穿通枝が筋膜を透けて確認できる（4-2）。その後、ヒラメ筋を近位に向かって後方へ圧排し、近位部でヒラメ筋の腓骨への起始部を腓骨付着部で切離すると、腓骨動脈本幹が確認できる。腓骨動脈本幹が長母趾屈筋の中に入っていく部位を確認した後に長母趾屈筋の筋膜を腓骨側で切離する。次に皮膚穿通枝を近位に向かって剥離を行い、この枝が腓骨動脈から分岐していることを確認して（4-3）、最終的に皮弁のデザインを決定する。もし腓骨動脈からの枝でなかった場合は、別の皮膚穿通枝を同定して皮弁のデザインの変更を行う必要がある。後方からの剥離展開はここで一度止めておく。

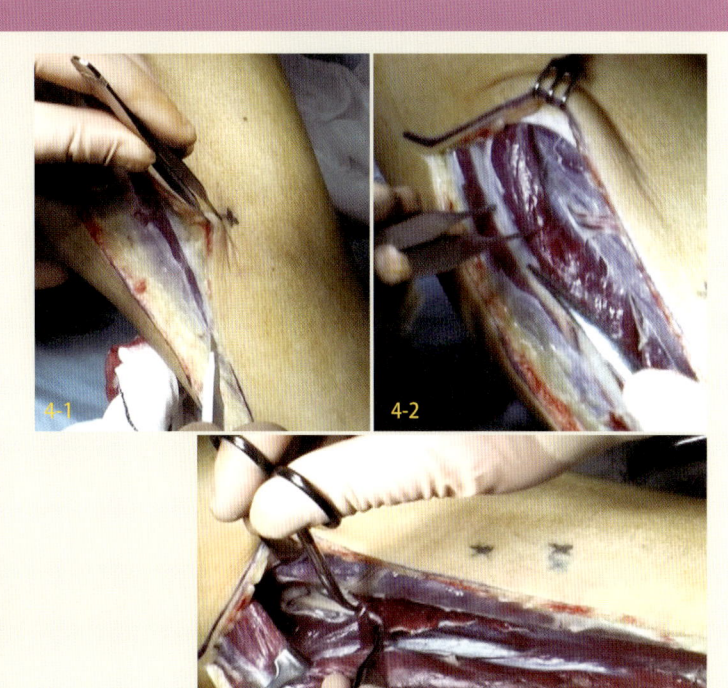

STEP ❺ 皮弁の挙上と腓骨外側の展開

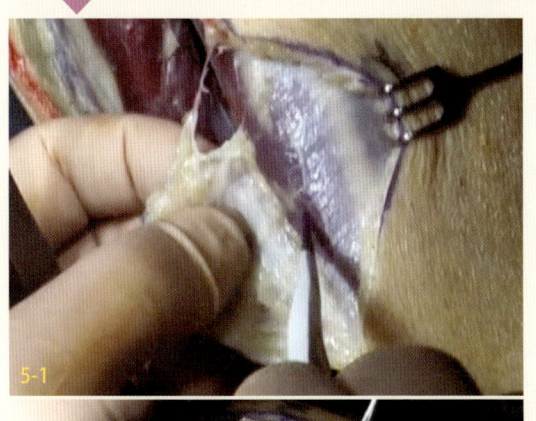

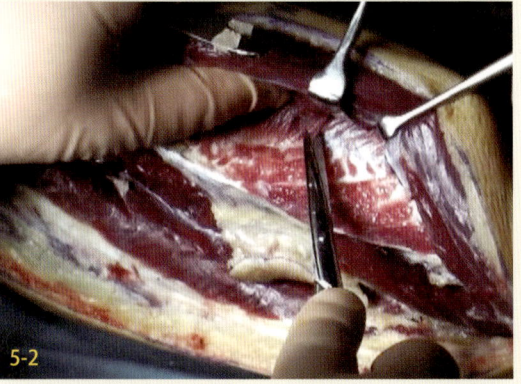

皮弁のデザインが確定したならば皮弁の前縁を切離して、一部腓骨筋の筋膜を皮弁に付けた状態で、穿通枝を血管柄として皮弁を挙上する（5-1）。

この際、腓骨筋の筋膜および筋間中隔を穿通枝に付けておくと術中に血管が引きちぎられたりするような損傷を防止することができる。

皮弁が挙上された後は腓骨の前方から剥離していく。腓骨筋を腓骨からメスとはさみを用いて遠位から近位に向けて剥がしていくが、骨膜を温存するために（血行の温存）腓骨筋の一部は腓骨に付けておく（5-2）。筋肉や骨膜からの出血は双極止血子を用いて丁寧に止血する。

53 血管柄付き腓骨移植術　213

STEP ❻ 腓骨の切離

腓骨の骨切りは、腓骨筋が腓骨から剥離された時点で行う。まず骨切り線より約1cm遠位部の骨膜をメスで切り、2～3cmの幅で筋間中隔も切離して、ラスパトリウムを用いて骨膜下に近位に向かって剥離を行い（1cm程は骨膜を余分に腓骨に付けておく）、レトラクターあるいはエレバトリウムを入れて、腓骨動静脈をプロテクトする。ボーンソーを用いて骨切りを行うが、熱による切断端の骨変性を防ぐために注射器で水をかけながら行う。同様な手技を腓骨近位部でも行う。特に近位部では静脈を傷つけやすいので、レトラクターを入れる際には骨膜を丁寧に剥がしてから行う。

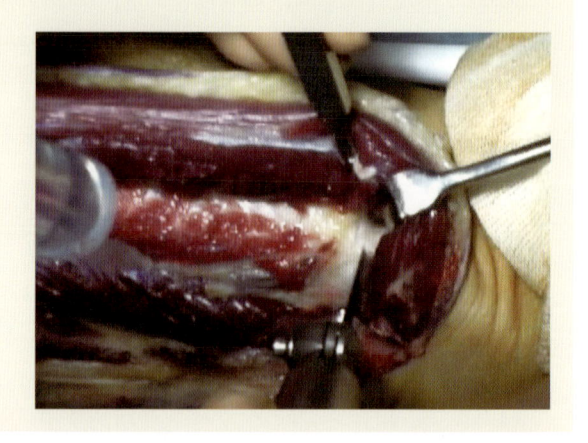

STEP ❼ 腓骨動静脈の剥離

骨切り終了後、腓骨片の末梢端を骨把持器などで把持して腓骨を手前に引きながら、長趾および長母趾伸筋を骨間膜（腓骨に付着している筋線維）より前方に剥離する。この操作中に前脛骨動静脈と深腓骨神経が術野に現れるが、損傷しないように注意する。剥離した伸筋群を内側に避け、骨幹膜を5mmほど腓骨に付けた状態で遠位から近位に向けて切離する（7-1）。この時点で腓骨片末梢部において腓骨動静脈が確認できる。血管束を剥離し、動静脈束を結紮する（7-2）。

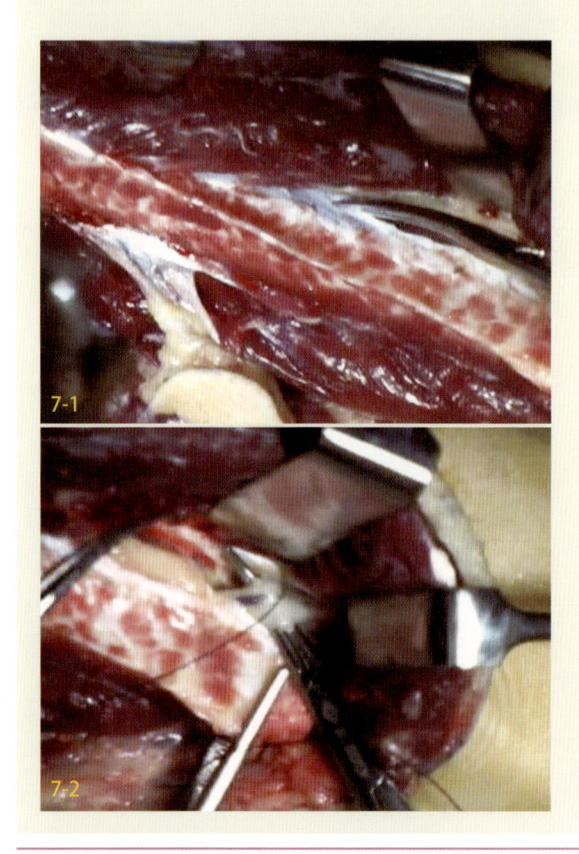

214　第3章　代表的術式

STEP 8 後脛骨筋および長母趾屈筋の切離

この段階で腓骨に付着しているのは後脛骨筋と長母趾屈筋である。まず後脛骨筋をはずしながら腓骨動静脈を近位へと剥離する（8-1）。最後に長母趾屈筋の一部を腓骨に付着させた状態で切離していくと血管茎だけを残した腓骨が挙上される（8-2）。腓骨動脈を後脛骨動脈分岐部に向かって剥離するが、ヒラメ筋の主栄養動脈分岐部より中枢では静脈が太くかつ静脈間の交通枝がいくつも存在するので、血管柄の長さが十分であれば、主栄養動脈分岐部以遠で結紮、切離を行う。なお血管柄を切離する前に動脈と静脈を剥離しておいた方が、その後の操作が行いやすい（8-3）。駆血帯を解除して、腓骨、皮弁の血行を確認した後に出血部位を双極止血子で止血する。腓骨の灌流を10分ほど行ってから動静脈を結紮、切離する。

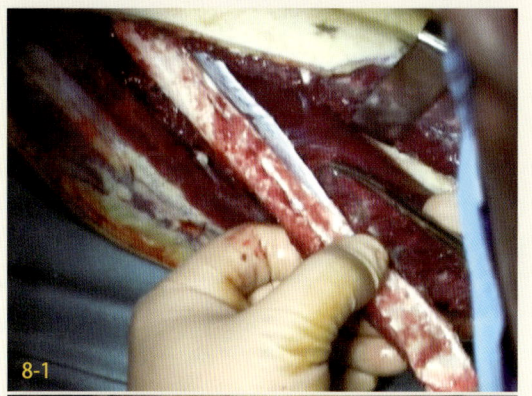

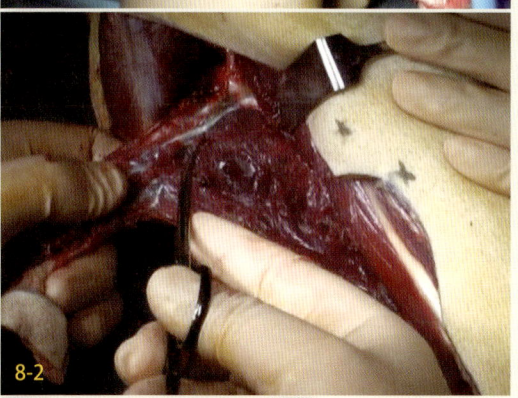

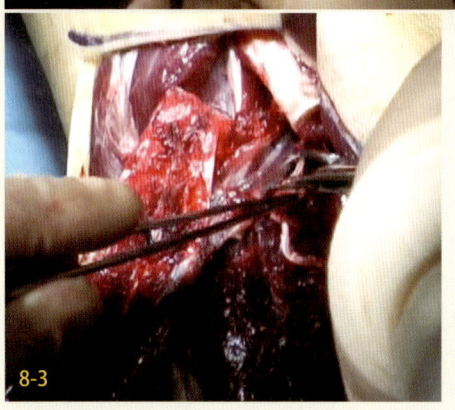

CASES 脛腓間固定術（小児例）

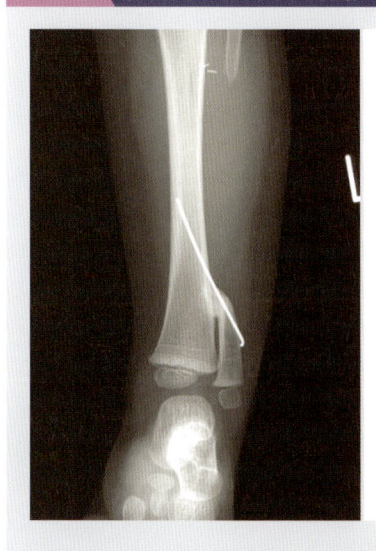

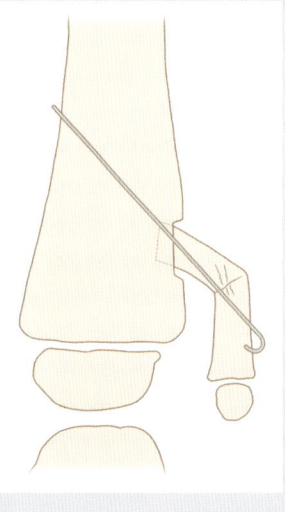

小児においては術後の足関節外反変形を予防するために、必ず脛腓間固定を行う必要がある。脛骨の皮質骨の一部を開窓し、腓骨の骨片を移植骨として採取、脛骨と腓骨の間にはめ込んでキルシュナー鋼線により固定する。骨癒合後は当然抜釘を行う必要がある。

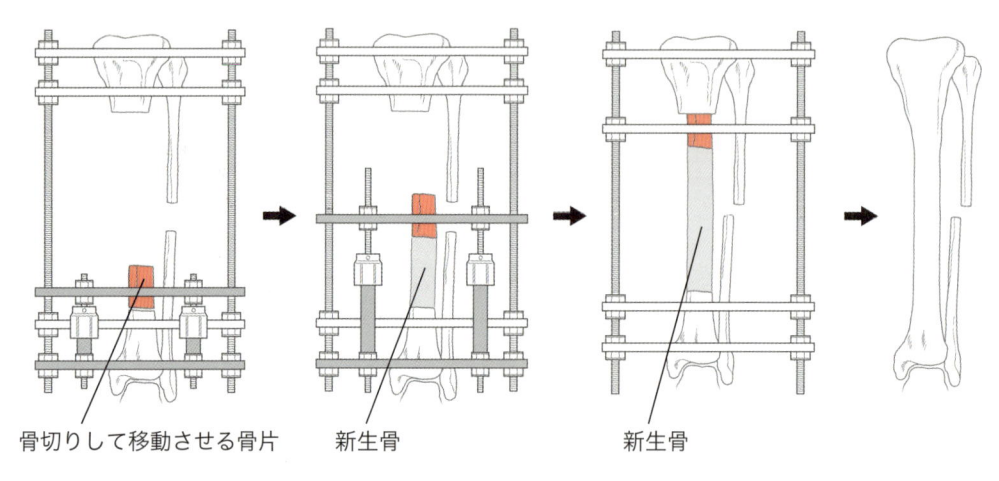

54 Bone transport法

渡部 欣忍、竹中 信之

骨切りして移動させる骨片　新生骨　新生骨

骨切りした骨を移動させて骨を再生させる治療法である。

特徴・利点・欠点

Bone transport法は、切り離された骨片を創外固定器を用いて体外からコントロールしながら移動させることで、脚短縮を残さずに巨大な骨欠損を再生させる治療法である。イリザロフ法を骨へ応用した骨延長術の亜型になる。イリザロフ法以外のすべての手術は、①修復、②切除、③移植、④人工物設置の4つに分類することができる。これに対してイリザロフ法は、自己の正常組織を生体内で増加させるという極めて特異な手術法であり、生体内での「再生医療」と捉えることができる。体幹支持や運動に耐えることが可能な質的・量的に十分な骨を再生できることが最大の利点である。欠点は治療期間が長いことと近傍関節の拘縮である。

一般的な適応病態

自家骨移植術や人工骨移植術で対応できないような巨大骨欠損の再建が適応となる。
1. 骨折後の骨欠損
2. 急性骨髄炎に対する感染巣掻爬後の巨大骨欠損
3. 慢性骨髄炎に対する感染巣掻爬後の巨大骨欠損
4. 悪性骨腫瘍に対する広範囲切除後の巨大骨欠損

私のこだわり

Bone transport法では、30cm以上の長管骨巨大骨欠損も再建できる。10cmを超えるような巨大骨欠損の再建は、遊離自家骨移植術では限界があり、血管柄付き腓骨移植などのマイクロサージャリーの技術が必要となる。遊離自家骨移植術にしても血管柄付き自家骨移植術にしても、その最大の問題点は自己の健常な組織を犠牲にしなければいけない点である。使用できる自己組織の質・量ともに限界があるのは自明である。一方でbone transport法は、健常な組織を犠牲にする必要はなく、さらに、再生される骨が質・量ともに十分である。また、骨片の延長とともに皮膚も牽引されて修復されるという利点もある。

【参考文献】
1. 渡部欣忍, 西澤祐, 竹中信之ほか：【インプラント感染 その予防と対策】骨折内固定後感染；骨折内固定術後感染に対するイリザロフ法による治療. 整・災外 53：661-670, 2010
2. 渡部欣忍, 竹中信之, 小林誠ほか：【開放骨折治療マニュアル】骨欠損を伴った脛骨開放骨折の治療. Orthopaedics 22：68-74, 2009

血管柄付き腓骨移植術失敗後の巨大骨欠損の再建

STEP ① 術前

58歳、男性、Gustilo type ⅢBの脛骨開放骨折後に前医で健側から血管柄付き腓骨移植が施行されイリザロフ創外固定器で固定されたが、難治性のMRSA感染性偽関節となった。感染は鎮静化せず皮膚欠損、瘻孔形成も生じたため当院へ転送された。

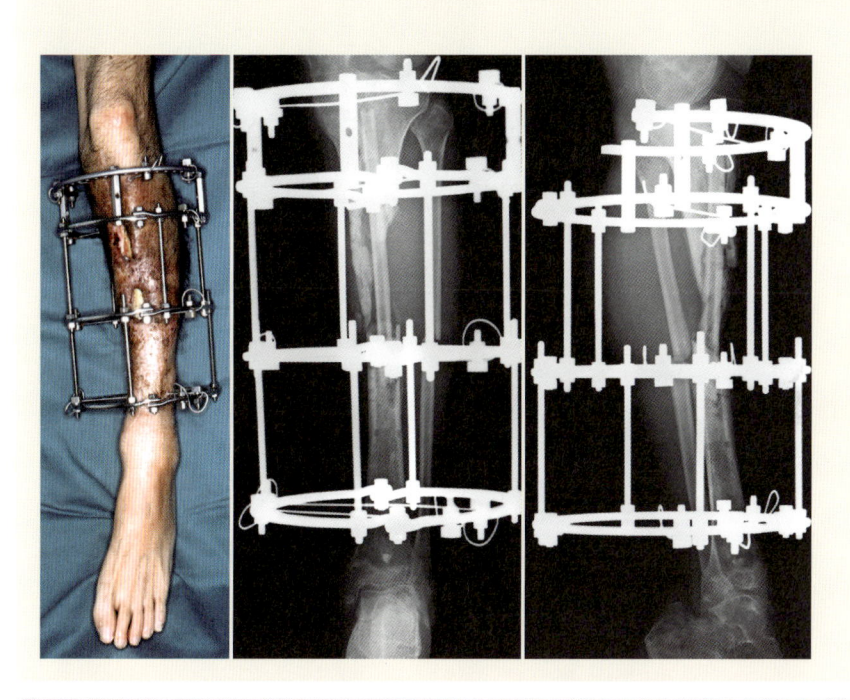

STEP ② 病巣広範囲切除

移植されていた腓骨を含めて感染巣を広範囲に切除している（模式図は、創外固定器の構成を簡略化して描画している：以下同じ）。

切除断端から出血が確認できるまで骨を切除する。血流のない組織は残さないことが大切である。

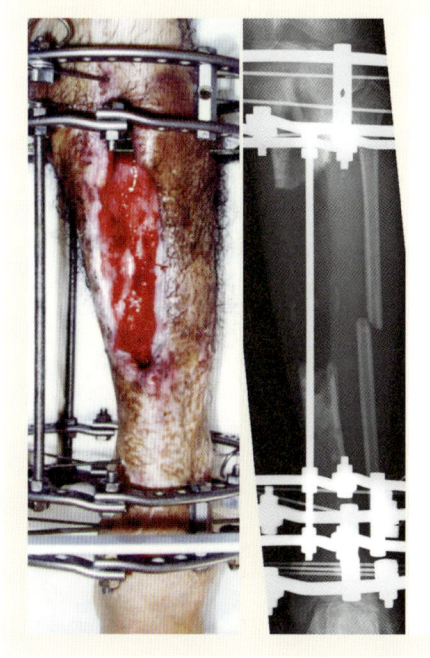

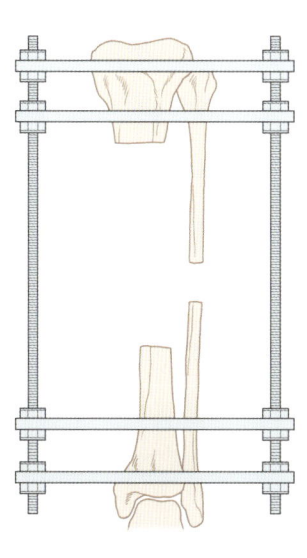

54 Bone transport法

STEP ❸ Bone transport開始

感染が鎮静化したことを確認し、脛骨遠位骨幹部で骨切りを行って移動骨片を作成した。

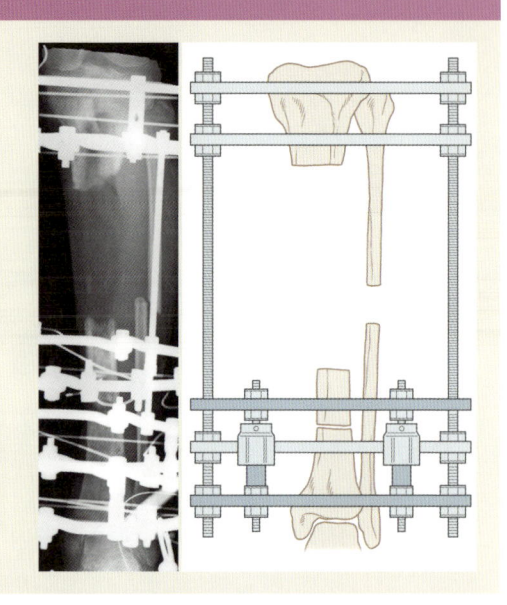

STEP ❹ 骨片の移動

骨切りした骨片を延長器で近位へ移動させている。骨片の移動に伴って皮膚も移動するため、欠損皮膚も再生されていく。

骨片の移動速度は通常0.5〜1.0mm/日。新生骨のでき具合をX線でチェックしながら速度を調整する。

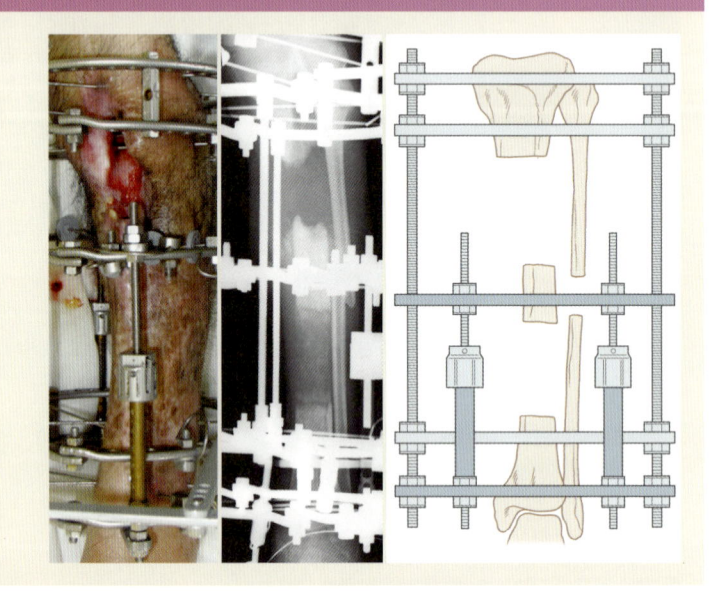

STEP ❺ 骨片の移動と固定

近位骨片の近くまで骨片を移動させ(左)、続いて下腿を短縮させながら、移動骨片を近位骨片の髄腔内に挿入し固定する(右)。その後、さらに骨延長を続けて脚長差を調整する。

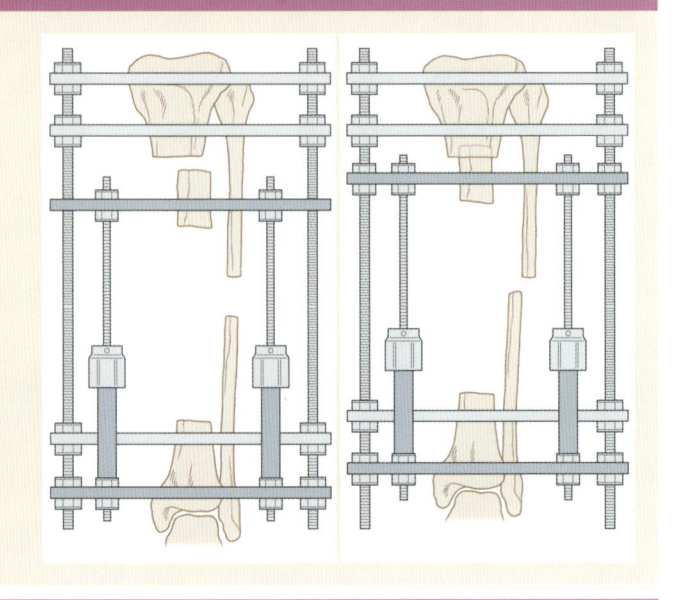

218　第3章　代表的術式

STEP ❻ 延長の終了

延長器をはずして骨片間をしっかりと固定する。
STEP ❹で骨片の移動を速くしすぎると仮骨形成が悪くなる。その時は速度を落とすか仮骨が見えるようになるまで延長を中止する。仮骨形成が悪い場合には低出力超音波パルス (LIPUS) も併用する。延長仮骨部に骨移植した例は当院ではない。

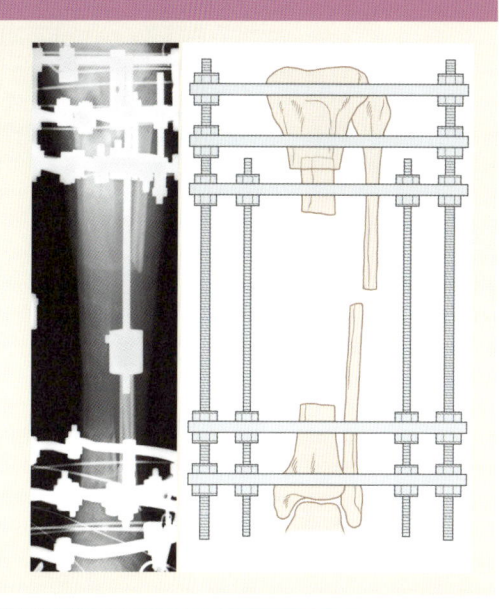

STEP ❼ 術後1年8カ月の状態

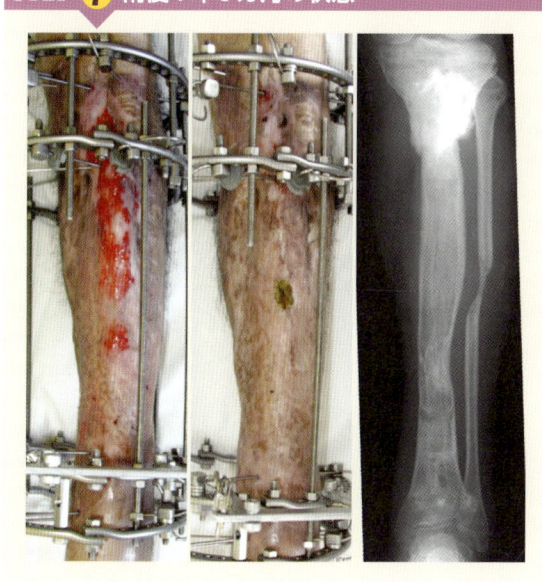

最終。骨片の移動により皮膚も延長再生される。皮膚移植なしに軟部組織も再建できることが多い。
X線で骨がしっかりとできたと考えられても再骨折があるので注意。
①軸圧荷重 (ダイナミゼーション)
②連結ロッド数を減らす。
③連結ロッドをはずしてリングだけにする。
とすすめて、③の状態で2週間歩いてもらい、骨折や変形がなければ創外固定器をはずす。

54 Bone transport 法

● 河村 健二、矢島 弘嗣

55 手関節周囲の血管柄付き骨移植術
—Zaidemberg法

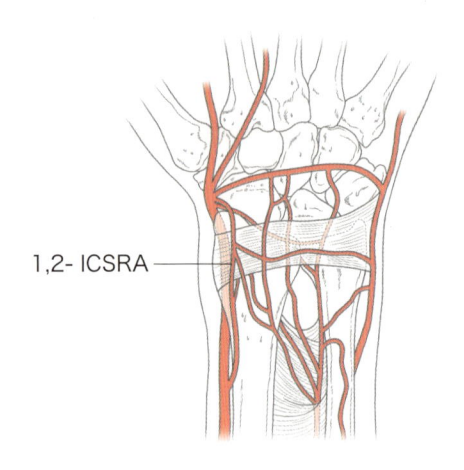

本法は背側第1、2区画間の伸筋支帯上を走行する血管（1,2-ICSRA）を用いる。

特徴・利点・欠点

Zaidemberg法は橈骨動脈から分岐して背側第1、2区画間の伸筋支帯上を走行する1,2-intercompartmental supraretinacular artery（1,2-ICSRA）を栄養血管とする血管柄付き骨移植である。本法の利点は、1,2-ICSRAは解剖学的変異が少なく同定が容易であること、血管吻合を必要としない有茎移植で手根骨に移植できることである。欠点としては、得られる血管茎が短いために月状骨に移植する際には、移植骨をやや中枢側で採取するように心がける必要があることである。

一般的な適応病態

1. 舟状骨偽関節
   1) MRIで近位骨片の壊死を認める症例
   2) 偽関節期間が長期の症例
   3) 偽関節手術の失敗症例
   4) 喫煙者など骨癒合不良因子のある症例
2. キーンベック病
   Lichtman分類stage II〜IIIの症例
3. プライサー病
   Herbert and Lanzetta分類stage IIIまでの症例

私のこだわり

Zaidemberg法は他の手関節周囲からの血管柄付き骨移植に比して、血管同定が容易であり、最小限の皮切かつ短時間で移植骨の挙上が可能である。移植骨の血行を温存するコツは、血管茎の挙上は伸筋支帯の一部と骨膜を含めて行うことである。移植骨採取後の橈骨欠損部には人工骨（リン酸カルシウムペースト）を充填することで採取部の障害は経験していない。

【参考文献】
1. Zaidemberg C, Siebert JW, Angrigiani C: A new vascularized bone graft for scaphoid nonunion. J Hand Surg Am 16: 474-478, 1991
2. Sheetz KK, Bishop AT, Berger RA: The arterial blood supply of the distal radius and ulna and its potential use in vascularized pedicled bone grafts. J Hand Surg Am 20: 902-914, 1995

手術法1：**月状骨への移植**

STEP ① デザイン

橈骨茎状突起を頂点とするL状皮切で行う。

この皮切単独で、月状骨と舟状骨の背側から血管柄付き骨移植が可能である。舟状骨掌側から骨移植を行う場合には、掌側に皮切を追加する。

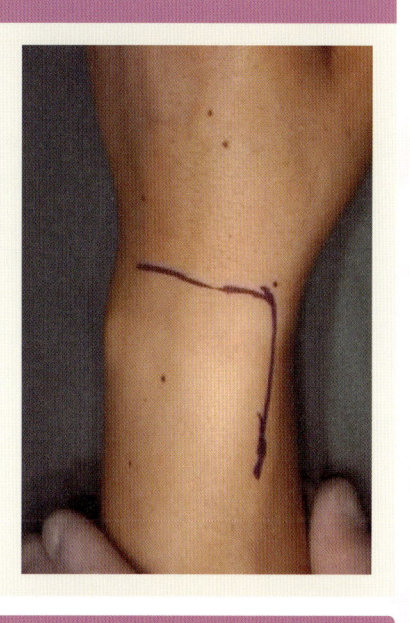

STEP ② 1,2-ICSRAの同定

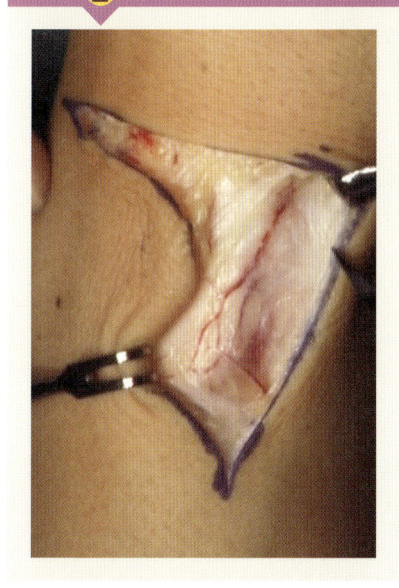

背側第1、2区画間の伸筋支帯上を縦走する血管（1,2-ICSRA）を確認する。
ターニケット使用時に駆血を強くしすぎないことで、血管の同定が容易になる。

STEP ③ 血管茎の剥離

まず1,2-ICSRAの両側で伸筋支帯を縦切する（3-1）。次に血管を含む1・2区画間隔壁を骨膜下にメスで剥離して血管茎として挙上する（3-2）。

1,2-ICSRAは非常に細いために血管を直接剥離することは困難である。

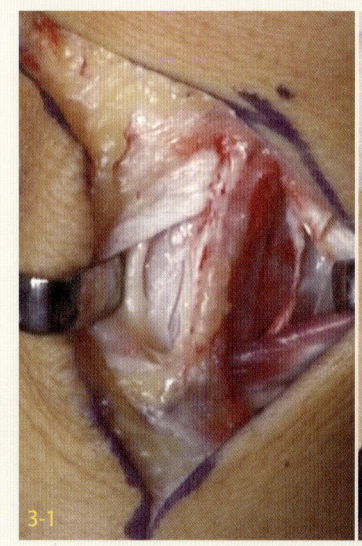

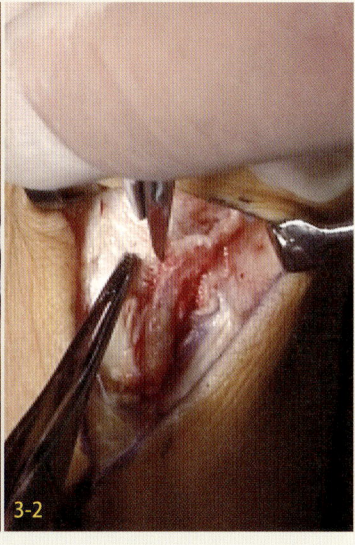

56 手関節周囲の血管柄付き骨移植術 ―Zaidemberg法 *221*

STEP ❹ 骨採取

1,2-ICSRAを含むように移植骨をデザインし、1.2mm径程度の鋼線で骨孔を作成する（4-1）。骨ノミを用いて皮質骨と海綿骨が分離しないように注意しながら移植骨を採取する（4-2）。

月状骨に移植する場合には、舟状骨への移植に比してより長い血管茎を必要とするため、移植骨はより中枢でデザインしなければならない。

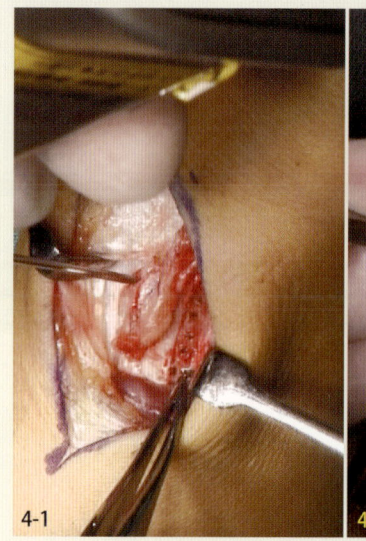

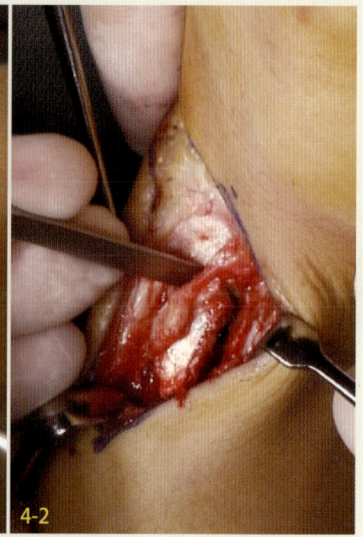

STEP ❺ 採取された血管柄付き移植骨

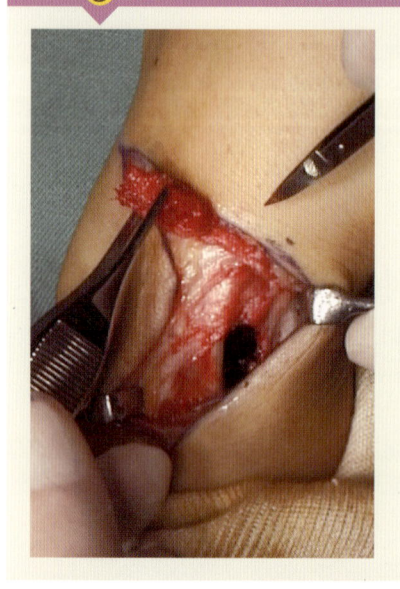

十分な長さの血管茎を得るには橈骨動脈からの分岐部まで剥離する。

STEP ❻ 月状骨への移植

月状骨にサージエアートームなどを用いて骨孔を作成する（6-1）。移植骨と血管茎は伸筋腱の下層を通して月状骨に誘導する（6-2）。

移植の際には血管茎のねじれを生じないように注意する。

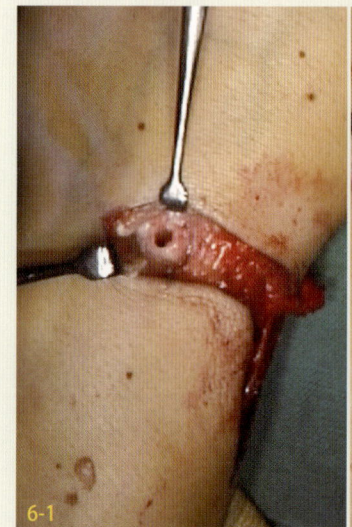

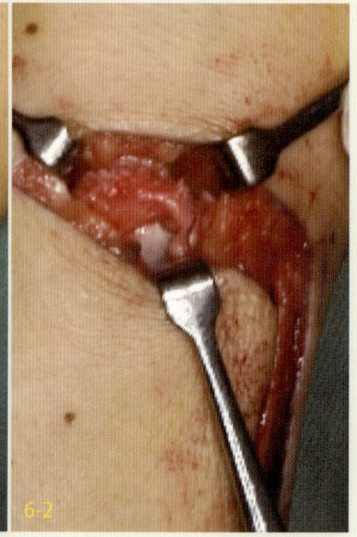

222　第3章　代表的術式

手術法2：舟状骨への移植

STEP ①〜⑤ は月状骨への移植と同じ

STEP ⑥ 掌側からの移植

舟状骨に対して掌側から移植する場合には、背側第1区画腱の下層を通して移植骨を掌側に誘導して移植する。

舟状骨腰部での偽関節は掌側から移植し、近位部での偽関節は背側から移植する。

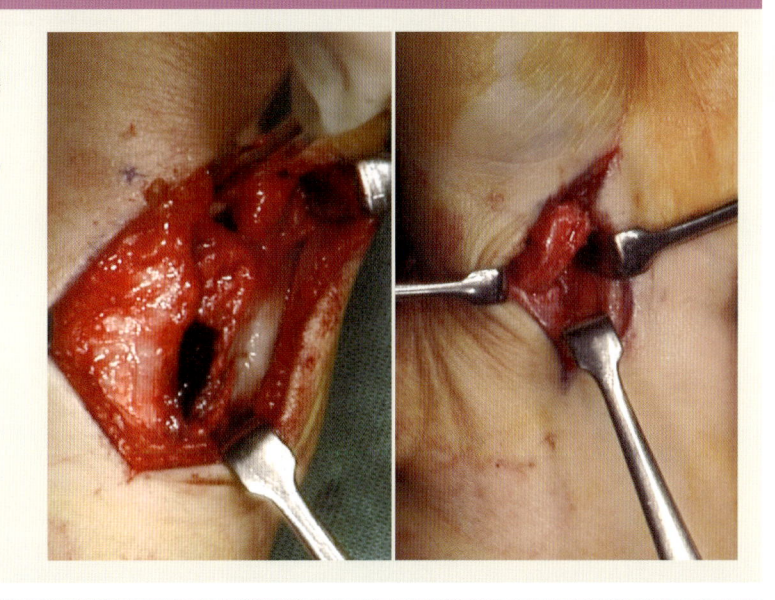

CASES 背側からの移植

舟状骨近位部での偽関節を認める場合には、背側から血管柄付き骨移植を行う。術後X線写真で骨癒合が確認できた。

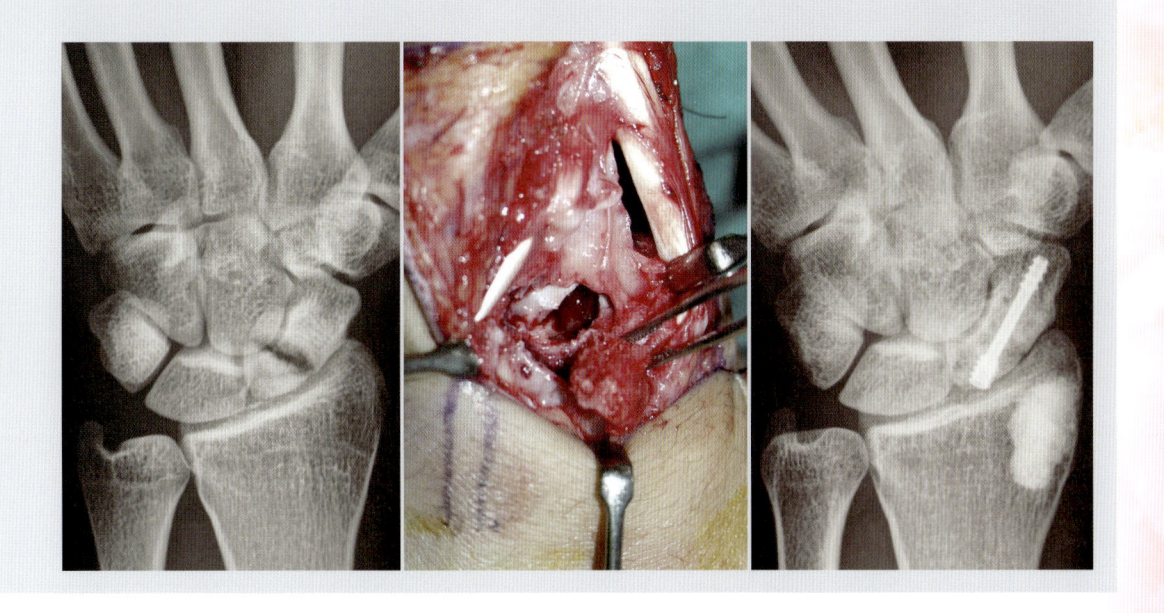

56 手関節周囲の血管柄付き骨移植術 ─牧野法

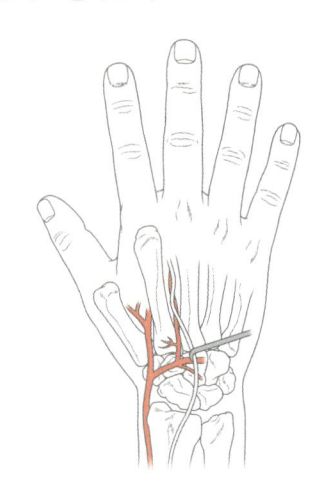

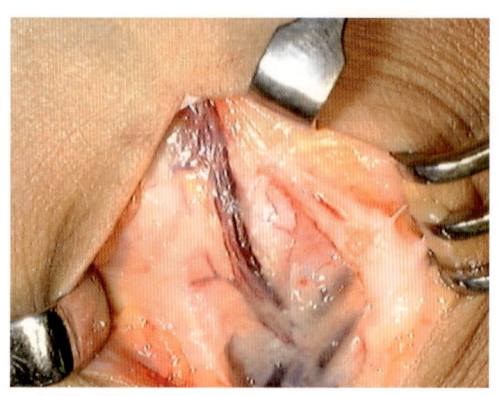

● 牧野 正晴

血管柄の解剖
背側手根動脈丘から分岐する第2背側中手動脈

特徴・利点・欠点

利点：・信頼性の高い第2背側中手動脈を用いる。95％以上の存在率、皮下組織剥離後深筋膜直下に視認でき、外径1mmと太く、剥離が容易。
・手根骨移植に十分な量の海綿骨が採取できる。
・第2手根中手関節は不動関節であり手術操作が及んでも機能障害は発生しない。

欠点：・血管柄長が限定され尺側手根骨には届かない。
・採骨部は基部に限定される。骨幹部は脂肪髄でありドナーには不適切。

一般的な適応病態

1. **手根骨無腐性骨壊死**…壊死部の全除去が重要となる。
   - Kienböck病、ただしstage3、4例には本法の単独使用は避ける。
   - Preiser病
   - 有頭骨無腐性壊死
   - その他の手根骨壊死
2. **骨折後偽関節**…遊離骨移植以上の癒合率が期待できる。
   - 舟状骨偽関節、特に遊離骨移植失敗、近位骨片の乏血状態例。
   - それ以外の偽関節

私のこだわり

手根骨無腐性骨壊死、舟状骨偽関節などのMRIの輝度変化として捉えられる乏血状態に陥った骨組織を有する例では修復能力が問題であり、遊離骨移植術を施術しても必ずしも成功しない。このような状況下では血管付き骨移植術が有利である。血管付き骨移植術には、遊離血管付き、および血管柄付きの2種類の方法がある。遊離血管付き骨移植では健常部位に侵襲を加えることになる。手関節周囲の血管柄付き骨移植術にはいくつかの方法があり、血管柄の信頼性、採取可能な骨量、手技の容易さなどの観点から、血管柄付き第2中手骨基部移植術（通称、牧野法）を第1選択とするが、第2および第3の選択肢、例えばZaidembergh法、Russe法、舟状骨摘出術などを考えておく必要がある。

【参考文献】
1. 牧野正晴，吉津孝衛，牧裕ほか：舟状骨偽関節に対する救済手術．日手会誌 21：576-582, 2004
2. 牧野正晴：血管柄付き第2中手骨基部移植術によるKienböck病治療の検討．日手会誌 25：485-488, 2009

血管柄付き第2中手骨基部移植術

STEP ❶ 術前

左舟状骨偽関節例。39歳、男性、左手関節受傷後7カ月で腸骨移植およびHerbert-Whipple螺子固定を施術された。10カ月後のX線像、およびMRI T2像を呈示する。骨癒合は得られていない。

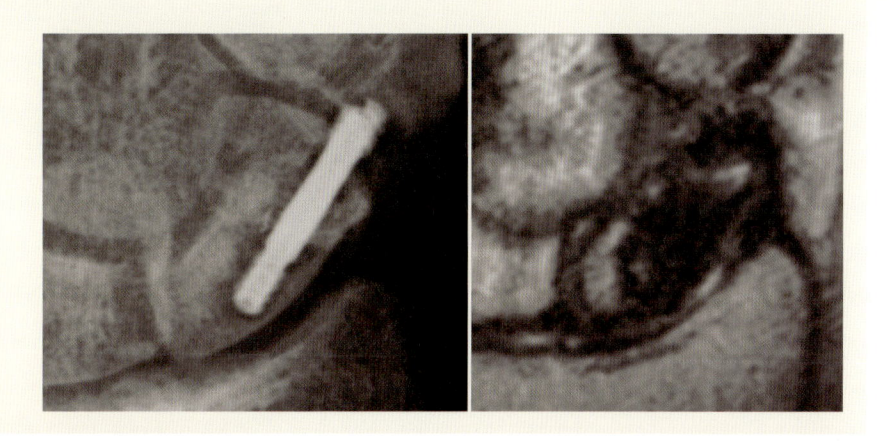

STEP ❷ 第2中手骨基部の展開

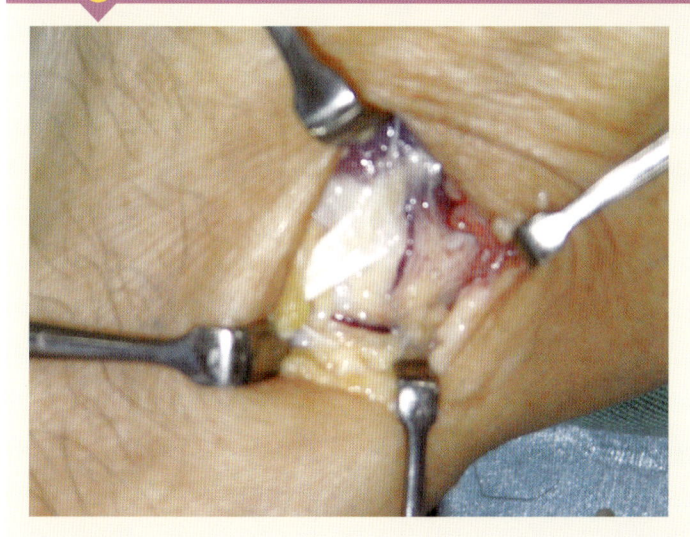

背側手根動脈丘から分岐する第2背側中手動脈が確認でき、その尺側に長橈側手根伸筋腱（ECRL）停止部が認められる。

STEP ❸ 移植骨採取および挙上

血管柄の剥離・展開後、必要あればECRL停止部の剥離を加え第2中手骨基部を十分展開し、血管柄からの骨膜枝を含め必要な大きさの移植骨を挙上する。
基部の残存海綿骨を採取し、追加の骨移植を行う。

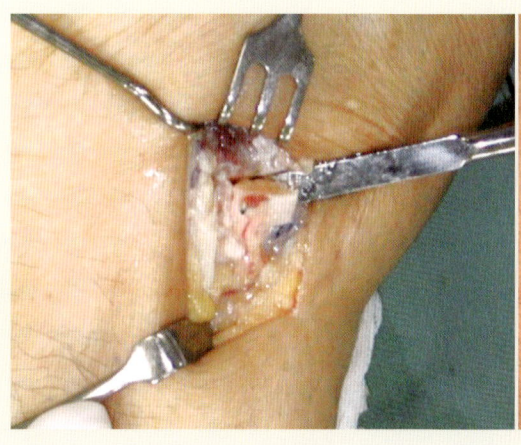

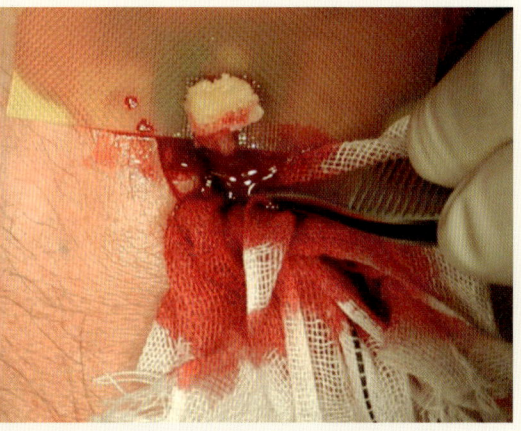

56 手関節周囲の血管柄付き骨移植術 ―牧野法

STEP ❹ 偽関節部の展開

舟状骨偽関節部を展開し、前回の手術による瘢痕組織、乏血状態（白っぽくカサカサした）の骨組織を除去する。この例では癒着が強く橈側手根屈筋腱を一時的に切離したが、通常はこの操作は必要ない。

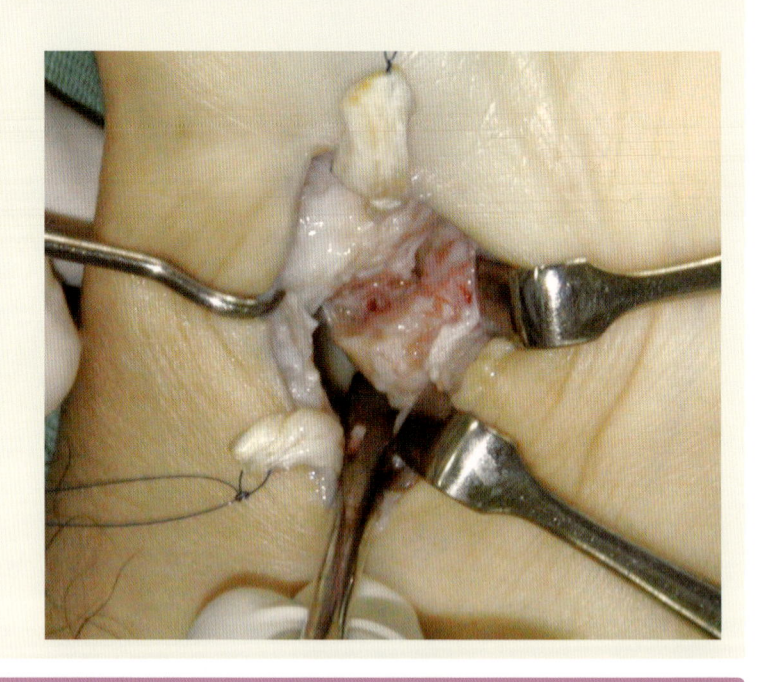

STEP ❺ 移植骨掌側移動

母指伸筋腱の深層、長母指外転筋腱の表層にトンネルを作り、移植骨を掌側に移行する。

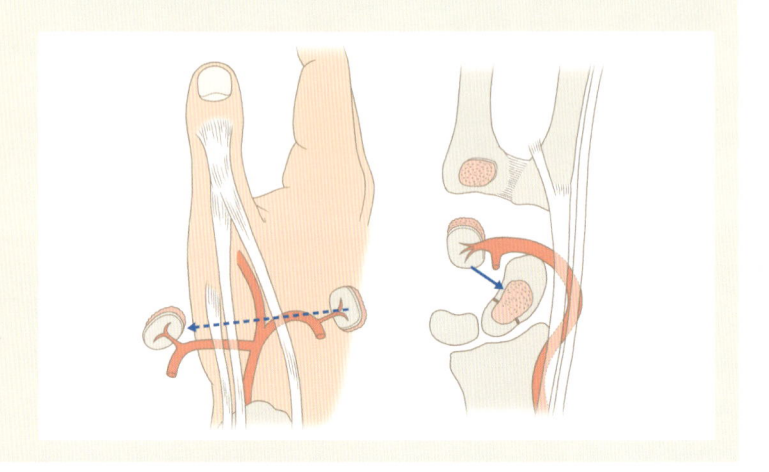

STEP ❻ 骨移植後

偽関節切除部に橈側から尺側にかかる血管柄をもつ骨を移植し、間隙は遊離海綿骨で充填する。

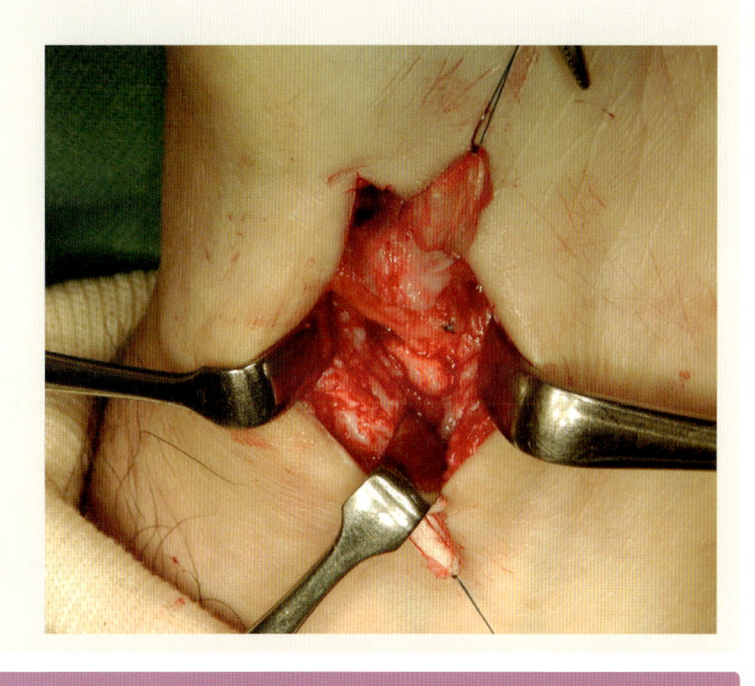

STEP ❼ 術後2年9カ月（術後6週間ギプス固定）

関節可動域：背/掌 45/40（右 75/50）、握力 38kg（右 42kg）、疼痛：時に労作時痛あり。
日常生活動作および就労に支障はない。

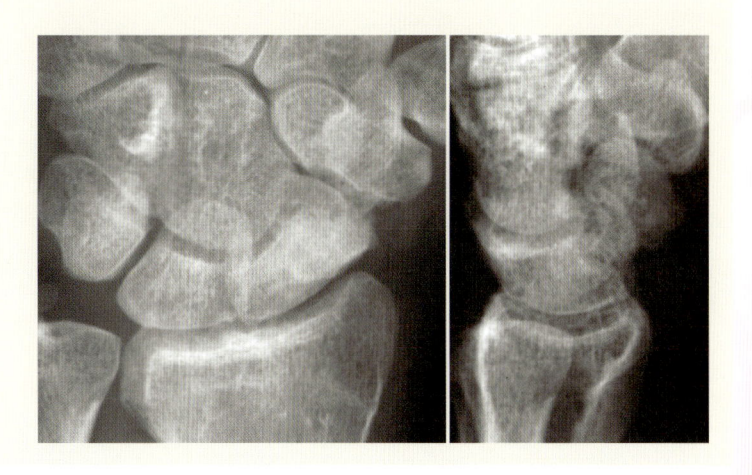

56 手関節周囲の血管柄付き骨移植術 ―牧野法

57 四肢熱傷 —tangential excision

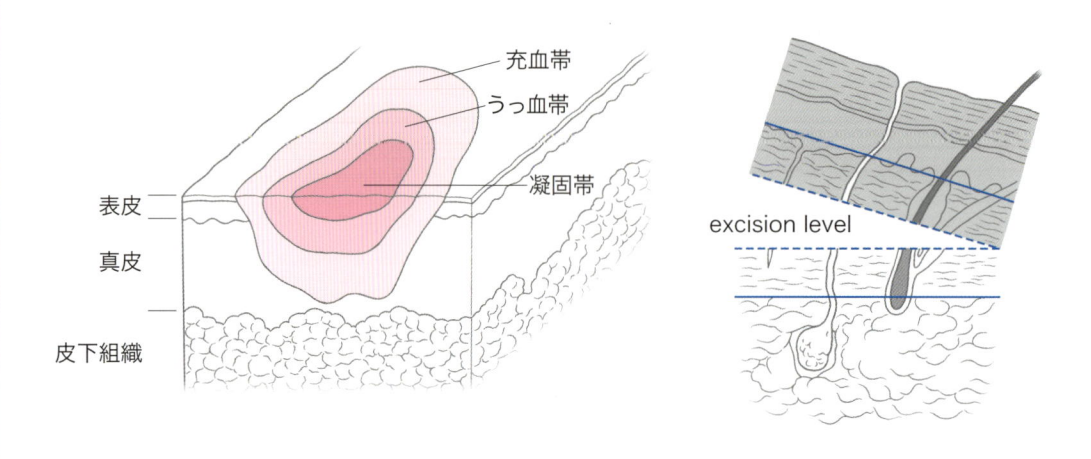

● 菅又 章

Tangential excisionでは、壊死に陥った真皮上層を切除する。DDB創面では、うっ血帯は時間的経過とともに乾燥し凝固帯に移行していく。

特徴・利点・欠点

近年、bFGFの出現により、深達性Ⅱ度熱傷（deep dermal burn：以下DDB）創面は保存的治療の対象とされることが多くなってきたが、軽微な瘢痕形成であっても機能的障害の要因となる手背や足背のDDBにおいては、tangential excisionはいまだその価値を失っていない。本法の利点は手術後早期に手機能が回復されることである。欠点としては技術的な熟練度が必要とされることである。

一般的な適応病態

1. 手背・足背のDDB
2. 水泡の基底が白色で、知覚鈍麻を有する
3. 受傷後3〜5日
4. 患者がより早期治癒を希望する
5. 小児は拘縮の再建が容易であるため適応外

私のこだわり

Tangential excisionには簡便カミソリを用いる。凹凸面での細かい操作も可能である。ただし、切れ味が落ちるのが早いため、順次交換する。Tangential excisionの開始時、深さの推定のために、ターニケットの圧をかけないままで小範囲をデブリードマンする。出血点により切除のおおよその深さの見当をつけ、ターニケットの圧をかけ全体のデブリードマンを行う。ターニケット使用中は、残存真皮の色調もデブリードマンの指標となる。光沢のある白色の真皮であれば切除が適切と判断し、黄白色の光沢のない真皮が残る場合は切除を追加する。

【参考文献】
1. Janžekovic Z: A new concept in the early excision and immediate grafting of burns. J Trauma 10: 1103-1108, 1970
2. Jackson DM, Stone PA: Tangential excision and grafting of burns. Br J Plast Surg 4: 416-426, 1972
3. 菅又章, 牧野惟男：手背熱傷に対するtangential excisionの経験. 形成外科 31：1097-1101, 1988

Tangential excision

STEP ❶ 術前

適応創面は水疱基底が白色で、pin prick testで知覚鈍麻を呈するDDBである。

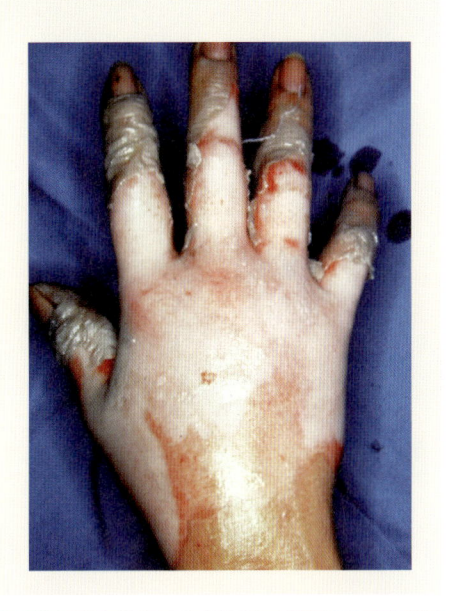

STEP ❷ デブリードマンの深さの推定

ターニケットの圧をかけないまま小範囲をデブリードマンし、切除のおおよその深さを決める。その後、ターニケットの圧をかけ全体をデブリードマンする。
切除すべきか残すべきか判断がつかない組織は切除してしまった方が、植皮生着不良などの後のトラブルは少ない。

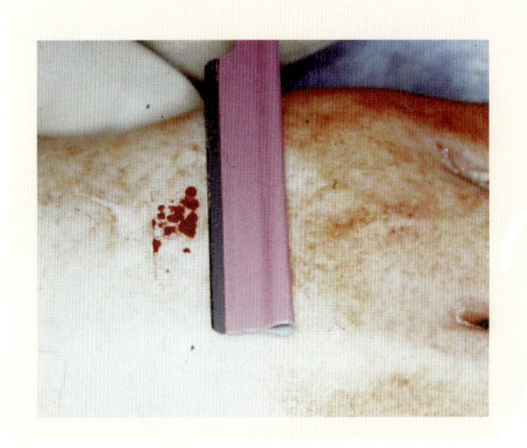

STEP ❸ デブリードマンの追加

全体のデブリードマンが終了したらターニケットを解除し、止血とともに切除が不十分な部分の追加切除を行う。

ターニケットの圧を解除する前に、創面にフィブリン糊を塗布してから、10万倍のエピネフリンを添加した生理食塩水を浸み込ませたガーゼで創面を覆う。解除後15分間圧迫し、止血を行うとともに、切除が不十分な部位にデブリードマンを追加する。

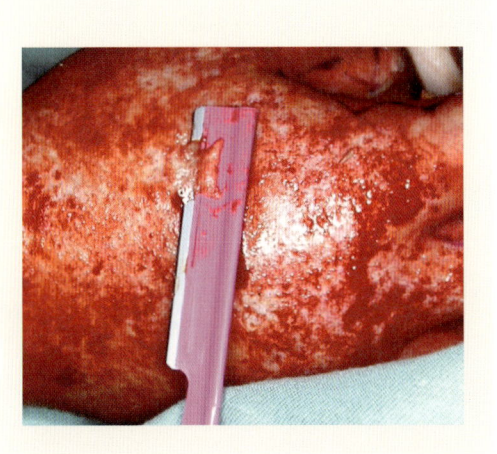

STEP ❹ 植皮後

植皮は8/1000インチ程度の薄い分層植皮を行う。
厚い植皮を行ってしまうと、創面に残存した皮膚付属器から植皮下にepidermal cystを形成する。また、植皮の辺縁の段差も目立つ。

▼植皮終了後の状態

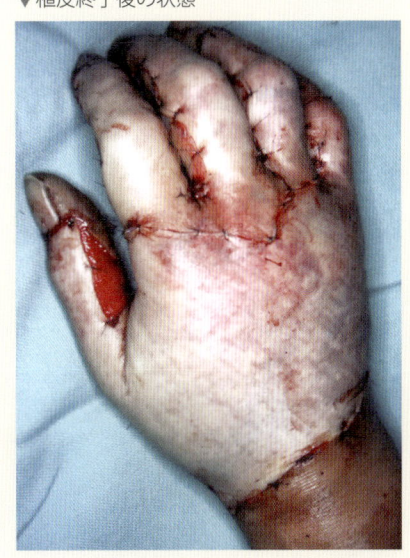

57 四肢熱傷—tangential excision

STEP 5 術後2カ月の状態

術後2カ月で手のROMはほぼ正常域である。植皮にはまだ赤みが残る。

植皮生着後1週目から屈曲・伸展のリハビリテーションを開始する。術後1カ月でROMは著しく改善する。色素沈着予防のため、術後1年は日焼けに注意をさせる。

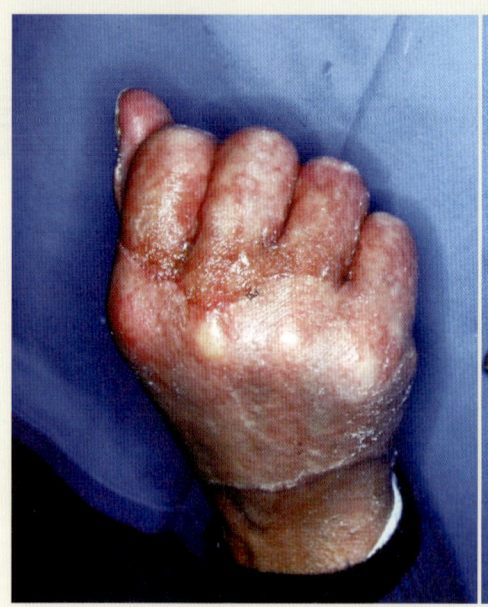

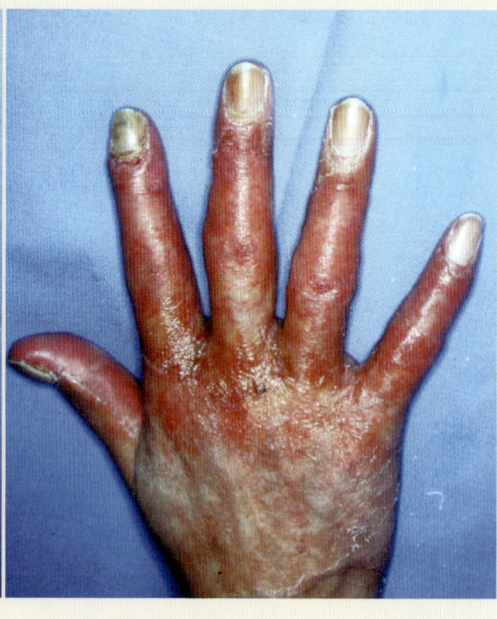

STEP 6 術後1年の状態

手背は外観上自然であり、機能的障害はない。

植皮の辺縁に拘縮や段差を生じるときはZ-plastyなどの修正を行うとよい。

薄い植皮で機能再建ができるため、採皮部の瘢痕も軽度である。

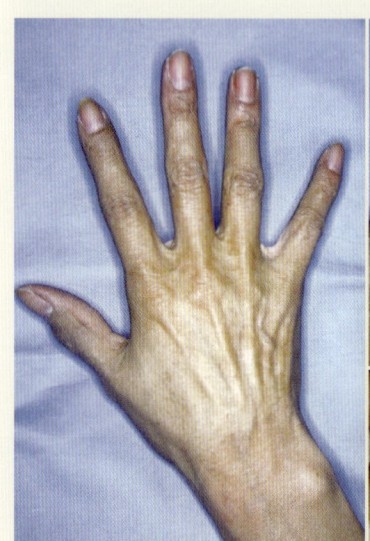

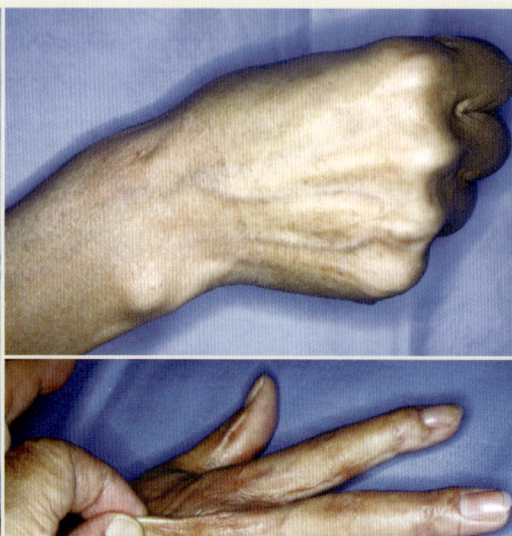

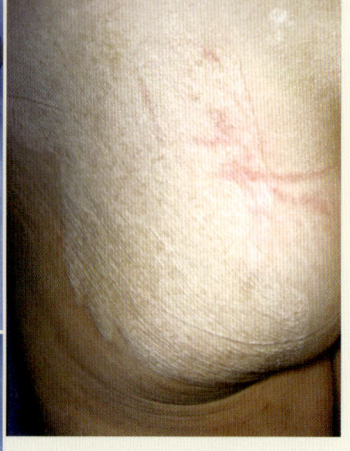

230　第3章　代表的術式

58 広背筋皮弁

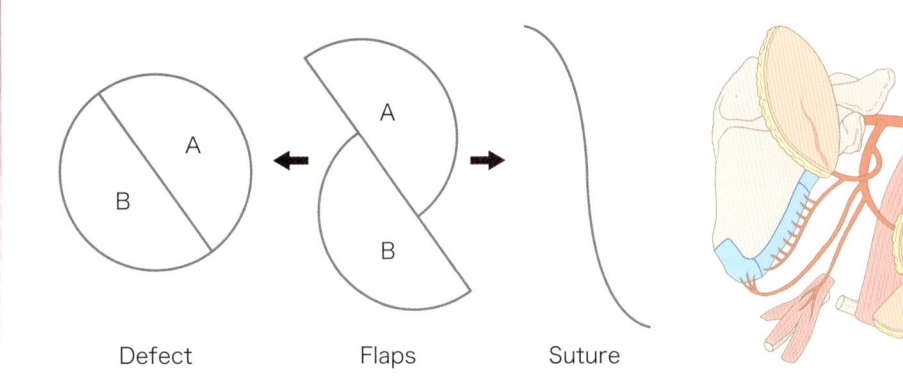

●澤泉 雅之、今井 智浩

Defect　　Flaps　　Suture

皮弁を分割してデザインすることで、円形欠損を上下に長い幅狭な形態へと置き換え、皮弁採取部を直接縫合する。

肩甲下動脈系連合皮弁の模式図

特徴・利点・欠点

広背筋は人体において最も採取可能な面積が広く、主栄養血管である胸背動静脈は解剖学的な変異が少なく、口径が大きく長い血管茎が得られる。また、本皮弁は挙上が容易で血流も安定しており、採取後の機能障害が少ないことから、古くから最も利用度の高い皮弁として使用されてきた。広範囲の再建、感染創の再建、運動機能の再建、肩甲下静脈系複合皮弁として、極めて利用度の広い皮弁である。しかし、筋皮弁であるために厚さはややbulkyになりやすく、筋体を必要としない浅い欠損では、拡大領域に皮島を作成する、筋体をreduceする、perforater flapとするなどの工夫が必要である

一般的な適応病態

1. 皮弁として
   1) 有茎皮弁
   2) 遊離皮弁
   3) 死腔充填としての筋弁または筋皮弁
   4) 機能的筋移植としての筋弁または筋皮弁
2. 複合組織移植として
   1) 肩甲皮弁
   2) 前鋸筋弁付き
   3) 肋骨付き広背筋皮弁
   4) 肩甲下動脈系複合皮弁

私のこだわり

広背筋皮弁は有茎皮弁として同側肘、肩、胸部から対側頸部、前胸部の被覆に使用可能である。遊離皮弁としては比較的薄く、毛も少なく採取部の瘢痕も目立たない。種々の皮弁が使用される中で広範な筋組織の欠損や骨の露出を伴う欠損に適応がある。また、皮膚欠損の幅が広い場合には、皮弁を分割してデザインし背部採取部の犠牲を少なく、新たな植皮採取部を必要としないなど工夫も必要である。

【参考文献】
1. Sawaizumi M, Maruyama Y, Kawaguchi N, et al: Vertical double-flap design for repair of wide defects of the lower limb, using combined ascending scapular and latissimus dorsi flaps. J Reconstr Micro 11: 407-414, 1995
2. Sawaizumi M, Maruyama Y: Sliding-shape designed latissimus dorsi flap. Ann Plast Surg 37: 317-321, 1996

STEP ❶ 術前

左膝部軟部悪性腫瘍の症例。Wide margin 3cmの腫瘍切除により、深部は大腿直筋のすべてと、外側広筋、内側広筋の内側、皮膚欠損は16×18cm大の切除を予定する。

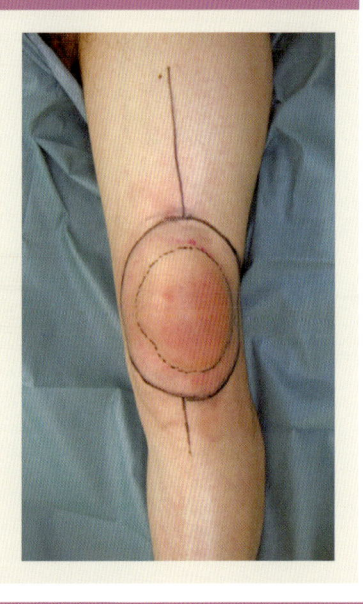

STEP ❷ 生じる欠損のトレース

腫瘍切除線に沿って、生じる欠損の大きさを滅菌シートにデザイン紙としてトレースする。

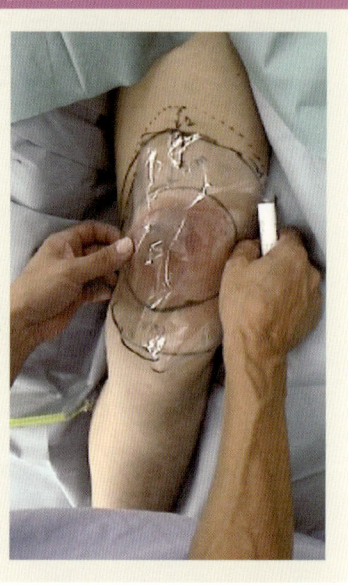

STEP ❸ 広背筋上への欠損のトレース

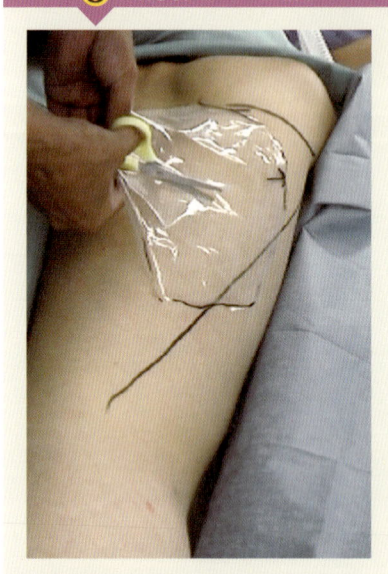

欠損をデザインしたデザイン紙を広背筋上で、先端が鈍となるように斜め方向に2分割する。

広背筋皮弁は上方、前方には約10cm筋体を超えて拡大可能であるが、分割皮弁では先端が鋭的となるため、その幅は5cmに制限した方がよい。

STEP ❹ 分割広背筋皮弁のデザイン

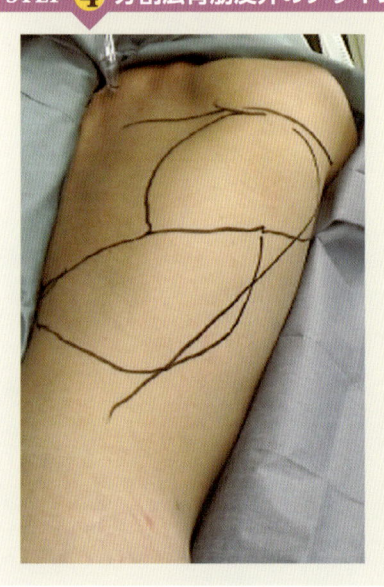

通常、皮弁の半分が重なるようにする。

全体の幅が10cmを超えないように2つの皮島に十分な距離をおくと、採取部の一次的閉創が可能となる。

より小さな場合には重なりは大きく、より大きな場合は重なりを小さくする。短径が20cmを超える場合には、採皮部への植皮が必要となる。

STEP 5 分割方法

胸背動静脈を切離する以前に、一塊として挙上した皮弁を分割し血行を確認する。
通常、広背筋筋膜までの切開で十分な移動距離を得ることができる。
移動距離が不足する場合には、広背筋の筋体内の横行枝と外側枝を念頭に置き、筋体まで切開を加える。

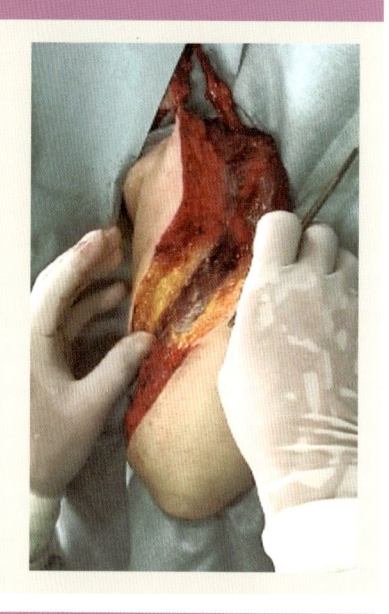

STEP 6 分割皮弁の縫合

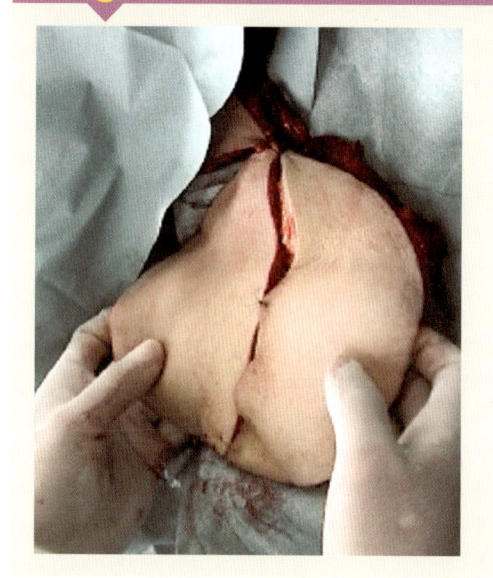

無理のない皮弁の移動が得られた後、正中で分割した皮弁を縫合する。

STEP 7 腫瘍切除後と四頭筋の再建

皮膚切開の後、上下の補助切開から深部組織を切除する。内側広筋と外側広筋を正中で縫合し大腿四頭筋を再建する。

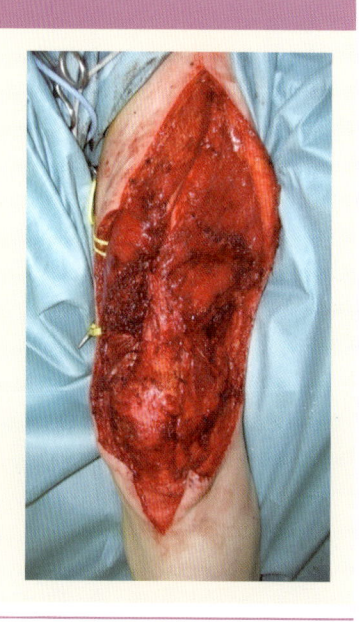

STEP ⑧ 広背筋皮弁の移植

皮弁が欠損に適合していることを確認した後、数カ所の仮縫合を行い、血管吻合を行う。
本例では大腿外側回旋動脈の下行枝と胸背動脈を端々吻合した。

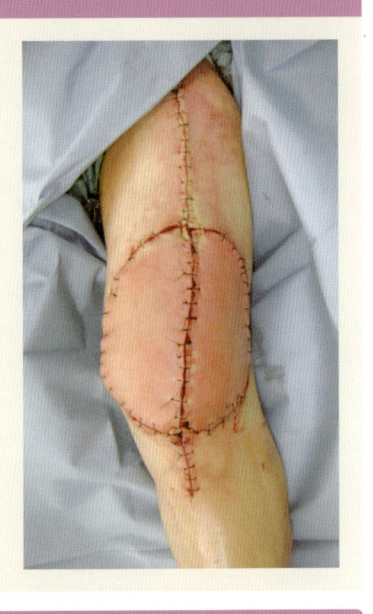

STEP ⑨ 背部皮弁採取部

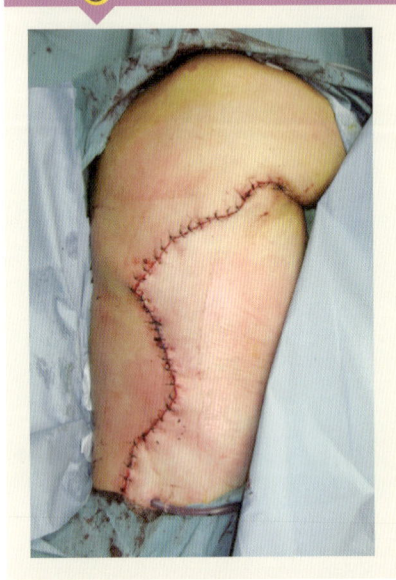

皮弁を2つの皮島に分割してデザインすることで、皮弁採取部の皮膚欠損幅を小さくすることができる。そうして直接縫合により採取部を閉創することができる。
本症例でも、直接縫合が可能であった。

STEP ⑩ 術後1年の状態

皮弁の生着は良好であり、機能も再建した四頭筋で片足立ちができるところまで回復し日常生活に支障はない。腫瘍切除後のISOLS機能評価は30/30、100％と良好である。
また、皮弁採取部も線状瘢痕を残すのみで肩関節の機能制限も認めない。

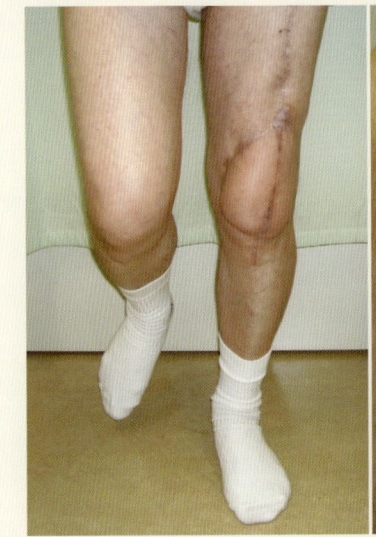

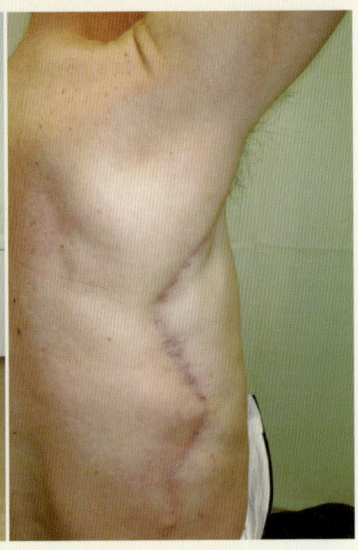

234　第3章　代表的術式

59 有茎腹壁皮弁

田中 克己、林田 健志

- 上腹壁動脈
- 深下腹壁動脈の穿通枝
- 浅下腹壁動脈
- 浅腸骨回旋動脈

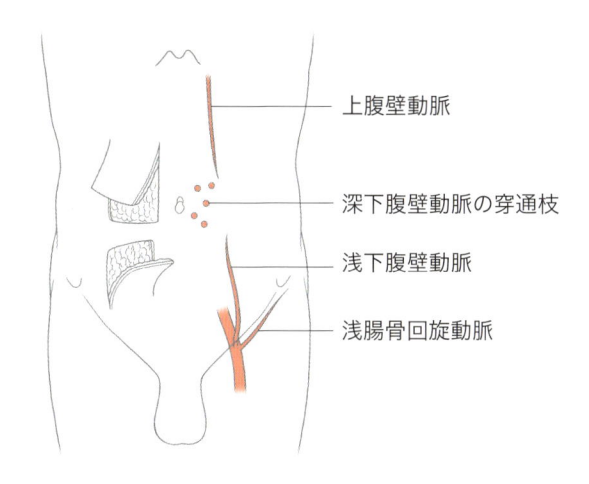

特徴・利点・欠点

広範囲の皮膚と豊富な脂肪組織を有する皮弁である。主軸血管をもたないが、上腹壁動脈、浅下腹壁動脈、深下腹壁動脈の穿通枝を含めることで、より安定した血行をもつことができる。皮弁はあらゆる方向に作成可能で、局所皮弁としてよりも遠隔皮弁としての有用性が高い。また、手指の開放性損傷の場合には、腹部の皮下ポケットを作成することで、緊急的・一時的な被覆法としても有用となる。欠点としては、遠隔皮弁の場合には、2回の手術が必要である、肩関節の関節拘縮の予防が必要である、脂肪組織の量によっては整容的に不良となる、delay操作が必要になる、などに注意を払う必要があることである。

一般的な適応病態

1. **一時的な被覆**
一時的な組織の保存（tissue banking）を目的とする
   - 腹部の皮下ポケットへの埋入：手指の骨の viability を維持
2. **永続的な被覆**
腹部の皮膚・皮下組織の移植を目的とする
   1) 局所皮弁：主に腹部（胸部）の欠損創の被覆
   2) 遠隔皮弁：腹部以外の欠損創の被覆
      - direct flap：比較的広範囲の皮膚軟部組織欠損の被覆
      - crane flap：比較的広範囲の軟部組織だけの充填
      - jump flap：上肢を carrier として顔面や頸部へ移植する

私のこだわり

腹部皮弁を有茎として使用する場合には、次の点に注意すると利点が欠点を大きく上回ることになる。①上肢の再建に使用することが多いため、皮弁の大きさにはゆとりをもつ。②皮弁作成部位の決定にあたっては、手・肘・肩関節の自由度が高くなるように心がける。③皮弁の茎を長く作成し、皮弁に"遊び"ができるようにする。④部位によっては移植前に積極的に薄層化する。⑤皮弁採取部も可能な限り縫縮することで包交が容易となり、シャワーが可能になる。⑥原則として、初回手術後10日頃よりdelay操作を行い、切離手術を行う。

【参考文献】
1. Stranc MF, Sanders R: Abdominal wall skin flaps. Skin Flaps. edited by Grabb WC, et al, pp419-426, Little Brown and Company, Boston, 1975

STEP ❶ 術前

右手剥脱損傷例。組織の挫滅が高度で指骨も粉砕状態であった。

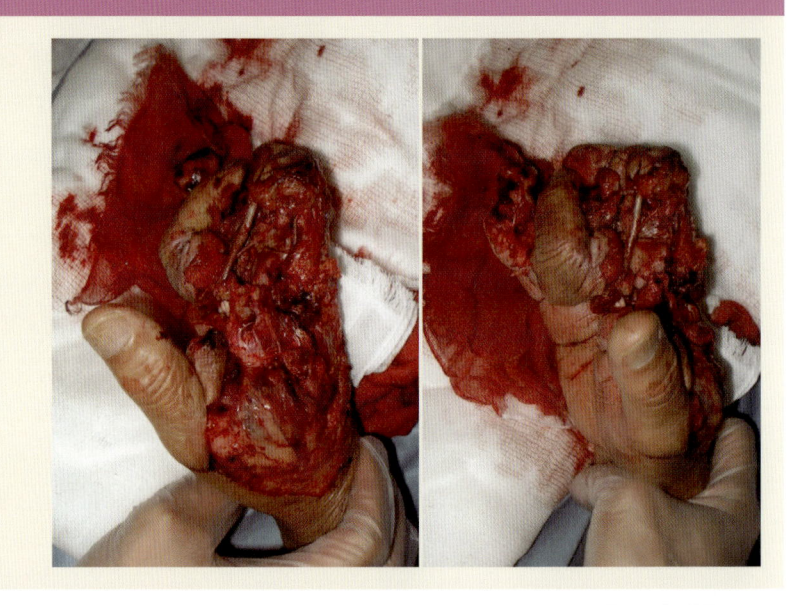

STEP ❷ デブリードマンの施行

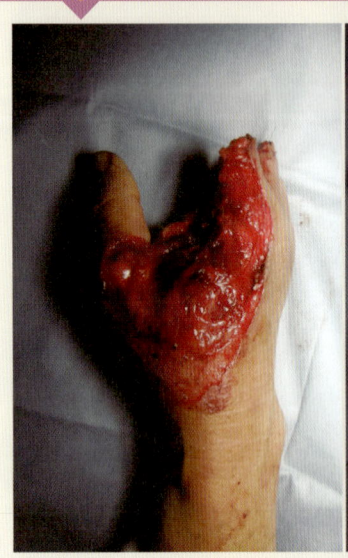

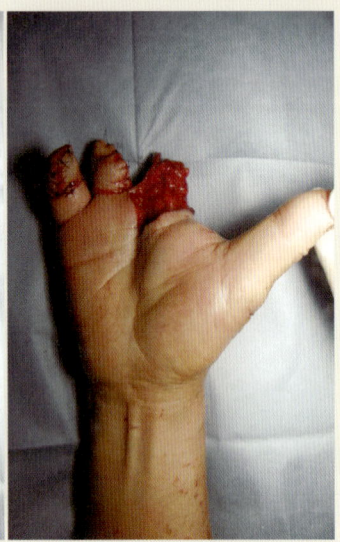

全身麻酔下に基節骨で切断し、皮膚軟部組織は挫滅された部分の切除を行った。背側に広範囲の組織欠損が生じた。

STEP ❸ 皮弁のデザイン

右腹壁の臍部の側方から上腹部にかけてデザインを行う。皮弁の幅は縫縮できる幅に設定する。通常8cm程度である。皮弁の幅と長さの比は1：1〜1.5程度とする。

手・肘・肩関節の運動がある程度可能になるような部位にデザインし、術後の拘縮を予防することが重要である。また、多少の動きに伴い、皮弁や縫合部に緊張がかからないように皮弁の長さを設定する。

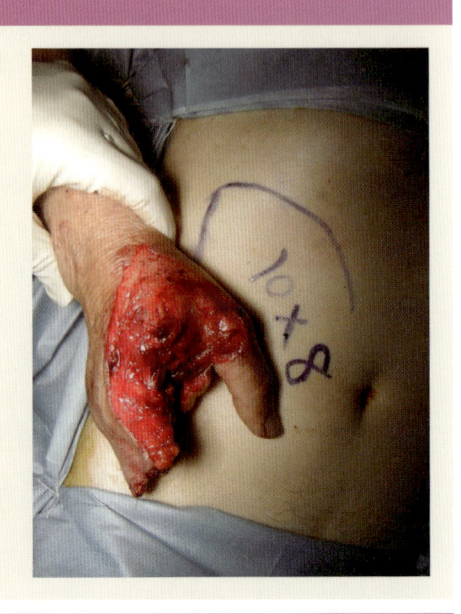

236　第3章　代表的術式

STEP ❹ 皮弁の挙上

腹直筋前鞘上で皮弁を剥離・挙上する。皮弁の縫着前に採取部を縫縮する。皮弁を欠損部に当てた状態で肘・肩関節に無理がないことを確認する。欠損部に応じて脂肪組織を切除して整容面での配慮を行う。
臍周囲には深下腹壁動脈の穿通枝が多く存在するため、明らかなものは入れておくことが皮弁血行の安定にとって重要である。

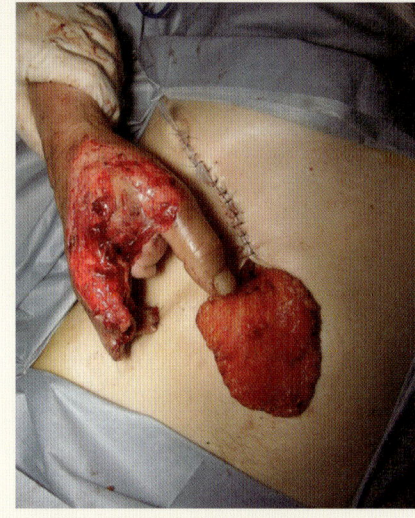

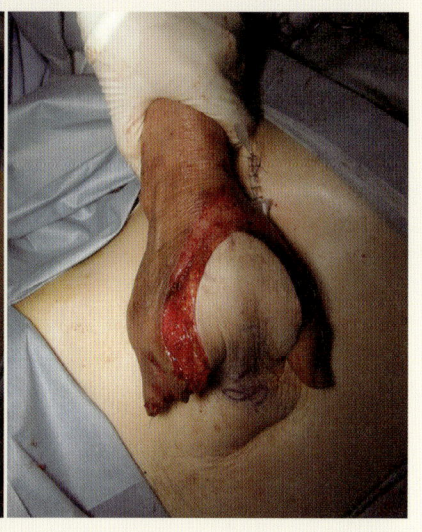

STEP ❺ 皮弁の縫着と採取部の被覆

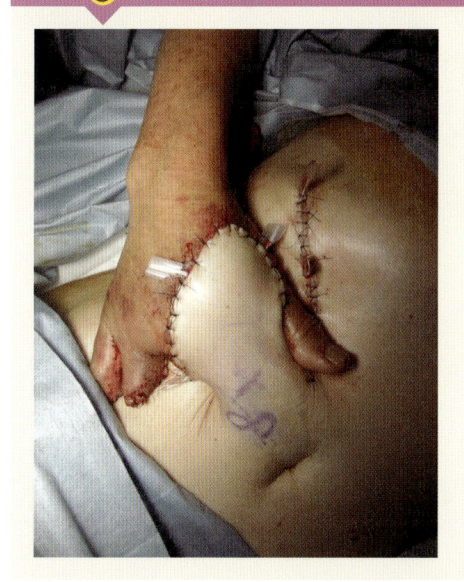

皮弁の表面と裏面の縫合を行い、必要に応じてドレーンを挿入する。ペンローズドレーンを使用することが多い。
真皮縫合を加えて、丁寧に、比較的密に縫合し、創が離解しないように注意する。

STEP ❻ 術後のドレッシング

手掌から腋窩にかけて吸湿性のパッドやタオルをはさみ、低刺激性の絆創膏を用いて上肢全体と胸腹部・背部をゆるやかに固定する。肩関節の運動を障害しないように注意する。
Delay操作は術後10〜14日頃から開始し、皮弁の切離は術後18〜21日で行う。

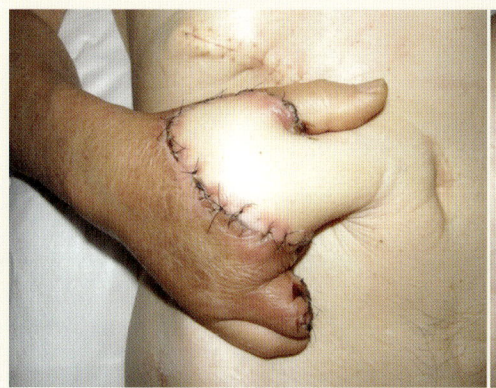

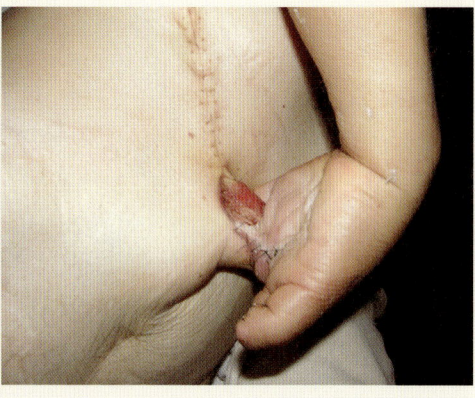

59 有茎腹壁皮弁

STEP 7 皮弁の切り離しと縫着

術後3週程度で、皮弁の切離を行う。
皮弁の薄層化は切離の際に行うと辺縁の壊死を生じる危険性が高くなる。

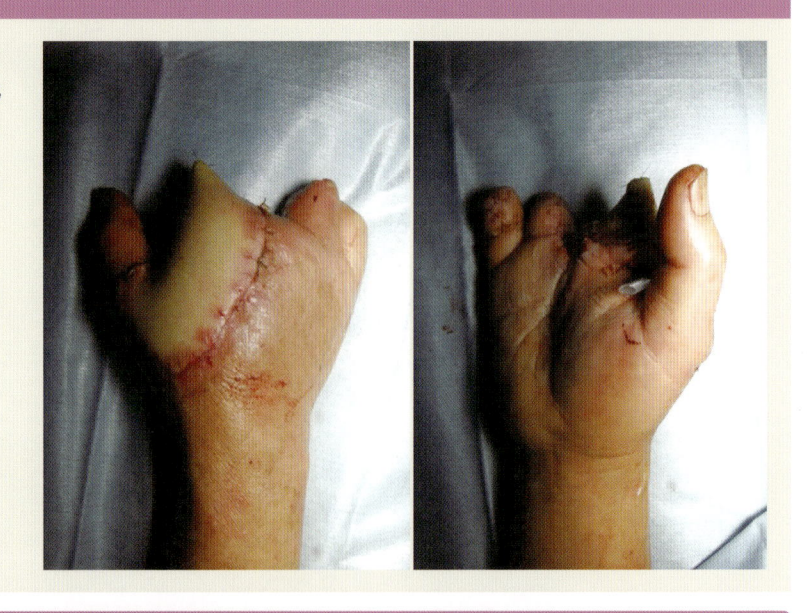

STEP 8 術後1年2カ月の状態

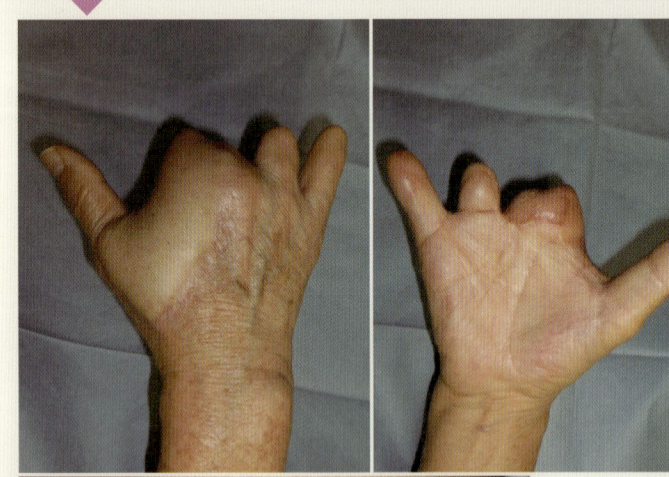

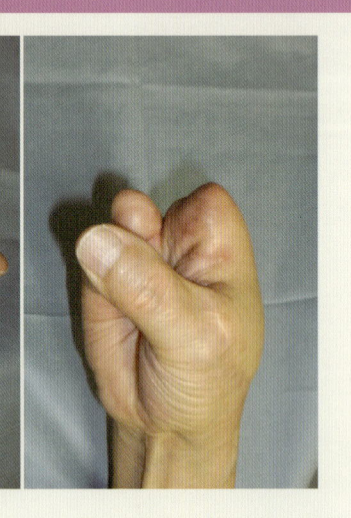

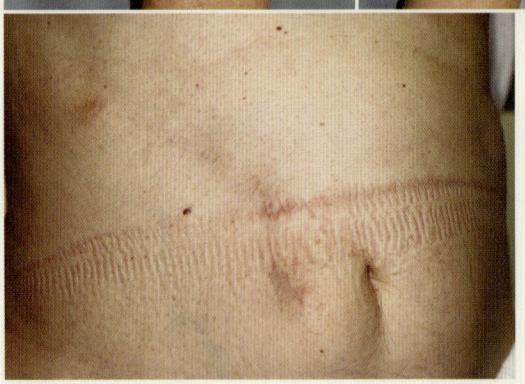

手背から示・中指にかけて十分な組織で被覆されており、良好な輪郭が得られている。瘢痕も軽度である。残存指の運動も良好で、機能的にも有用な手が再建されている。皮弁採取部の瘢痕は軽微で、ほとんど目立たない。また、疼痛などもなく、本人の訴えはまったくない。

238　第3章　代表的術式

60 遊離腹壁穿通枝皮弁

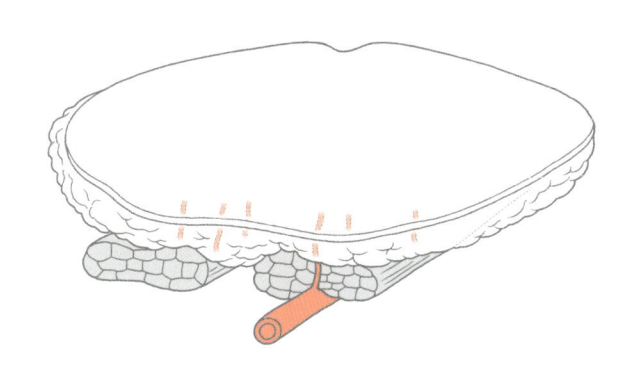

●浜田 佳孝

臍周囲で、極力腹直筋の線維方向にある穿通枝2～3本をマークして皮弁と深下腹壁動静脈をつなげるように挙上する。

特徴・利点・欠点

広範囲の大きな皮弁が必要な時に有用で、植皮のいらない一期的閉創が、幅約15cm、長さは約50cm程度まで可能である。臍周囲の穿通枝を含めて自由な形に採型しやすい。最大の利点は、バリエーションが少なく、穿通枝皮弁（perforator flap）のビギナーにとって、皮弁の挙上が安全に比較的容易に行える点にある。欠点として、bulkyになりやすい点や、腹部を最後のドナーとして残しておきたいとする意見もあるが、肥満症例でなければ穿通枝の周囲を除いて除脂肪するのに労は要さず、約1cm程度までthinningできる。

一般的な適応病態

腫瘍、感染・汚染巣や壊死組織の切除後に生じた大きな死腔を伴う皮膚欠損の被覆に用いられる。本法は乳房再建に用いられることが多いが、大きな皮弁がさまざまな形に採型できるため、四肢の再建にも安全な遊離皮弁として適応がある。

私のこだわり

皮弁の選択：四肢再建の重要な手術計画の1つに、手術時間の短縮が挙げられる。8時間を超えるような手術では2回に分けた再建が望まれる。著者自身はできるだけすべての操作が5～6時間以内で終わるよう計画を立てるようにしている。遊離組織移植の手術は、少しのミスで時間が長引いたり、術後は特に6時間程度は血栓トラブルに備えて余力を十分に残す必要があるからである。この点から四肢の再建は、できれば2チームでの同時進行がよい。体位の点で仰臥位のanterolateral thigh perforator flap（ALT）かdeep inferior epigastric perforator flap（DIEP）、もしくは少し片側を挙上するのみで可能なthoracodorsal perforator flap（TAP）となる。私は安全性と確実性の点から、骨と筋体を付けたい時はTAPとして、皮弁のみを選択する時は、症例の体型と有毛の程度などで皮膚の外観の適合性を見て、ALTかDIEPを選択している。

【参考文献】
1. 平瀬雄一：やさしいマイクロサージャリー；遊離組織移植の実際. pp61-74, 克誠堂出版, 東京, 2004
2. 平瀬雄一：やさしい皮弁；皮弁手術のベーシックテクニック. pp48-51, 克誠堂出版, 東京, 2009

STEP ❶ 術前

左手背部損傷例。デブリードマンを施行した。伸筋腱、骨、軟骨が一部欠損している。

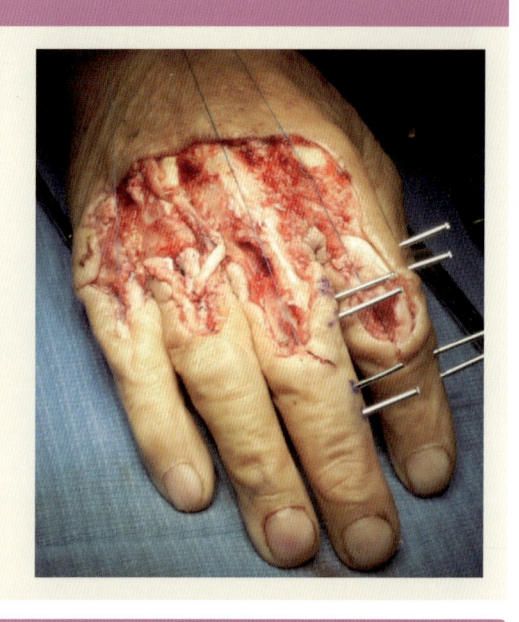

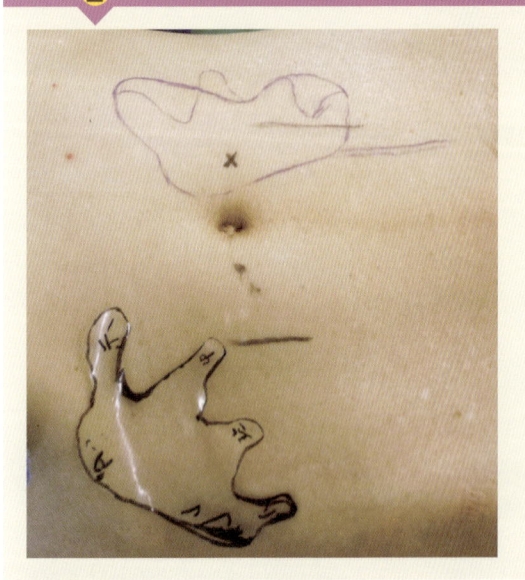

STEP ❷ デザイン

皮膚の欠損部分を型取りし、臍周囲の穿通枝を含めて採型した。穿通枝は臍からわずかに離れた4cm四方から良いのが皮弁に入ることが多い。皮弁の遠位は鼠径部大腿動脈までとれる。

STEP ❸ 穿通枝の確認

皮弁デザインの外側から切開・進入し、筋膜上で穿通枝にvessel tapeをステープラーで固定しマークしていく。穿通枝の挙上は、血管周囲に筋膜を少し付けて、できれば腹直筋の後での損傷を少なくするため（筋線維の方向に剥離する方が筋体を切離する幅が少なくてすむ）縦方向の2〜3本を見つける。

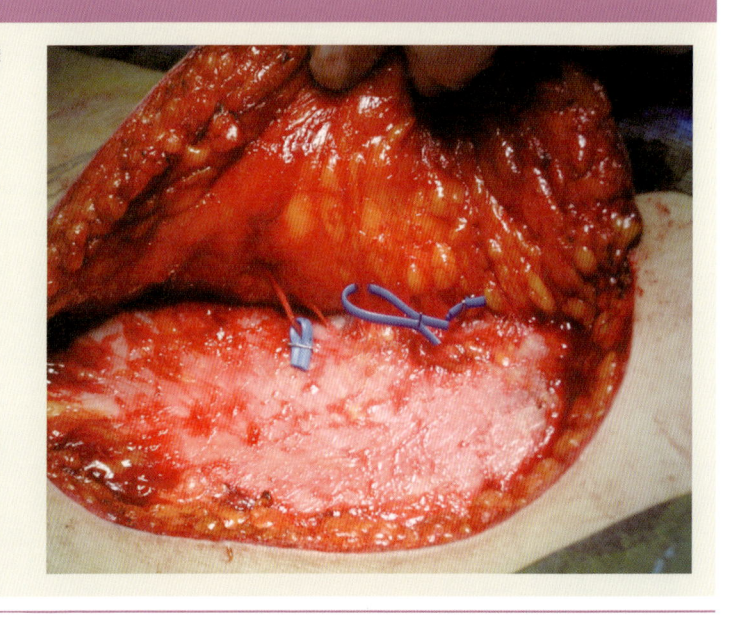

240　第3章　代表的術式

STEP 4 血管茎の確認

腹直筋外側＋遠位側から筋膜を切離し、腹直筋の裏側に外側遠位側から走行してくる深下腹壁動静脈を見つける（横から走行してくる別の血管に注意）。深下腹壁動静脈と穿通枝を見ながら、つなげられるよう皮弁を挙上する。

穿通枝も腹直筋を長く縦走する場合もある。また、横走し肋間からくる使用できない別の血管にも注意。

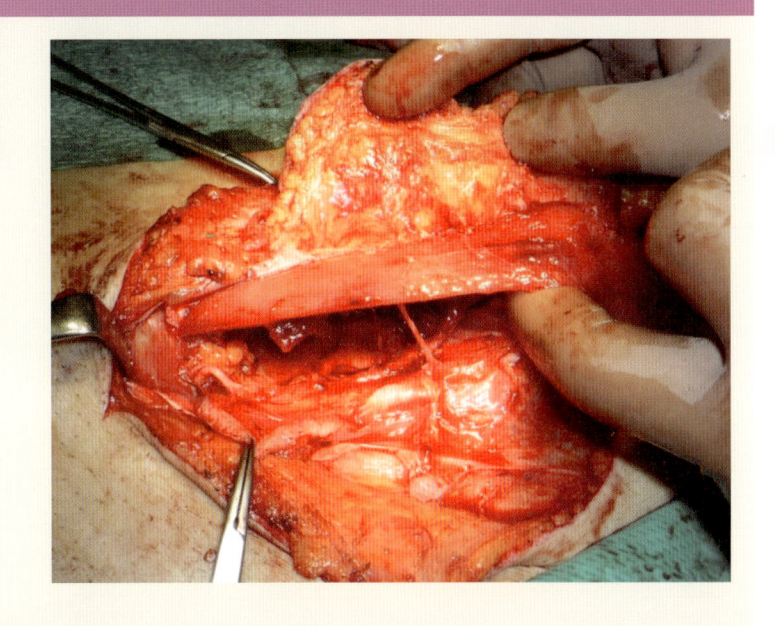

STEP 5 採取されたDIEP flap

深下腹壁動静脈の基部で恥骨につながる内側への枝（これを付けて骨付き皮弁としてもよい）があるのでこれを結紮して、皮弁を採取する。本例では一期的に腱移植し、snuff boxで橈骨動脈背側枝と血管吻合した。

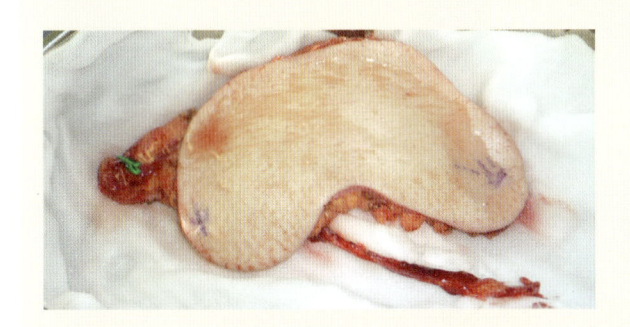

STEP 6 術後2カ月の状態

手指は整容的にも機能的にも良好に再建できている。写真はdefattingは行っていない状態で、本例では後に水かきの形成と示指の陳旧性関節内骨折の手術を行った。

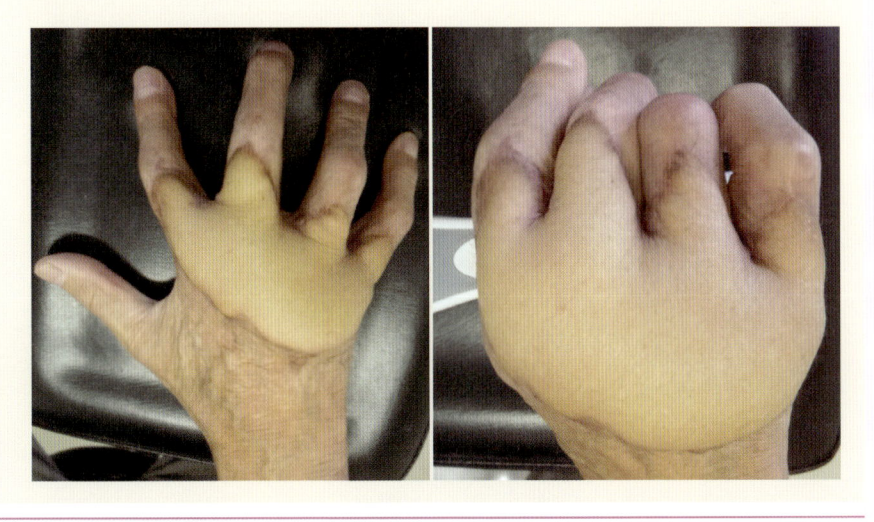

CASES 皮弁採取部の再建

臍は、ずれないように穴をあけて中央へ移動して閉創する。

写真は、著者が初めてDIEPを施行した、左下腿悪性腫瘍（MFH）広範切除後の再建症例。腹部の手術経験もなかったが、臍の移動も難しくはなかった。

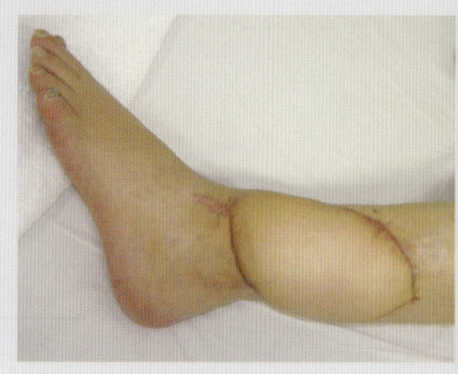

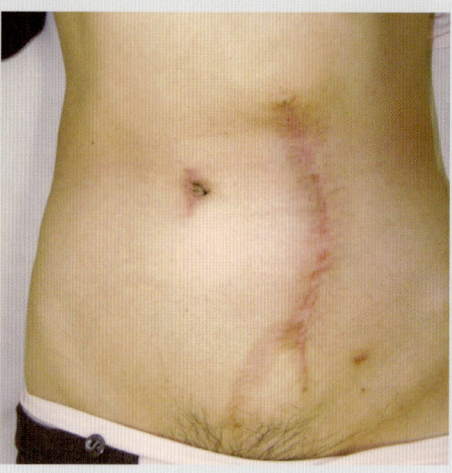

61 橈側前腕皮弁

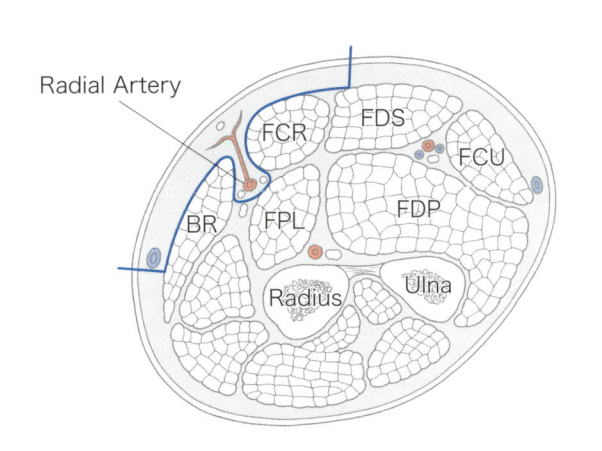

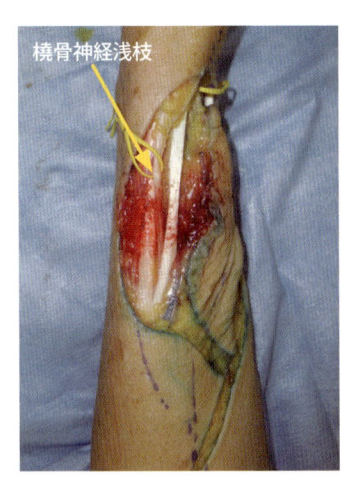

楠原 廣久、磯貝 典孝

橈側手根屈筋（FCR）腱と腕橈骨筋（BR）腱の間に橈骨動脈が走行。前腕遠位1/3レベルでBRの橈側から表層へ露出する橈骨神経浅枝に注意。

特徴・利点・欠点

特徴・利点：比較的無毛で、薄い皮弁であることが特徴である。血管柄が長く（約20cm）、血管径が大きい（末梢：2〜3mm、中枢：2.3〜3.5mm）。手首皮線〜肘関節から4cm末梢までで、尺側を除くほぼ全周を皮弁として採取可能である。橈骨神経浅枝や前腕皮神経を含め知覚皮弁とすることが可能である。橈骨から骨弁（8〜9×1.5cm）が採取可能である。長掌筋腱を付けて腱付き皮弁が可能である。逆行性皮弁が可能である。Bridge flapやfollow through flapとすることも可能である。

欠点：主要血管（橈骨動脈）が犠牲となる。ドナーは露出部であるにもかかわらず植皮が必要なため、醜形が目立つ。

一般的な適応病態

前述した皮弁の特徴から、元来、頭頸部再建に利用価値が高いが、ドナーが露出部であるため、再建部位によっては他の皮弁が選択される傾向にある。そのため、長い血管茎を要する場合や、腱移植を必要とする皮膚欠損創の再建、ドナーに植皮を必要としないadipofascial flapなどは比較的有用性が高い。四肢に関しては有茎で、特に逆行性皮弁として手部の再建に有用であるが、順行性皮弁として肘部の再建にも有用である。遊離皮弁として下肢再建に使用されることはまれであるが、足背やアキレス腱部の腱付き皮弁での再建や、知覚皮弁として足底の再建に用いることも可能である。

私のこだわり

橈側手根屈筋（FCR）腱や腕橈骨筋（BR）腱の裏面の腱膜をこそぎ落とし、できるだけ腱膜や筋膜を付けることで、うっ血することなく皮弁を挙上できる。しかし、ドナーは腱が露出し、植皮が生着しにくいため、FCR腱やBR腱上の表面の腱膜だけは残している。逆行性皮弁は、第1コンパートメント（短母指伸筋腱と長母指外転筋腱）の下を通してpivot pointをsnuff boxまで移動することで、手指背側まで再建可能である。しかし、うっ血しやすく、皮弁に前腕橈側皮静脈を含め静脈吻合を追加した方がよい。

【参考文献】
1. Jeng SF, Wei FC: The distally based forearm island flap in hand reconstruction. Plast Reconstr Surg 102: 400-406, 1998
2. Biemer E, Stock W: Total thumb reconstruction; A one stage reconstruction using an osteocutaneous forearm flap. Br J Plast Surg 36: 52-55, 1983

STEP ① 術前

左手背熱傷後瘢痕拘縮にてMP関節伸展拘縮、第1指間および母指内転拘縮を来たしていた。本症例では手背の瘢痕拘縮を解除し、逆行性橈側前腕皮弁で再建した。

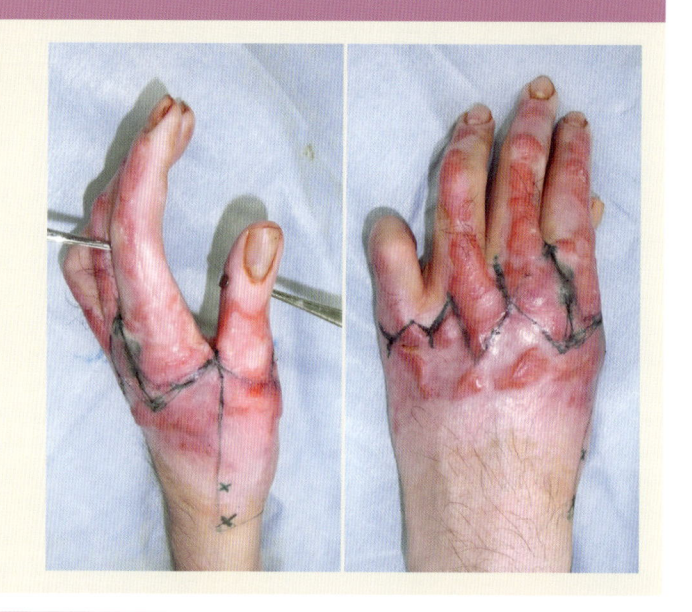

STEP ② 拘縮の解除および皮弁のデザイン

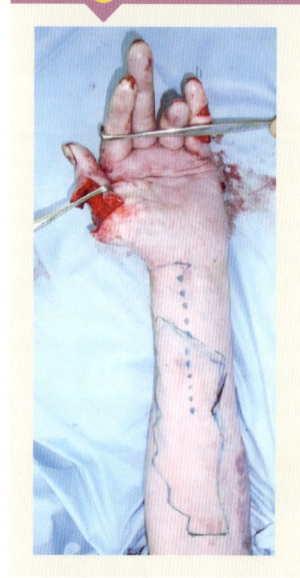

事前にAllen testを行い、橈骨動脈優位でないことを確認しておく。まず、手背瘢痕拘縮および内転筋拘縮を解除し、母指外転位、他指のMP屈曲位で固定した。欠損を型取りし、橈骨動脈上に皮弁をデザインした。

Pivot pointはsnuff boxとし、うっ血予防のため橈側皮静脈を含めるようデザインした。

STEP ③ 皮膚切開と剥離

別症例であるが、挙上の際のコツおよびピットフォールを写真で示す。

末梢より皮膚切開し、FCR腱およびBR腱、その間を走行する橈骨動静脈を同定する。BR腱およびFCR腱の裏面の腱膜をこそぎ落とし、できるだけ腱膜や筋膜を橈骨動静脈の血管茎へ付けるように筋膜下で剥離する。その際、FCR腱やBR腱上の表面の腱膜だけは残し、植皮を生着しやすくすることが重要である。

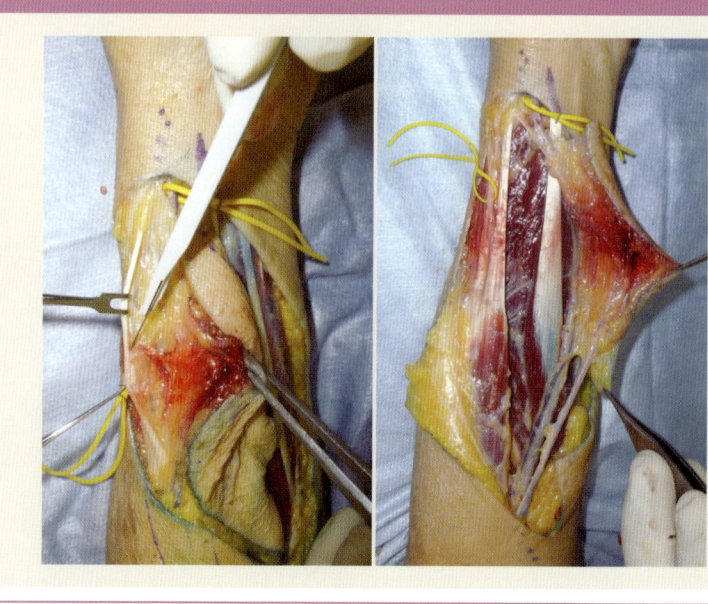

244　第3章　代表的術式

STEP 4 皮弁の挙上：穿通枝の確認

橈骨動脈には多数の穿通枝があり、筋体への穿通枝をバイポーラーやサージクリップなどで十分結紮止血し、剥離することが重要である。中枢で橈骨動静脈を結紮切離し、皮弁を挙上する。第1コンパートメント（短母指伸筋腱と長母指外転筋腱）の下を通して pivot point を snuff box まで移動する。

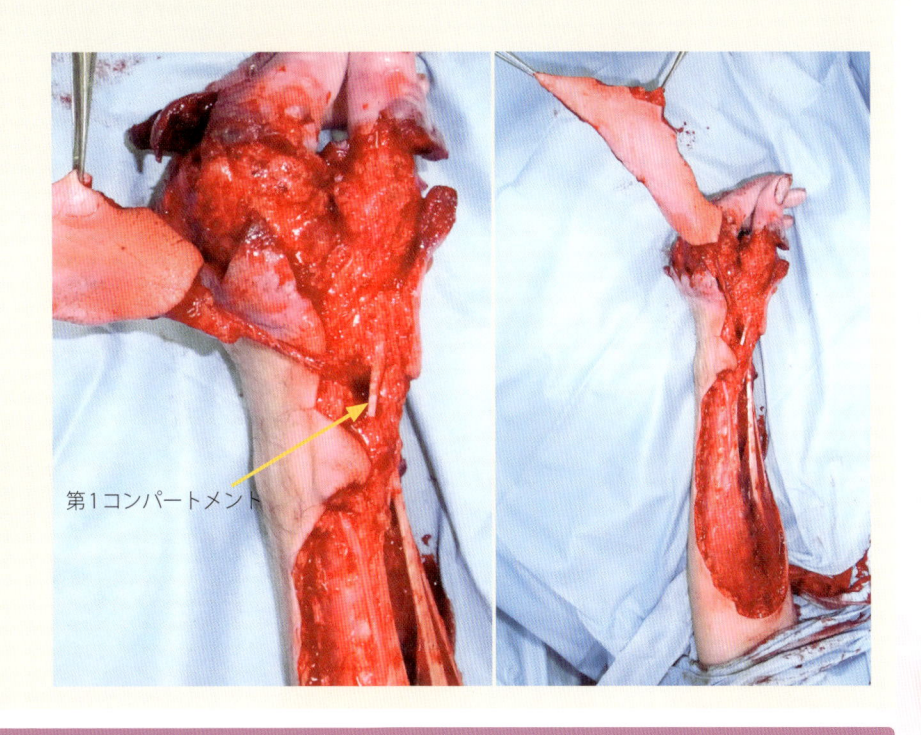

第1コンパートメント

STEP 5 静脈吻合

本症例では手背で橈側皮静脈と手背の皮静脈を吻合し、うっ血を予防した。

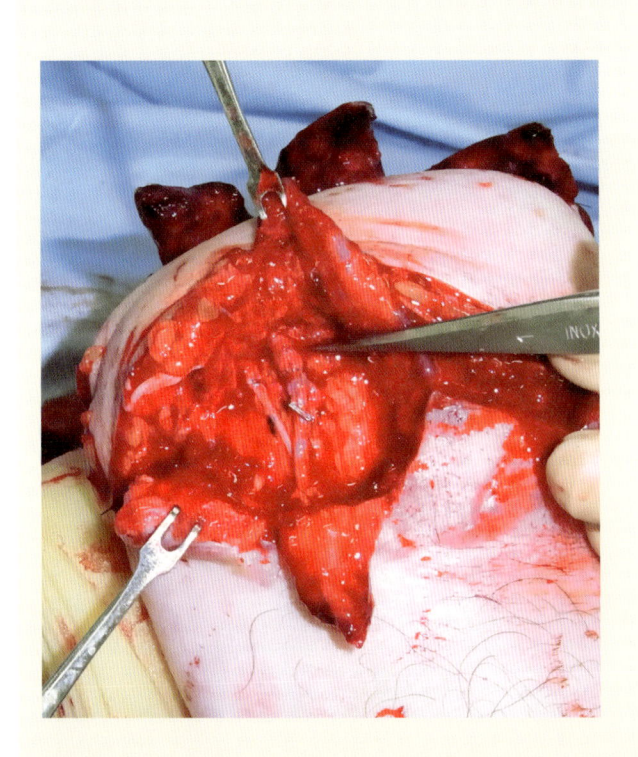

61 橈側前腕皮弁　245

STEP ⑥ ドナーの植皮および皮弁の固定

ドナーへは大腿から採皮し、分層植皮とした。術後約1～2週は植皮生着のため手指手関節の運動は制限する。基本、intrinsic minus肢位で固定している。

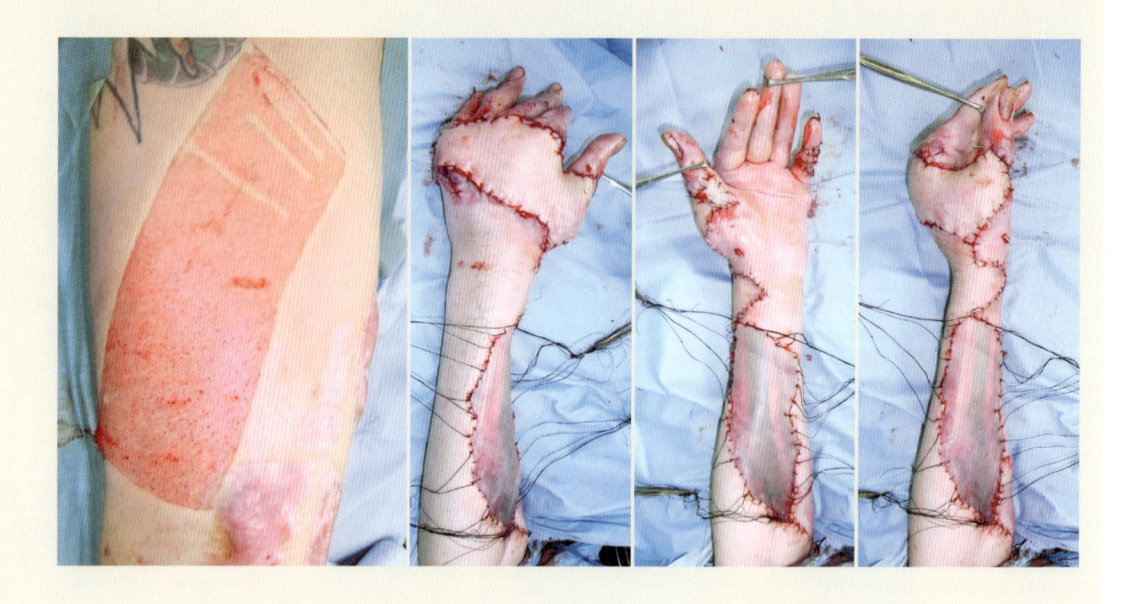

STEP ⑦ 術後3カ月の状態

第1指間の瘢痕拘縮は残存しているが、示～小指の伸展拘縮は改善している。第1指間の組織量は十分であり、5-flapなどで修正予定である。

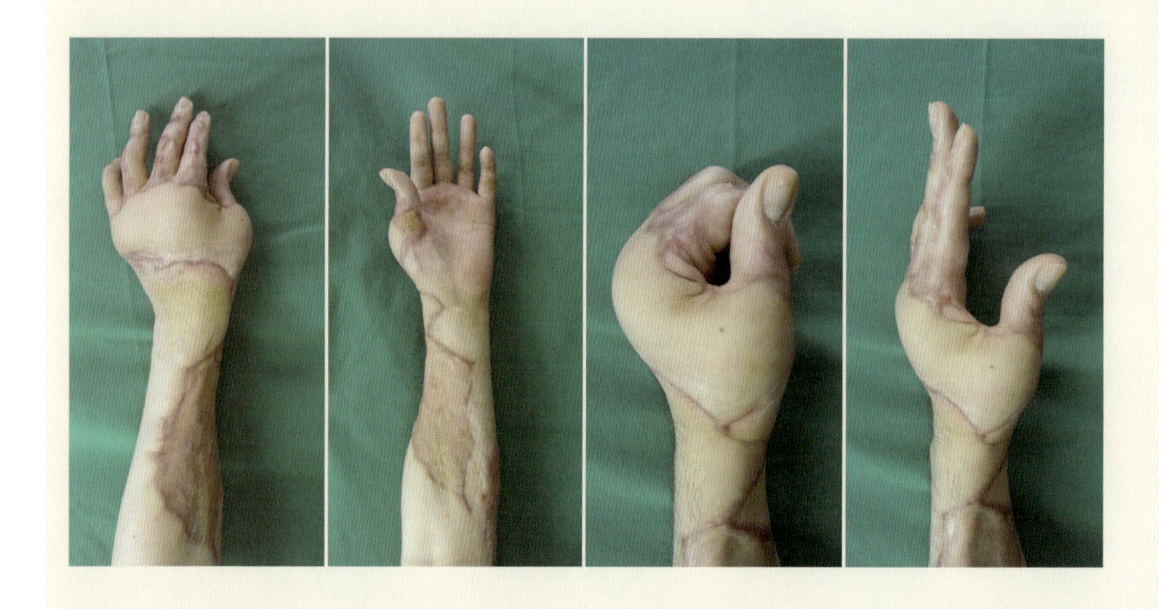

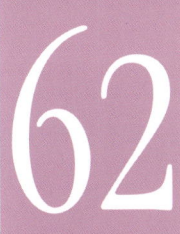

62 背側中手動脈皮弁

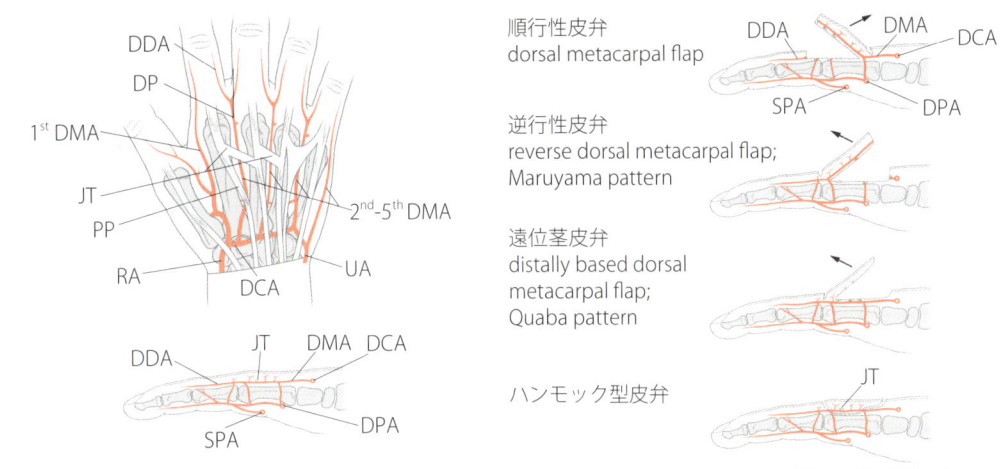

林 明照、佐瀬 道郎

DMA: dorsal metacarpal artery, RA: radial artery, UA: ulnar artery, DCA: dorsal carpal arch（背側手根動脈弓）, DPA: deep palmar arch, SPA: superficial palmar arch, DDA: dorsal digital artery, JT: junctionae tendinae（伸筋腱間結合）, PP: proximal perforating artery, DP: distal perforating artery

特徴・利点・欠点

背側中手動脈皮弁は、第1～5背側中手動静脈を含んで手背部（末梢側はPIP関節、中枢側は伸筋支帯の遠位端）に作成する。皮弁血行のバリエーションには順行性、逆行性（Maruyama）、遠位茎（Quaba）、ハンモック型がある。デザインは通常は背側中手動脈に沿った紡錘状とし、採取部は幅3cm以下なら縫合閉鎖できる。また、欠損に隣接したあらゆる方向のVY前進皮弁も有用である。皮弁は薄くしなやかで、手背や指背とのmatchは極めてよい。橈骨神経浅枝や尺側神経背側枝を含む知覚皮弁とすることもでき、一方、ドナー部の知覚障害は軽微である。

一般的な適応病態

1. 背側は逆行性皮弁・遠位茎皮弁として指DIP関節まで、あらゆる血行バリエーション・デザインで手背部を、順行性皮弁として手関節を超えて前腕遠位部まで被覆
    1) 腫瘍切除後欠損　　2) 外傷後皮膚軟部組織欠損　　3) 瘢痕拘縮（熱傷後、外傷後）
2. 逆行性皮弁・遠位茎皮弁として指間部の再建
    1) 瘢痕拘縮（熱傷後、外傷後）　　2) 合指症
3. 逆行性皮弁・遠位茎皮弁として手掌遠位部、基節・中節指掌側の再建
    1) 瘢痕拘縮（熱傷後、外傷後）　　2) デュプイトレン拘縮
4. 遠位茎皮弁として逆行性指動脈皮弁の皮弁採取部の被覆
5. 複数皮弁の挙上による複数指の再建
6. 中手骨付き・伸筋腱付き皮弁として複合欠損や偽関節の再建

私のこだわり

径60mmくらいまでの手背・手関節背側部欠損なら、背側中手VY前進皮弁で再建できる。ハンモック型でも背側中手動静脈の剥離と伸筋腱間結合の切離で約40mm前進でき、さらに移動が必要な場合は欠損部位に応じ術中に順行性または逆行性皮弁に変更できる。皮弁採取部はVY法で一次縫縮し、術後の運動機能障害は残らない。基節・中節、指間、手掌遠位部には逆向性もしくは遠位茎皮弁で再建する。通常、中手骨頸部付近のDPを温存するが、これを結紮切離して指間部の掌側指動脈との交通枝や末梢の背側指動脈との交通枝まで剥離することで到達範囲が約15mm拡大する。

【参考文献】
1. Maruyama Y: The reverse dorsal metacarpal flap. Br J Plast Surg 43: 24-27, 1990
2. Quaba AA, Davison PM: The distally-based dorsal hand flap. Br J Plast Surg 43: 28-39, 1990

背側中手動脈VY前進皮弁

STEP 1 皮弁デザイン

手背部皮膚癌切除後、欠損は43×37mmであり、第2背側中手動脈を茎としたVY前進皮弁をデザイン。

左上方からの斜めのデザインでも可能だが、皮弁採取部瘢痕が第1指間部方向とならないよう横方向のデザインとした。

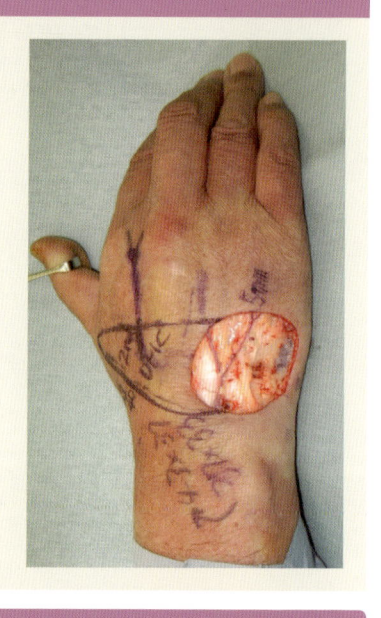

STEP 2 皮弁挙上

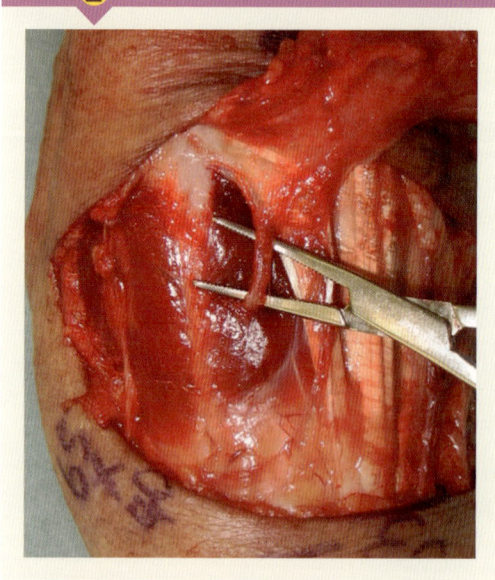

皮弁のデザインに沿って皮切、パラテノン上・筋膜下で剥離し、骨間部で背側骨間筋内から第2背側中手動静脈を剥離したところ。

DP、PPともに温存しており、ハンモック型皮弁として挙上。ターニケット駆血下で操作し、皮弁挙上後に駆血を解除して皮弁からの出血を確認する。

STEP 3 術直後

皮弁を欠損部へ移行し、皮弁採取部はVY法で一時縫縮した。
ハンモック型でも背側中手動静脈の剥離と伸筋腱間結合の切離で緊張なく移行できた。移行が困難な場合、順行性皮弁に変更することで移行は容易となる。

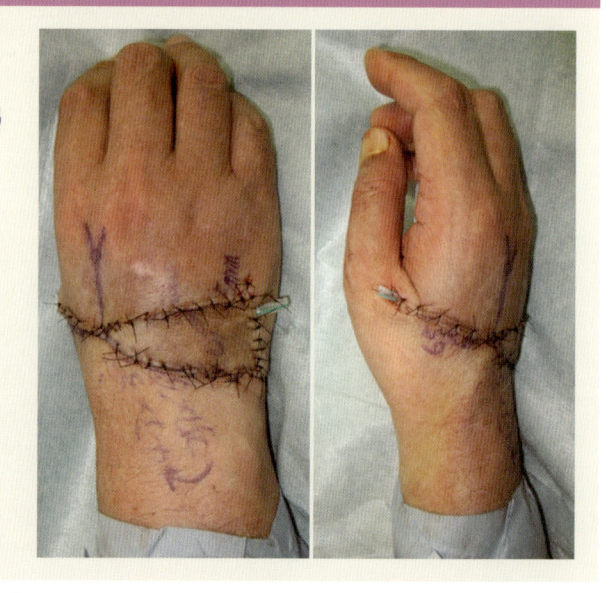

STEP ❹ 術後6カ月の状態

手背部の皮弁はtexture match、color matchともに良好であり、薄く輪郭も良好に再現されている。手指や手関節の機能障害はない。知覚障害の愁訴はなく、浮腫もない。

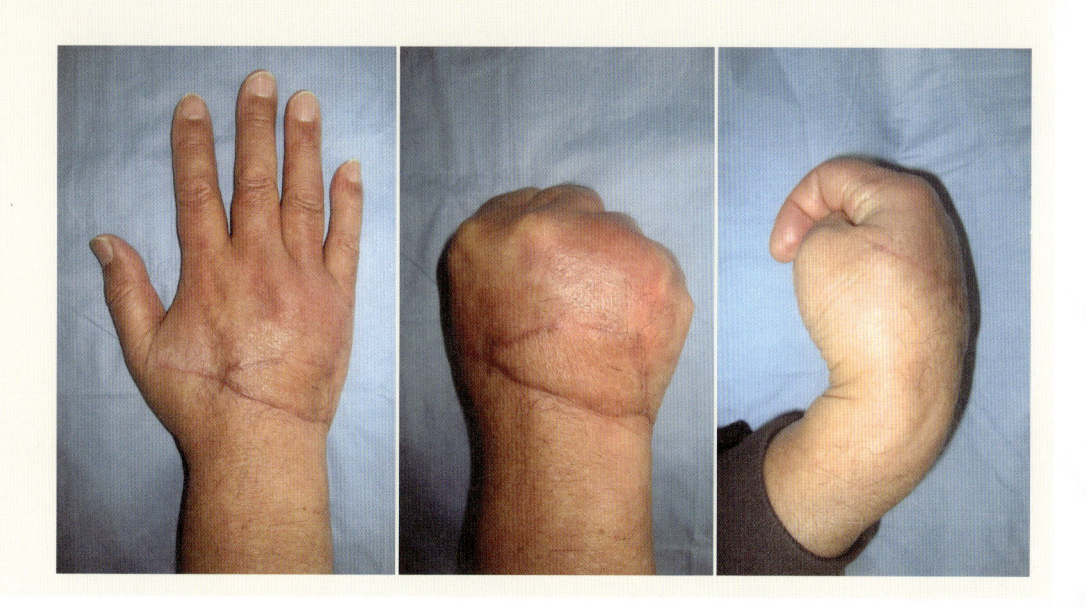

逆向性背側中手動脈皮弁

STEP ❶ 術前

手掌MP関節部熱傷後瘢痕拘縮。手関節部の再建には後骨間動脈皮弁が使用されている。

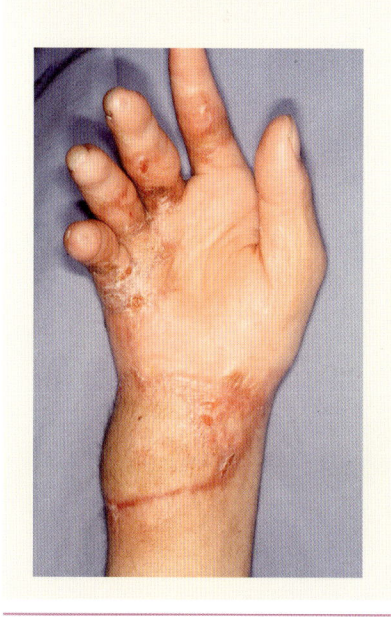

STEP ❷ 拘縮の解除

欠損部には屈筋腱の露出を認めた。

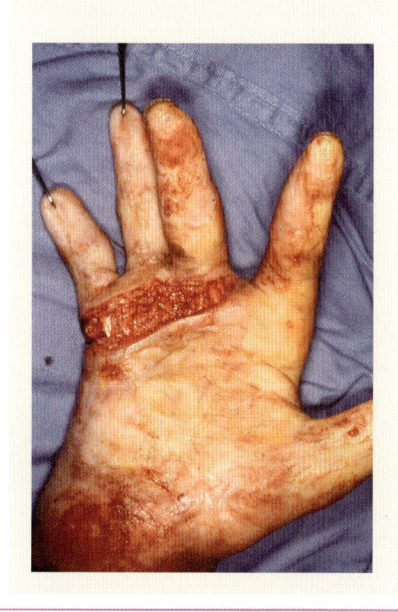

62 背側中手動脈皮弁

STEP ❸ 皮弁デザイン

第2背側中手動脈に沿って8×2cmの皮弁をデザイン。
皮弁の幅は隣接する中手骨の外縁まで安全に含めることができる（図の破線）。

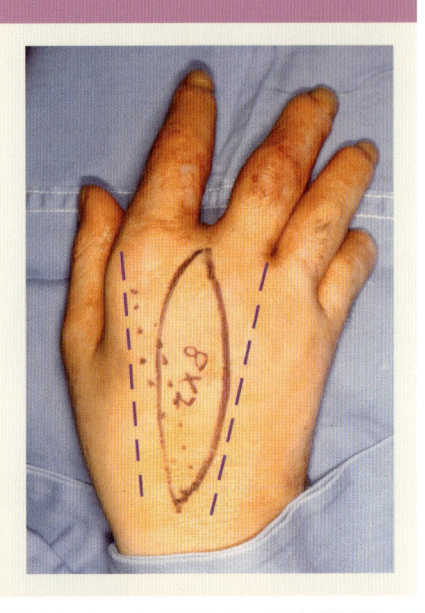

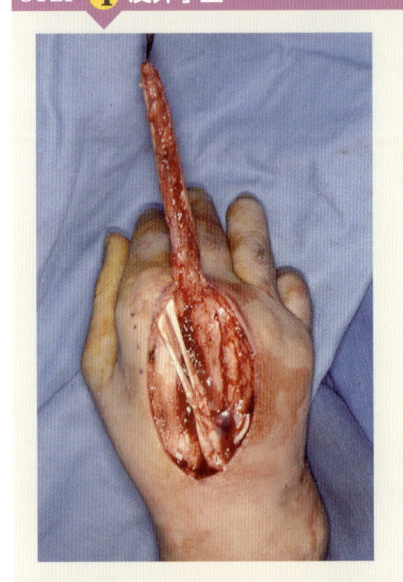

STEP ❹ 皮弁挙上

DPを結紮切離し、指間部の掌側指動脈との交通枝や末梢の背側指動脈との交通枝を茎として挙上。
背側中手動静脈の剝離は、近位側では伸筋腱を側方に牽引し、遠位側では伸筋腱間結合を切離するとスムーズに行うことができる。

STEP ❺ 術後8カ月の状態

MP関節の可動域は著明に改善した。
皮弁は手掌との皮膚の質感は異なるが、露出した腱や関節を被覆し、グリップによる反復刺激にも耐え得る。逆行性、特に遠位茎皮弁では、皮弁移行後は茎部に圧迫が加わらないように留意しドレッシングを行う。

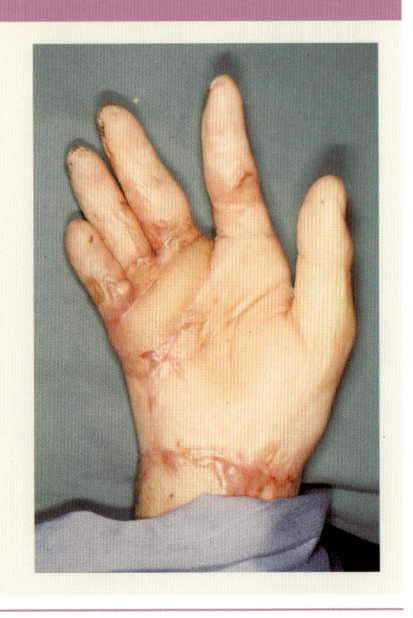

63 鼠径有茎皮弁

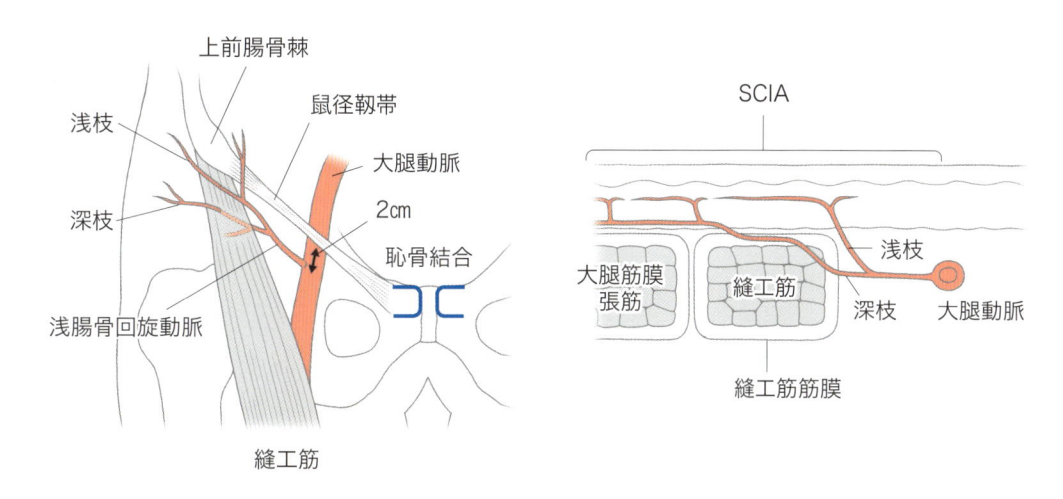

倉田 佳明

皮弁の栄養血管は大腿動脈より分岐する浅腸骨回旋動脈（superficial circumflex iliac artery: SCIA）である。

特徴・利点・欠点

上肢、特に手部・指の皮膚欠損では、露出した腱・骨などを可及的早期に良好な軟部組織で被覆する必要がある。有茎の鼠径皮弁（遠隔皮弁）は微小血管の技術を必要とせず、比較的薄く大きな皮弁が、短時間かつ容易に挙上可能であるため、救急症例では特に有用である。皮弁採取部は一期的に縫合可能で、瘢痕も目立たず、donor site morbidityが少ない。欠点としては、内側部分が厚くなること、感染のリスク、複数回の手術を要し治療が長期化すること、肩・肘の拘縮、手指のリハビリテーションをやりづらい点などがある。

一般的な適応病態

1. 腱や骨の露出を伴う、前腕遠位部〜手指の軟部組織欠損
   （特に手背と指が良い適応。やや厚く剪断ストレスに弱いため、手掌には向いていない）
   1）外傷による欠損：デグロービング損傷、手指切断後の再建（特に母指）など
   2）不活性組織除去後：開放骨折、挫滅創、熱傷などのデブリードマン後
   3）その他が原因の欠損：瘢痕拘縮、軟部腫瘍切除後など
2. その他：大転子部の褥瘡
   （非適応症例：協力が得られない患者、鼠径リンパ節郭清後・放射線治療後）

私のこだわり

遊離皮弁や有茎の区域皮弁と異なり、微小血管技術を必要としない、主要動脈を犠牲にしない、採取部の整容に優れているなどの点から、手の皮膚欠損治療の有用な選択肢となっている。大腿動脈近くまで血管を剥離したり、遊離皮弁として挙上するのは難易度が高いが、ここで説明する範囲での挙上は、解剖さえ理解すれば容易である。肩や肘の拘縮が懸念されるが、茎部をチューブ状にして可動性を大きくすること、切離待機中にも積極的に理学療法を行うことで、回避できると考えている。

【参考文献】
1. Koshima I, Nanba Y, Tsutsui T, et al: Superficial circumflex iliac artery perforator flap for reconstruction of limb defects. Plast Reconstr Surg 113: 233-240, 2004
2. Schlenker JD: Important considerations in the design and construction of groin flaps. Ann Plast Surg 5: 353-357, 1980

STEP 1 術前

右母指MP関節レベルでの切断と、基部のデグロービング損傷の症例。再接着を試みたが挫滅が強く不成功に終わった。骨のみ利用してほかはデブリードマンを行い、軟部組織欠損に対し鼠径皮弁を行うこととした。

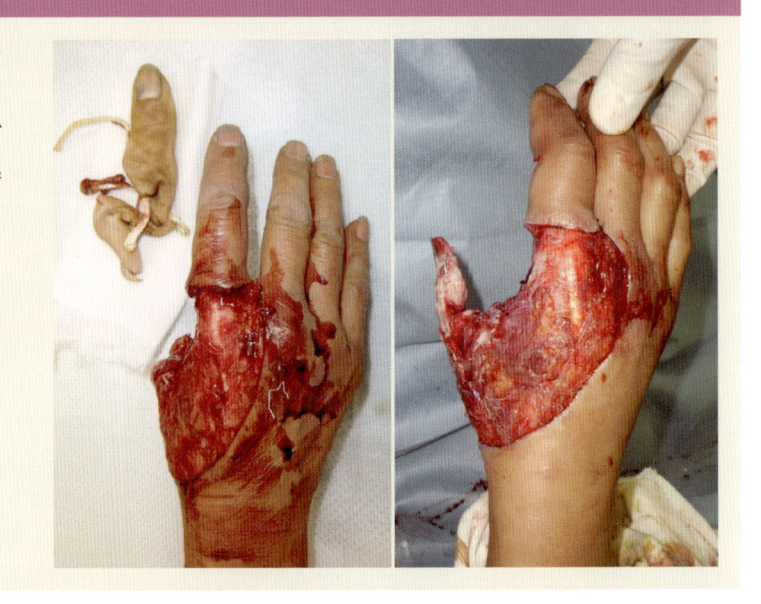

STEP 2 体位

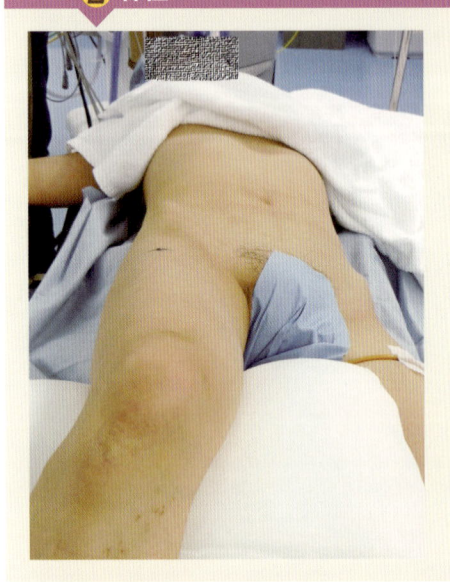

事前に皮弁後の姿勢をシミュレーションし、無理な姿勢にならない側を選択する。同側の鼠径皮弁を選択することが多いが、対側の場合もある。殿部の下に小枕を入れ、皮弁採取側をやや持ち上げる。膝下に大きめの枕を入れるか、手術台を屈曲させて、股関節が軽度屈曲位となるようにする。消毒・ドレーピングは皮弁採取部のみでもよいが、下肢全体も行うと、術中に股関節の屈曲角度を調整でき、皮弁採取部の閉鎖の際にやりやすい。

STEP 3 ランドマーク

上前腸骨棘、恥骨結節とそれらを結ぶ鼠径靱帯、大腿動脈をマーキングする。ドップラー血流計を用いてSCIAの走行を確認しておく。

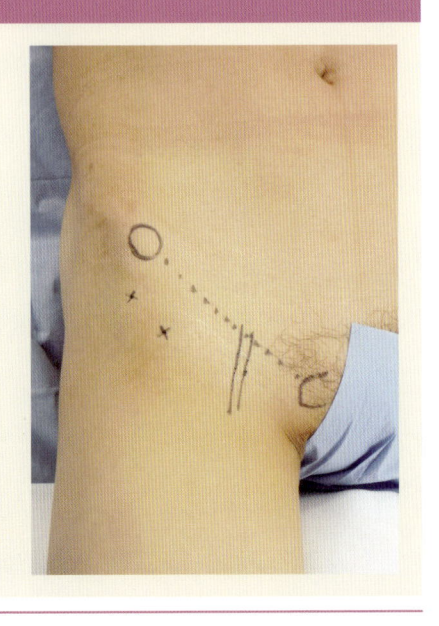

STEP ❹ 皮弁のデザイン

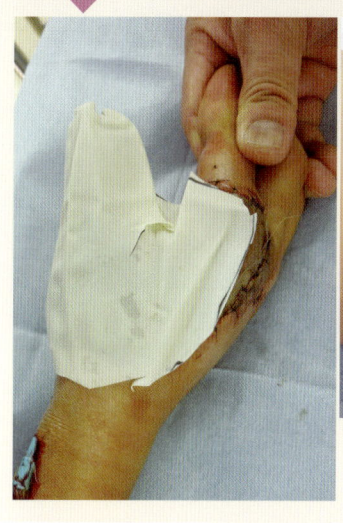

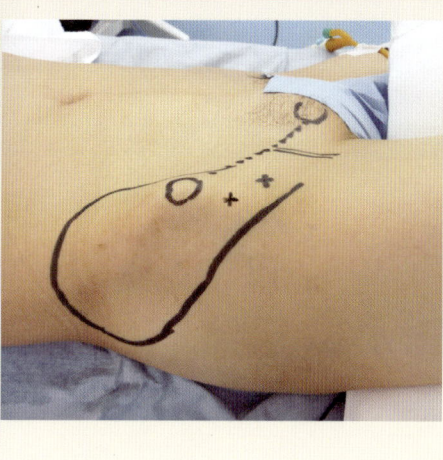

皮弁の血行は、上前腸骨棘より内側ではaxial patternであり、SCIAを長軸に含むようデザインする。外側では腸骨稜ないしSCIAの延長線を軸とし、血行がrandom patternとなることを考慮しつつデザインする。一期的創閉鎖が可能なのは幅10cm程度であるが、皮膚をつまんで縫縮可能な範囲を見極める。欠損範囲を手術用グローブなどを用いて採型して「型紙」とし、皮弁のデザインを決定する。
型紙よりもやや大きくデザインした方がよい。

STEP ❺ 皮弁の挙上

上前腸骨棘より外側部分、縫工筋外側縁までを皮下脂肪と深筋膜の間で挙上する。この挙上は容易で、安全に行うことができる。長い茎が必要な場合、縫工筋筋膜を切開して皮弁側に付け、筋膜下に縫工筋内側縁まで挙上すると、SCIAが皮弁側に含まれる（SCIA深枝を損傷しないようにする）。この際、筋膜下を外側大腿皮神経が下行するので注意する。
縫工筋よりも内側にSCIAを追うことも可能ではあるが、走行に個体差があり血管径も細いことがあるので、難易度は高い。

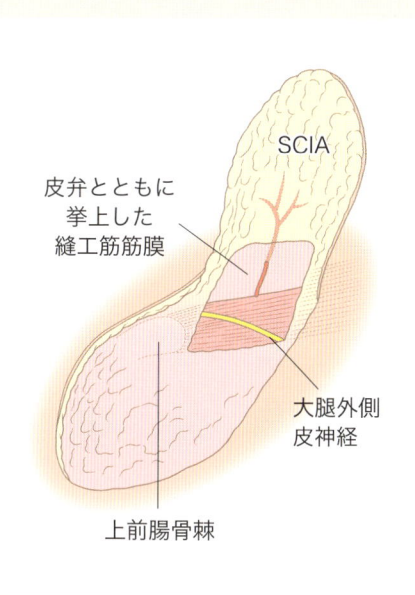

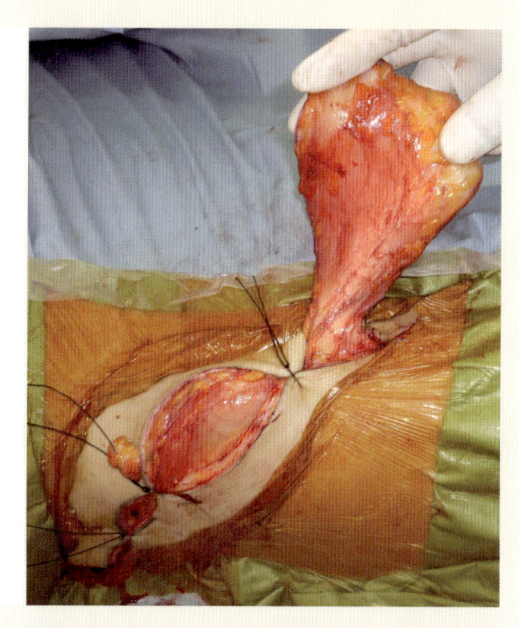

STEP ❻ 皮弁の形成と採取部の縫縮

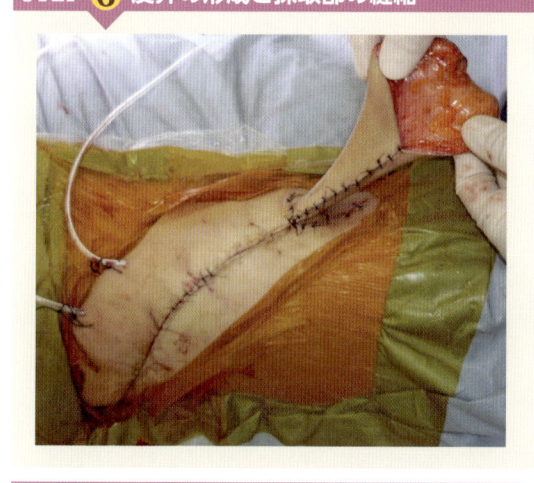

薄い皮弁が必要な場合、上前腸骨棘より外側部分は皮下脂肪を除去できる。皮弁の基部はチューブ状に丸めて縫合し、皮弁下面の露出を防ぐ。この際、皮弁の血流、特にうっ血に留意し、問題があれば基部を何針か抜糸してみる。
手を鼠径部に持ってくると、皮弁採取部の閉鎖がやりづらくなるので、その前に閉鎖しておく（皮下に吸引ドレーンを留置する）。

63 鼠径有茎皮弁　253

STEP 7 欠損部の被覆

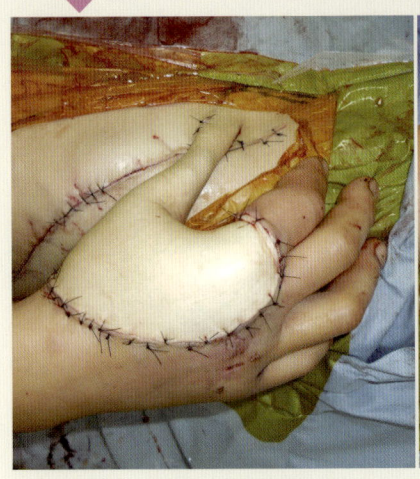

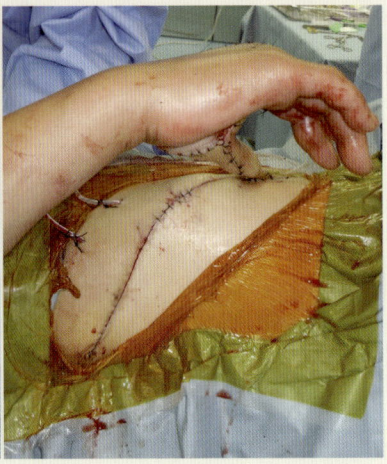

軟部組織欠損部を皮弁で被覆し縫合する。体側にタオルなどを挟み、胸部固定帯などで上肢全体を固定して、皮弁の折れ曲がりを防ぐ。皮弁切離までの期間、肩・肘・手関節・指の拘縮を防ぐため、皮弁にストレスのかからない範囲で可動域訓練、等尺性筋力訓練などを行う。

STEP 8 皮弁の切離

3週間程度で切離する。切離前に腸鉗子やペンローズドレーンなどで皮弁基部をクランプし、capillary refillを確認しておくと安心である。
皮弁辺縁の治癒が悪い場合、血流不良により切離後に断端が壊死となりやすいため、切離の延期も考慮する。

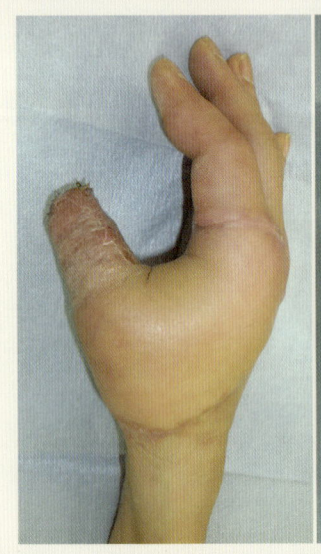

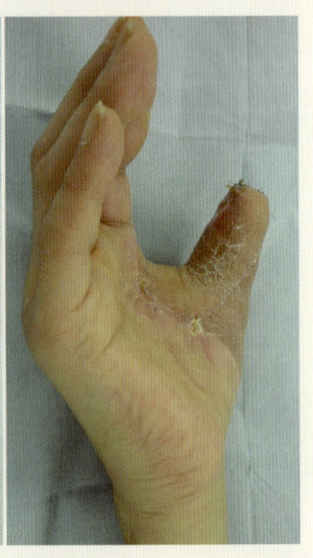

STEP 9 再建手術

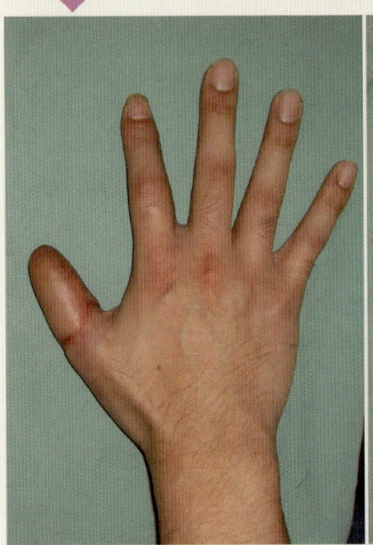

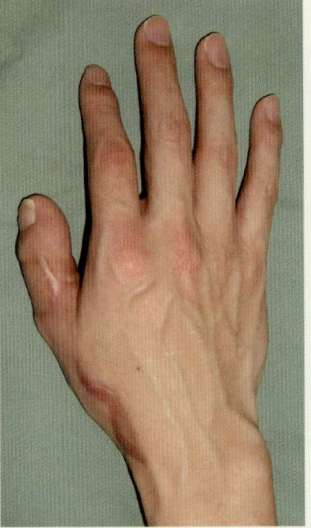

後日、必要に応じて除脂肪術や、爪・知覚の再建術などを行う。
写真は別の症例の写真ではあるが、同じような母指デグロービング損傷に対し、鼠径皮弁による被覆を行った後（左）、3カ月後にwrap around flapによる指の再建をした（右）。

254　第3章　代表的術式

64 遊離前外側大腿皮弁

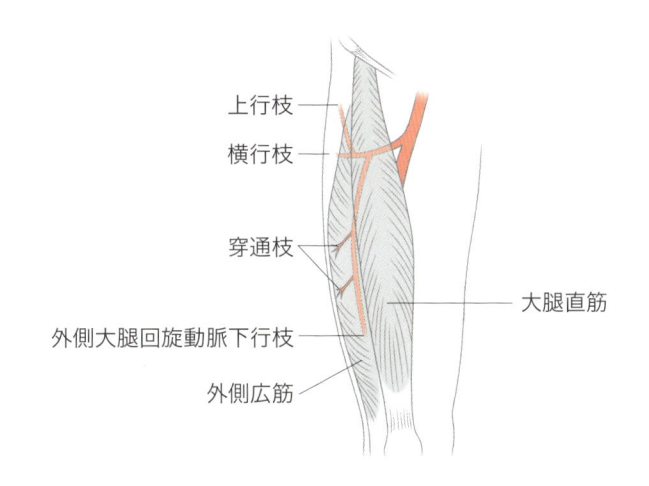

石田 勝大

上行枝
横行枝
穿通枝
大腿直筋
外側大腿回旋動脈下行枝
外側広筋

皮膚栄養枝（穿通枝）はさまざまな走行がある。

特徴・利点・欠点

皮弁の栄養血管は外側大腿回旋動静脈の下行枝から分岐する穿通枝である。広く安定した血流支配領域の皮膚を採取でき、薄く大きな皮弁が挙上可能で血管柄も12cm前後と長く、血管径はおのおの2mm程度の太さがある。外側広筋、外側大腿皮神経など複合組織での挙上も可能である。脂肪が厚い場合はthinningで皮弁の厚さを調節可能である。皮膚栄養枝は筋間中隔を通る場合と、外側広筋内を通る場合があり、複数本存在することもあるが、5％以下程度の頻度で欠損する場合がある。

一般的な適応病態

1. 前腕、下腿、手背、足背などの皮膚再建
2. 悪性腫瘍切除後のlimb salvageなど
3. 体幹部、特に背部などの大きな皮膚再建
4. 大腿筋膜付き皮弁で腱周囲のgliding組織再建
5. 血管柄付き神経再建（運動枝などを利用した）
6. 四肢のflow through型血行再建が必要な場合の皮弁再建

私のこだわり

血管柄が長く、皮弁の厚みが調節でき、血流が安定していることがこの皮弁の利点である。皮弁のデザイン（穿通枝の位置を皮弁中心でなく皮弁頭側にする）によって、さらに吻合血管到達位置を長くすることが可能である。横行枝や下行枝の末梢側を利用してflow-through型の血行再建が可能で、四肢血流維持をはじめ他皮弁をキメラ型血管吻合として末梢側に移植可能である。

皮膚穿通枝は下行枝より分岐する場合が多いが、時に大腿回旋動脈本幹や横行枝、その他より分岐する場合があるので注意が必要である。皮膚穿通枝が存在しない場合は前内側大腿皮弁、もしくは大腿筋膜張筋皮弁などへの術式変更が必要となる。外側広筋に伴走する運動神経を切断しても日常生活に支障が出るほどの運動機能低下は発生しない。皮弁採取部は幅7cm程度なら直接縫合可能であるが、縫合の緊張が強い場合は無理せず植皮をする。皮弁採取部の犠牲が少なく、傷跡も被服で隠せる場所である。

【参考文献】
1. Song YG, Chen GZ, Song YL: The free thigh flap; A new free flap concept based on the septocutaneous artery. Br J Plast Surg 37: 149-159, 1984
2. Kimata T, Uchiyama K, Ebihara S, et al: Anatomic variations and technical problems of the anterolateral thigh flap; A report of 74 cases. Plast Reconstr Surg 102: 1517-1523, 1998

STEP ❶ 切開線のデザイン

仰臥位での採取がよい。上前腸骨棘と膝蓋骨外側中央を結んだ線の中点付近が最も穿通枝が多い。術前にドプラー聴診器などでマーキングしていても実際は穿通枝の位置がずれていることがあるので注意する。

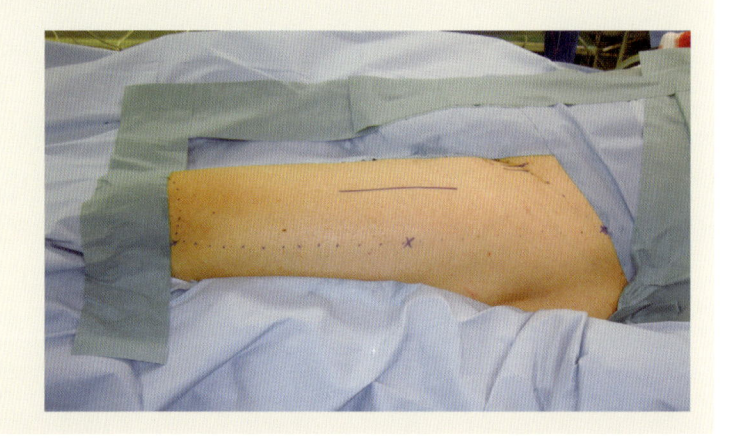

STEP ❷ 皮膚の切開

大腿前面中央部で、一時的デザインの内側の位置に沿って7〜10cm程度のなるべく直線の縦切開を筋膜上まで加える。

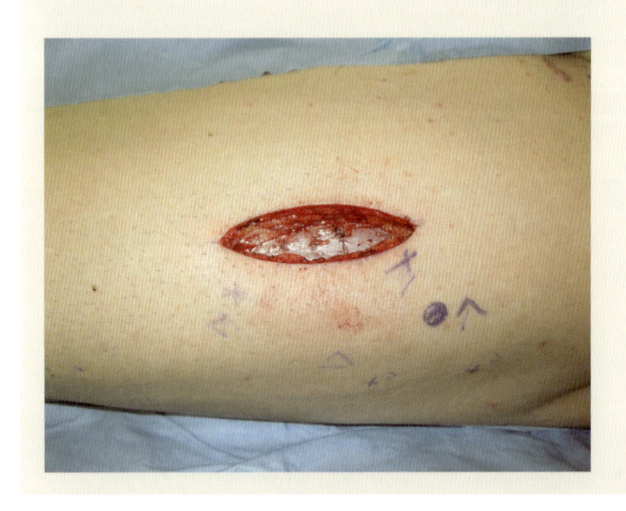

STEP ❸ 筋膜の確認

皮弁の血行には筋膜は必要ないが、再建部の必要性にあわせて大腿筋膜を皮弁に付着させるか決める。筋膜下で検索する場合は最初の皮膚切開付近で大腿筋膜を縦切開し筋膜下に入る。穿通枝は筋膜上に検索した方が余分に筋膜を切開せずに済むが、手技的には筋膜下に検索した方が容易で穿通枝も太く安全である。

筋膜上で検索する場合は、穿通枝が筋膜を貫通する付近で筋膜に切開を加える。適切な穿通枝が見当たらない場合は、さらに皮膚切開を頭尾側に延長し穿通枝を検索する。

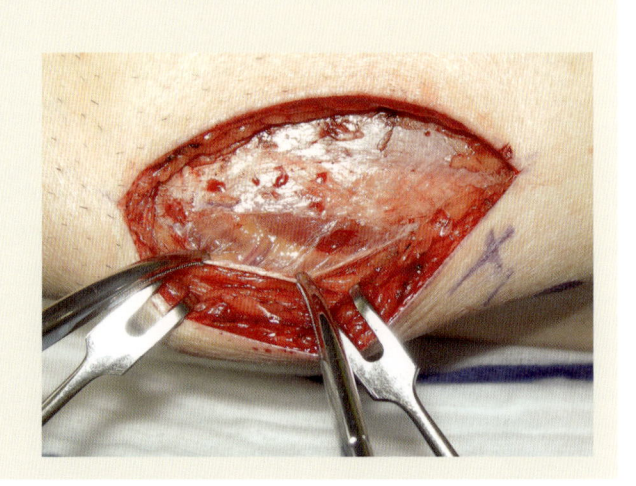

STEP ❹ 穿通枝の確保

穿通枝の剥離前に外側広筋と大腿直筋の筋間中隔を分離し、下行枝の位置を確認しておく。下行枝の多くは筋間中隔を走行しているが外側広筋内を走行している場合もある。穿通枝は筋間中隔を走行する場合と外側広筋内を走行する場合がある。穿通枝は必ず末梢から、つまり皮膚側から剥離を進める。穿通枝の貫く外側広筋を頭側、尾側方向に筋肉を分けトンネル様にし、穿通枝全体の走行を分岐部に至るまで露出する。

穿通枝より上の外側広筋体を切開し穿通枝全体の走行を確認してもよい。外側広筋を含めない場合は、露出した血管の数カ所に血管テープを通して穿通枝を持ち上げ、細かい枝を処理しながら分岐部まで剥離を進め血管を浮かせる。穿通枝が細い場合や剥離に自信がない場合は、周囲の筋肉を穿通枝に付着させて剥離すると容易で安全である。

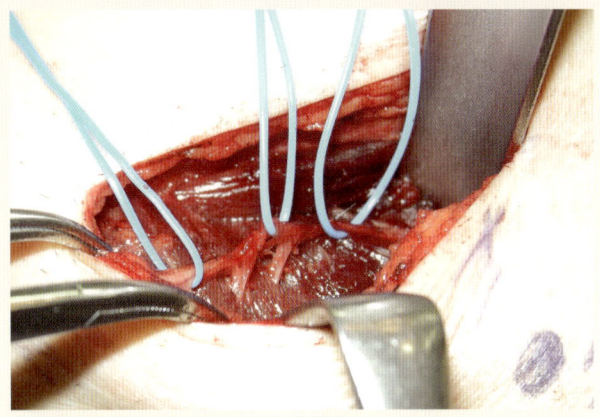

▲筋肉を分けて穿通枝を露出した場合

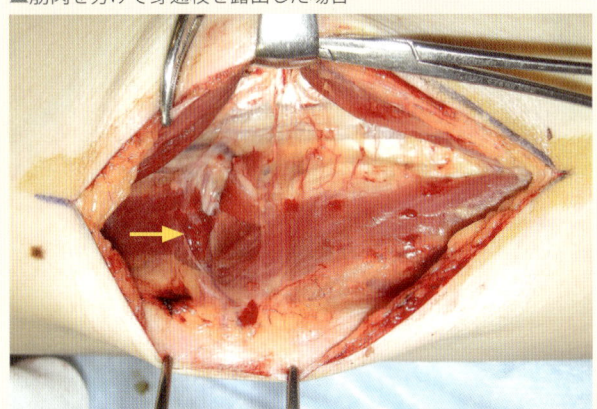

▲穿通枝より上の筋肉を切開した場合（矢印）

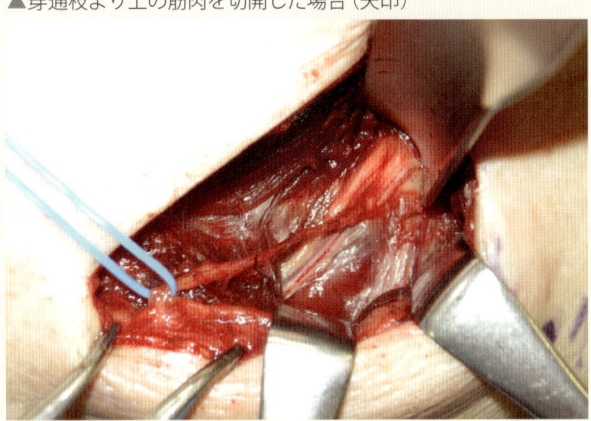

STEP ❺ 皮弁のデザイン

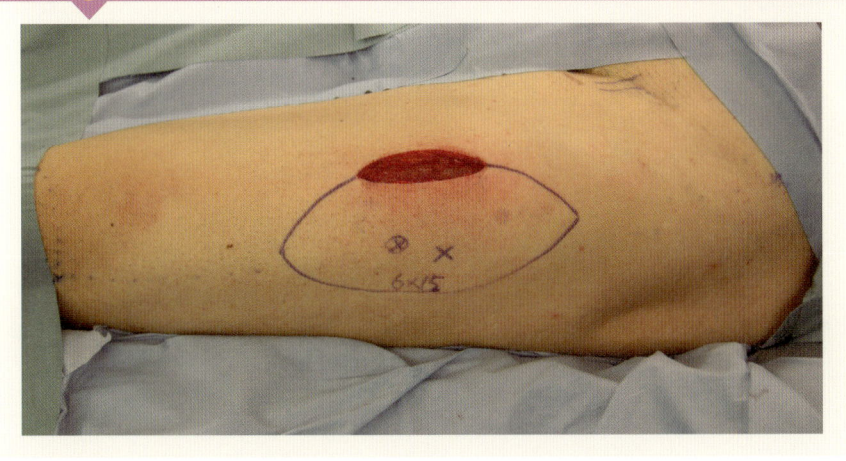

良好な穿通枝を確認したら再び皮弁のデザインを行う。

STEP 6 下行枝の確認

下行枝には外側広筋の運動神経が伴走していることが多く、神経を血管から剥離し温存するが血管剥離の過程で切断を余儀なくされる場合もある。大腿直筋の栄養枝は可能な限り温存する。下行枝には通常1本の動脈、2本の伴走静脈を認めるのでなるべく静脈が合流する中枢まで露出する。
もし合流しない場合は2本の静脈を移植床に血管吻合するとより安全である。

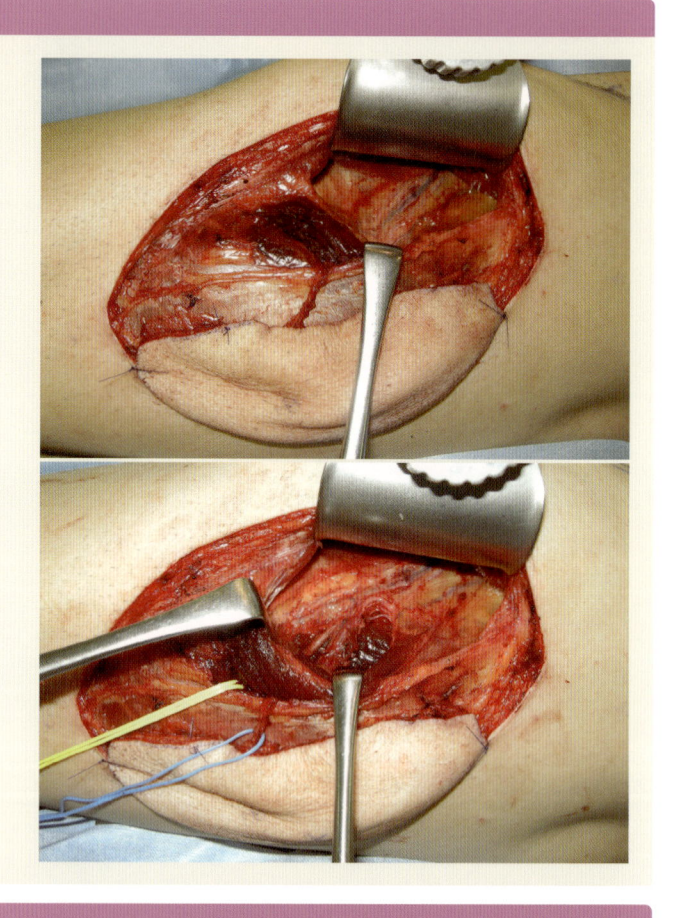

STEP 7 外側大腿皮神経の温存

血管柄の剥離が終了後、皮弁を全周にわたり切開する。必要ない場合は外側大腿皮神経も温存する。外側広筋を含める場合は、皮弁を筋膜より剥離した後、先に剥離した穿通枝が筋体内を通る部分を中心に、必要な量だけ筋体ごと挙上する。

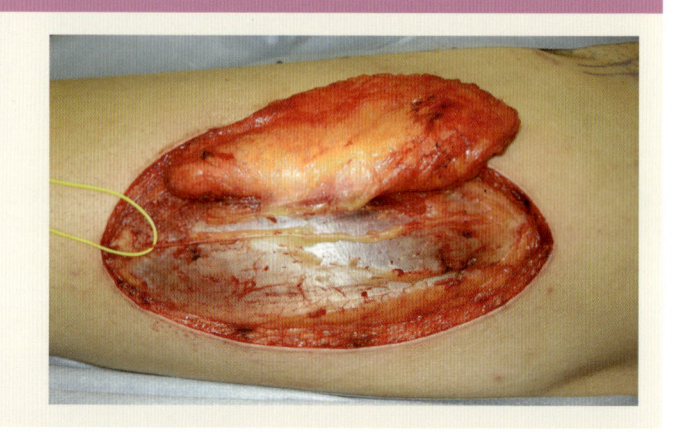

STEP 8 皮弁の切離

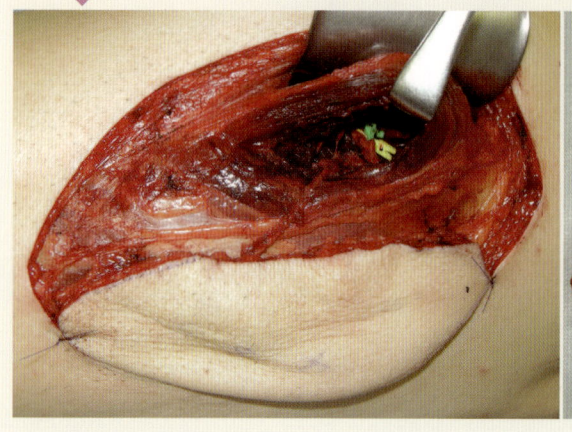

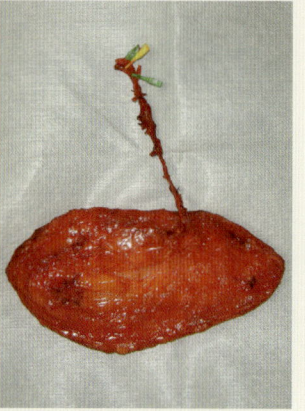

下行枝中枢動静脈を処理し皮弁の切離を行う。
静脈は合流する前で切離したので緑色の血管クリップが2本ついている。

258　第3章　代表的術式

● 長田 龍介、今上 修一

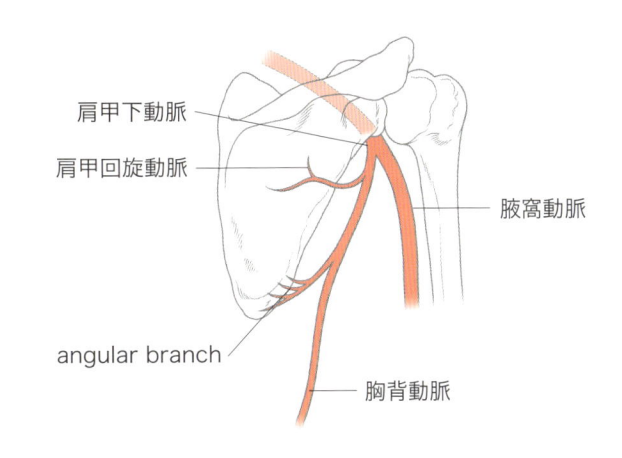

65 遊離肩甲骨皮弁

胸背動脈から出るangular branchのみを骨栄養枝として用いると長い血管茎が採取できる。

特徴・利点・欠点

肩甲骨弁は1つの血管茎で肩甲骨弁に、各種皮弁、筋皮弁を合わせて骨軟部欠損の再建に用いることができる。肩甲骨外側部の強度は腓骨と同等であり、顎骨、上腕、前腕骨、下腿骨の欠損を補うドナーとして広く用いることができる。術後の肩関節機能損失は比較的少なく、日常生活に必要とされる可動域と筋力は通常保たれる。欠点は骨皮弁の採取を側臥位で行う必要があるため、病巣切除→骨皮弁採取→再建の過程で2回の体位交換が必要なこと、肩甲下動静脈の解剖学的変異がある場合血管茎の切離に難渋すること、および移植部位の条件により広背筋筋体のvolume reductionを要することである。

一般的な適応病態

ともに血流を有する移植骨と軟部組織により同時に再建されるべき以下のような骨欠損が適応である。なお、長さは10cmまでのものである。
・外傷ならびに腫瘍切除による骨欠損
・軟部組織の挫滅や欠損を伴う骨欠損
・四肢の偽関節（感染性、非感染性）
・下顎骨、上顎骨の腫瘍、骨髄炎

私のこだわり

肩甲骨皮弁は、1本の血管茎で10cmまでの骨とさまざまな軟部を同時に採取できるため骨、軟部の同時再建に有用である。術前に造影CTを3D構築しておくと血管茎基部の状態が把握しやすい。しかし、腋窩動静脈からの肩甲下動静脈の分岐パターンには変異があり、手術操作が困難になることがある。これに対して胸背動静脈を血管茎として挙上し、腋窩動静脈や腕神経叢の損傷を避けるようにしている。移植骨の栄養はangular branchのみに頼ることになるが、これにより血管茎が長くなり骨皮弁の移植、固定がやりやすくなる。

【参考文献】
1. 関口順輔：肩甲回旋動脈を用いた血管柄付き肩甲骨による下肢の再建. 四肢の形成外科 最近の進歩（改訂第2版），児島忠雄編著，pp157-166，克誠堂出版，東京，2005
2. Bidros RS, Metzinger SE, Guerra AB: The thoracodorsal artery perforator-scapular osteocutaneous (TDAP-SOC) flap for reconstruction of palatal and maxillary defects. Ann Plast Surg 54: 59-65, 2005

STEP ❶ 術前

上顎癌切除に伴う上顎骨、口蓋部の再建。下顎骨をいったん骨切りして展開し、腫瘍病巣の広範切除を行った。組織欠損部と頸部血管吻合部の距離が長いため、肩甲骨下角枝（angular branch）で栄養される肩甲骨弁と広背筋皮弁にて上顎骨と口蓋を再建する方針とした。

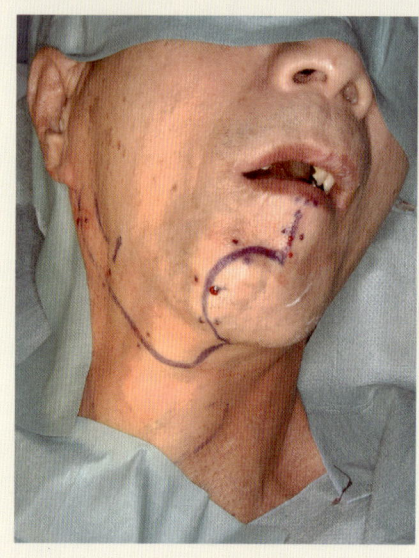

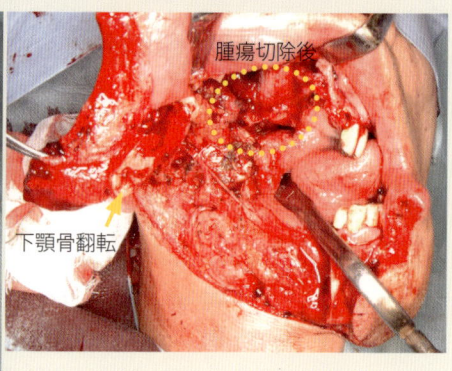

腫瘍切除後
下顎骨翻転

STEP ❷ 体位と皮弁のデザイン

体位は側臥位とする。肩関節は屈曲（前方挙上）90°とするよう手台を準備する。術野の消毒は体幹半側から腕、手まで含めて行い、術中に腕を自由に操作できるようにする。胸背動脈のおおよその走行をイメージするため肩峰から後上腸骨棘を結ぶ線をマーキングする。この線上に皮弁の中心がくるように皮膚切開線をデザインする。体形にもよるが通常幅10cmまでならば一時閉鎖が可能である。

皮弁の位置は血管吻合部から皮弁までの距離と腋窩から皮弁までの距離が同じになるようにデザインする。

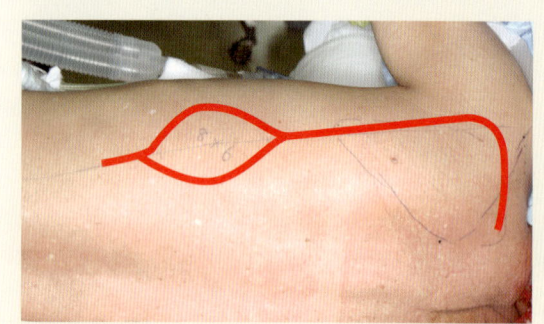

▲右背部皮切ライン（赤線）

STEP ❸ 皮膚切開と広背筋皮弁前縁の展開

皮膚切開は腋窩後方から始めて胸背動脈の線に沿って下行させる。皮弁部分ではまず前縁を切開する。皮弁前縁の切開線で皮膚と皮下脂肪組織を切り広背筋表面に至る。

創を前方に牽引展開して広背筋前縁を見つけ、これを翻転して筋体の裏側に胸背動静脈、神経の存在を確認する。

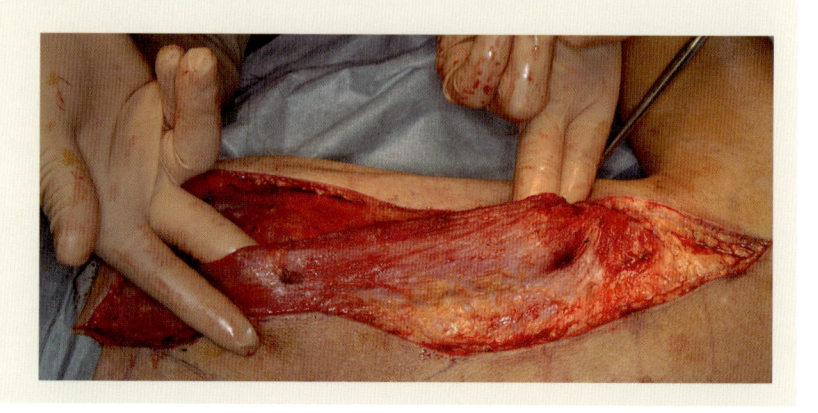

STEP ❹ 広背筋皮弁の採取

続いて皮弁の後縁で皮膚と皮下脂肪組織を切り広背筋表面に至る。

広背筋をときどき前方からめくり上げ、胸背動静脈、神経が筋皮弁に含まれるよう注意しながら皮弁の前縁、遠位端、後縁を切離する。

筋体の切離には皮弁に沿った線で切離部をペアン2本で挟み、電気メス（凝固）を用いて切る。島状に挙上した筋皮弁の辺縁を数カ所結紮し、後の操作中に穿通枝が損傷されないようにする。

近位は広背筋と奥の血管神経束を分離し、血管束を保護しつつ筋体を鋏刀で横切する。

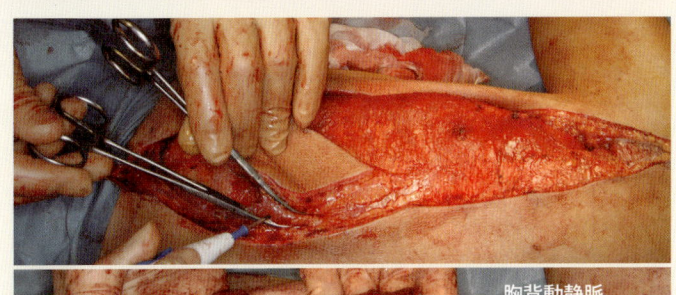

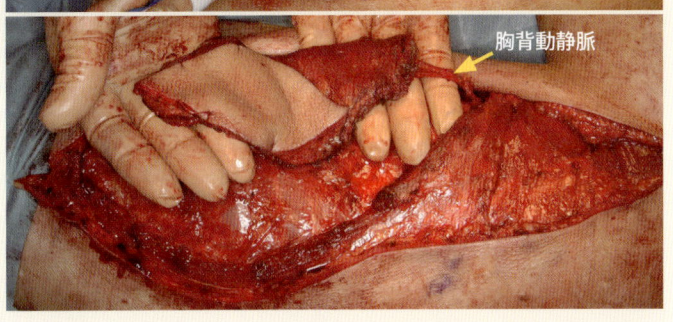

胸背動静脈

STEP ❺ 肩甲骨下角枝の確認

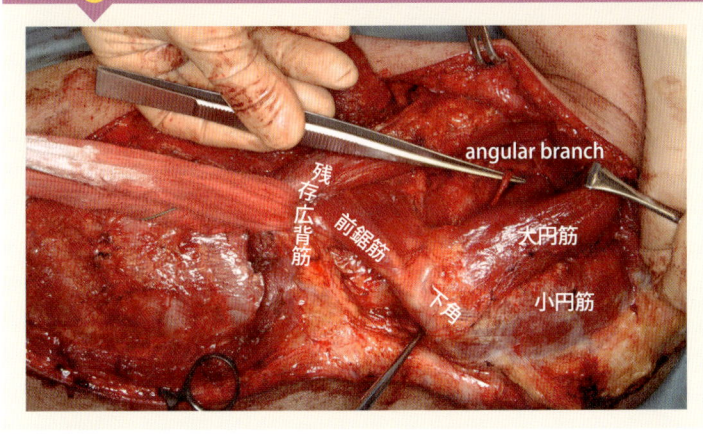

筋皮弁側から胸背動静脈、神経を近位に剥離展開する。肩甲骨弁採取のために最初の切開線上縁（腋窩後方）から肩甲骨内角部に向かう横切開を追加する。

筋層表面を広く展開し、広背筋、大円筋、小円筋、棘下筋を俯瞰できるようにする。

残存した広背筋と大円筋の間で胸背動脈から分枝する肩甲骨下角枝、前鋸筋枝を確認し、大円筋と小円筋の間で肩甲骨回旋動静脈を見ておく。

肩甲骨下角を単鋭鉤により引き上げるとangular branchの剥離がしやすく、骨に至る様子が観察しやすい。

残存広背筋 / 前鋸筋 / 下角 / angular branch / 大円筋 / 小円筋

STEP ❻ 肩甲骨の骨切り

血管保護のために下角周囲の軟部を少量付けて前鋸筋を切離する。次いで骨切り線上で大円筋を切離する。

血管は主として肩甲骨下角の前外側から入るため肩甲骨後面の大円筋切離で血管を損傷するリスクは低いが、骨膜の剥離は最小限とする。骨を切り離した後、angular branchを傷つけないよう十分注意しつつ肩甲下筋を鋏刀で切離する。

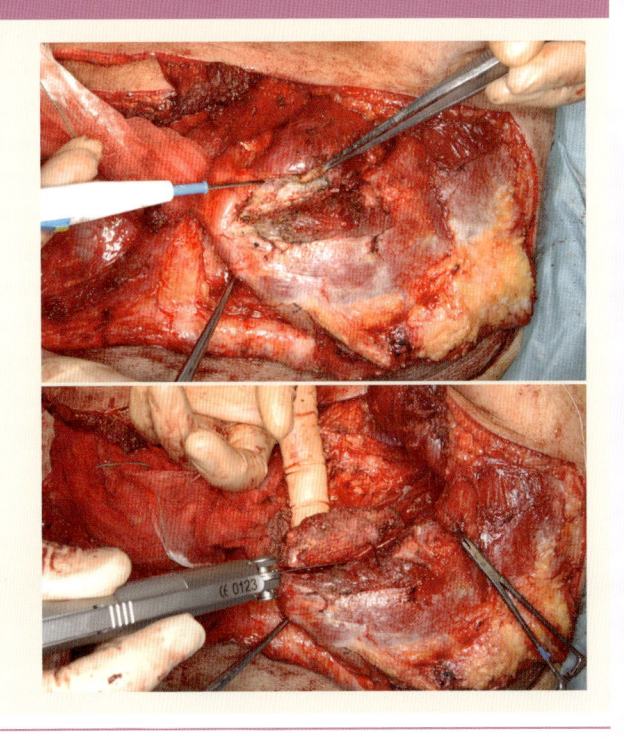

65 遊離肩甲骨皮弁　261

STEP 7 胸背動脈基部の切離

筋皮弁、骨弁の茎となる胸背動静脈の剥離をさらに近位に進め、肩甲回旋動脈、大円筋枝、肩甲骨下動脈を同定する。

本症例のように肩甲骨弁を下角枝のみで栄養する場合は血管茎の切離を胸背動静脈で行えるので、腋窩動静脈の損傷や腕神経叢の合併症を生じる危険がない点で安全である。

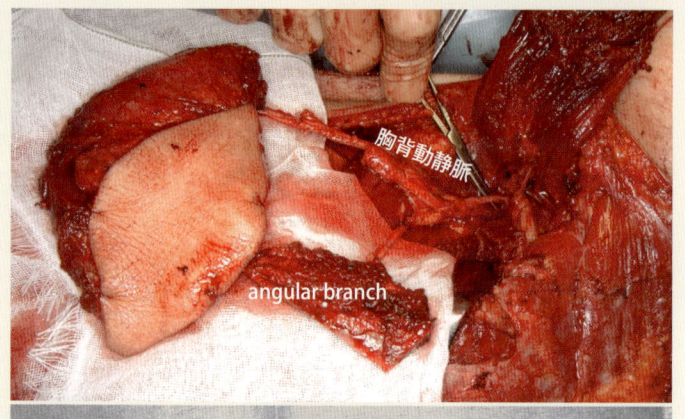

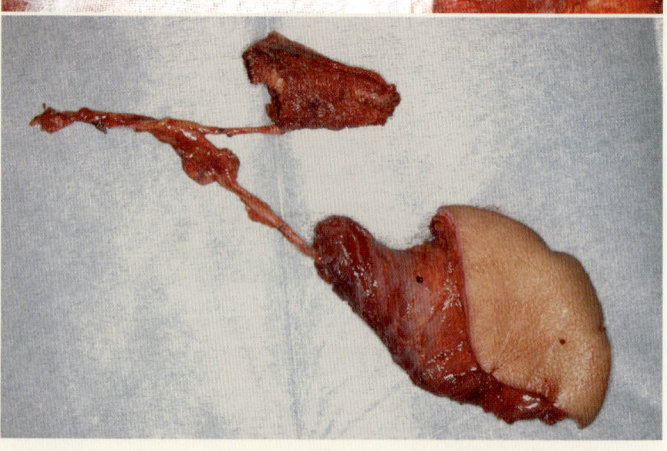

STEP 8 骨皮弁の固定、血管吻合：肩についての後療法

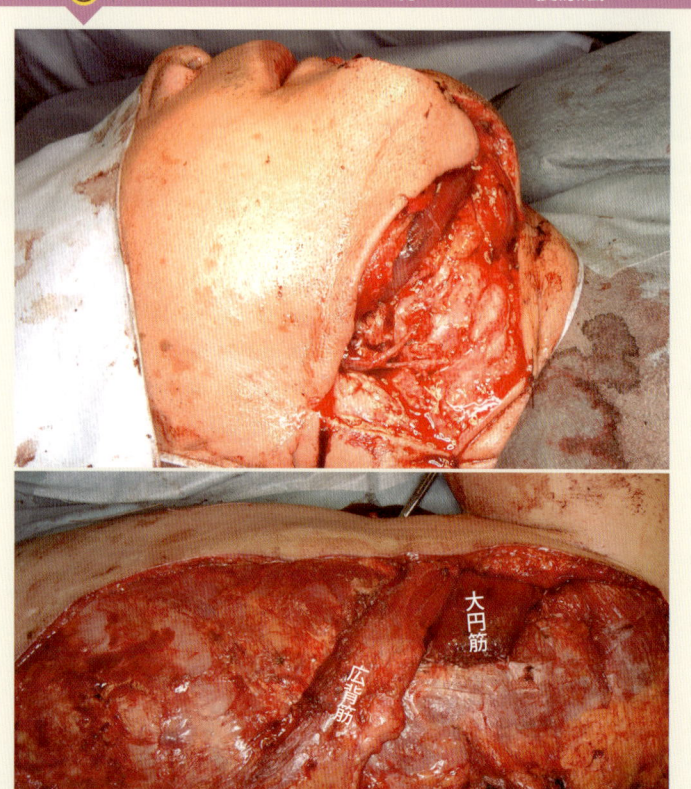

顎骨を骨弁で、軟部を皮膚弁でそれぞれ再建する。血管茎は口腔底を通して頸部に引き出し、いったん割った下顎骨を固定する。本症例では胸背動静脈を顔面動脈と外頸静脈にそれぞれ吻合した。骨皮弁採取後は大円筋を縫合修復し閉創する。

血腫貯留を避けるために吸引式ドレーンを方向を変えて2本留置し、排液が1日20ml以下になったら除去する。

術後はドナー側の肩関節をバストバンドで固定するが、肘、手の運動による食事や洗顔の動作は許可する。2週間の固定後、徐々に挙上、外旋を中心として患者が苦痛を訴えない程度の他動自動運動を加える。

採骨部が長い場合、術後早期に肩甲骨体部骨折を生じることがあるが、この場合は外固定を1～2週間延長するだけでよい。最終的にはADL上の障害にならないことが多い。

262　第3章　代表的術式

66 内側足底皮弁

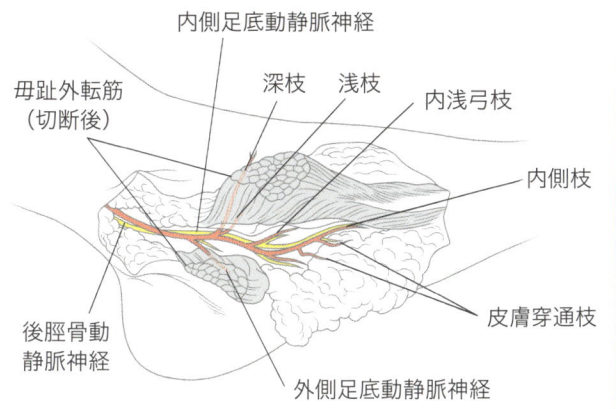

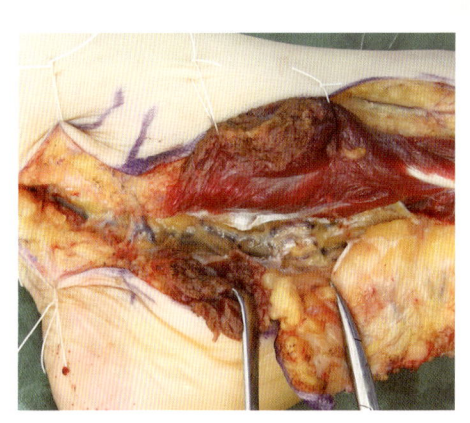

柏 克彦、小林 誠一郎

左足内側に作成した皮弁の解剖
皮島への穿通枝は母趾外転-短趾屈筋間（内側足底筋間中隔）を立ち上がる。

特徴・利点・欠点

内側足底動脈を栄養血管とする皮弁で、厚い角質と線維隔壁に富む脂肪織という足底特有の構造により耐久・耐圧・固着性に優れ、被荷重・摩擦部再建に適する。有茎島状皮弁として近位茎（順行性）・遠位茎（逆行性）のいずれでも挙上でき、踵～足尖部まで適用範囲が広い。神経皮枝を含めれば知覚皮弁にできる。穿通枝のみを茎とする皮弁や遊離皮弁としての応用も可能である。色素沈着が少ないことも時に利点となる。一方、瘢痕や過角化による疼痛への配慮から採取は非荷重部に限定され、神経損傷による足趾・前足部の知覚障害や足底腱膜採取による足底アーチの変形などに注意を要する。

一般的な適応病態

1. 有茎皮弁
   1) 近位茎：踵～アキレス腱部　　2) 遠位茎：前足・足尖部
   3) 穿通枝茎　・近傍足底（V-Y advancement/rotation/propeller flap）
   　　　　　　・踵骨部内側～後面（medialis pedis flap：母趾外転筋上縁を立ち上がる内側足底動脈深枝穿通枝を茎とする舟状骨粗面部よりの皮弁）

2. 遊離皮弁
   対側踵～アキレス腱部・前足部、手指掌側、その他の被荷重部（坐骨部褥瘡などへの応用報告あり）

3. 知覚皮弁
   知覚を要求される被荷重・摩耗部：皮弁への神経分枝を分岐部まで追い、funicular dissectionにより内側足底神経から分離する（移動形式により神経切離・吻合を要する）

私のこだわり

足底被荷重部の再建では、土踏まずinstepよりの本皮弁を第1選択としている。浅枝内側枝の発達不良で浅枝内浅弓枝を含める必要がある場合を除き、原則的には足底筋膜は含めず挙上する。筋膜上に脂肪織を残すことで確実な植皮生着を心掛ける。外側足底動静脈を茎とする移動範囲の拡大や周囲局所の皮弁との併用などの工夫も図られており、手技に精通すれば多彩な応用が期待できる。

【参考文献】
1. Morrison WA, Grabb DM, O'Brien BM, et al: The instep of the foot as a fasciocutaneous island and as a free flap for heel defects. Plast Reconstr Surg 72: 56-63, 1983
2. 柏克彦, 樋口浩文, 小林誠一郎ほか：内側足底皮弁；踵再建. 使える皮弁術（上巻）, 中島龍夫ほか編, pp170-181, 全日本病院出版会, 東京, 2010

STEP ❶ 術前

59歳、女性、右母指剥脱損傷後の皮膚壊死。遊離鼠径皮弁により創閉鎖は得られたが機能的改善を希望。足趾を用いた再建は希望しなかったため、骨延長の後、指尖部に遊離内側足底知覚皮弁移植を計画した。

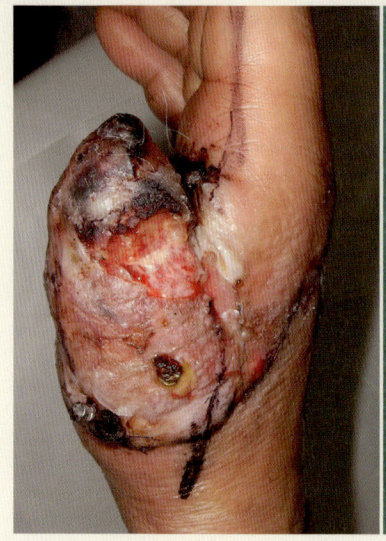

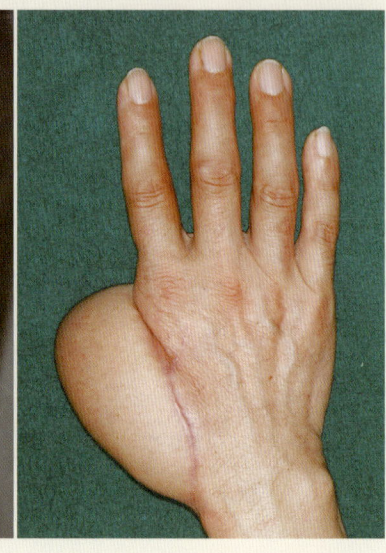

STEP ❷ 皮弁移植部の準備

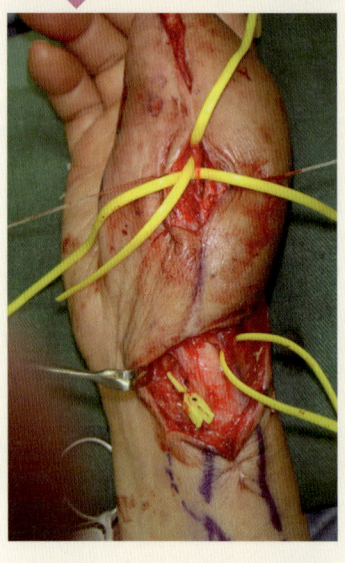

供給血管としてsnuff boxで橈骨動脈を剥離した。神経は橈骨神経浅枝を同定し、断端付近まで剥離してある。

(柏克彦ほか：内側足症皮弁；踵再建. 使える皮弁術（上巻）中島龍夫ほか編. pp70-181, 全日本病院出版界, 東京. 2010より引用改編)

STEP ❸ 皮弁のデザイン

踵から母趾基部内側を結んだ線を皮弁軸とし、非荷重部内に皮島をとどめる。

(柏克彦ほか：内側足症皮弁；踵再建. 使える皮弁術（上巻）中島龍夫ほか編. pp70-181, 全日本病院出版界, 東京. 2010より引用改編)

STEP 4 皮弁の挙上

1) 内果後方から皮弁内側縁を切開し、後脛骨動静脈を確認する。皮島部では母趾外転筋膜下に外側へと剥離を進め、皮島裏面で穿通枝を確認する。これを途中で筋膜を開放しつつ中枢に追って、内側足底動脈との分岐部を確認する。

2) 内側足底動静脈・神経を明視下に置いたところ。母趾外転筋は切断してある。次いで皮島全周を切開、遊離して、内側足底動静脈を後脛骨動静脈に向かい剥離する。知覚皮弁とするため皮島に入る神経皮枝を中枢へとfunicular dissectionし、長さを確保した。

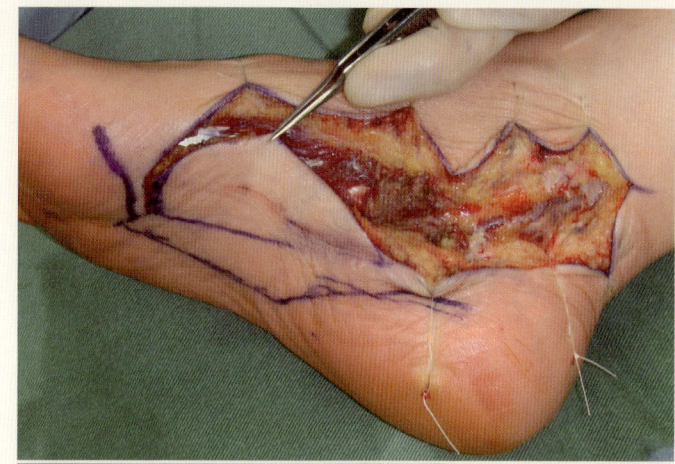

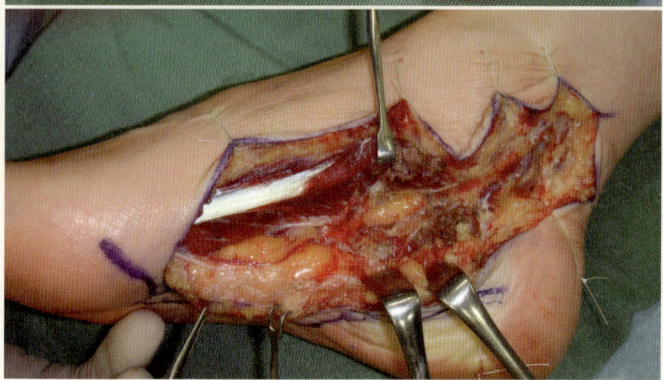

(柏 克彦ほか：内側足底皮弁；踵再建. 使える皮弁術 (上巻) 中島龍夫ほか編. pp70-181, 全日本病院出版界, 東京. 2010より引用改編)

STEP 5 血管柄の剥離と皮弁の挙上

後脛骨動静脈を茎として挙上する。矢印は含めた神経。

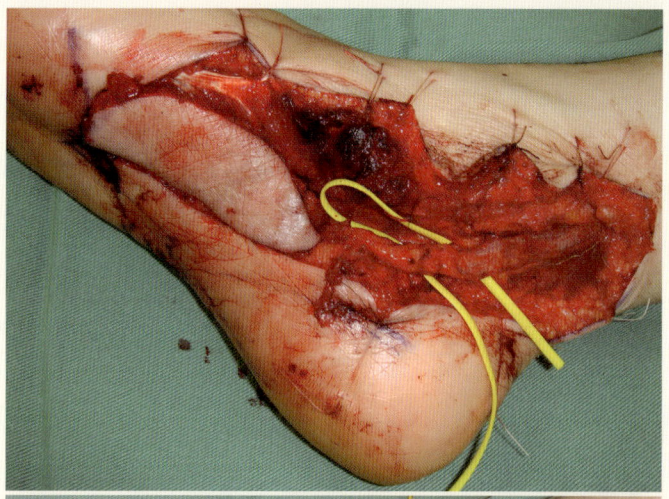

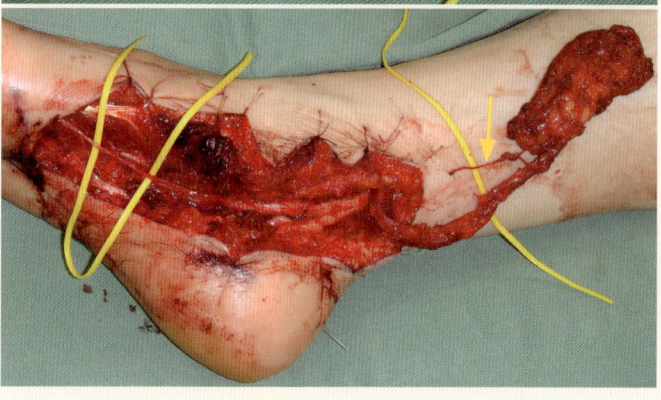

66 内側足底皮弁 *265*

STEP 6 皮弁の切離

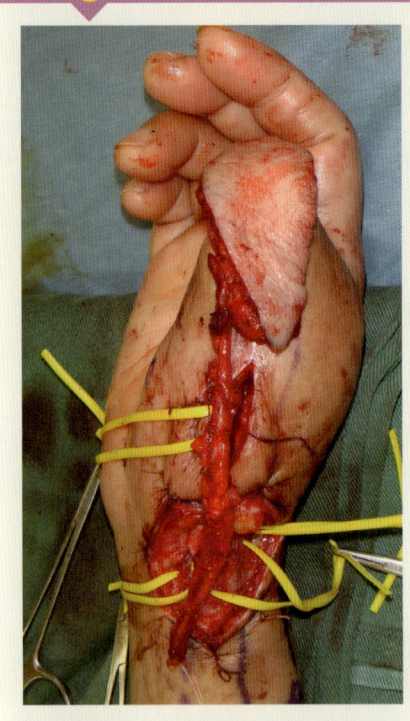

手部に移動したところ。

(柏克彦ほか：内側足症皮弁；踵再建. 使える皮弁術（上巻）中島龍夫ほか編. pp70-181, 全日本病院出版界, 東京. 2010より引用改編)

STEP 7 術後2年6カ月の状態

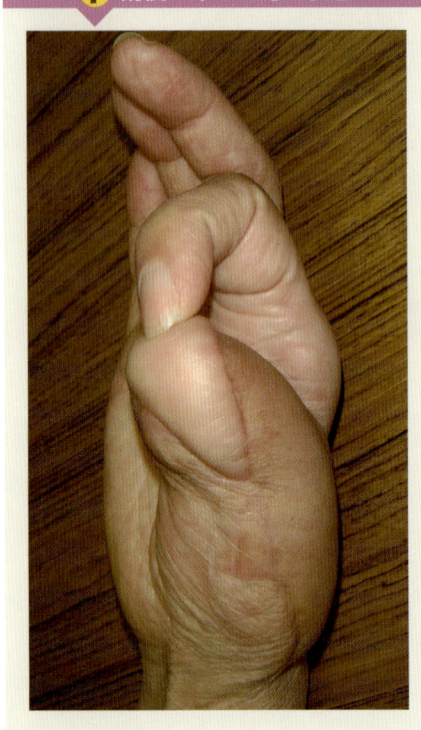

つまみ動作が可能となり、指尖の2PDは10mmまで回復した。

67 逆行性 peroneal flap

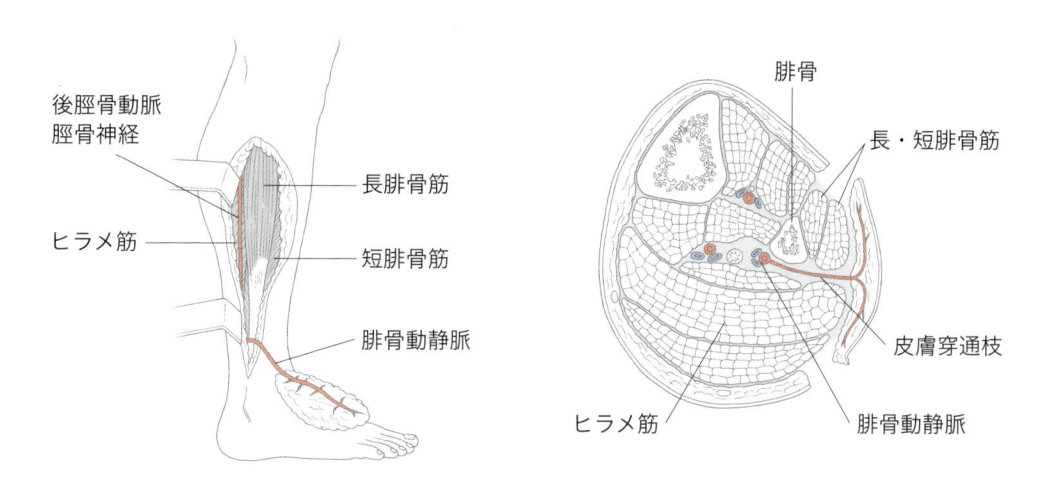

●村田 景一

逆行性 peroneal flap は到達範囲には制限はあるものの、足関節および踵部の中程度の軟部組織再建には確実な血行が得られる有用な選択肢である。

特徴・利点・欠点

栄養血管の本幹である腓骨動脈は血管径が 2mm 前後と比較的太く、解剖学的にも破格が少ない。骨・筋・神経などを含めた複合組織移植としても挙上可能であり、皮下脂肪が比較的薄く、皮膚穿通枝を確認して皮弁を分割して使用できるため、立体的な組織再建にも利用しやすい。皮弁幅が 4cm までであれば、採取部は一時縫合が可能である。欠点として、下肢の主要血管の 1 つである腓骨動脈を犠牲にすること、逆行性皮弁であり静脈が逆流性になるため、術後うっ血を来たす場合があることがある。皮弁挙上後に皮弁のうっ血を認める場合は、腓骨静脈の中枢端を移植先の静脈と吻合することにより対応する。

一般的な適応病態

足関節外果部、アキレス腱部、踵部、足底、足背における潰瘍、外傷性皮膚欠損など。

私のこだわり

近年、主要動脈を犠牲にしない侵襲の少ない腓腹皮弁、veno-adipofascial flap（VAF）、腓骨動脈穿通枝皮弁などの開発に伴い、本皮弁の適応はやや少なくなっている。しかしながら、足関節周囲の皮下組織の瘢痕化が強く、皮下組織内の微小血管を栄養血管とする皮弁の使用が躊躇される場合には、本法は確実な血流が得られるため有用な選択肢となる。皮弁の血管茎の末梢への剥離は腓骨外果から 5〜6cm 中枢までが限界であり、術前のカラードップラ検査にて皮弁のデザイン、到達範囲を綿密に考慮する必要がある。

【参考文献】
1. Yoshimura M, Imura S, Shimamura K, et al: Peroneal flap for reconstruction in the extremity; Preliminary report. Plast Reconstr Surg 74: 402-409, 1984
2. Gu YD, Wu MM, Li HR: Lateral lower leg skin flap. Ann Plast Surg 15: 319-324, 1985

STEP ❶ 術前

踵部荷重部の軟部組織欠損に対する逆行性peroneal flapによる再建を説明する。外傷性踵骨骨髄炎に伴う踵部瘻孔形成と皮膚角化。アキレス腱周囲、足関節周囲の皮下組織は外傷により圧挫され、皮下血管の末梢への交通は障害されていると判断し、安定した皮弁血流の得られる逆行性peroneal flapによる再建を計画した。

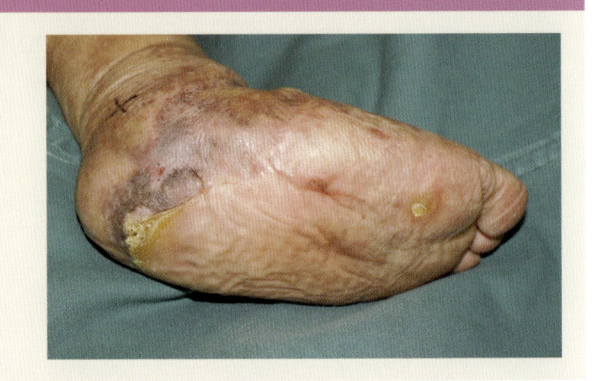

STEP ❷ デブリードマンの施行

瘻孔周囲の角化皮膚を切除し、踵骨骨髄炎部を掻爬した結果、10×3cmの皮膚軟部組織欠損となった。

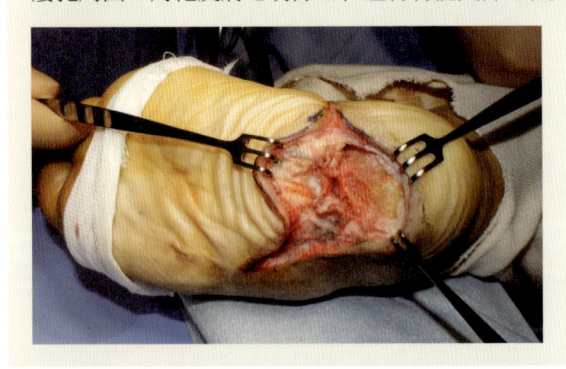

STEP ❸ 皮弁のデザイン

体位は腹臥位で行う。術前にドップラー聴診器にて皮膚穿通枝の局在を確認した後、腓骨先端から約6cmを血管茎のpivot pointとして穿通枝を皮弁内に含めるように12×3.5cmの皮弁を下腿外側にデザインした。
下腿中央より近位での皮膚穿通枝はヒラメ筋内を走行することが多く、血管剥離操作が煩雑となるので、できるだけ下腿中央1/3の穿通枝を皮弁に含めるようにする。

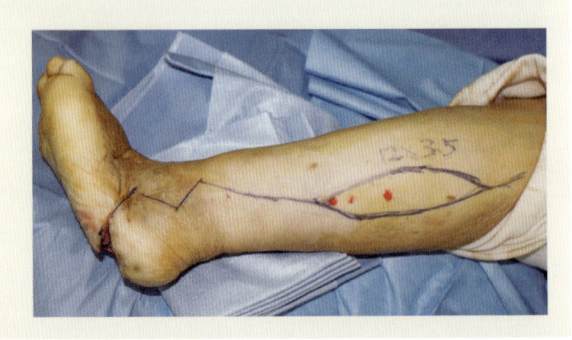

STEP ❹ 皮弁の挙上

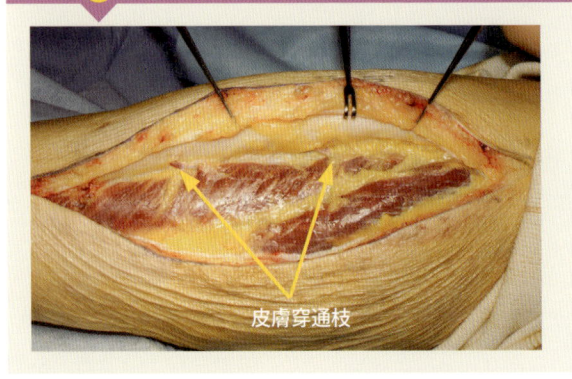

皮膚上から腓骨筋とヒラメ筋の境のレリーフを確認して、これより後方のヒラメ筋上で皮弁の後方皮切を切開する。深筋膜を切離後、筋膜の裏面を観察し、長母趾屈筋筋内から筋間中隔を通り皮弁に入る腓骨動脈の皮膚穿通枝を確認する。長母趾屈筋筋膜を切開して穿通枝を筋内まで追いかけ剥離し、本幹である腓骨動脈からの分岐部を確認する。次に再建部位に合わせたサイズの皮弁をデザインし皮弁前方切開を加える。腓骨筋の筋膜は皮弁に含める必要はない。

皮膚穿通枝

STEP 5 挙上された逆行性 peroneal flap

腓骨から腓骨動静脈をラスパトリウムを用いて剝離し、中枢で血管茎を結紮切離して皮弁を反転挙上する。

血管茎はできるだけ末梢まで剝離し、移植後に血管茎の緊張が生じないようにする。

逆行性皮弁であるため血管茎の緊張が静脈うっ滞を引き起こすため注意が必要である。

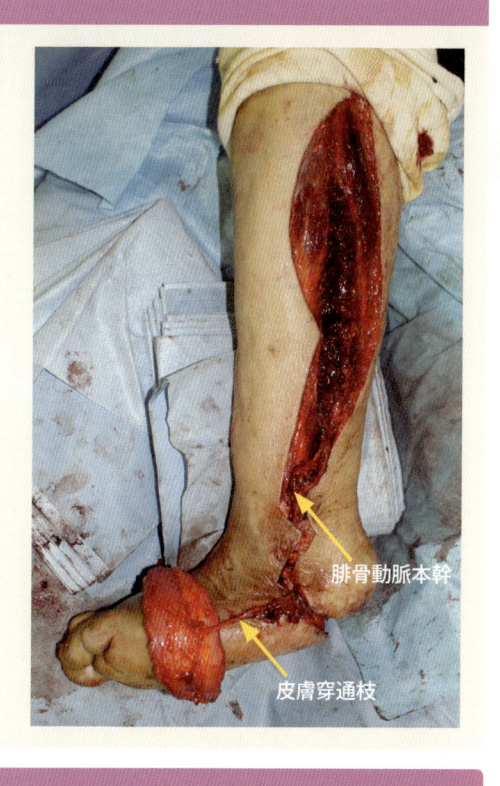

腓骨動脈本幹
皮膚穿通枝

STEP 6 皮弁移植後

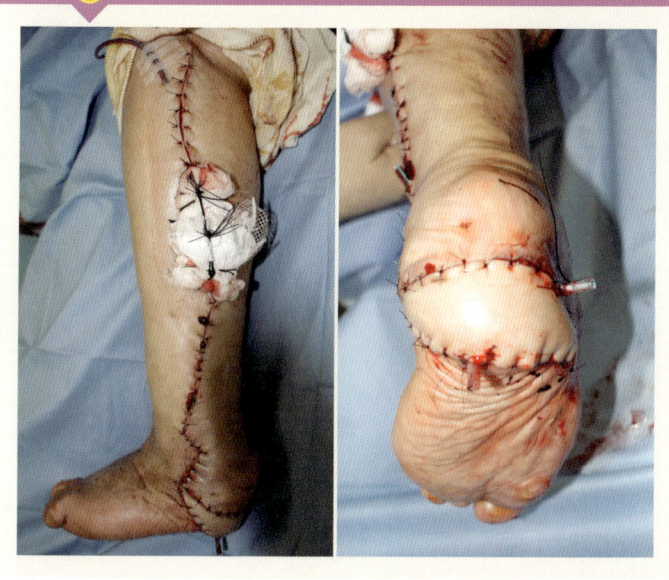

皮弁中枢を紡錘形にして正常皮膚の切開部にはめ込むことにより、皮膚閉鎖による血管茎の圧迫を予防する。

皮弁採取部の一時閉鎖により皮膚の緊張が強い場合は静脈うっ滞の原因となるため無理をせずに植皮を併用する。

皮弁の色調はうっ血もなく良好であったので追加静脈吻合は行っていない。

STEP 7 術後6カ月の状態

皮弁術後3カ月で腫脹軽減に伴う皮弁のたるみに対して形成術を施行した。踵部の荷重が可能となり、骨髄炎の再発や皮弁縫合部の角化などの問題も生じていない。

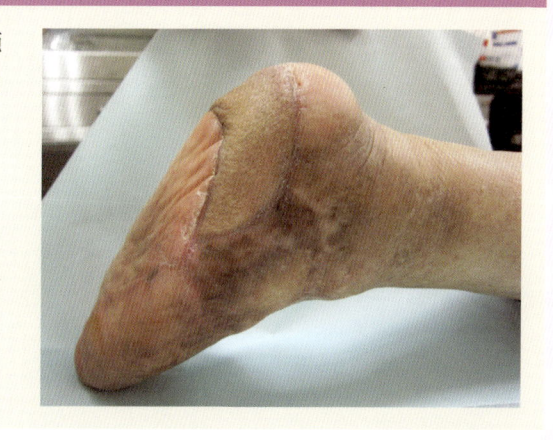

67 逆行性 peroneal flap

68 局所陰圧閉鎖療法

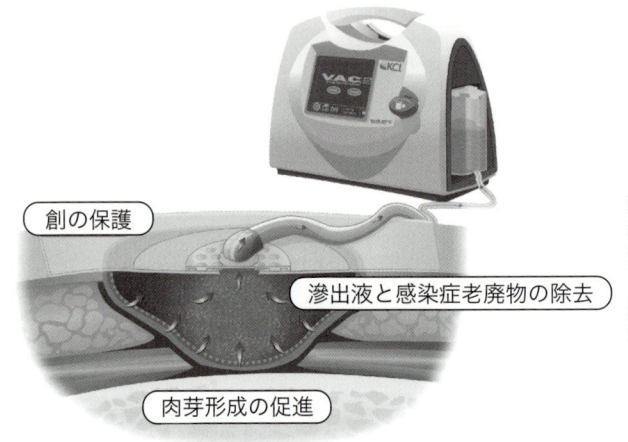

▶大浦 紀彦

現在、V.A.C. ATS®治療システム（KCI社、米国）とRENASYS®創傷治療システム（スミスアンドネフューウンドマネージメント社、英国）の2種類のNPWTシステムが保険診療の中で臨床使用可能である。

局所陰圧閉鎖療法（negative pressure wound therapy：以下NPWT）は、創傷を密閉して陰圧を負荷し、創傷治療を促進する物理療法である。

特徴・利点・欠点

局所陰圧閉鎖療法は、創傷治療において再建術前の創傷環境調整（wound bed preparation）として有用である。利点は、①有害な滲出液の排除、②肉芽形成促進、③感染の制御、④創縁ポケット癒着促進、⑤浮腫軽減、⑥創縁を引き寄せて収縮させる、などである。

一方、創傷を密閉するため感染の可能性には常に留意する必要がある。手背や足背など収縮・拘縮させたくない部位では、長期間の使用は避けるべきである。

一般的な適応病態

1. 適応条件
- 十分な血流を認めること
- 感染が制御されていること
- 止血されていること

2. 非適応
- 血管が露出している場合：陰圧負荷によって出血の可能性があるので禁忌である。
- 壊死組織を認める場合：壊死組織を切除してから開始する。NPWTには、軽度の小さな壊死組織を除去する作用はあるが、大きな壊死組織を除去するほどの効果はなく感染のリスクも高くなる。

3. 適応症例
- 糖尿病性潰瘍
- デグロービング損傷
- 血行再建後の重症下肢虚血
- 静脈うっ滞性潰瘍
- 腫瘍切除後の創傷

私のこだわり

- 塩基性線維芽細胞成長因子（bFGF）製剤を併用する。
- フォーム材が組織と固着し、創処置時に疼痛を伴う場合には、コンタクトレイヤードレッシングを使用する。
- 創傷と同じ大きさのフォーム材を使用することによってフォーム材が収縮することによる創縁の引き寄せ作用を活かすことができるので、フォーム材は詰め込みすぎない。
- 感染が疑われた場合には、ただちにNPWTを中止し、洗浄後、外用抗菌剤を使用する。

【参考文献】
1. 大浦紀彦：局所陰圧閉鎖療法とは．局所陰圧閉鎖療法；V.A.C. ATS®治療システム実践マニュアル，市岡滋ほか編，p8-11，克誠堂出版，東京，2011
2. Orgill DP, Manders EK, Sumpio BE, et al: The mechanisms of action of vacuum assisted closure; More to learn. Surgery 146: 40-51, 2009

STEP ❶ 施行前

糖尿病性足壊疽

1) 虚血と感染の評価

　第Ⅳ・Ⅴ趾の中足骨頭部の胼胝下の潰瘍が感染し、骨髄炎を認めた。感染は高度ではないものの骨髄炎を認めたので、中足骨を健常の骨組織が認められる部位まで切除する必要があった。

感染を認める創傷にNPWTを施行しても効果は期待できず、感染の増悪の可能性もある。

2) 血流評価

　後脛骨動脈、足背動脈、腓骨動脈をドップラーで聴診し拍動を確認した。皮膚灌流圧（skin perfusion pressure：SPP）を計測した。SPPは足背52mmHg、足底64mmHgで、十分血流があると評価した。

糖尿病性潰瘍では、虚血性病変である可能性もあるため、血流を評価する。虚血病変に対するNPWTは効果がなく、壊死を進行させる可能性もある。

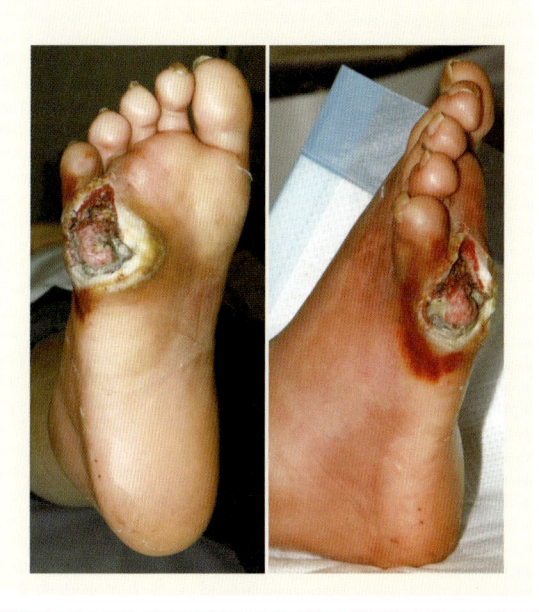

STEP ❷ デブリードマン

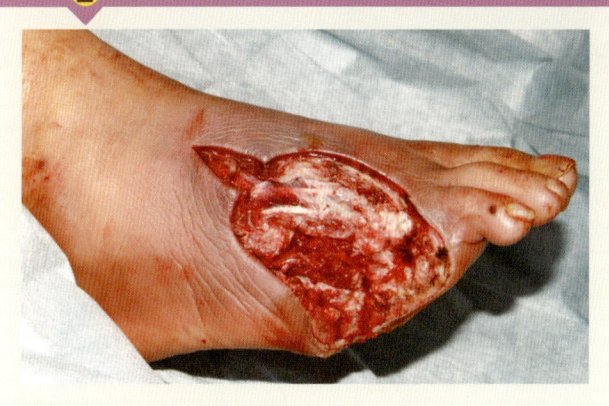

　第Ⅳ・Ⅴ趾の中足骨と感染を認めた腱を含めた軟部組織の一部も外科的に切除した。肉眼的に感染がある部位は、できる限り切除する。

中足骨は、軟部組織よりも5mm程度短く切除すると、NPWT後に肉芽が形成された際、骨露出を避けることができる。

その後、パルス洗浄器（pulsavac®、Zimmer社）にて5,000mlの生理食塩水で洗浄した。術直後は、湿潤環境を保持しつつ止血効果のあるアルギン酸塩ドレッシングを使用した。

NPWTは、切除術直後から開始することは避ける。

理由：

- 感染がコントロールされていない場合、密閉することによって感染が悪化する可能性がある
- 陰圧によって出血が持続することがある：特に骨を切除した場合には、海綿骨からの出血が持続する可能性がある

STEP ❸ NPWT時の状態

デブリードマン後3日目より、出血がないこと、感染が制御されていることを確認後、V.A.C. ATS®治療システムによるNPWTを開始した。この症例では、感染の可能性が危惧されたためデブリードマン後、2日間カデックス軟膏を使用した。

感染がなく止血されていれば、翌日からでもNPWTを開始可能である。
V.A.C. ATS®治療システム装着では足趾部の場合、リークが起こりやすい。足趾近傍にドレープを貼付する際には、大きなドレープを1枚で使用するよりも、幅2cm長さ5cm程度の長方形のドレープを数枚使用する方がリークが少なくなる。

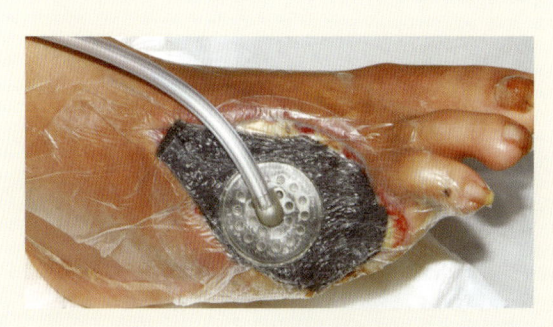

68　局所陰圧閉鎖療法　271

STEP ❹ NPWT開始後2週間

創傷の70%が肉芽組織で被覆された。
(a) 創縁が丸くなり創周囲から上皮化が始まった。上皮化が始まるということは、肉芽組織の状態が良好であることを示している。
(b) 前足部には、まだスラフと呼ばれる浸軟した壊死組織が遺残している。再建手術を安全に行うためには、スラフが除去される必要がある。したがってこの後もNPWTを継続した。

フォーム交換時に、腱組織やスラフを可及的に切除し、bFGF製剤を併用することによって、より早期に良好な肉芽組織形成を促すことが可能となる。

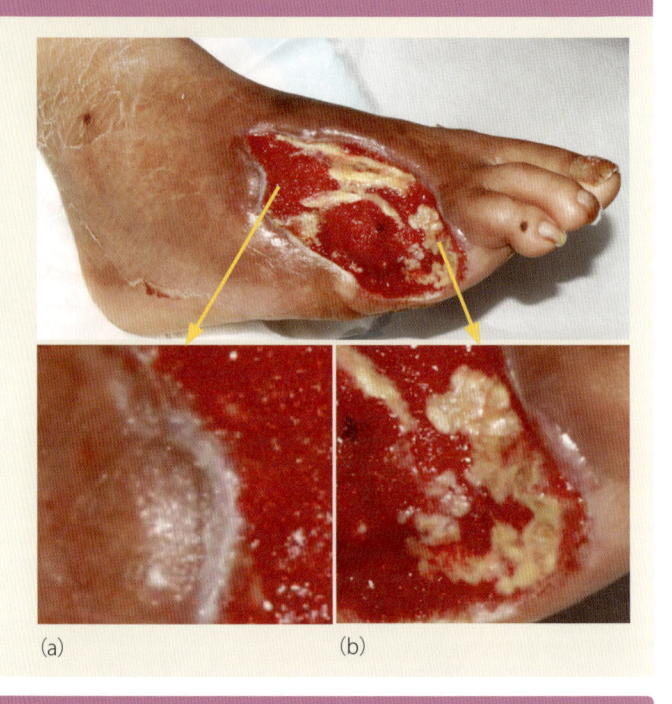

(a)　　　　　　　　(b)

STEP ❺ 4週間後

創傷がほぼ完全に肉芽組織で被覆された。前足部のスラフも肉芽組織となった。フォーム交換時に、臭いが強くなったため、critical colonizationと考えNPWTを中止し、2日間カデックス軟膏にて処置を行った。やや浮腫上の肉芽組織ではあるが、再建手術は可能であると評価された。皮膚欠損部が足底荷重部に及ぶため、前外側大腿皮弁による再建術を計画した。荷重部でなければ、植皮術で再建することが可能である。
植皮術の場合、NPWT後の肉芽組織は切除せず、洗浄だけ行って皮膚を縫着する。

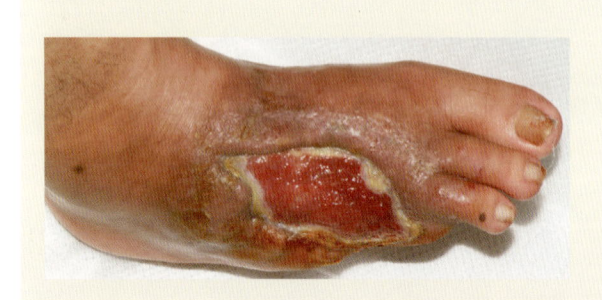

STEP ❻ 再建前のpreparation

皮弁が入るスペースを作るため、創縁を5mm程度切除した。
肉芽組織の下層の瘢痕を可及的に切除した。

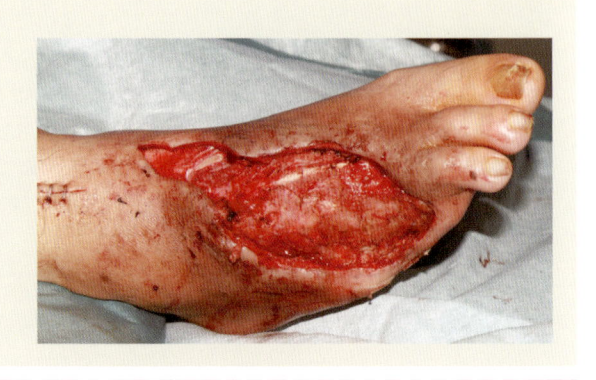

STEP 7 前外側大腿皮弁移植術による再建

左外側大腿より皮弁を採取した。後脛骨動脈に端側吻合、後脛骨静脈に端々吻合した。

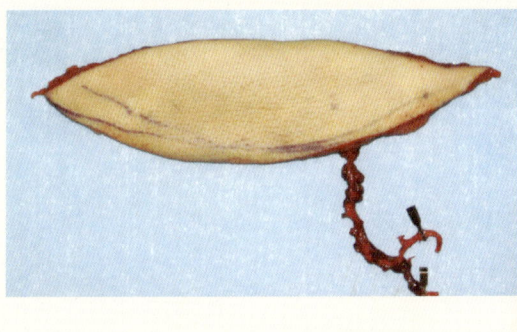

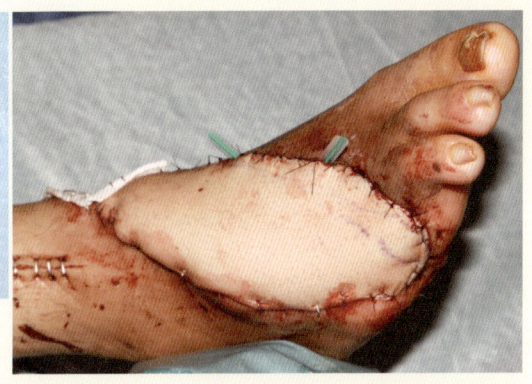

STEP 8 再建後3カ月

皮弁は、感染なく完全生着した。足底、荷重部も再建され、歩行できる。

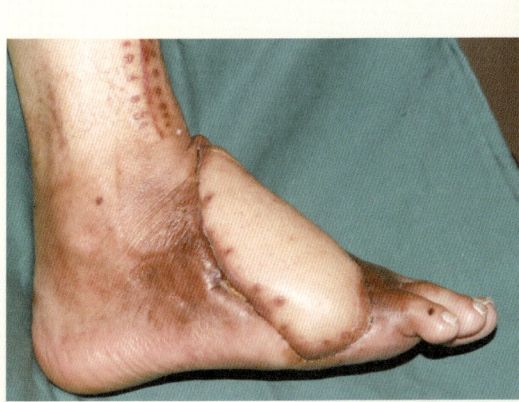

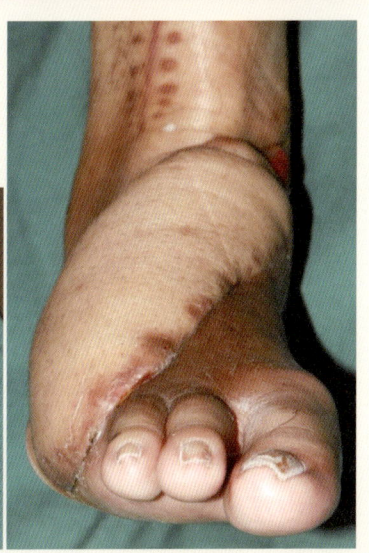

CASES　NPWTの非適応症例

高度感染例ではNPWTを行わない

壊死組織が多く健常皮膚にも発赤が認められ、高度の感染が持続していると評価される。外用抗菌剤による感染制御とデブリードマンが必要である。NPWTを行うことによって感染が増悪するリスクが高い。

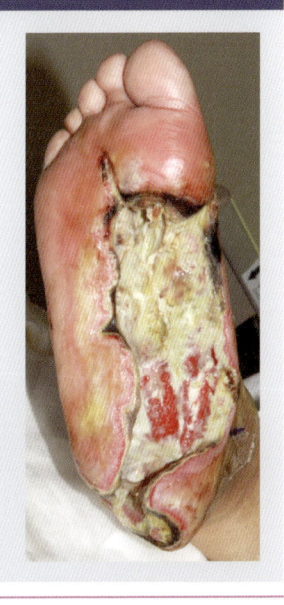

Orthoplastic Surgeryと私

L. Scott Levin M.D., F.A.C.S.

1976年——デューク大学学生時代、医学生以前

1976年、私はデューク大学の学生でした。幼い頃から医学に興味をもち、大学生の時にはデューク大学の大学病院で働き、徐々に医学に触れることになりました。

1974年、初めて病院で夏休みのアルバイトを始め、CCUで心電図のモニターを行っていました。心不整脈の読み取り方を教わり、夜11時から翌朝7時まで12名の救急患者の心拍をモニターしていました。正常洞調律、心房細動、心臓ブロック、および心室性頻拍症の区別もできるようになり、心電図に突然の変化が見られた場合は担当看護師またはスタッフに知らせました。連日夜更かしの疲れはありましたが、人生で初めて医療現場で働き、チームの一員であった喜びで、疲れなど吹っ飛んでいました。

翌年の夏には病院の救急科で用務係としてのポジションを得ました。主な仕事は床の掃除、診療室の備品補充、院内の患者移動などで、仕事は単純ではありましたが、外科、産婦人科やその他の医療分野に触れることができました。

切断指の再接着手術が始まった頃の興奮は、いまでもはっきりと覚えています。1973年にJim Urbaniakがデューク大学で微小血管外科手術を始め、当時の再接着チーム（Jim Urbaniak、Donald Bright、Payanotis Soukakos、とさまざまな整形外科研修医）が救急科で患者の切断された部位を評価し、再接着術を試みました。当時は自分たちで腋窩ブロックによる麻酔を行っていました。そこで私は手外科とマイクロサージャリーの手術に触れる機会をもつようになりました。

翌年には臨床研究プロジェクトに参加し、神経障害と感覚の回復について興味をもちました。当時Richard Gelbermanはデューク大学のhand fellowでした。Leonard Goldner、Jim Urbaniakの協力を得て私達は再接着後の指の感覚の評価を行いました。そして1976年に血管と神経の回復の関係についての私達の論文が（当時比較的新しい雑誌でしたが）"Journal of Hand Surgery"に掲載されました。その時に津下健哉教授がLeonard Goldner教授を訪問され、Goldner教授の指示で、私が津下教授をデューク大学のキャンパス内を案内し、研究室やそれぞれの設備について説明しました。

日本で、津下先生との経験

当時、日本は世界のマイクロサージャリー技術の最先端でしたので、私は津下教授に医学部に進学する前に広島を訪問したいとお願いしました。そして1977年の夏に広島へ行き、津下教授が空港まで迎えに来てくれました。比治山にあるABCC（原爆傷害調査委員会）の寮へ向かう途中のタクシーの中で初めて交わした会話に津下教授は驚かれたでしょうけど、私も困惑してしまいました。津下教授への手紙の中で、私は医学部進学の前に手外科とマイクロサージャリー手術についてもっと学べるように見学したいとお願いをしました。ところが、津下先生は、私がすでに整形外科医であったと思い込んでしまっておられたようです。

22歳で、まだ医学生でもなかった私を、京都から来た清水克時先生（現　岐阜大学整形外科教授）とともに見学者として学部の先生方（生田義和、渡捷一、馬場逸志）が歓迎してくれました。当時最年少だった研修医の越智光夫先生が面倒を見てくれました。彼は現在、広島大学整形外科の主任教授を務めておられ、私の生涯の友となりました。

その夏は日本語と日本文化について勉強し、生田義和先生が指導するマイクロサージャリーのコンセプトを肌で感じながら、何時間も津下教授による手の外科手術を見学しました。また私は、広島大学のチームの配慮で津下教授と地方病院を訪問することができました。四国への訪問は特に記憶に残る旅でした。フォルクマン阻血性拘縮への筋移行術を最も早い時期に実施していた久保敬先生を訪問したのです。

1978年——医学部入学〜医学生時代

デューク大学でさらに1年の臨床研究と生体工学科の修士課程を経て、1978年に医学部に入学しました。次の4年間は早く過ぎてゆきました。医師になるための医学部でのトレーニングより、手外科と再建手術こそが、常に私の情熱の対象でした。

私の指導者（有名な手外科医）であるLeonard Goldner、Jim Urbaniak、津下健哉に続いて私は整形外科の研修を追求することにしました。

　当時は整形外科トレーニングの前に2年間の一般外科と胸部手術の事前トレーニングが必須でした。David C. Sabistonはデューク大学外科のチーフでした。彼はあの伝説的なJohns Hopkins大学（Johns Hopkins大学はアメリカの外科の中では象徴的な存在）のAlred Blalockの下で訓練を受けました。彼の努力・研究・外科教育・臨床ケアへの献身が私の将来のOrthoplastic Surgeryを発展させるうえでの基礎となりました。

　1984年に私は3年生の研修医として整形外科に入りました。当時の教授はJ. Leonard Goldnerです。Jim Urbaniakは再建マイクロサージャリーチームで、再接着、皮弁手術および足趾移植などのfree flap手術を行っていました。腕神経叢麻酔は得意でしたので研修期間中、私は手外科とマイクロサージャリーに関するすべての臨床・基礎研究に参加しました。デューク大学での外科研修中にDonald Serafinは私の経歴に興味をもち（特に日本で過ごした夏のこと）、私は形成外科研修期間中に彼とさらに仲良くなりました。

　Donald Serafinは、Emory大学で一般外科の指導を受けた後、ルイビル（Louisville）市で1年間、Harold Kleinertの下で手外科を学び、デューク大学で遊離組織移植に取り組みながら形成外科の研修を終了していました。1985年にNickolas Georgiadeが形成外科教授を引退し、Serafinが後任となりました。

　デューク大学でのマイクロサージャリー（Urbaniakの"no reflow"現象と、Serafinのflapsと微小循環の監視と臨床応用）に対する興味が、整形外科研修の後で、手外科とマイクロサージャリーをさらに極めたいという気持ちをもつきっかけとなりました。マイクロ手術専門医の仕事と世界はとても厳しく、難易度の高いものです。仕事上、得るものは大きいが、細部への注意、慎重な手術計画、および技術の習得が必要です。

　日本で生田先生と彼の同僚を観察しているうちに、私は、血管の吻合に必要な外科的技術に対する認識と理解を深めました。診療と手術での長い1日の終わりには、広島の同僚と実験動物の血管吻合の練習を行い、研究を進めながら顕微鏡下で作業を行う技術を身に付けました。日本・台湾・韓国・中国の医師は普段からお箸を使っていることから、マイクロサージャリーの器具をごく自然に扱っていました。彼らの手の内転筋はよく発達していて、細かい運動技能に適しているのです。茶碗に残った米粒を一粒一粒、箸で取れることは、60ミクロンの針を扱うのに最適なトレーニングです。

1986年頃——デューク大学整形外科（手外科）Fellowship時代

　マイクロサージャリーに対する興味は整形外科トレーニング中にも尽きることがなく、私はその後も、手とマイクロサージャリーのfellowshipに進むことを決めていました。デューク大学の手外科・マイクロサージャリーfellowshipプログラムは長年世界的にトップにありました。手外科に興味をもった多くの整形外科研修医はLeonard Goldner、Jim Urbaniak、Donald S. Brightの下で指導を受けるためさらに1年デュークに残りました。

　1986年にLeonard Goldnerが整形外科の教授を引退し、Jim UrbaniakがDavid Sabiston教授より指名を受け、後任となりました。Urbaniakのデューク大学整形外科研修医に対する方針は、Goldnerの考えとは違っていました。視野を広げるためにもデューク大学以外の施設で研修を受けるべきだと彼は考えていました。

　私は彼の考えを理解し、他の施設での研修プログラムを探しました。1987年頃にはデューク大学での遊離組織移植手術の多くはDonald Serafin先生の下で行われていました。手の切断などの外傷治療と再接着術は整形外科が中心となって行っていました。全国レベルでも似たような傾向が見られ、手外科研修期間中に遊離組織移植を体験できる施設は少なかったのです。当時の形成外科にはWilliam J BarwickとWilliam C Pedersonがいました。Donald Serafinの推薦によりPedersonはメルボルンにてBernard O'BrienとWayne Morrisonとともに1年間を過ごし、1988年にスタッフに加わりました。

　40年以上前からデュークの形成外科研修医はケンタッキー州ルイビル市でHarold KleinertとJoseph Kutzの下で6カ月間の手外科研修を受けてきました。KleinertとKutzの手外科クリニックは評判を高め、ルイビルもデュークと同じように急速に国際的なマイクロサージャリーセンターとなりました。Graham Lister、Luis Scheker、Tsu Min Tsaiはそれぞれ海外で指導を受け、スコットランドのCannisburnや台北からマイクロサージャリーと皮弁手術技術をもち込みました。

　手外科とマイクロサージャリーのフェローとして遊離皮弁移植手術の広範な訓練を受けられることから、私はデューク大学の形成外科研修プログラムに応募することにしました。私はこの道でさらにトレーニングを受ける）

決意をUrbaniak教授に伝えたことをはっきりと覚えています。彼はRalph K Daviesメディカルセンターで Harry Buncke教授の下で研修を受ける機会を作ってくれ、また研修終了後にデュークの整形外科スタッフとなるようにと言ってくれました。デューク大学は膨大な仕事量と規模の大きさが重なり、手の足りない状態でした。彼は3年の形成外科トレーニングよりむしろ1年延長してのトレーニングを受ければ十分と考えていました。

しかし、私はその年、Donald Serafinが率いるデューク大学形成外科の研修プログラムに合格し、研修終了後は、形成外科の教職員になりました。手外科の専門知識を形成外科研修医に伝授し、四肢再建に関する臨床研究と教育をサポートする条件で入りました。

スイスで、Inselspitalでの経験

整形外科トレーニングの最後の年、私はAO fellowshipの参加に選ばれ、ベルン市（スイス）で1カ月を過ごしました。Inselspitalでは整形外科の教授であったMaurice Muellerが引退し、Reinhold Ganzが後任となりました。この1カ月の間に私は世界で研修を体験する大切さを実感し、そこで見たもの、学んだことが私の今後の手術の取り組み方や世界に対する見解を大きく変えました。

Ganzは外科的なマジシャンであって、日々AOの原則を強調していました。彼がメスを使うたびに、周到な術前計画に則った手術、柔らかい組織を慎重に扱う技術、そして人体に対する知識が披露されるのです。

Inselspitalではまた、ルイビルで勉強しMarko Godinaの同僚でもあったUeli Buchlerの手外科クリニックで過ごすことができ、Max AebiやChristian Gerberから脊椎外科の薫陶を受けました。これらの人々は後にそれぞれの分野で世界的な仕事をしています。

ルイビルで、形成外科研修の経験

1988年7月に形成外科の研修を開始し、最初の6カ月間はルイビルで過ごしました。Graham Listerはユタ大学の形成外科教授になるためにルイビルを離れたばかりの頃でした。しかし、彼とMarko Godina（その2年前に他界したのですが）の影響はまだ残っていました。私のフェロークラスには世界各国から21名のフェローが集まり、Kleinert、Kuntz、Tsai、Atasoy、およびWolfeによる教えに夢中になりました。

Luis Scheker、Warren BreindenbachとKleinert、Kutzおよびその同僚とのパートナーシップはまだ初期の段階でした。私はルイビルのすべての教員に影響され、特に当時すでにマイクロサージャリーの国際的な伝説であったTsu Min TsaiとLuis Schekerに大きく影響されました。

Schekerは、私が今までご一緒させて頂いた方の中でも最も技術的に優れていた外科医であり、今もなお彼の再建手術に対するスキルや、革新さ、その情熱に驚かされます。また、Tsaiは技術的な才能があり、怖いもの知らずの方でした。ルイビルでの文化構成は本当にユニークで、一般外科医・形成外科医・整形外科医が全員一緒になって最適な患者ケアと結果に向けて全力で取り組んでいました。私達は夜を徹して手術を行い、翌日には外来診療を行うという日々を送っていました。

素晴らしいチームワークにより各手術室に患者2名の手術ケアを同時に1日を通して行うことができました。緊急遊離組織移植手術や一期的再建手術（特に複合損傷）は普通でした。専門医が肩を並べて協力していたことが普通でした。ある臨床的問題を対処するにあたって、どの専門がより適しているのか、あるいは軟部組織や骨の損傷の再建は誰の分野なのかという格差はありませんでした。形成外科医であるSchekerは上腕骨を簡単に完璧に固定させることができ、整形外科医であるTsaiも足趾から手の移植手術を通常の手術として行っていました。ルイビルで過ごした時間は私の9年の研修期間の中で最も刺激的でした。

形成外科研修医時代──デューク大学へ

ルイビルからデュークに戻った私は形成外科の研修医として働き始めました。William J Barwick教授がいましたが、彼は本当の紳士で素晴らしい外科医でした。彼は独学で学んだマイクロサージャンでしたが、2年半をかけて私に形成外科を教えてくれました。私の研修クラスは整容的な再建手術を行うBarwickの仕事に夢中でした。彼は手外科医でもあり、形成外科チームの中でただ1人整形外科医（Jim Urabniak、Richard Goldner、Jim Nunley）とともに手外科の緊急呼び出しを受けていました。

Barwickは自分のことを整形外科医と思っており、整形外科のみんなに愛されていました。彼は外科医の中の外科医でした。彼は外科で唯一、縦隔炎、頭部・頸部癌再建、軟部組織での保護が必要な下腿開放骨折、口唇裂や口蓋裂など、なんでも治せるドクターでした。すべての結果は極めて優れており、卓越性に全力を尽くしてい

た彼に私達皆が見習いました。

台湾で、Fu Chan Wei先生との経験

18カ月間のchief residentとしての経験を経て研修が終わる頃、私は台湾でFu Chan Wei先生と仕事する機会を得ました。1991年の春に私はChang Gung Memorial病院で1カ月間過ごしました。再建マイクロサージャリーの世界に今まで以上に目を見開かれました。Barwickとのトレーニングは広大でしたが、Chang Gungでの仕事量は今までのトレーニング以上の規模でした。

9年間の外科トレーニングを経て、私は新しい医学的・社会的文化を体験することができました。勤勉で技術的に優れていることは今も昔も再建形成外科の主要なテーマです。Samuel Nordoff教授は講座の教授を務めていました。彼は伝道者のような方でしたが、Chang Gungで（ルイビルのHarold Kleinertの世界的レベルの手・マイクロサージャリープログラムに似たような）形成外科と再建手術の帝国を築きました。彼は私を迎えてくれ、口唇裂・口蓋裂ケアについて教えてくれました。

Nordoffは頭蓋手術のスペシャリストをめざし、Fu Chan Weiはこの視点に沿ってマイクロサージャリーの道を進んで行きました。David Chung（上腕神経叢手術でトップ技術者の1人）およびHung Chi Chen（1日に複数のfree flap手術を行った根気強い革新者）とも友達となり、Chang Gungチームは世界のステージに立つ器量と意欲をもっていました。彼らは現在、再建マイクロ手術と手足の再建手術において、世界的リーダーです。

1991年――キャリアのはじまり

1991年、デューク大学へ戻って間もない頃に私はSabiston教授によりデューク教職員に任命されました。私は整形外科と形成外科の修士号をもっていたので、両分野を行き来し、形成・整形外科の臨床に取り組んでいました。

教職員に任命された1991年からが私のキャリアの始まりであり、現在も行っているOrthoplastic Surgeryの始まりでもあったと考えています。臨床問題の解決に向けて両専門分野の原則と実践を合わせて同時に行う手法はOrthoplastic Surgeryの基本となりました。Orthoplastic Surgeryの定義についての論文「The Reconstructive Ladder- an Orthoplastic Approach」が1993年に初めてClinics in Plastic Surgeryに掲載され、四肢再建手術における整形外科と形成外科の技術の融合について述べました。以後20年間、上肢・下肢の再建手術ではこの概念が応用されてきました。

Orthoplasticな考え方は、頭・首・胸壁再建にも応用されました。外傷・腫瘍・敗血症による病変にも軟部組織再建は役に立っています。上肢軟部組織再建治療の例としては再接着および挫滅外傷（「複合損傷」とも言えるが）であり、これらは軟部組織損傷や骨損傷の同時治療が必要です。最も望ましい結果を得るには治療を統合させる必要があり、どのように組織化されているか理解することが重要です。損傷の完全修復が1回で可能な時もありますが、この一期的再建手術はもとはMarko Godinaが広めた方法です。以降、専門知識や人的資源が整っている世界中の専門センターでは"fix and flap"手法が適応されています。

Orthoplastic Surgeryはまた、悪性および良性筋骨格腫瘍切除にも役立ちます。大きな骨・軟部組織切除後の四肢再建はマイクロサージャリー技術によっており、切断四肢の被覆・血管柄付き骨移植の結果が再建手術全体の結果に左右します。さらに、広範囲切除および機能回復も可能な限り同時に行うことができます。

筋骨格感染は多数の領域が関係しているため、ここでもOrthoplastic Surgeryが必要となります。骨髄炎の診断と治療には敗血症管理の原則が含まれており、デッドスペースの充填や軟部組織の置換などはOrthoplastic Surgeryに大きく依存しています。骨の再建はマイクロ専門医により血管柄付き骨移植法で行われているのです。

Orthoplastic Surgeryは今やすでに定着しています。これからも科学を進化させ、orthoplasticな限界を拡げ続けていくでしょう。これらは再生医学、血管柄付き同種移植、遺伝子治療なども含まれています。今後20年の間に、この新しい技術はさらに発展し続け、外傷・腫瘍・感染によって変化した状態をより見事に再建するようになるでしょう。

編者紹介

平瀬 雄一（ひらせ ゆういち）

1982年	東京慈恵会医科大学卒業
1986年	米国サンフランシスコ留学。デービスメディカルセンターでDr.Harry J Buncke に師事しマイクロサージャリーを学ぶ。 東京慈恵会医科大学講師、米国デービスメディカルセンター客員教授、東京慈恵会医科大学柏病院形成外科診療医長、埼玉成恵会病院（埼玉手外科研究所）形成外科部長を経て、現在は四谷メディカルキューブ手の外科・マイクロサージャリーセンター長。
2005年	単著『やさしいマイクロサージャリー』（克誠堂出版）刊行
2009年	単著『やさしい皮弁』（同社）刊行

日本形成外科学会会員
日本手外科学会評議員
日本マイクロサージャリー学会評議員
米国形成外科学会 Crresponding member
米国手外科学会 International member
米国マイクロサージャリー学会 Associate member

矢島 弘嗣（やじま ひろし）

1979年	奈良県立医科大学卒業
1985年	奈良県立医科大学整形外科にもどり、玉井 進先生のもとでマイクロサージャリー、手の外科の研修。その間、1987年に「Secondary Living Bone Graft の実験的研究」で学位を取得。
1988年	米国コネチカットに留学。Hartford Hospital でH. Kirk Watson 先生に師事。帰国後、手関節外科を中心とした臨床・研究を行い、1995年に奈良県立医科大学整形外科学講師、2000年から助教授、2007年から准教授。
2010年	市立奈良病院四肢外傷センター長
2011年	同　副院長兼四肢外傷センター長として、骨折を中心とした四肢の外傷、手外科、およびマイクロサージャリーを用いた再建手術を整形外科および形成外科スタッフとともに日夜行っている。

日本マイクロサージャリー学会前理事長（第33回［2006年］学術集会長）
日本肘関節学会理事（広報渉外委員会担当）
日本骨折治療学会理事（第41回［2015年］会長予定）
日本手外科学会前理事（教育研修医委員会アドバイザー）
中部日本手の外科研究会運営委員（第30回［2013年］学術集会長）
国際手外科学会 member
国際マイクロサージャリー学会 member

Orthoplastic Surgery ― 四肢再建手術の実際 ―　　　　〈検印省略〉

2013年11月20日　第1版第1刷発行
定　価（本体16,500円＋税）

編　集　平瀬 雄一，矢島 弘嗣
発行者　今井 良
発行所　克誠堂出版株式会社
　　　　〒113-0033　東京都文京区本郷3-23-5-202
　　　　電話　03-3811-0995　　振替　00180-0-196804
　　　　URL　http://www.kokuseido.co.jp

印刷・製本：株式会社シナノパブリッシングプレス
イラストレーション：勝山 英幸
デザイン・レイアウト・組版：株式会社北の丸インスティチュート

ISBN 978-4-7719-0416-3 C3047　￥16,500E
Printed in japan ©Yuichi Hirose, Hiroshi Yajima, 2013

● 本書の複製権・翻訳権・上映権・譲渡権・公衆送信権（送信可能化権を含む）は克誠堂出版株式会社が保有します。
● 本書を無断で複製する行為（複写，スキャン，デジタルデータ化など）は，「私的使用のための複製」など著作権法上の限られた例外を除き禁じられています。大学，病院，診療所，企業などにおいて，業務上使用する目的（診療，研究活動を含む）で上記の行為を行うことは，その使用範囲が内部的であっても，私的使用には該当せず，違法です。また私的使用に該当する場合であっても，代行業者等の第三者に依頼して上記の行為を行うことは違法となります。
● JCOPY 〈（社）出版者著作権管理機構　委託出版物〉
本書の無断複写は著作権法上での例外を除き禁じられています。複写される場合は，そのつど事前に（社）出版者著作権管理機構（電話 03-3513-6969，Fax 03-3513-6979，e-mail：info@jcopy.or.jp）の許諾を得てください。